教育部高等学校生物医学工程类专业教学指导委员会“十四五”规划教材

医学成像技术原理

主　编：谢国喜　广州医科大学
　　　　戎军艳　空军军医大学

副主编：傅洪波　广州医科大学
　　　　鲁　娜　广州医科大学
　　　　贠明凯　首都医科大学
　　　　张　建　广州医科大学
　　　　秦秀波　中国航天科工集团第二研究院

审　校：魏　龙　中国科学院高能物理研究所

U0294149

電子工業出版社

Publishing House of Electronics Industry

北京 · BEIJING

内 容 简 介

本书涵盖了临床中常见的医学成像技术，包括 X 射线摄影、CT、超声成像、磁共振成像、核医学成像及光学成像等。本书以成像技术中的数据采集和图像重建两个核心内容为主线，展开介绍相应的物理学基础知识、设备架构，辅以必备的数学基础，并在此基础上提供相应的例子、编程实例和习题，使读者能够通过本书了解和掌握临床中常见医学成像技术的原理，并具备进一步深入学习和研究开发的能力。

本书可作为生物医学工程、医学影像学、医学影像技术等专业相关课程本科生或研究生教材，也可作为拟开展医学成像技术研发和临床应用研究者的参考书。

未经许可，不得以任何方式复制或抄袭本书之部分或全部内容。
版权所有，侵权必究。

图书在版编目（CIP）数据

医学成像技术原理 / 谢国喜，戎军艳主编. —北京：电子工业出版社，2023.10
ISBN 978-7-121-46442-3

Ⅰ. ①医…　Ⅱ. ①谢…　②戎…　Ⅲ. ①影像诊断－成像系统－高等学校－教材　Ⅳ. ①R445

中国国家版本馆 CIP 数据核字（2023）第 183122 号

责任编辑：张小乐
印　　刷：北京捷迅佳彩印刷有限公司
装　　订：北京捷迅佳彩印刷有限公司
出版发行：电子工业出版社
　　　　　北京市海淀区万寿路 173 信箱　邮编 100036
开　　本：787×1 092　1/16　印张：18.5　字数：474 千字
版　　次：2023 年 10 月第 1 版
印　　次：2023 年 10 月第 1 次印刷
定　　价：65.00 元

凡所购买电子工业出版社图书有缺损问题，请向购买书店调换。若书店售缺，请与本社发行部联系，联系及邮购电话：（010）88254888，88258888。

质量投诉请发邮件至 zlts@phei.com.cn，盗版侵权举报请发邮件至 dbqq@phei.com.cn。

本书咨询联系方式：（010）88254462，zhxl@phei.com.cn。

序

1895 年伦琴发现了 X 射线，开启了医学成像和医学影像学的大门，使病灶由看不见变得可见。经过 100 多年的发展，医学成像从最初的 X 射线摄影，先后出现了 X 射线计算机断层成像（CT）、超声成像、磁共振成像（MRI）和发射断层成像（ECT）——包括单光子发射计算机断层成像（SPECT）与正电子发射断层成像（PET）等多种成像技术。当前医学成像向着多模态、多信息、多尺度、智能化方向发展，旨在从结构、功能、代谢等不同方面自动化地揭示疾病的形态、生理及病理信息，提高疾病诊断的精准度和早期诊疗的可靠性，促进人类健康事业的发展。

医学成像技术促进了医学影像技术学、医学影像学、医学影像诊断学、医学影像信息学和医学影像治疗学等学科的快速发展，成为相关学科的支柱。医学影像相关学科的发展离不开学科创新和学科人才培养。2021 年政府工作报告中明确提出：以“十年磨一剑”精神在关键核心领域实现重大突破。《中共中央关于制定国民经济和社会发展第十四个五年规划和二〇三五年远学目标的建议》强调“坚持创新在我国现代化建设全局中的核心地位，把科技自立自强作为国家发展的战略支撑。”在国家战略支持下，我国高端医学影像设备迎来历史性发展机遇，全身 PET/CT、640 层螺旋 CT、PET/MRI 及各类专用影像设备已成功研制并批量化生产，自主创新能力得到极大的增强。我国在影像组学、大数据、人工智能和云技术方面的发展，为医疗模式带来新的变革。

医学成像可以说是数学、物理学、生物医学工程、医学等多学科的交叉融合，不同的成像模态有不同的物理信源和人体相互作用的模型，从而产生了不同的医学成像技术和相应的影像设备，提供了不同的临床信息。该领域的人才需要有扎实的理论基础，需要丰富的实践经验和过硬的综合应用能力。但我国在该领域核心基础理论、关键技术和设备、人才队伍建设方面与世界发达国家相比仍有差距，需要奋起直追。

本书由在医学成像技术研发、应用和教学方面具有丰富经验的七位专家编著，系统地讲授了临床中常用的医学成像原理与技术，包括 X 射线摄影/CT、磁共振、超声、核医学等临床医学成像技术及近几年发展较快的光学成像技术，从实际应用及教学实践出发，精心设计了本书的内容和结构。全书除附录外共 12 章，每章除了理论介绍，还包含大量与理论和实践结合紧密的习题及前沿进展，使读者不仅可以深刻地掌握基础理论，还能快速地将理论应用于实际场景之中，解决实际技术问题。相信仔细阅读本书，无论对于初学者还是专业人士，都大有裨益。

万遂人

2023 年 8 月于南京

前　言

医学成像技术种类繁多，包括 X 射线摄影、CT、超声成像、磁共振成像、核医学成像、光学成像等，在临床实践中已得到广泛应用，成为疾病诊疗不可或缺的重要手段，极大地促进了临床诊疗技术水平的提升。时至今日，医学成像技术仍然在不断地发展，新技术、新方法、新装备和新应用层出不穷。学习医学成像技术的基本原理，掌握医学成像技术，对于开展医学成像技术的创新研发、工程实践和临床诊疗都具有十分重要的意义。医学成像技术相关课程不仅是生物医学工程专业的核心课程，也是医学影像技术、医学影像学等专业的主要教学内容。

医学成像技术内涵丰富，每一种技术均涉及数学、物理学、信号与信息处理和计算机等领域的知识，其技术原理涉及面广、内容丰富，对每一种医学成像技术的详细介绍都可以独立成书，并可作为单独一门课程进行讲授。系统地掌握临床中常见的多种医学成像技术的原理，对学习者知识的完整性和知识的综合运用能力要求较高。可以说，医学成像技术具有综合性强、理论深刻、技术先进的特点，仅通过一门课或一本书来学习困难较大。为此，我们对内容进行了取舍：既不过于简化医学成像技术的核心要义和知识点，以免学习的内容过于简单，也不过分强调知识的深度和广度，以免学习的内容变得晦涩难懂。不同高校可根据自己的课程资源设置相应的教学内容和课程模块，既可侧重于对某一技术（如 CT 或磁共振成像）的单独授课，又可侧重于对多种医学成像技术的物理内涵或数学原理的系统讲解。

本书的编写初衷是为学生，特别是初学者提供一本相对全面、脉络清晰、囊括临床中常见医学成像技术核心原理的入门级教材。因此，本书更侧重于对多种常见医学成像技术的物理内涵、核心知识内容和技术要点的介绍。本书以医学成像技术中的数据采集和图像重建两个核心内容为主线，展开介绍相应的物理学基础知识、设备架构，辅以必备的数学基础知识，并在此基础上提供相应的例子、编程实例和习题，在避免过多物理概念和数学原理的同时，厘清“物理基础—技术原理—设备组成—医学应用”的学习脉络，使学生能够了解和掌握临床中常见的医学成像技术的核心原理，并具备进一步自主学习和实践开发的能力。

本书的所有编著者均拥有医学成像技术研发、应用和教学的丰富经验，且各有专长。谢国喜博士毕业后一直从事磁共振成像技术的研发，已开发出应用于临床检查的多种磁共振成像新技术，发表与医学成像技术相关的第一或通讯作者学术论文 50 余篇，承担教学和科研项目 20 余项，对磁共振成像技术的核心原理和知识要点有较深刻的理解和感悟；戎军艳专注于 CT 及多模态成像新技术和新装备的研发，承担多项国家级和省部级科研项目，已搭建出多套显微 CT 和 X 射线多模态成像设备，深刻理解 CT 等 X 射线相关成像的技术要点和原理；傅洪波、鲁娜、贠明凯、张建和秦秀波也均具有医学成像技术相关的技术专长，这里不再赘述。可以说，本书是所有编著者对多年来开展的医学成像技术相关教学与科研工作的总结和凝练。

依据每位编著者的技术专长，本书各章编写分工如下：谢国喜编写磁共振成像技术相关内容（第 1、7、8 章和附录 B），并负责全书的统稿；戎军艳编写 CT 等 X 射线成像技术相关内容（第 2、3、4 章），并参与全书的统稿；傅洪波编写超声成像技术相关内容（第 5、6 章和附录 C）；鲁娜编写相关的数学基础内容（附录 A），并参与全书的统稿；贠明凯和秦秀波共同编写核医学成像技术相关内容（第 9、10 章）；张建编写光学成像技术相关内容（第 11、12 章）。

本书的编写和出版得到了东南大学万遂人教授、中国科学院高能物理研究所魏龙研究员等专家的大力支持，以及电子工业出版社张小乐编辑的鼎力协助。在出版之前，本书的初稿已在广州医科大学生物医学工程专业本科及硕士研究生的教学中试用三年，得到了同学们的积极评价和问题反馈，使得本书得以不断修正和改进。在此，我们对各位的支持和帮助表示衷心感谢！

不登高山，不知天之高也；不临深溪，不知地之厚也。本书虽经过反复修改，仍难免有错漏之处，恳请读者批评指正。读者对本书有任何建议或意见，欢迎发送至 guoxixie@163.com。

目　　录

第1章　绪论

影像学检查是众多疾病临床检查的重要甚至必要手段，在疾病诊疗中起到越来越重要的作用，也越来越受到医生和患者的重视。医学成像技术能以非侵入方式获取人体组织器官的结构和功能信息，帮助医生直接观察人体器官和病变组织的形态，并定量或半定量地分析组织的功能和代谢等情况，为疾病的准确诊断和治疗提供客观的科学依据。医学成像技术的发展推动了医疗水平的提升，促进了医院放射科、超声科及微创介入科等临床科室的产生和发展。可以说，没有医学成像技术的创新发展，就没有当今放射学、微创介入等临床学科的发展。

当前临床中常用的医学成像技术种类繁多，同一种技术也有很多不同类型的产品。如果按成像的物理机制进行分类，可以分成以下几类：与X射线相关的X射线摄影、数字减影血管造影（digital subtraction angiography，DSA）和计算机断层成像（computed tomography，CT）；与核放射相关的γ相机、单光子发射计算机断层成像（signal photon emission computed tomography，SPECT）和正电子发射断层成像（positron emission tomography，PET）技术；与核磁共振相关的磁共振成像（magnetic resonance imaging，MRI）、磁共振波谱（magnetic resonance spectroscopy，MRS）等技术；与声学相关的A超、M超、B超、多普勒超声（doppler ultrasound）成像和超声弹性成像（ultrasonic elastography）等技术；与光学相关的光学显微成像（optical microscopy imaging）、荧光成像（fluorescence imaging）、光学相干断层成像（optical coherence tomography，OCT）及光声成像（photoacoustic imaging，PAI）等，如图1-1所示。在上述成像技术中，X射线相关和核放射相关的技术具有放射性损伤，对人体具有一定的电离辐射伤害，因此在使用X射线相关和核放射相关的成像技术进行检查时，需要注意辐射剂量和辐射防护问题。

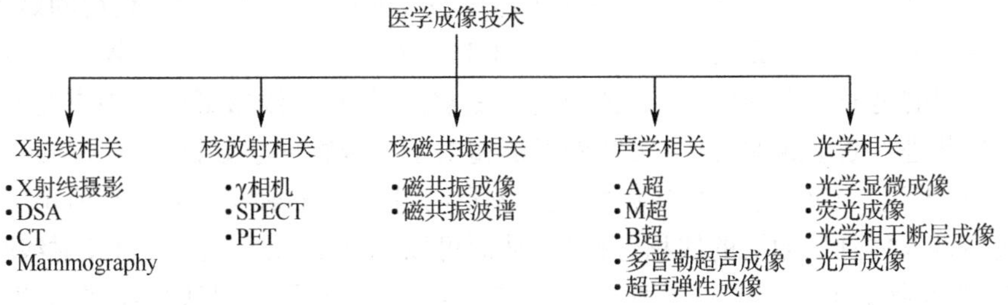

图1-1　常见的医学成像技术

受篇幅限制，本书主要介绍临床中常见的X射线相关、核放射相关、核磁共振相关、声学相关和光学相关的几种经典成像技术，详细介绍这些技术的设备组成及成像原理，力求使读者对医学成像技术有清晰的认识和了解。

1.1　医学成像技术发展简史

医学成像技术的出现与物理学的发展息息相关。1895年，德国物理学家伦琴（Wilhelm

Conrad Röntgen）在研究阴极射线时意外发现了具有很强穿透本领的神秘射线，这就是后来被证实的 X 射线。他对自己的这一发现感到十分激动，于是把夫人带到自己的实验室，向她讲述了他的新发现，并把一张照相机底片放在她的手掌底下，然后暴露在 X 射线照射下，得到了伦琴夫人的手骨像（见图 1-2），这是人类历史上获得的第一张人体 X 射线图像。

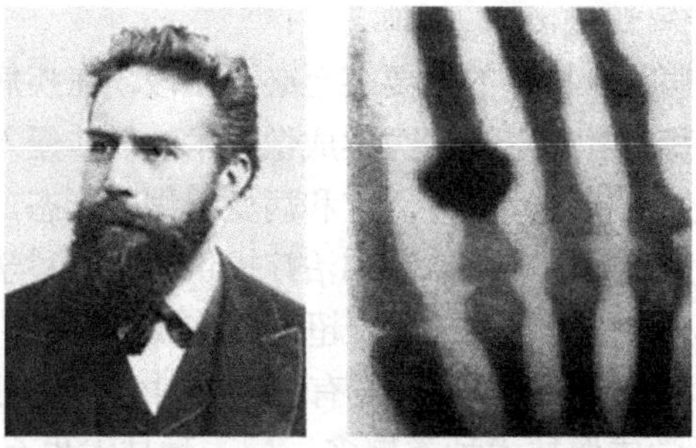

伦琴　　伦琴夫人手骨像

图 1-2　伦琴和第一张人体 X 射线图像（伦琴夫人的手骨像）

随着第一张人体 X 射线图像的出现，第一种医学成像技术——X 射线摄影诞生了。通过该技术，人们能够透过皮肤“看到”身体内部的骨骼和器官状况。而在此之前，医生只能通过解剖或触诊来了解患者身体内部的组织和器官。因 X 射线这一伟大发现，伦琴于 1901 年获得了第一届诺贝尔物理学奖，成为 20 世纪最伟大的物理学家之一。随着射线探测技术的不断进步，X 射线摄影也得到了长足发展。经历了从传统的以胶片为“探测器”的 X 射线摄影，到以光激励发光物质为探测器材料的数字 X 射线摄影，再到现在以半导体探测器为核心的直接数字 X 射线摄影。如今各种成像技术层出不穷、功能各异，但 X 射线摄影因其成像速度快、设备简单和价格低廉等优势，仍为临床中最常用的成像技术之一。

CT 是在 X 射线摄影基础上的一次技术变革，更是医学成像技术发展史上的第一个里程碑，直接影响核医学成像技术和磁共振成像技术的产生和发展。X 射线摄影是对人体器官、组织进行投影成像，也就是把立体的人体重叠投射在一个平面上，获得的是重叠图像，因此难以发现那些前后重叠的病变组织。而 CT 是断层成像，是对人体器官、组织进行断层显示，获得的是非重叠图像，CT 的出现彻底解决了 X 射线摄影成像中重叠的问题，放射诊断学从此进入断层成像时代。CT 的发展得益于美国物理学家科马克（Allan MacLeod Cormack）的发现。1963 年，科马克发现人体不同组织对 X 射线的衰减有所不同，他建立了 X 射线穿过人体到探测器的线积分模型，从而可以计算出二维平面上的 X 射线吸收系数，这为 CT 技术奠定了坚实的理论基础。1967 年，英国电子工程师豪斯费尔德（Godfrey Newbold Hounsfield）在不知道科马克研究成果的情况下也开展了独立研究，并在 1969 年成功设计出一种可用于临床的断层摄影装置。1971 年，豪斯费尔德与神经放射学家阿姆勃劳斯（James Ambrose）合作，首次成功地利用 CT 诊断出患者脑部的肿瘤。1972 年，豪斯费尔德正式向世界宣告 CT 系统的诞生。由于科马克与豪斯费尔德对放射医学的划时代贡献，他们获得了 1979 年的诺贝尔生理学或医学奖。

与核放射相关的核医学成像技术也得益于物理学上的发现，是核技术理论方法在医学领域中的应用。1896 年，法国物理学家贝可勒尔（Antoine-Henri Becquerel）在研究铀矿时，发现铀矿能使包在黑纸内的感光胶片感光，这是人类第一次认识到核放射现象。贝可勒尔因这一发现获得了 1903 年的诺贝尔物理学奖。1934 年，匈牙利化学家海韦希（George De Hevesy）利用放射性元素作为化学及物理学的示踪剂，并用氘水测量人体的含水量，这是人类历史上第一次将放射性核素应用于人体。因这一开拓性工作，海韦希被称为“基础核医学之父”，于 1943 年获诺贝尔化学奖。1958 年，美国学者安格（Hal O. Anger）公布了 γ 相机的发明。利用 γ 相机可以拍摄同位素示踪药物在人体内的分布密度及流动情况，这一技术在 20 世纪 60 年代初便应用于临床。1959 年，安格提出了核医学断层成像技术，但直到 20 世纪 70 年代 CT 的出现，才促使核医学成像技术之一——SPECT 技术的商业化。

超声成像是继 X 射线摄影之后发展最迅速、应用普及最快的成像技术之一。超声技术的发展最早可以追溯到 1794 年生物学家斯帕拉捷（Lazzaro Spallanzani）的发现。斯帕拉捷在研究中发现蝙蝠是利用声波进行飞行定位的，后来的研究表明蝙蝠发出的是人耳听不到的“超声波”，这种声波碰到物体会反射回来，蝙蝠利用耳朵接收这种反射回来的“超声波”进行飞行定位，这些早期的研究成果形成了超声物理的基本理论框架。1877 年，法国物理学家比埃尔·居里（Pierre Curie）和雅克·居里（Jacques Curie）兄弟俩发现一些晶体具有压电效应（piezoelectricity effect），这种压电效应可以用于产生和接收超声波，为超声探头的研制奠定了基础。超声成像技术的真正发展得益于在第一次世界大战中雷达与声呐技术的发明。1915 年，物理学家朗之万被任命开发一种可以用于探测海底物体的设备而因此发明了“水听器”，该设备在第一次世界大战中被用于探测水下潜艇。1942 年，奥地利的杜西克（Karl Dussik）率先使用超声波尝试检测人体颅内肿瘤，但并没有成功。20 世纪 50 年代中期，简单的 A 型超声波（简称 A 超）诊断仪开始用于临床。到了 70 年代，能提供断面动态图像的 B 型超声（简称 B 超）诊断仪问世，80 年代初实现了二维彩色多普勒超声成像，其在心血管疾病诊断中得到应用。如今，超声成像技术仍在不断发展，不仅图像质量越来越好，成像模态越来越丰富，而且在临床上的应用也越来越广泛，显示出其巨大的优势和生命力。

磁共振成像是继 CT 之后又一里程碑式的医学成像技术，其不仅是断层成像，而且无辐射伤害，软组织对比度好，可获得多种对比度图像。磁共振成像技术所能提供的影像信息远超其他成像技术，其临床应用广泛且具有独特优势。磁共振成像技术的发展与核磁共振物理学、计算机、信息科学等学科的发展密不可分。1930 年，物理学家拉比（Isidor Isaac Rabi）发现，在磁场中的原子核会沿磁场方向呈正向或反向有序的平行排列，而施加无线电波之后，原子核的自旋方向发生翻转。这是人类关于原子核与磁场、外加射频场相互作用的最早认识。1946 年，美国物理学家布洛赫（Felix Bloch）和珀塞耳（Edward Mills Purcell）发现，位于磁场中的原子核受到射频场激发而吸收能量发生跃迁，当射频场关闭后，原子核以电磁波的形式释放吸收的能量，回归到初始状态，这就是核磁共振现象。人们在发现核磁共振现象之后很快就使其产生了实际用途，化学家利用分子结构对氢原子周围磁场产生的影响（即化学位移），发展出了核磁共振波谱学，用于解析分子结构，使得蛋白质分子结构的精确测定成为可能。1971 年，美国纽约州立大学的达马迪安（Raymond Damadian）研究发现，正常组织与肿瘤组织具有不同的核磁共振弛豫时间，利用这一特征可以进行疾病的诊断。该发现的重要意义在于首次揭示了人体不同组织具有的核磁共振弛豫时间不同，意味着可以利用组织的弛豫特性来获得不同组织之间的成像对比度，从而将核磁共振理论引入医学成像领域。受 CT 采样及重建技术的启发，1973 年美国化学家劳特伯（Paul

Christian Lauterbur）在 Nature 杂志上发表论文，表示利用与 CT 类似的投影法可以获得磁共振图像。同年，英国诺丁汉大学的科学家曼斯菲尔德（Peter Mansfield）也发表了采用核磁共振技术获得图像的论文，并在 1977 年提出了平面回波成像（echo planar imaging，EPI），使磁共振成像技术进入临床成为可能。

光学成像技术的发展也得益于光学物理的发展，光学物理的发展过程也是光学成像技术的进步过程。公元前 388 年，中国的《墨经》中最早记录了影的定义和生成、光的直线传播性和针孔成像，并且讨论了在平面镜、凹球面镜和凸球面镜中物和像的关系。11 世纪阿拉伯人伊本·海赛姆（Ḥasan Ibn al-Haytham）发明了凸透镜，从 1590 年到 17 世纪初，詹森（Hans Janssen）和利伯希（Hans Lippershey）同时相互独立地发明了显微镜，开启了人类的光学显微成像技术史。1665 年牛顿（Issac Newton）把太阳光分解，形成颜色按一定顺序排列的光分布——光谱。它使人类第一次接触到光的客观的和定量的特征，从而开启了光谱学研究的序幕。19 世纪初，惠更斯-菲涅耳原理（Huygens-Fresnel principle）圆满地解释了光的干涉、衍射和光的直线传播。1860 年前后，麦克斯韦（James Clerk Maxwell）的理论研究指出，光就是一种电磁现象。这一阶段波动光学理论发展到了很高的水平，促使干涉仪、偏振片、光栅等关键光学成像元器件的发明和应用。1900 年，普朗克（Gottlieb Jakob Planck）从物质的分子结构理论中借用不连续性的概念，提出了辐射的量子理论，光的量子称为光子。量子理论不仅很自然地解释了热体辐射能量按波长分布的规律，而且以全新的概念提出了光与物质相互作用的问题。1905 年，爱因斯坦（Albert Einstein）将量子理论应用于光电效应现象的解释中，他特别指出，光与物质相互作用时，光是以光子为最小单位进行的。19 世纪末及 20 世纪初的许多实验都很好地证明了光的量子性，这促使荧光效应、光电效应、拉曼效应等在成像技术中的广泛应用，光学相关成像技术进入了前所未有的大繁荣时代，同时带动了生命科学、材料科学、天文学等其他学科的高速发展。

从上述典型成像技术的发展史中，我们看到几乎所有的医学成像技术都是基于某一种物理原理或规律的发现。这些成像技术在诞生之初所获得的图像质量都非常差，完全达不到现在临床诊断所需的质量要求和标准。但随着研究人员的不断努力和科技的发展，医学成像技术如今已经有了很大进步，不仅成像质量大幅提升，而且同一种技术还衍生出类型多样、功能繁多的不同设备。医学成像技术也从最初“看得见”到“看得清”，再从“看得清”到“看得准”，现又朝着“看得早”甚至“治疗”方向发展，为医生明确诊断提供越来越详细和精准的信息。图 1-3 总结了医学成像技术的发展历程。

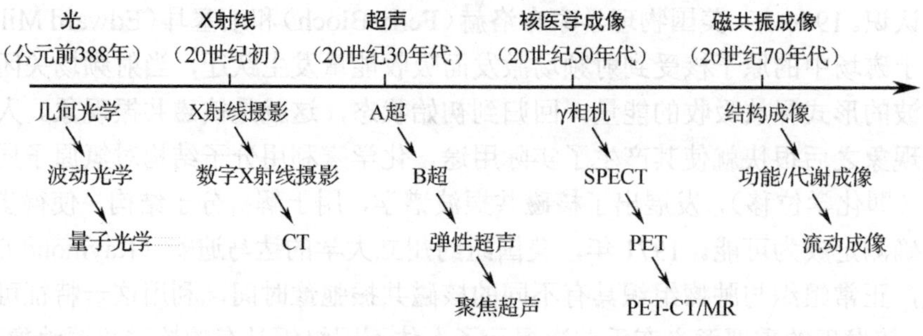

图 1-3　医学成像技术的发展历程

1.2　医学成像技术的内涵

医学成像技术的本质是通过工程技术手段，将物理学原理和生物学、临床医学等信息融合在一起，最终应用于人类疾病的诊断、治疗和研究。医学成像技术作为医学影像学的一个重要分支，在临床与工程领域中均占有重要位置，涉及物理、电子、信息、机械、生物、医学等多个领域知识，综合性较强，侧重成像设备搭建、成像机制研究及成像方法开发等内容，解决的是医学影像学前端（即如何获得图像）的工程技术问题，如图 1-4 所示。

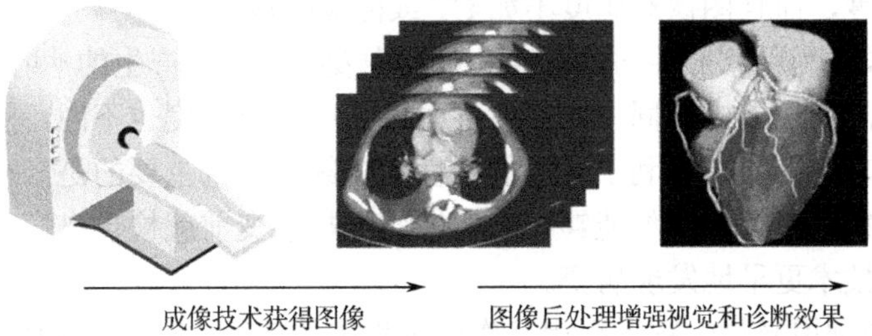

图 1-4　医学成像技术主要涉及医学影像前端（即如何获得图像）

医学成像技术虽然千差万别，但共同点可以认为是基于某种波（电磁波或机械波）与人体的相互作用，从而探测人体组织结构和功能信息。如 X 射线、γ 射线、核磁共振信号等，它们均属于电磁波的范畴，只是它们的电磁波频率范围不同（见图 1-5），且电磁波的产生机制和与人体组织的相互作用机制不同。超声成像则利用机械振动产生的超声波进行成像，属于机械波范畴。

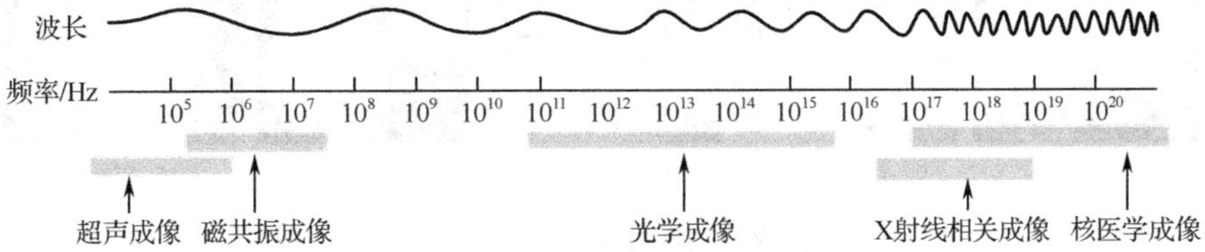

图 1-5　各种成像技术在波谱中的位置

成像的物理机制决定了成像技术的设备构成及获得图像所包含的信息。不同成像技术的物理机制不同，使其各有所长，因此可以从不同侧面为医生提供全面且丰富的诊断信息。目前，尚无一种成像技术可以被另一种完全取代，它们之间是互相补充的关系。例如，磁共振成像的软组织对比度好，更适合用于对软组织病变的检查；而骨骼的 X 射线吸收系数较大，因此利用 X 射线和 CT 更容易检查出骨骼的病变。为了方便读者了解不同成像技术的特点，这里对临床常见成像技术的物理机制做简要概述，具体的成像原理、设备架构将在后续章节中详细介绍。

① X 射线摄影、DSA 和 CT 等 X 射线相关成像技术主要基于 X 射线在组织中的衰减进行成像。由于不同组织对 X 射线的衰减能力不同，使得 X 射线图像上显示出明暗的对比度，因此 X 射线相关成像技术所获得的图像对比度主要反映不同组织对 X 射线衰减的强弱。对 X 射线的衰减能力越强，在图像上显示得越亮。

② 磁共振成像基于核磁共振原理进行成像。由于不同组织的横向弛豫时间、纵向弛豫时间及运动扩散系数等核磁共振相关参数不同，可以通过调节脉冲序列获得多种不同对比度的图像（如 T_1 加权、T_2 加权、质子密度加权和弥散加权等），因此磁共振成像是一种可以获得多对比度图像的成像技术，其获得图像的对比度与使用的脉冲序列及序列参数有关。由于磁共振成像信号主要来源于人体组织中丰富存在的氢质子，其横向弛豫时间和纵向弛豫时间都较长，因此磁共振成像的软组织对比度远优于 X 射线相关成像。

③ 超声成像利用声波的反射原理进行成像。由于人体内不同组织的声阻抗不同，使得超声波在不同组织界面出现反射现象，探测反射回来的回波即可获得超声图像。超声波具有一定的穿透深度，而且图像对比度不如 CT 或磁共振成像。

④ 核医学成像利用放射性同位素衰变过程中发射或最终产生的 γ 射线进行成像。由于人体内不同组织的代谢能力不同，对放射性同位素的富集程度也不同，因此可以获得反映组织代谢能力的功能图像，有利于疾病的定性和分级。更为重要的是，病变组织的代谢能力远高于正常组织，核医学成像能够在组织发生结构改变前就检查出病变，因此核医学成像能比其他成像技术更早地发现病变。

⑤ 光学成像利用光与生物组织相互作用过程中的散射、吸收、反射、荧光等效应，对生物组织的表面或内部进行高对比度的成像。基于不同的效应，光学成像既可以实现细胞器级别的高分辨率检测，也可以实现厘米级深度的器官成像，还可以通过分子探针标记实现活体动态成像。但光学成像技术的成像深度和分辨率这两个参数是此消彼长的关系，需要根据需求选择合适的成像装置。

图 1-6 给出了几种成像技术对头部扫描获得的代表性图像。

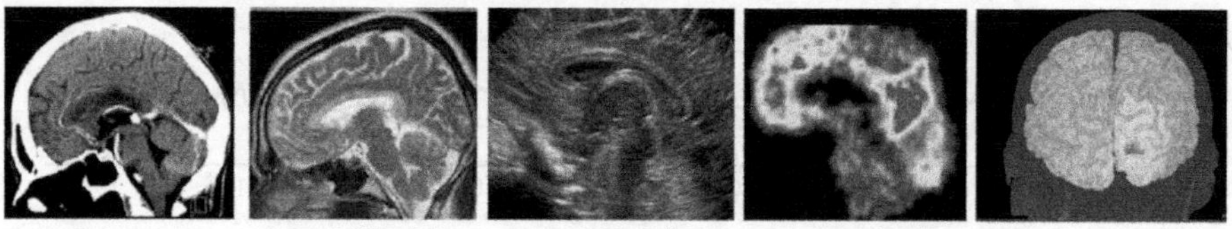

（a）CT （b）磁共振成像 （c）超声成像 （d）核医学成像 （e）光学成像

图 1-6 几种成像技术对头部扫描获得的代表性图像

第 2 章　X 射线物理

X 射线又称伦琴射线，是德国物理学家威廉・康拉德・伦琴（Wilhelm Conrad Röntgen）于 1895 年发现的。它是一种波长较短（波长为 0.001～10 nm）的电磁波。医学上应用的 X 射线波长为 0.001～0.1 nm，其中医学诊断应用的波长为 0.01～0.1 nm，治疗应用的波长为 0.001～0.01 nm。X 射线的光子能量很高，是可见光光子能量的几万至几十万倍，因此具有很强的穿透本领，能穿透许多可见光不能穿透的物质，如纸、木料、人体组织等。

X 射线的发现对人类科学史具有重要意义，它为自然科学、工程技术和临床医学的发展开辟了一条崭新的道路。自 X 射线发现以来，其不仅在医学诊断和治疗上得到广泛应用，成为疾病检查和治疗不可缺少的重要手段，而且在物质结构分析、工业探伤、科学研究等方面都发挥了巨大的作用。但值得注意的是，X 射线光子能量较高，它能够破坏物质的分子结构，从而使人体发生病变，甚至引发癌症，因此在实际应用中应注意辐射防护，尽量避免在短时间内进行过多的 X 射线相关成像检查，以降低 X 射线电离辐射效应对人体的影响。

2.1　X 射线的产生机制

利用具有较高动能的高速运动电子轰击靶材料就可以产生 X 射线。医用 X 射线所使用的靶材料一般为钨或钼。X 射线光谱由两部分构成，一部分 X 射线的波长是连续变化的，称为连续谱；另一部分 X 射线的波长是特定的，称为标识谱，标识谱叠加在连续谱上就形成了完整的 X 射线光谱。图 2-1 展示了一组典型的 X 射线光谱分布图。从图 2-1 可知，X 射线光谱存在最短波长，对应 X 射线光子的最高能量，其由轰击靶材料的入射电子的能量决定。入射电子的能量越高，产生的 X 射线最短波长越短、光子平均能量越大、相对强度越高。

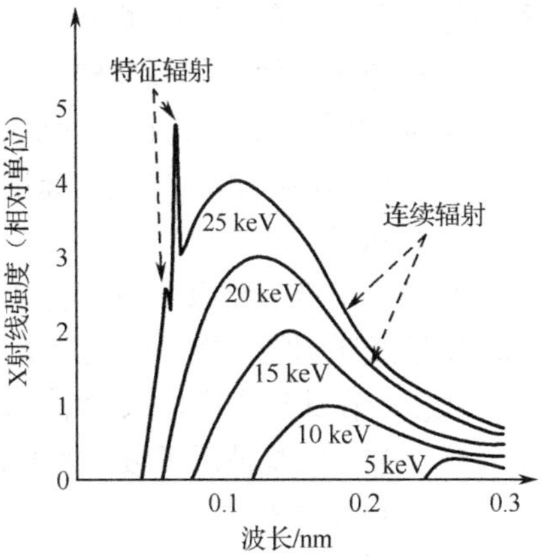

图 2-1　典型的 X 射线光谱分布图

X 射线的产生与原子的能级结构及入射电子与靶原子的相互作用密切相关，以下对这两部分内容做简要介绍。

2.1.1　原子的壳层结构

物质由原子组成，原子由原子核和核外电子构成。原子的质量等于原子核的质量加上核外电子的质量，再减去相当于全部电子轨道结合能质量的数值。核外电子受到库仑力的作用按照不同的壳层（或轨道）排布，如图 2-2 所示，由内向外分别用量子数 $n = 1, 2, 3, \cdots$ 表示，分别称为 K 层、L 层、M 层等，各层轨道上的电子称为 K 电子、L 电子、M 电子等。

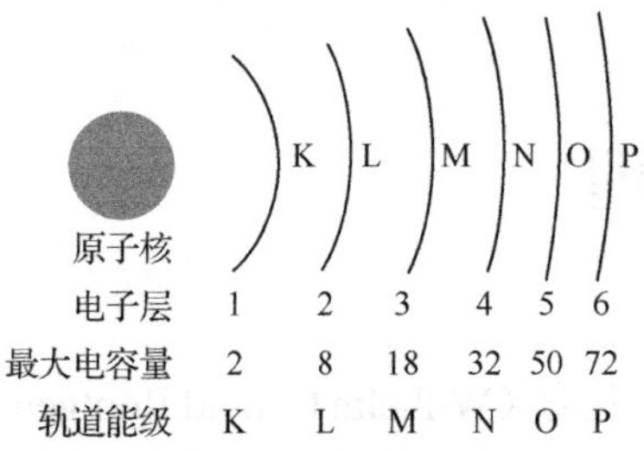

图 2-2　原子的壳层结构

将电子从特定轨道上激发出来所需的能量，就是电子的轨道结合能。所需的能量越高，说明该电子与原子核结合得越紧密，其所处轨道能级越低，越靠近原子核。

原子的状态由电子所处的轨道决定，当电子所处的轨道发生变化时，原子的状态也跟着发生改变。处在不同状态的原子具有不同的内部能量，这些内部能量是特定的。当电子从最内层往外规则排布时，原子内部能量最低，这时原子所处的状态称为基态；当原子内部能量比基态能量高时，原子所处的状态称为激发态。处于基态的原子吸收能量，使得电子往外跃迁，原子处于较高能量的激发态，这个过程称为原子的激发。而处于激发态的原子不稳定，从激发态退回到基态或较低的能态，这个过程称为原子的退激发，原子退激发过程中会以辐射的方式释放出多余能量。

电子与靶原子的相互作用

2.1.2　电子与靶原子的相互作用

X 射线是高速电子轰击靶材料产生的。具体而言，入射的高速电子轰击靶材料，与靶原子发生相互作用，这种相互作用可分为 4 个物理过程——电离、激发、弹性散射和非弹性散射，这 4 个物理过程既相互独立，又同时存在。

（1）电离

靶原子的外层或内层电子在高速电子的作用下完全脱离原子核的束缚成为自由电子，使原子成为带正电荷的离子。电离过程中向外发射的光谱有两种：一种是外层电子脱离原子轨道，离子结合自由电子变为处于激发态的原子，在回到基态过程中发射出的光学光谱。由于外层电子轨道的能级差较小，这些光一般在紫外线、可见光和红外线的波长范围内，几乎全部被周围原子吸收，转化为热能。另一种是由于内层电子脱离轨道，出现空穴，使得外层电子向内跃迁而产生的标识谱。

（2）激发

高速电子撞击靶原子的外层电子，由于作用较弱，不足以使其电离，但可使其从原来的运动轨道跃迁到能量较高的轨道上，使整个原子处于能量较高的状态，即激发态，这种作用称为激发。在此过程中，入射电子的动能一部分转化为方向改变、速度变小的出射电子的动能，另一部分则是被原子吸收的激发能，使处于激发态的原子发射光学光谱，转化为热能。

（3）弹性散射

高速电子受靶原子核电场的作用而改变方向，能量不变，称为弹性散射，又称瑞利散射（Rayleigh scattering）。这种作用没有光谱辐射，也没有电子能量损失。

（4）非弹性散射

高速电子在原子核的电场作用下，速度突然变小，能量全部或部分转化为电磁波辐射，这种辐射称为韧致辐射。韧致辐射的波长在 X 射线波长范围内，在医用 X 射线中占有重要的地位。电子剩余的能量转化为出射电子的动能，出射电子的方向将发生改变。

从以上 4 种相互作用的物理过程看出，高速电子与靶原子“撞击”的结果产生两种类型的能量损失：一种是高速电子与原子的外层电子发生作用产生热量，称为碰撞损失；另一种是高速电子与原子的内层电子或原子核发生作用产生 X 射线，称为辐射损失。碰撞损失和辐射损失的占比取决于高速电子的动能和靶的原子序数，表达式为

$$碰撞损失/辐射损失 \approx 816\ \text{MeV}/(E_k \cdot Z) \tag{2.1}$$

式中，E_k 为高速电子的动能，Z 为靶的原子序数。假设入射电子的动能为 100 keV，撞击在钨靶（$Z = 74$）上，根据式（2.1）可知，电子 99.1%的能量以碰撞损失转化为热能，仅有 0.9%的能量产生了 X 射线。因此 X 射线产生过程中会释放大量的热，在 X 射线相关成像系统中，X 射线管的散热至关重要。

如前所述，连续 X 射线（连续谱）和标识 X 射线（标识谱）构成了完整的 X 射线光谱。它们的产生机制总结如下。

1）连续 X 射线

连续 X 射线是电子被靶原子核减速而产生的。当高速电子打到靶上时，受靶原子核引力的作用，电子的运动速度骤减，电子所损失的能量以 X 射线辐射出去，即韧致辐射。由于各高速运动电子所具有的能量不同，且与靶原子相互作用损失的能量也各不相同，因此韧致辐射所释放的 X 射线光子的能量分布是连续的（见图 2-3），所产生的 X 射线最短波长 λ_0 取决于入射电子的最大动能 E_k（入射电子的全部能量都转化为 X 射线光子的能量），即

$$\lambda_0 = hc/E_k \tag{2.2}$$

式中，h 为普朗克常量，$h = 6.626\times10^{-34}\ \text{J·s}$；$c$ 为光速，$c = 3\times10^8\ \text{m/s}$。

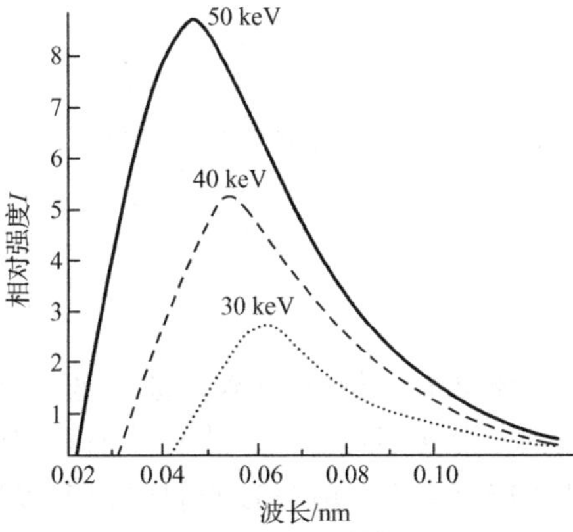

图 2-3　不同能量入射电子在钨靶上产生的连续 X 射线光谱分布

2）标识 X 射线

标识 X 射线来自原子内层电子的跃迁，是线状谱，谱线的波长取决于靶的材料，与靶的原子结构和能级有关。各元素的标识谱有相似的结构，根据电子跃迁的轨道可以分为几个线系，如图 2-4 所示。波长最短的一组线称为 K 线系，之上还有 L 线系、M 线系和 N 线系等。K 线系是最内层（$n = 1$）以外各层的电子跃迁到最内层的结果，K 线系一般可观察到 K_α、K_β 和 K_γ 三条谱线。K 线系中 K_α 线的波长最长、强度最大，是第二层（$n = 2$）的电子跃迁到最内层（$n = 1$）时发射的。K_β 线是第三层（$n = 3$）的电子跃迁到最内层（$n = 1$）时发射的。波长最短且较弱的 K_γ 线是 $n = 4$ 的电子跃迁到最内层的结果。L 线系是第二层（$n = 2$）以外各层的电子跃迁到第二层的结果。M 线系是第三层（$n = 3$）以外各层的电子跃迁到第三层的结果。标识谱反映了原子内层结构的情况，谱线的波长代表能级的间隔。不同原子的能级的数值不同，导致 X 射线标识谱也不同，所以 X 射线标识谱对研究原子结构有重要意义。值得注意的是，同处于第二层（$n = 2$）的电子的能量可能处于不同状态，处于不同状态的电子向最内层（$n = 1$）跃迁时，可以得到不同能量的标识 X 射线，这些同属于 K_α 线的标识 X 射线又分别称为 $K_{\alpha1}$ 线、$K_{\alpha2}$ 线等。

产生标识 X 射线首先需要原子内壳层有空位，即内壳层电子被电离。靶原子各壳层电子电离时需要吸收的最低能量称为吸收限（有时也称对应的波长为吸收限），原子吸收了这样的能量从基态跃迁到各层的电离态。例如，K 吸收限表示 K 壳层电子电离时吸收的能量，

相应的还有 L 吸收限、M 吸收限等。当高速电子的能量高于靶原子的吸收限时，才可能产生内壳层空位和与此壳层相关的标识 X 射线。

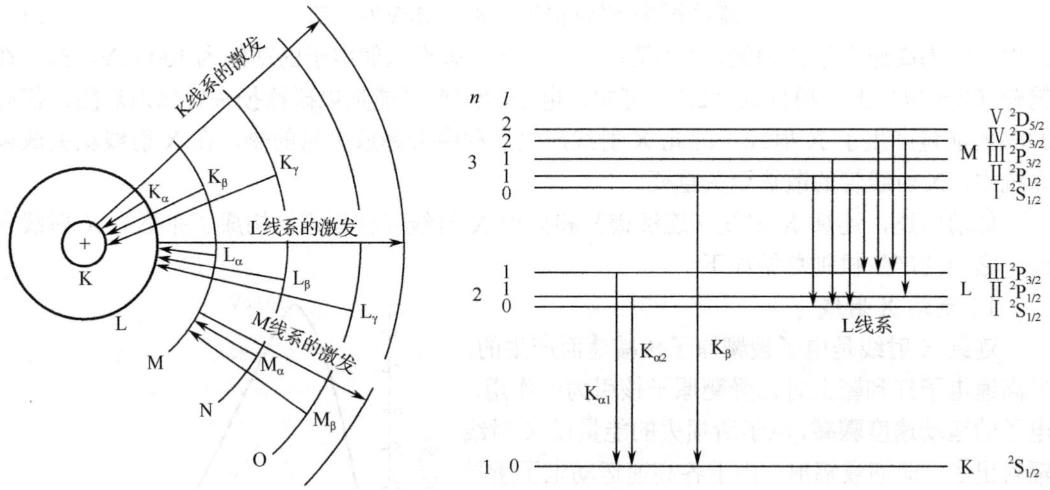

图 2-4　标识 X 射线产生示意图

例 2.1　已知钨（W）被高速电子束轰击而产生的连续 X 射线谱的最短波长为 0.5 Å，请问能否观察到其标识谱 K 线系？如果换成钼（Mo），情况又如何？（注：钨的 K 吸收限为 69.525 keV，钼的 K 吸收限为 19.999 keV。）

分析与解答：连续 X 射线谱最短波长 0.5 Å 对应的 X 射线能量为 (1.24/0.05) keV = 24.8 keV，说明高速电子束的最大动能为 24.8 keV，而钨的 K 吸收限为 69.525 keV，大于电子束的最大动能，因此电子无法激发钨的 K 层电子产生空位，也就不能产生钨的外层电子到 K 层轨道的跃迁，即不能产生钨的标识谱 K 线系。

钼的 K 吸收限为 19.999 keV，因此高速电子可以激发钼的 K 层电子产生空位，其外层电子到 K 层轨道跃迁可以产生钼的标识谱 K 线系。

各元素的 X 射线质量衰减系数（包括各吸收限）可以从 NIST 网站上查到，见【链接 1】。

2.1.3　X 射线管

X 射线管是产生 X 射线的核心部件，其结构如图 2-5 所示，主要由阳极、阴极和玻璃管组成，其中玻璃管起到固定两极并保持管内高真空的作用。医用 X 射线管主要有固定阳极 X 射线管和旋转阳极 X 射线管两种。

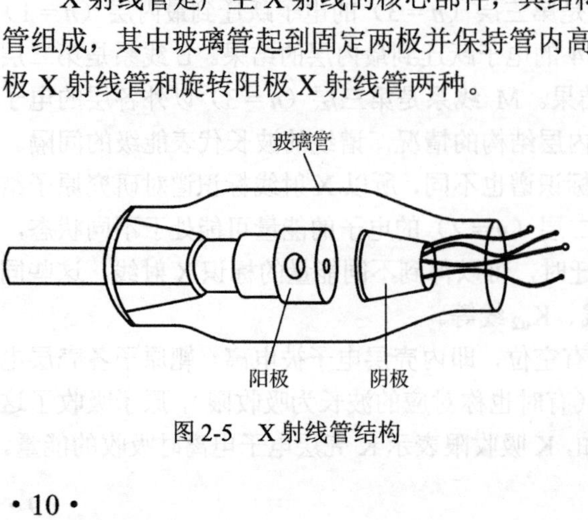

图 2-5　X 射线管结构

1）阳极

阳极由阳极头、阳极帽、阳极柄三部分组成，如图 2-6 所示。阳极头由靶面和阳极体组成。靶面的作用是承受高速电子的撞击，产生 X 射线。一般而言，电子束能量中只有不到 1%转化为 X 射线，绝大部分能量转化成热能，所以靶面材料一般选择熔点高且 X 射线发射效率较高的钨或钼。阳极体为具有高热传导性的金属电极，典型的阳极体由无氧铜制成。阳极体与阳极柄焊接在一起，其作用是支撑靶面，并将靶面上产生的热量传导出去，避免靶面烧毁。

阳极帽又称阳极罩，它套在阳极头上，用含有一定比例的钨的无氧铜制成，主要作用是吸收二次电子和散射 X 射线。

阳极柄由无氧铜制成，是阳极引出管外的部分，它和阳极头的阳极体相连，浸在变压器油中，通过热传导将阳极头的热量传导出去，提高散热率。

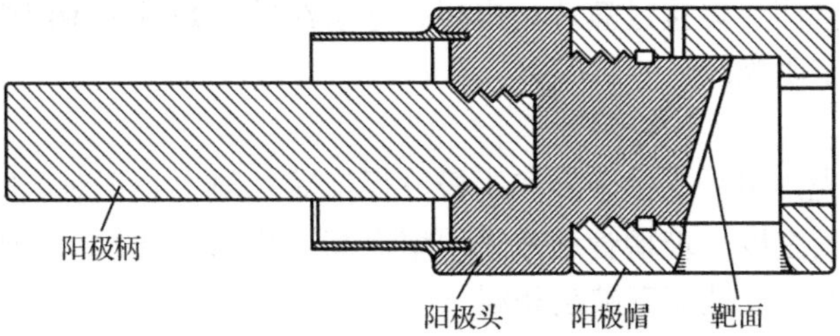

图 2-6　阳极结构（固定阳极 X 射线管）

图 2-7（a）所示为固定阳极 X 射线管的阳极结构。由于固定阳极 X 射线管的热量集中产生于固定的焦点面上，限制了 X 射线管的功率，因此固定阳极 X 射线管的不足是焦点尺寸大、瞬间负荷功率小，现已被旋转阳极 X 射线管取代。旋转阳极 X 射线管的阳极结构如图 2-7（b）所示，除阳极头外，其他结构与固定阳极 X 射线管类似。其阳极头靶面不是固定的一小块钨，而是一个高速旋转的钨盘。高速电子轰击旋转的靶面，产生的热量均匀分布在旋转的圆环面积上，单位面积上的热量大大减小，从而提高了 X 射线管的功率。

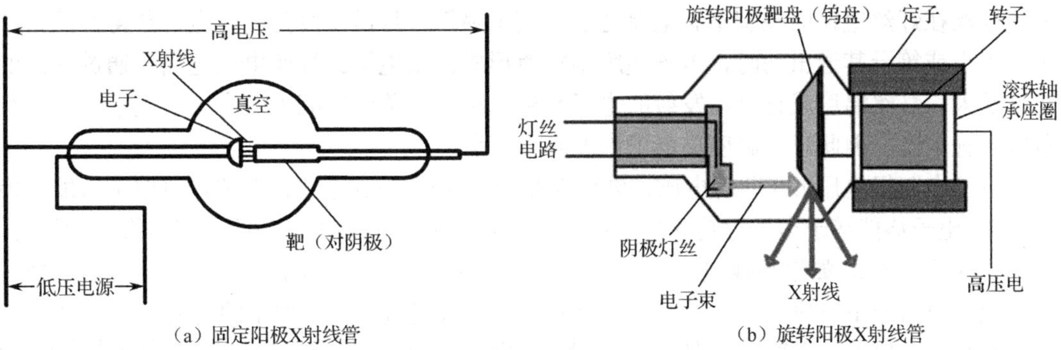

图 2-7　固定阳极和旋转阳极 X 射线管

2）阴极

阴极主要由灯丝、阴极头、玻璃芯柱等组成，如图 2-8 所示。其作用是发射电子并聚焦电子，使电子束具有一定的形状和大小，从而轰击靶面产生 X 射线。

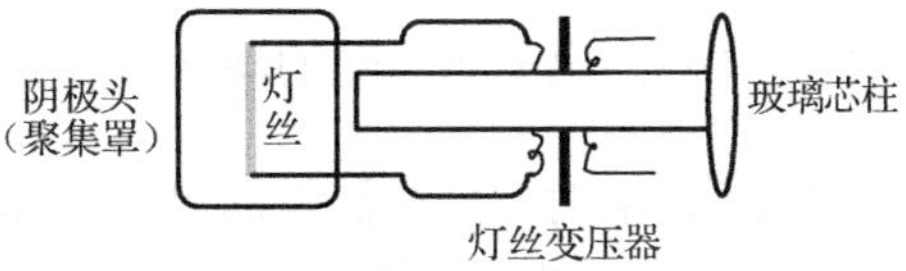

图 2-8　X 射线管阴极结构

灯丝的作用是产生电子。灯丝工作时，在灯丝电路的控制下会产生热量。灯丝电压一般为 5～10 V，电流一般为 2～12 A。大多数 X 射线管的灯丝由钨绕制成螺管状，钨具有较大的电子发射能力和较高的熔点，在高温下也不易蒸发，且伸展性好，易加工成灯丝。为提高 X 射线管的使用效率，大多数 X 射线管装配有长、短两根灯丝，称为双焦点X射线管。

阴极头又称聚集罩，是由纯铁或铁镍合金制成的长方形罩，其作用是对灯丝发射的电子进行聚焦。当灯丝发射大量电子后，电子在阴极-阳极的电场作用下，以很高的速度飞向阳极。但电子之间的相互排斥作用使电子束发散。为了聚焦电子束，需要将灯丝装入聚集罩中，该聚集罩与灯丝的一端相接从而获得与灯丝相同的电位，借助聚集罩的几何形状迫使电子成束状飞向阳极，实现电子束的聚焦。

玻璃芯柱包括基座、焊接过渡片、电极、导引线等，是具有绝缘性、气密性和一定强度的组件，用于固定阴极。

3）玻璃管

玻璃管又称管壳，用来支撑阳极和阴极，保证其几何中心正对，即灯丝与靶面中心正对，并保证管内的真空度。玻璃管通常采用熔点高、绝缘强度大、膨胀系数小的钼玻璃制成，以避免因温度变化使玻璃管破裂和漏气。

X射线管产生X射线的基本过程是，X射线管的灯丝在灯丝电路的控制下，通过电流（灯丝电流）被加热到2000℃以上发射电子，这些电子聚焦在灯丝附近；在X射线管的阳极和阴极之间施加高压（管电压），电子在高压作用下被加速，高速飞向阳极靶，穿过阳极和阴极之间的空间并经阴极头聚焦后撞击到阳极靶上，发生能量转换，从而产生X射线。产生的X射线从X射线管窗口辐射出来，高速电子的绝大部分能量转化成热能。

由此可见，产生X射线必须具备3个条件：阴极灯丝加热产生的电子，这些电子在灯丝周围形成空间电荷（电子云）；在高千伏电场和真空条件下产生的高速电子流；阻止高速电子的金属靶面。

灯丝在灯丝电路的控制下有电流通过并产生热量，灯丝温度升高，电子获得的能量增大至大于或等于其逸出功时，电子便脱离轨道形成自由电子。灯丝电压越高，通过灯丝的电流越大，灯丝温度就越高，发射的电子数量也越多，单位时间内发射出的电子电荷的数量即为管电流，因此灯丝温度决定了管电流的大小。

电子在阳极电压 U（即管电压，单位为kV）的作用下加速飞向阳极，将电子势能转换为动能。电子势能等于电子电荷 e 与阳极电压 U 的乘积 Ue，当电子势能全部转换为动能时，电子的动能为 Ue。如果高速电子与物质相互作用后完全停止下来，那么其动能全部转换成辐射能，根据能量守恒定律，发射的一个光子的最大能量就等于电子的动能，因此 Ue 是所发射光子的最大可能能量，对应X射线的最短波长 λ_0（见图2-1）。当电子的动能为 Ue 时，进一步可建立 λ_0 与阳极电压 U 的关系

$$\lambda_0 = hc/Ue \tag{2.3}$$

式中，Ue 为电子到达靶的动能。将 h、c、e 参数代入上式，得到 $\lambda_0(\text{nm}) = \dfrac{1.24}{U(\text{kV})}$，当 U 的单位为kV时，所得波长的单位为nm。从式（2.3）可以看出，管电压越大，X射线的最大能量越大、波长越短。

例2.2 某X射线机的高压为“12万伏”，问发射的X射线光子的最大能量是多少？发射的X射线的最短波长是多少？

分析与解答： 电子在高压作用下，经过势能—动能—辐射能的转换，发射出X射线，当能量全部转换成辐射能时，X射线光子能量最大，等于电子的最大动能 12×10^4 eV，即

120 keV。此时，X 射线的波长最短，代入式（2.3）得

$$\lambda_0(\text{nm}) = \frac{1.24}{U(\text{kV})} = \frac{1.24}{120}\ \text{nm} \approx 0.0103\ \text{nm}$$

经聚焦后的高速电子撞击在阳极靶上，被撞击的阳极靶面积称为 X 射线管的实际焦点，它是产生 X 射线的实际阳极靶面积。X 射线管实际焦点的大小影响 X 射线管的散热和 X 射线成像的清晰程度。实际焦点越大，阳极靶单位面积上的电子密度越小，越有利于散热；但实际焦点增大，使得 X 射线的有效焦点增大，进而使图像的清晰度降低。其中，有效焦点是实际焦点沿 X 射线束中心轴线方向投影的面积，如图 2-9 所示。有效焦点小于实际焦点，在阳极靶面倾斜角度一定时，有效焦点随着实际焦点的增大而增大。为了获得较小的有效焦点，可以通过缩短灯丝长度（即缩小入射电子束）或缩小阳极靶面的倾斜角度 θ 来实现。

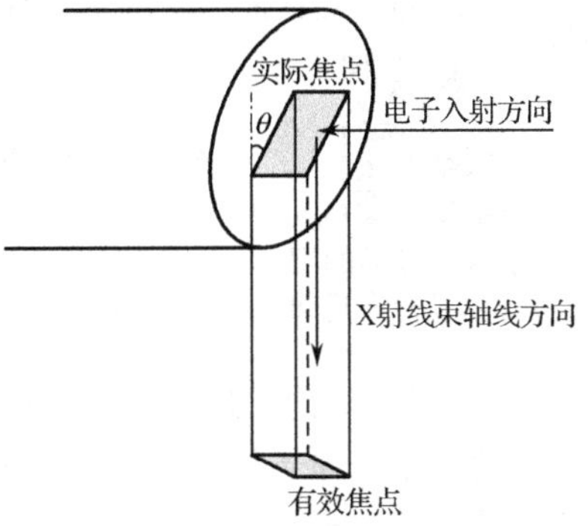

图 2-9　X 射线管的实际焦点和有效焦点

X 射线管产生的 X 射线强度在空间分布上存在所谓的“足跟效应”（heel effect），即阳极效应（anode effect）。“足跟效应”产生的原因与阳极靶对 X 射线的吸收有关。如图 2-10 所示，入射电子不仅与阳极靶的表面靶原子相互作用产生 X 射线，而且还会穿透到阳极靶的一定深度，继续与靶原子相互作用产生 X 射线，直至能量耗尽。在阳极靶一定深度位置产生的 X 射线，其出射路径越靠近阳极，需要穿透的阳极靶厚度越厚，X 射线被阳极靶吸收得越多，出射的 X 射线强度越弱，因此产生的 X 射线形成类似“足跟”形状的强度分布，这就是“足跟效应”。

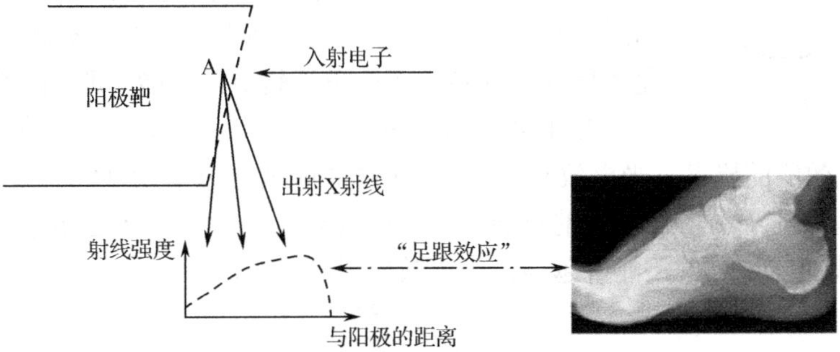

图 2-10　X 射线管的“足跟效应”（X 射线分布类似“足跟”形状）

由于临床用的 X 射线管靶面倾斜角度较小，X 射线管的“足跟效应”比较明显，通常需要将 X 射线管产生的 X 射线进行滤过，使滤过后的出射 X 射线强度趋于均匀，以提高成像质量。此外，也可直接利用“足跟效应”改善成像质量，例如在乳腺钼靶成像中，越靠近胸壁，成像组织的厚度越厚，将厚度大的一端靠近阴极即可获得均匀的图像。

X 射线管产生的 X 射线可以用 X 射线的质和量两个物理量来描述。其中，X 射线的质是指 X 射线穿透物质的能力，也称 X 射线的硬度。光子的能量越大，越不易被物质吸收，其穿透能力越强，质越硬，因此 X 射线的质仅与光子的能量有关，而与光子的数量无关，由 X 射线管的管电压、靶材料、滤过材料及其厚度等因素决定。X 射线的量则是指光子的

数量，实际应用中用电流与时间的乘积表示（单位为毫安秒，mAs），因此X射线的量与管电流和照射时间有关。X射线强度是指单位时间内通过与X射线传播方向垂直的单位面积上的所有光子的能量总和，与X射线的质和量有关，用经验公式表示为

$$I = K \cdot Z \cdot i \cdot U^{m} \tag{2.4}$$

式中，K为常数；Z为靶的原子序数；i为管电流；U为管电压；m为常数，通常取2。

X射线与物质的相互作用及分布规律

2.2 X射线的探测原理

2.2.1 X射线与物质的相互作用

X射线与物质的相互作用是X射线探测的前提和基础。当X射线穿透物质时，它与原子中的电子、原子核、带电粒子的电场等发生相互作用，主要的相互作用有光电效应、康普顿效应和电子对效应；其他次要的作用有相干散射、光核反应等。

1）光电效应

光电效应也称光电吸收。当能量为$h\nu$的光子通过物质时，与物质原子的内层轨道电子发生相互作用，光子的全部能量交给电子，获得能量的电子摆脱原子核的束缚成为自由电子，这一过程称为光电效应，如图2-11所示。内层电子出射后，原子的电子轨道出现一个空位而处于激发态，处于激发态的原子不稳定，通过发射标识X射线或俄歇电子回到基态。

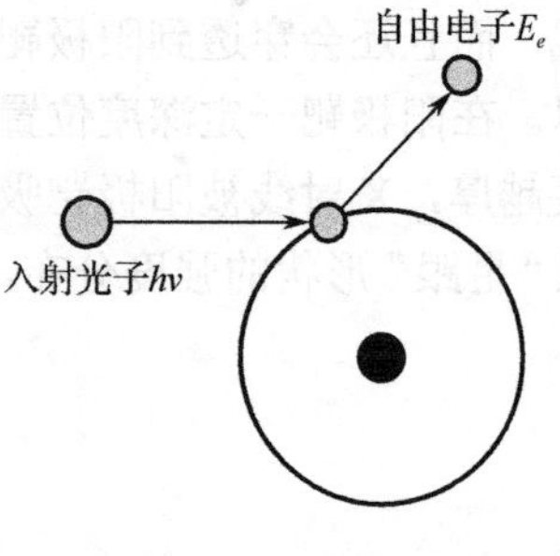

图2-11 光电效应示意图

光电效应遵循能量守恒定律，即

$$h\nu = E_e + E_b \tag{2.5}$$

式中，$h\nu$为入射光子的能量，E_e为光电子的动能，E_b为光电子轨道结合能，通常为几十eV到几十keV。光电效应的产生条件是入射光子能量大于光电子轨道结合能，即$h\nu \geqslant E_b$。

光电效应截面σ_{ph}表示一个入射光子与单位面积上一个靶原子发生光电效应的概率。光电效应截面的大小与物质原子序数Z的4次方成正比（与物质所处的物理状态无关），Z越高的物质，其光电效应截面越大，反之则越小；光电效应截面还与X射线的能量有关，能量越高，光电效应截面越小，即

$$\sigma_{\text{ph}} \propto \frac{Z^4}{(h\nu)^3} \tag{2.6}$$

光电效应截面与原子序数的高次方关系，可扩大含有不同元素组织吸收X射线的差别，从而增大组织的成像对比度，且光电吸收不同于散射光子，可减少照片的灰雾。但是，光电效应使得X射线能量几乎全部被人体吸收，会增加扫描检查的辐射剂量。

光电效应在X射线成像中的一个典型应用是乳腺钼靶成像。乳腺组织主要由密度相差不大的肌肉、脂肪等软组织组成，由于光电效应导致的被组织吸收的X射线能量与原子序数的4次方成正比，因此利用光电效应可增大软组织间的对比度。当能量较低时，在乳腺组织中光电效应占优势，钼靶X射线管的管电压通常在40 kV以下，产生的X射线能量低，同时可产生具有17 keV能量特征的X射线，可满足乳腺X射线成像的要求。

2）康普顿效应

康普顿效应又称康普顿散射，是指入射光子能量被部分吸收而产生散射光子的过程。入射光子与物质原子的外层电子发生非弹性碰撞，一部分能量传递给电子，使之脱离原子而反冲出去，称为反冲电子；而入射光子与电子碰撞后，它的能量与运动方向都发生变化，称为散射光子。

如图 2-12 所示，设入射光子与散射光子的能量分别为 $E_\gamma = h\nu$ 与 $E_{\gamma'} = h\nu'$，反冲电子的能量为 E_e，散射光子的散射角为 θ，反冲电子的反冲角为 ϕ。当 $\theta = 0°$ 时，散射后的光子能量达到最大值，而这时反冲电子的动能 $E_e = 0$；当 $\theta = 180°$ 时，入射光子与电子碰撞后沿相反方向散射回来，而反冲电子沿入射光子方向飞出，这种情况称为反散射，此时散射光子能量最小。由于散射光子的散射角 θ 并非定值，因此散射光子和反冲电子的能量是连续分布的。

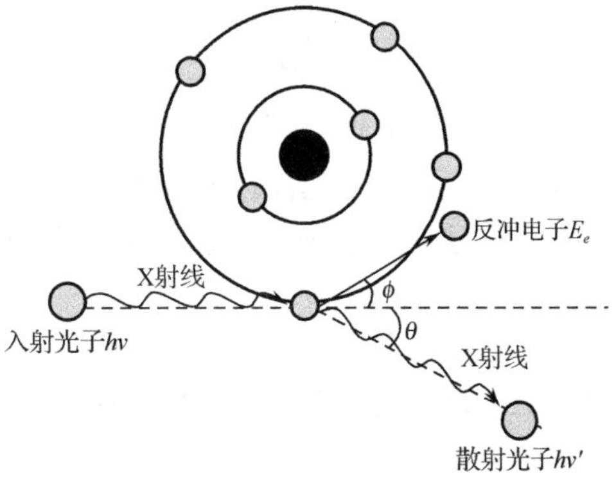

图 2-12　康普顿散射示意图

由于康普顿散射发生在光子和自由电子之间，因此散射截面是对电子而言的，用 $\sigma_{c,e}$ 表示。整个原子（原子序数为 Z）的康普顿散射截面 σ_c 是原子中各个电子的康普顿截面的线性相加，即

$$\sigma_c = Z\sigma_{c,e} \tag{2.7}$$

当入射光子能量很低（$h\nu \ll m_e c^2$）时，

$$\sigma_c = \frac{8}{3}\pi r_0^2 Z, \qquad h\nu \ll m_e c^2 \tag{2.8}$$

式中，$r_0 = e^2/m_e c^2 = 2.8\ \text{fm}$，为经典电子半径，$m_e$ 为电子的静止质量。由式（2.8）可知，当入射光子能量很低时，康普顿散射截面与光子能量无关，仅与 Z 成正比。

当入射光子能量较高时，

$$\sigma_c = \pi r_0^2 Z \frac{m_e c^2}{E_\gamma}\left(\ln\frac{2E_\gamma}{m_e c^2} + \frac{1}{2}\right) \approx \frac{Z}{E_\gamma}, \qquad h\nu \gg m_e c^2 \tag{2.9}$$

此时康普顿散射截面与 Z 成正比，与光子能量近似成反比。当入射光子能量增加时，康普顿散射截面减小，但减小的速度比光电效应截面减小得慢。

在 X 射线诊断（透视和摄影）中，患者身上产生的散射光子占入射 X 射线总能量的比例相当大，而且散射光子较均匀地分布在整个空间，使 X 射线影像呈灰雾效果，影像对比度降低。特别是较厚的身体部位（如骨盆、肩部等），散射更加严重，使组织结构难以辨别，应该采取准直器等方法减小散射光子对成像结果的影响。

3）电子对效应

在原子核场中，一个具有足够高能量的光子在与原子核发生相互作用时，光子突然消失，同时转变为一对正负电子，这个过程称为电子对效应。正负电子对的静止能量可以根据爱因斯坦质能方程计算得到

$$2m_e c^2 = 2 \times 0.512\ \text{MeV} = 1.02\ \text{MeV} \tag{2.10}$$

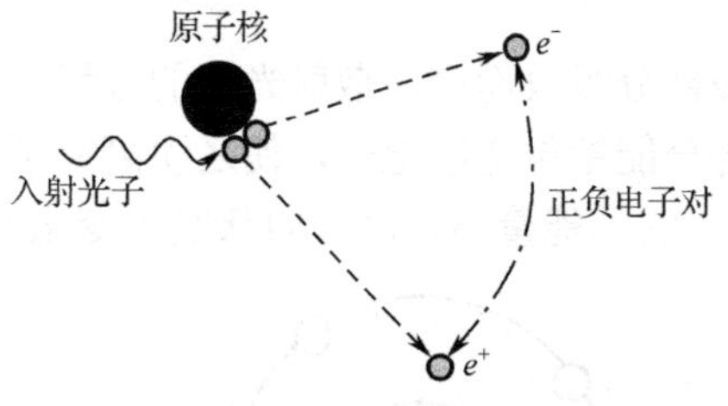

图 2-13 电子对效应示意图

即能产生电子对效应的 X 射线能量需在 1.02 MeV 以上。根据能量守恒定律，正负电子对的动能为

$$E_{e^+} + E_{e^-} = h\nu - 2m_e c^2 \qquad (2.11)$$

式中，E_{e^+}、E_{e^-} 分别是正负电子的动能。

4）其他相互作用过程

X 射线与物质的相互作用还包括相干散射和光核反应等。其中，相干散射也称瑞利散射，是内层轨道电子吸收入射光子后跃迁到高能级，随即又放出一个能量约等于入射光子能量的散射光子的过程。这类似于光子与原子发生了弹性散射，在这一过程中光子没有损失能量，靶物质也不产生电离。

光核反应是光子与原子核作用，从原子核内击出数量不等的中子、质子和 γ 光子的作用过程。光核反应需要很高的 X 射线能量才能发生，因此在诊断 X 射线能量范围内不可能发生。

5）相互作用的概率

总结以上 X 射线与物质的相互作用效应，尽管 X 射线与物质相互作用及产生的次级作用很复杂，但是 X 射线与物质主要通过光电效应、康普顿效应和电子对效应三种相互作用损失能量。这三种效应互相竞争，其发生概率与 X 射线的能量及物质的特性有关。三种效应的相对重要性如图 2-14 所示，图中曲线上的每一点意味着在同样的原子序数 Z 和光子能量 $h\nu$ 下，两种相邻效应的截面相等。从图中可以看到以下特征：

① 当光子能量小于 0.8 MeV 时（诊断 X 射线位于此区间），光电效应和康普顿效应同时发生，且能量越低，原子序数越高，光电效应越占优势。对每一种光子能量，都有两种效应相等的对应原子序数，可以从曲线上找到。对于高于此原子序数的原子，光电效应占优势；否则康普顿效应占优势。随着光子能量升高，原子序数也升高。

② 当光子能量为 0.8～4 MeV 时，对于原子序数为任意值的物质，康普顿效应都占优势。

③ 当光子能量大于 4 MeV 时，类似于①，康普顿效应和电子对效应同时存在。同样，对每一种光子能量，都有两种效应相等的对应原子序数。对于高于此原子序数的原子，电子对效应占优势；否则康普顿效应占优势。随着光子能量升高，原子序数降低。

在上述三种主要相互作用中，一般光电效应、康普顿效应的截面随光子能量的增加而减小，电子对效应的截面则随着光子能量的增加而增大。

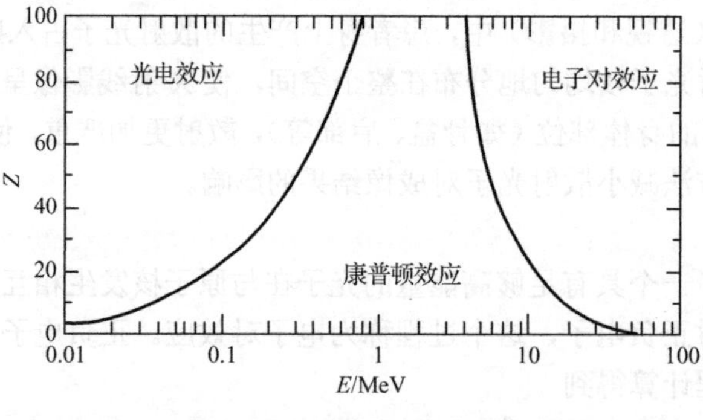

图 2-14 三种效应的相对重要性及其与光子能量、物质原子序数的关系

2.2.2　X 射线与物质的相互作用系数

X 射线与物质相互作用，导致 X 射线的强度和能量发生变化，描述各种作用发生概率的物理量就是 X 射线与物质的相互作用系数，包括 X 射线的线性衰减系数、线性能量转移（也称传能线密度）系数、质能转移系数、质能吸收系数等，它们分别反映了 X 射线穿过物质的衰减程度、能量转移和吸收程度。

在理解 X 射线与物质的相互作用系数之前，需要先了解一个基本概念——截面。截面，又称反应截面，是指一个入射光子与单位面积上一个靶原子发生相互作用的概率，用符号 σ 表示，单位为 m^2。如前面已介绍的光电效应截面、康普顿效应截面等。

如果一个入射光子与物质存在多种相互独立的作用，则总截面为

$$\sigma = \sum_j \sigma_j \tag{2.12}$$

通常，仅考虑光电效应截面 σ_{ph}、康普顿效应截面 σ_c 和电子对效应截面 σ_p 时，有

$$\sigma = \sigma_{ph} + \sigma_c + \sigma_p \tag{2.13}$$

设靶物质单位体积的原子数为 n，在厚度 x 处，单位面积的入射光子数为 N，则穿过 dx 薄层时，dN 个光子与物质发生相互作用，有

$$-dN = \sigma N n dx \tag{2.14}$$

式中，ndx 为靶物质单位面积的原子数，σndx 为单位面积靶物质上与一个光子发生相互作用的粒子数，$\sigma Nndx$ 为单位面积靶物质上与 N 个光子发生相互作用的粒子数，负号表示在穿过物质后 X 射线光子数是减少的。

根据初始条件，$x = 0$ 时，$N = N_0$，对式（2.14）左右两边积分，有

$$N = N_0 e^{-\sigma n x} = N_0 e^{-\mu x} \tag{2.15}$$

式中，$\mu = \sigma n$，即为 X 射线的线性衰减系数。它表示 X 射线光子与每单位厚度物质发生相互作用的概率，单位为 m^{-1} 或 cm^{-1}。对式（2.15）进行等式变换，可得

$$\mu = \sigma n = \frac{-dN/N}{dx} \tag{2.16}$$

因此，线性衰减系数亦可理解为 X 射线光子束穿过靶物质时在单位厚度上光子数减少的比例。

在线性衰减系数基础上，为了便于计算，又衍生出了质量衰减系数、线性能量转移系数、质能转移系数和质能吸收系数等概念。这些概念的定义分别如下。

（1）质量衰减系数

质量衰减系数指每平方厘米每克厚的吸收物质（g/cm^2）所衰减的 X 射线强度百分数，即每克质量物质对 X 射线衰减的程度，单位是 cm^2/g，表达式为

$$\mu_\rho = \frac{\mu}{\rho} \tag{2.17}$$

与线性衰减系数相比，质量衰减系数与物质的密度及物理状态无关，这为实际应用提供了极大的方便，比如推算化合物的线性衰减系数，利用质量衰减系数进行计算更为方便。例如，水（H_2O）的线性衰减系数可以由氢、氧元素的质量衰减系数得到，计算方法如下：

$$\left(\frac{\mu}{\rho}\right)_{H_2O}=\sum_i \omega_i\left(\frac{\mu}{\rho}\right)_i \tag{2.18}$$

式中，i 表示第 i 种元素（H 或 O），ω_i 为第 i 种元素所占的比例。通过查表得到 H 和 O 的质量衰减系数，然后按照比例加和可以得到 H_2O 的质量衰减系数，质量衰减系数乘以水的密度即可得到 H_2O 的线性衰减系数。

这里顺便介绍混合物和化合物的质量衰减系数的计算方法。如果组成物质的第 i 种元素的质量衰减系数为$\left(\frac{\mu}{\rho}\right)_i$，在物质中的占比为 ω_i，则该物质的质量衰减系数为

$$\frac{\mu}{\rho}=\sum_i \omega_i\left(\frac{\mu}{\rho}\right)_i \tag{2.19}$$

这就是计算水的质量衰减系数式（2.18）的由来。依据式（2.19），同样可以计算出其他混合物或化合物的质量衰减系数。

（2）线性能量转移系数

在 X 射线与物质的三个主要作用过程中，入射 X 射线光子的能量都有一部分转换为带电粒子（如光电子、反冲电子及正负电子对）的动能，这部分转移至带电粒子的能量比例可以用线性能量转移系数来表示。光子在物质中穿行单位距离时，其总能量由于各种相互作用而转移给带电粒子动能的份额，即线性能量转移系数表示为

$$\mu_{tr}=\frac{dE_{tr}}{NE}\cdot\frac{1}{dl} \tag{2.20}$$

式中，ρ 为物质密度，E 为入射 X 射线光子的能量，N 为入射 X 射线光子数，dE_{tr} 为 dl 距离内光子转移给带电粒子的动能。μ_{tr} 的单位为 m^{-1} 或 cm^{-1}。总转移系数等于各转移系数之和，即 $\mu_{tr}=\sum_j \mu_{tr,j}$，$j$ 包括光电效应、康普顿散射、电子对效应等。线性能量转移系数只涉及光子能量在物质中转移给带电粒子的动能大小，而不涉及能量是否被物质吸收的问题，可用于计算光子在物质中比释动能的大小。比释动能是描述不带电电离粒子与物质相互作用时，有多少能量传递给了带电粒子的物理量。

（3）质能转移系数

质能转移系数指光子穿过质量厚度为 ρdl 的物质层时，其总能量中因相互作用而转移给带电粒子动能的份额，即$\frac{\mu_{tr}}{\rho}$，表达式为

$$\frac{\mu_{tr}}{\rho}=\frac{dE_{tr}}{NE}\cdot\frac{1}{\rho dl} \tag{2.21}$$

质能转移系数是线性能量转移系数与密度的比值，其与线性能量转移系数的关系如同质量衰减系数和线性衰减系数之间的关系。

（4）质能吸收系数

质能吸收系数指 X 射线光子在物质中穿行单位质量厚度时，其能量真正被受照射物质吸收的那部分所占的份额，表示为$\frac{\mu_{en}}{\rho}$。由于 X 射线光子能量转移给次级电子的动能，其中一部分因轫致辐射而损失掉，因此质能吸收系数与质能转移系数之间的关系为

$$\frac{\mu_{\text{en}}}{\rho}=\frac{\mu_{\text{tr}}}{\rho}(1-g) \tag{2.22}$$

式中，g 为次级电子的动能因韧致辐射而损失的份额。质能吸收系数可以用来计算 X 射线吸收剂量的大小，在研制各种 X 射线剂量仪时经常用到。

例 2.3　求 H_2O 在 100 keV 时的质量衰减系数和线性衰减系数，已知氢元素的质量衰减系数为 0.294 cm^2/g，氧元素的质量衰减系数为 0.155 cm^2/g，水的密度为 1.0 g/cm^2。

分析与解答：按照式（2.18），可得到水的质量衰减系数为

$$\begin{aligned}\left(\frac{\mu}{\rho}\right)_{H_2O}&=\sum_i\omega_i\left(\frac{\mu}{\rho}\right)_i=0.11\times\left(\frac{\mu}{\rho}\right)_{\text{氢}}+0.89\times\left(\frac{\mu}{\rho}\right)_{\text{氧}}\\&=0.11\times0.294+0.89\times0.155\\&=0.170\ \text{cm}^2/\text{g}\end{aligned}$$

可得其线性衰减系数为 0.170 cm^{-1}。

2.3　X 射线成像的物理基础

X 射线穿过物质后，沿原来入射方向的 X 射线的强度会逐渐减小，这种现象称为 X 射线的吸收或衰减。其原因是 X 射线与吸收物质中的原子一旦发生上述三种相互作用中的任何一种，将使原来能量为 $h\nu$ 的光子或消失，或散射后能量改变并偏离原来的入射方向。X 射线的强度减弱由衰减距离、吸收衰减物质两大因素所致，这是 X 射线相关成像技术的物理基础，也是 X 射线屏蔽防护设计的理论根据。

2.3.1　单能 X 射线在物质中的衰减规律

窄束单能 X 射线在物质中的衰减规律遵守式（2.23），即当入射的 X 射线强度为 I_0，穿过的物质厚度坐标为 x，线性衰减系数为 μ 时，出射的 X 射线强度 I 为

$$I=I_0\text{e}^{-\int\mu(x)\text{d}x} \tag{2.23}$$

对于宽束单能 X 射线，其在物质中的衰减规律与窄束单能 X 射线相比，多了一个累积因子 B，即

$$I=BI_0\text{e}^{-\int\mu(x)\text{d}x} \tag{2.24}$$

式中，积累因子 $B>1$，是由于散射光子进入探测器，使得探测到的光子增加所致，计算公式为

$$B=\frac{N}{N_{\text{n}}}=\frac{N_{\text{n}}+N_{\text{s}}}{N_{\text{n}}}=1+\frac{N_{\text{s}}}{N_{\text{n}}} \tag{2.25}$$

式中，N_{s} 为散射光子数，N_{n} 为不包含散射的出射光子数。

2.3.2　连续 X 射线在物质中的衰减规律

X 射线的硬化效应

连续窄束 X 射线的衰减可以简单地理解为不同能量的单能 X 射线穿过物质后衰减的总和，即

$$I=I_{01}\text{e}^{-\int\mu_1(x)\text{d}x}+I_{02}\text{e}^{-\int\mu_2(x)\text{d}x}+\cdots+I_{0n}\text{e}^{-\int\mu_n(x)\text{d}x} \tag{2.26}$$

能量加和用积分形式表示为

$$I=\int_{E_{\min}}^{E_{\max}} I_0 S(E)\mathrm{e}^{-\int \mu(x,E)\mathrm{d}x}\mathrm{d}E \tag{2.27}$$

式中，$S(E)$ 为 X 射线的能谱。线性衰减系数 μ 不仅是位置的函数，也变成光子能量 E 的函数；考虑到光子探测效率，还要加上探测器对不同能量射线的转换效率函数 $T(E)$，则

$$I=\int_{E_{\min}}^{E_{\max}} I_0 T(E) S(E)\mathrm{e}^{-\int \mu(x,E)\mathrm{d}x}\mathrm{d}E \tag{2.28}$$

与单能 X 射线衰减不同，由于不同能量 X 射线穿透物质的能力不同，连续 X 射线穿过物质后不仅强度变小，而且硬度变大，分别如图 2-15 和图 2-16 所示。从图 2-15 可以看出，穿过相同厚度时，光子数相同的连续 X 射线比单能 X 射线衰减强。图 2-16 进一步说明了连续 X 射线穿过不同厚度物质时其能谱的变化，3 条曲线分别代表连续 X 射线穿过 1.0 mm、2.0 mm 和 3.0 mm 物质厚度时能谱的变化，可以看出，厚度越大，低能部分光子衰减得越厉害。其原因是低能 X 射线容易被物质吸收，导致出射 X 射线的平均能量变大，这一现象称为 X 射线的硬化。决定 X 射线衰减程度的因素包括 X 射线本身的性质、物质密度、原子序数、每千克物质含有的电子数。

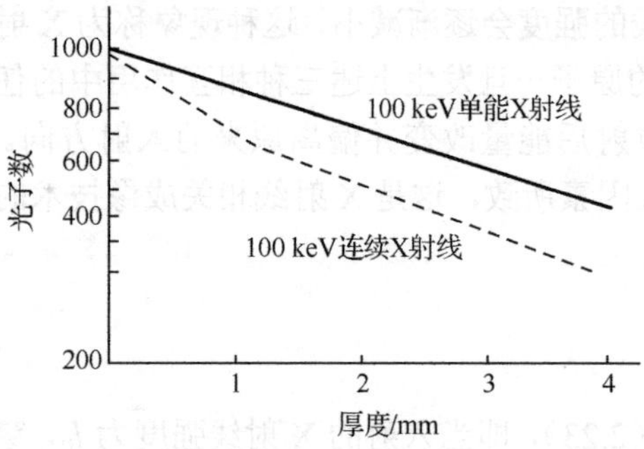

图 2-15　连续 X 射线与单能 X 射线通过物质时衰减随厚度的变化对比

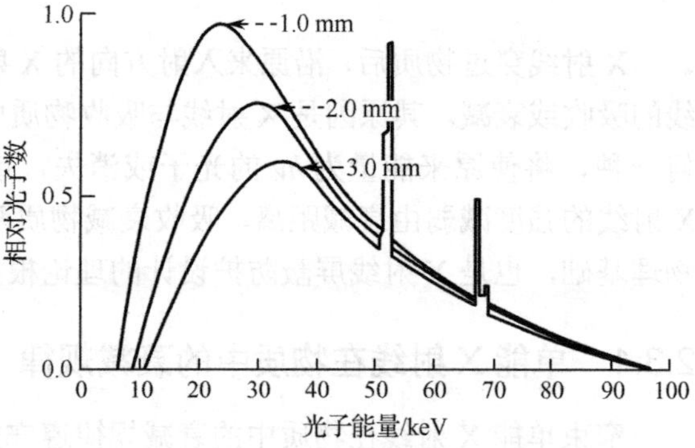

图 2-16　连续 X 射线能谱随穿过物质厚度的变化

例 2.4　设密度为 3 g/cm^3 的物质对于某单能 X 射线的质量衰减系数为 0.02 cm^2/g，求该射线分别通过厚度为 1.0 mm、1.0 cm 和 10.0 cm 的吸收层之后的强度占原来强度的百分数。

分析与解答：首先根据物质的质量衰减系数和密度求出其线性衰减系数为 0.06 cm^{-1}，然后根据衰减规律式(2.23)，将线性衰减系数代入求得 $I=I_0\,\mathrm{e}^{-0.06x}$，当厚度 x 分别为 1.0 mm、1.0 cm 和 10.0 cm 时，$I/I_0=0.9940, 0.9418, 0.5488$，即强度分别为原来的 99.4%、94.2%和 54.9%。

2.3.3　X 射线的滤过

所谓滤过，是指 X 射线低能成分被物质吸收，从而减少不必要的 X 射线。在 X 射线成像中，低能 X 射线对成像的意义不大，而且会产生更多的光子相互作用，使人体受到的辐射剂量增加。为了避免这一点，实际应用中在 X 射线管出口处放置一定均匀厚度的金属，用于吸收 X 射线中的低能部分，使射线变硬。

射线滤过可分为固有滤过、附加滤过、总滤过三类。固有滤过包括 X 射线管的玻璃管

壁、绝缘油、管套上的窗口和不可拆卸的滤过板产生的滤过。射线滤过一般用铝当量(mmAl)表示，指一定厚度的滤过材料用具有相同衰减效果的铝板厚度表示。一般诊断 X 射线机的固有滤过为 0.5～2 mmAl。附加滤过包括附加滤过板、遮光器的滤过，如用工具可拆卸的附加滤过板、可选择的附加滤过板、遮光器中的反光镜、有机玻璃窗的滤过等。总滤过为固有滤过和附加滤过厚度的总和（总滤过 = 固有滤过 + 附加滤过）。

实际的滤过板可选择某种物质使其通过光电效应大量吸收低能成分，而高能成分通过时仅有极少量的康普顿散射吸收和光电效应吸收，绝大部分高能射线可通过。表 2-1 给出了典型的铝和铜滤过板对不同能量 X 射线的衰减性能。通常，铝用来滤过低能射线，铜用来滤过高能射线。

表 2-1　单能 X 射线光子能量与质量衰减系数的关系

光子能量 /keV	质量衰减系数 μ_ρ / ($cm^2 \cdot g^{-1}$)		光子能量 /keV	质量衰减系数 μ_ρ / ($cm^2 \cdot g^{-1}$)	
	铝	铜		铝	铜
10	26.2	224.2	60	0.277	1.60
15	7.90	74.1	80	0.201	0.768
20	3.39	33.7	100	0.170	0.462
30	1.12	10.9	150	0.138	0.223
40	0.565	4.88	200	0.122	0.157
50	0.367	2.61			

2.3.4　X 射线在人体中的衰减

人体主要由骨骼、肌肉、脂肪等组织组成，不同组织的元素组成不同，其对 X 射线的衰减也不同。根据式（2.19），人体某种组织的质量衰减系数可由下式计算：

$$\frac{u}{\rho}=\sum_i\left(\frac{u}{\rho}\right)_i P_i \tag{2.29}$$

式中，P_i 为第 i 种元素在该人体组织中所占的质量百分数。

图 2-17 为人体主要组织的质量衰减系数。当 X 射线穿过人体组织时，由于不同组织对 X 射线的吸收不同，导致到达探测器的 X 射线光子数不同，从而获得深浅不同、带有组织信息的 X 射线影像，这就是 X 射线成像和诊断的物理基础。

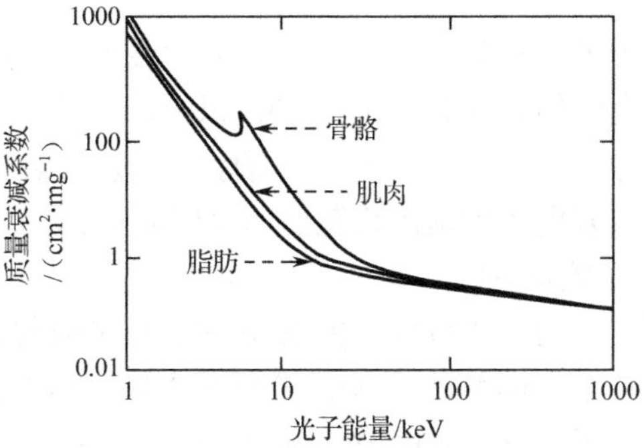

图 2-17　人体主要组织的质量衰减系数

习题

2-1 下列有关连续 X 射线的解释正确的是（ ）。（多选）

A. 连续 X 射线是高速电子与靶物质轨道电子相互作用的结果

B. 连续 X 射线是高速电子与靶物质的原子核电场相互作用的结果

C. 连续 X 射线的最大能量取决于管电压

D. 连续 X 射线的最大能量取决于靶物质的原子序数

E. 连续 X 射线的质与管电流无关

2-2 下列有关标识 X 射线的解释正确的是（ ）。（多选）

A. 标识 X 射线是高速电子与靶物质轨道电子相互作用的结果

B. 标识 X 射线的质与高速电子的能量有关

C. 标识 X 射线的波长由跃迁电子的能级差决定

D. 滤过使标识 X 射线变硬

E. 靶物质原子序数越高，标识 X 射线的能量就越大

2-3 关于影响 X 射线强度的因素，描述正确的是（ ）。（单选）

A. X 射线强度与管电压成正比

B. X 射线强度与管电压成反比

C. X 射线强度与靶物质原子序数成反比

D. 管电流与产生的 X 射线光子数量成反比

E. X 射线强度与 X 射线波长成正比

2-4 下列有关 X 射线产生的基本条件错误的是（ ）。（单选）

A. 电子云　B. 旋转阳极　C. 高度真空　D. 电子高速运动

E. 高速电子骤然减速

2-5 连续 X 射线的总强度可用下列哪个公式近似表示？（ ）（单选）

A. $I_{总}=K \cdot Z \cdot i \cdot U^m$　B. $I_{总}=K \cdot Z^2 \cdot i \cdot U^m$

C. $I_{总}=K \cdot Z \cdot i^2 \cdot U^m$　D. $I_{总}=K \cdot i \cdot U^m$

E. $I_{总}=K \cdot Z \cdot i \cdot U$

2-6 在 X 射线中，在附加滤过一定时，常用什么来间接描述 X 射线的质？（ ）（单选）

A. X 射线管的管电流的毫安数　B. X 射线管的管电压的千伏值

C. X 射线管的灯丝电流的毫安数　D. 以上都不是

2-7 为什么连续 X 射线谱与靶物质无关，而标识 X 射线谱与靶物质有关？

2-8 在 X 射线管中，若电子到达阳极靶面的速度为 1.5×10^8 m/s，求连续 X 射线谱的最短波长和相应的最大光子能量。

2-9 已知 Al、Cu 和 Pb 对于 100 keV 的 X 射线的质量吸收系数分别是 0.170 cm^2/g、0.462 cm^2/g 和 5.549 cm^2/g，Al、Cu 和 Pb 的密度分别是 2.70 g/cm^3、8.96 g/cm^3 和 11.35 g/cm^3。现若分别单独用 Al 板、Cu 板或 Pb 板作挡板，要使 100 keV 的 X 射线的强度减至原来强度的 1/100，则选用的 Al 板、Cu 板或 Pb 板应为多厚？

2-10　半价层就是使 X 射线强度减弱一半时所需的吸收体厚度。求铝和铜在光子能量为 10 keV、15 keV、20 keV、30 keV、40 keV、50 keV、60 keV、80 keV、100 keV、150 keV 和 200 keV 各个能量下的半价层（铝和铜的质量衰减系数见表 2-1）。

2-11　已知铜和锌的 K_α 线的波长分别为 0.1539 nm 和 0.1434 nm，镍的 K 吸收限为 0.1489 nm，它对铜和锌的 K_α 线的质量衰减系数分别为 48 cm^2/g 和 325 cm^2/g。问：为了使铜的 K_α 线与锌的 K_α 线相对强度之比提高 10 倍，需要多厚的镍吸收片？

2-12　入射电子的动能为 80 keV，撞击在钨靶（$Z = 74$）上，请计算电子能量转换为热能和 X 射线的比例。

2-13　产生 X 射线的三个必备条件是什么？

2-14　解释“足跟效应”产生的原因。

2-15　解释光电效应、康普顿效应和电子对效应的物理原理。

2-16　什么是 X 射线的滤过？

2-17　120 keV 的单能 X 射线的入射强度为 I_0，分别通过厚度为 5 cm 的骨骼和肌肉后，它们的出射强度的比值是多少？先后通过厚度为 5 cm 的骨骼和肌肉后，其出射强度大小是多少？

2-18　哪些因素会影响 X 射线管的有效焦点大小？

2-19　影响 X 射线光谱的因素有哪些？

2-20　影响 X 射线强度的因素有哪些？

2-21　简述质量衰减系数、质能转移系数与质能吸收系数的概念、联系和区别。

2-22　乳腺钼靶成像为什么要用较低能量的 X 射线？

2-23　简述光电效应、康普顿效应对 X 射线诊断成像的影响。

2-24　什么是 X 射线的硬化现象？

2-25　单能 X 射线在物质中的衰减规律如何表示？衰减公式 $I = I_0 e^{-\mu x}$（μ 为衰减系数，x 为厚度）的适用条件是什么？

2-26　举例说明 X 射线管常用的靶材有哪些。

2-27　标识 X 射线的强度与哪些因素有关？

2-28　什么是 K 吸收限和 L 吸收限？

2-29　阐述管电流和灯丝电流的关系。

2-30　简述钨作为常用靶材的原因。

2-31　简述 X 射线管的结构。

2-32　简述 X 射线的波长范围及诊断 X 射线的波长范围。

2-33　通过查找资料，简述 X 射线有哪些作用可以被应用，其中 X 射线诊断成像主要应用了其什么作用。

2-34　X 射线光谱的最短波长也称短波限，它与什么有关？

第3章　X射线摄影

利用X射线在不同组织中衰减系数不同的物理特性，可以得到X射线影像。X射线摄影（radiography）是利用X射线的穿透作用，将三维的人体解剖结构投影为二维平面影像的一种成像技术，是目前临床诊断疾病的主要手段之一，也是最早应用于临床的医学成像技术，其成像特点是组织或器官重叠在投影图像上。诊断目的不同，所采用的X射线摄影设备和方法也不同。本章将重点介绍X射线摄影的相关技术，包括传统X射线摄影、数字X射线摄影和数字减影血管造影。

3.1　X射线摄影技术

3.1.1　X射线摄影设备组成

X射线摄影设备的基本组成包括以下几部分：用于产生X射线的X射线管、提供X射线管电压的高压发生器、控制X射线发生时间及调节X射线质和量的控制装置、接收X射线的探测器、为满足诊断需要而装备的各种辅助装置等。典型的X射线摄影设备如图3-1所示。

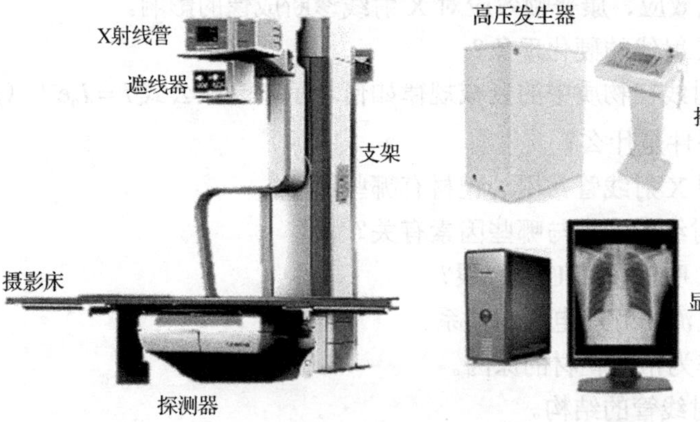

图3-1　典型的X射线摄影设备

X射线摄影设备的组成可以归纳为以下几部分。

1）X射线发生装置

X射线发生装置的主要功能是产生X射线，控制X射线的质（由管电压决定）和量（由电流值和曝光时间决定），装置包括三个相对独立的单元：X射线管、高压发生器和控制装置。X射线管也称X射线源，是将高压发生器提供的电能转换为辐射能（即X射线）的部件。X射线管有固定阳极、旋转阳极两种形式，临床用X射线管多为旋转阳极X射线管。

高压发生器的工作方式有工频、中频和高频之分，其作用是为 X 射线管提供高压电源。高压发生器包括高压变压器、X 射线管灯丝变压器、高压硅堆、高压电缆、高压功率模块、高压电容、油箱及交直流整流和控制电路等。大部分高压元件被放置于高压油箱中，以防击穿。

控制装置也称控制台面，是医生操作 X 射线机和输入曝光参数的界面。有的控制台面还整合有图像预览、简单的图像处理和打印功能。

X 射线的探测

2）X 射线成像装置

X 射线成像装置采用对 X 射线敏感的探测器，把 X 射线强度转换成电流或电压，并最终转换成影像。X 射线成像装置有多种形式的探测器，一般可分为普通成像装置和数字成像装置。普通成像装置包括两类：一类以荧光屏（增感屏）、X 射线胶片系统为影像载体形式，操作在暗室进行，医生观片必须利用观片灯，患者接受 X 射线剂量大，图像宽容度低，重复拍照率高，影像只能以照片形式保存；另一类是基于电视系统的 X 射线摄影装置，可看成数字 X 射线摄影的前身，它能实现隔室操作，这类成像装置包括影像增强器、（模拟）电视系统等。

数字成像装置与普通成像装置的最大区别在于成像装置输出的是数字信号，目前常用的有影像板（imaging plate，IP）、影像增强器 + 电荷耦合器件（charge coupled device，CCD）、平板探测器（分为非晶硅、非晶硒）、发光晶体 + 光学系统 + CCD 等多种形式。图 3-2 所示为部分 X 射线探测器实物图。不同探测器的装置和成像原理与方法略有不同。

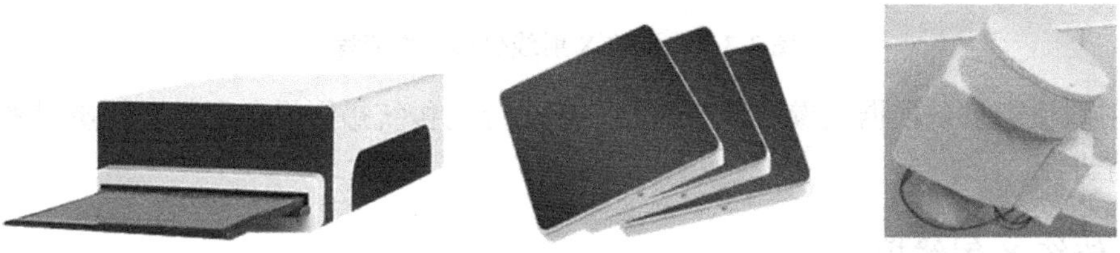

（a）IP板和自动加载片盒　　（b）平板探测器　　（c）影像增强器+CCD相机

图 3-2　部分 X 射线探测器实物图

显示器是将探测器产生的数字信号再现为图像的显示装置，主要有阴极射线显像管（cathode ray tube，CRT）和液晶两种形式。为了提高对比度和分辨率，临床上常采用专用医学影像显示器，其具有高亮度、高分辨率、高对比度、高安全性、支持医学数字成像和通信标准（digital imaging and communications in medicine，DICOM）等特点。

3）X 射线辅助装置

X 射线辅助装置是根据诊断需要而装备的各种机械装置和辅助设备，其作用是按照不同用途，确保 X 射线能有效地显示人体组织或器官。一般的辅助装置包括：摄影床、胶片洗印机、观片机、滤线栅、滤过板、遮线器、制动装置、支持装置、计算机处理系统等。其中，滤线栅的作用是滤除 X 散射线；滤过板的作用是改变 X 射线的能谱以达到有利于诊断的目的；遮线器的作用是遮挡对成像无用的射线，进而减少 X 散射线，减小患者辐射剂量。

医用 X 射线摄影装置的工作过程如下：

① X 射线管灯丝在灯丝电路的控制下被加热升温并发射电子。灯丝电压越高，通过灯丝的电流越大，灯丝温度就越高，发射出来的电子数量也越多，即灯丝电压决定了灯丝温度，灯丝温度决定了管电流，管电流影响 X 射线辐射剂量。

② 高压发生器通过高压电缆在 X 射线管阴极和阳极之间施加高压，将电子加速，使其高速飞向阳极靶，产生 X 射线。高压的大小直接决定了 X 射线的最高能量和能谱分布。

③ X 射线通过人体，与人体组织发生相互作用，X 射线强度的空间分布受到调制，在人体的另一侧利用成像装置记录，最终转换成可视图像。

图 3-3 展示了典型的 X 射线摄影工作流程。由于人体各种组织或器官的密度、厚度和原子序数不同，对 X 射线的吸收程度也不同，因此 X 射线在穿过人体不同部位时就会产生吸收差异，从而携带人体组织、器官的信息。探测器记录下这些信息，在荧光屏、胶片或显示器上显示出灰度层次，从而使医生获得人体形态学诊断信息。可见，X 射线成像是基于 X 射线对人体具有一定的穿透性和被吸收的特点实现的。

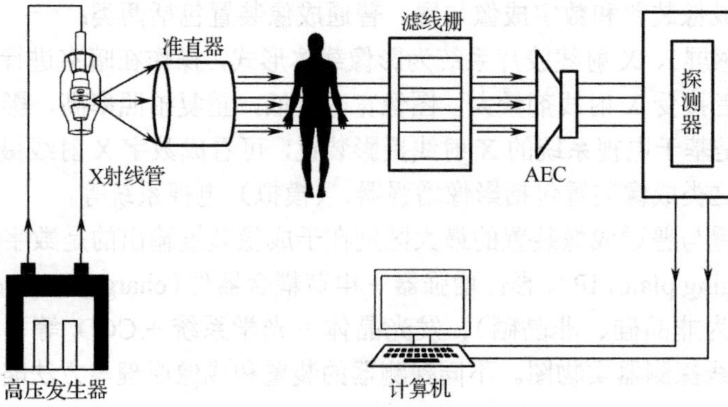

图 3-3　典型的 X 射线摄影工作流程

X 射线摄影设备根据成像装置的种类一般可分为传统摄影设备和数字摄影设备，下面分别进行介绍。

3.1.2　传统 X 射线摄影

传统 X 射线摄影于 20 世纪初开始在临床上应用，当时的主要临床功能是骨科诊断，是放射影像学领域应用最早的成像方式。传统 X 射线摄影以胶片为图像采集、显示、存储和传递的载体，以二维成像方式将 X 射线入射方向上人体组织的 X 射线吸收差异呈现为不同密度的影像。胶片的结构如图 3-4 所示，它由保护层、乳剂层、结合层和片基组成。

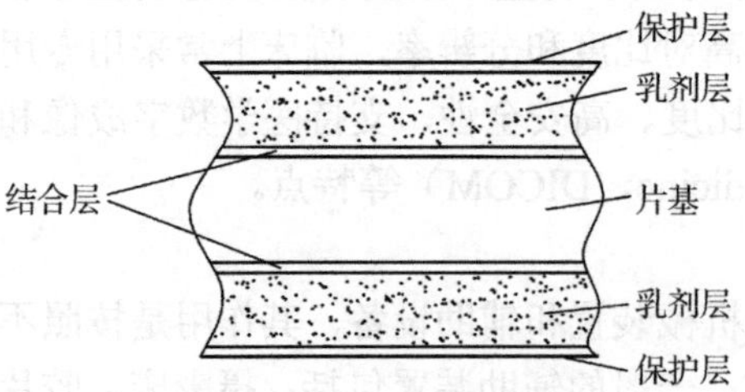

图 3-4　X 射线胶片结构

各层的功能如下：保护层的功能是防止加工和使用过程中对乳剂层的机械损伤；乳剂层由对光线敏感的银盐、胶质及一些附加剂组成，作用是吸收并感光 X 射线；结合层使乳剂层能紧密黏附在片基上；片基是一种透明塑料薄膜，对乳剂层起支撑作用。

传统 X 射线摄影的成像原理是：由于人体不同组织对于 X 射线的衰减系数不同，X 射线穿过人体后的强度不同，使胶片中的乳剂感光，形成潜影，经显影、定影处理固定在胶片上，成为可见的光密度影像，即 X 射线照片影像。

X 射线能量较高，穿透能力强，如果 X 射线直接对胶片曝光，其成像效率较低。在临床中通常使用“屏-胶片”系统作为 X 射线摄影设备的接收器（见图 3-5），这种接收器由涂有感光乳胶的胶片和与胶片紧密接触的一个或两个荧光增感屏组成。荧光增感屏（简称增感屏）是涂有荧光材料的薄层。X 射线的能量由增感屏吸收，经过 X 射线→增感屏→荧光→胶片感光的过程进行成像。由于增感屏对 X 射线较敏感，使胶片所需的实际 X 射线辐射最大幅度地降低。但是，增感屏也带来一定程度的图像模糊。

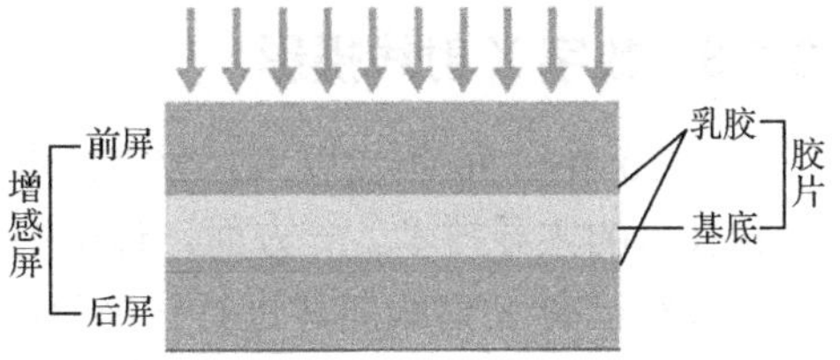

图 3-5　增感屏用于 X 射线胶片成像

X 射线胶片的特性主要包括对比度与 γ 值（在胶片上表达被照体不同密度差的能力，γ 值大则影像对比度大）、宽容度（按比例记录被照体反差的能力）、感光度（感光材料对光的敏感程度）、本底灰雾（未曝光但在显影加工后被还原的银所产生的光学密度）、最大密度（密度对曝光量饱和）和解像力（能够记录的最大影像分辨能力）。

传统 X 射线摄影的最大不足是动态范围有限，正确曝光水平的容许偏差很小。此外，传统 X 射线摄影的曝光量与灰度分布特性是由胶片的特性曲线所决定的，是一种固定的、非线性的强度显示方法。不仅如此，照片的密度分辨率低、显示灰阶少、X 射线的量子检出效率低（为 20%～30%），存在检测时间长、照射剂量大的负面影响，这与后来发展起来的数字 X 射线摄影（量子检出效率达 60%以上）相差巨大。并且，传统 X 射线摄影必须使用胶片、药水、洗片设备、暗室和片库房间，操作烦琐，洗片速度慢，对环境污染大，影像质量的一致性也得不到有效控制。

除了 X 射线摄影，还有一种被称为 X 射线透视成像的二维成像模式。传统 X 射线透视是指以荧光屏代替胶片来实现实时观察的方法，其后来发展经历了影像增强器及 X 射线电视阶段，主要的改进是利用影像增强器代替荧光屏。影像增强器是一种有源器件，将不可见的 X 射线转换为亮度很高的可见光图像，实现了明室观察和操作。X 射线电视成像基于影像增强器产生可见光图像，再经过摄像机转换为电信号，经过放大处理后，用电缆传输到显示器，显示出人体各部位的组织结构。视频系统的引入是 X 射线透视成像的一项重大改进，实现了明室观察，隔室操作。以上传统 X 射线摄影、传统 X 射线透视及后来发展的 X 射线电视成像原理分别如图 3-6、图 3-7 和图 3-8 所示。

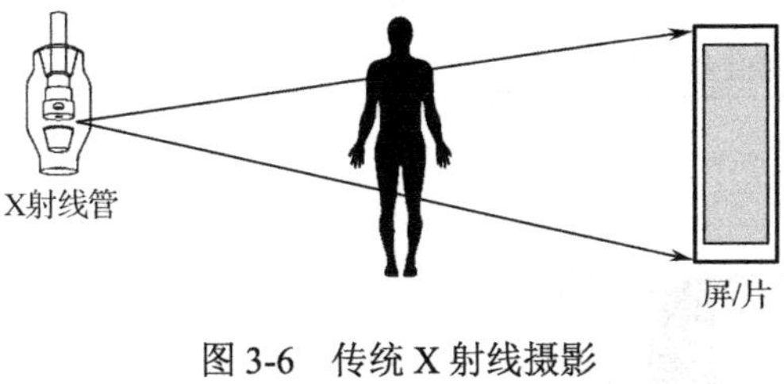

图 3-6　传统 X 射线摄影

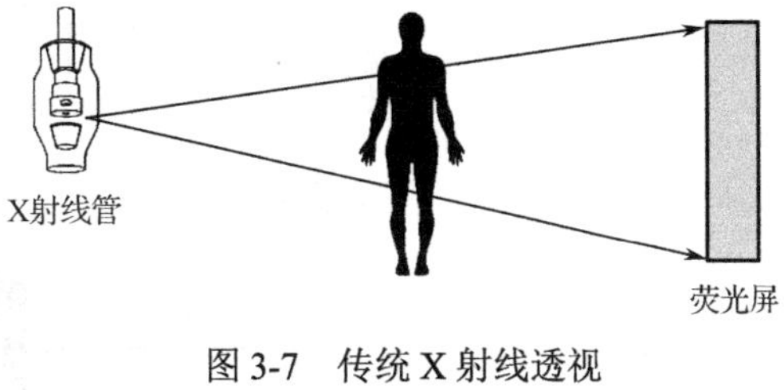

图 3-7　传统 X 射线透视

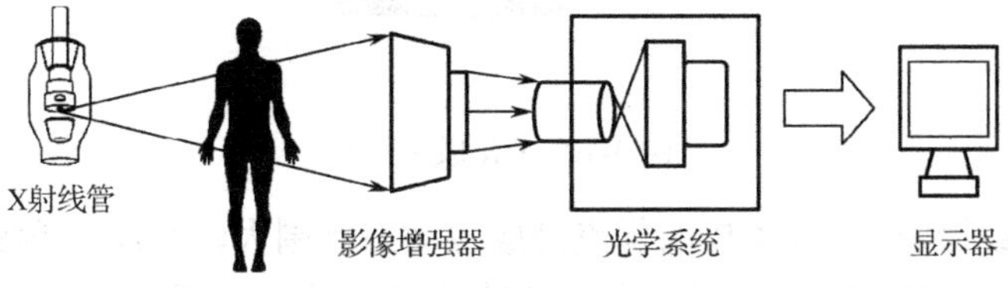

图 3-8　X 射线电视成像

3.1.3 数字X射线摄影

自20世纪70年代以来，数字技术逐渐被应用于X射线摄影技术领域，最终成为现代影像技术的主导技术。一方面，传统的X射线摄影技术不断进行数字化改造，利用胶片数字化仪对已有X射线胶片进行扫描从而获得数字化影像，出现了普通平片数字化、胃肠道钡剂检查数字化、乳腺摄影数字化及血管造影数字化等技术；另一方面，也出现了一些基于数字化的新方法及新型成像技术，如计算机X射线摄影（computed radiography，CR）、数字X射线摄影（digital radiography，DR）等。

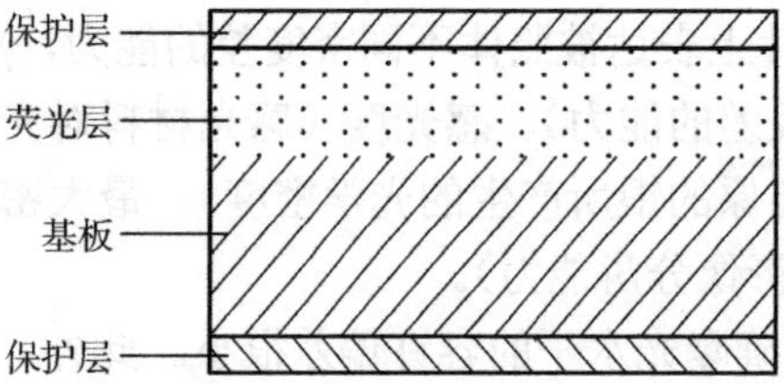

图3-9 影像板结构

1982年CR问世，标志着X射线摄影进入数字化时代，它在方法学上是一次革命，彻底改变了传统X射线的胶片成像方式。CR是一种X射线摄影的数字采集技术，它使用普通X射线摄影的结构，利用可以重复使用的影像板（见图3-9）来探测X射线，将携带诊断信息的X射线影像记录在影像板上，经读取装置读出［见图3-2（a)］，通过计算机处理获得数字化影像。

CR的发展得益于对存储荧光体（storage phosphor，SP）物质的研究和光激励发光（photostimulable luminescence，PSL）效应的应用。研究发现，某些物质（如氟卤化钡）当受到光照时，能将该次光照所携带的信息存储下来，当再次受到光照时，能发出与首次光照所携带信息相关的荧光，这就是PSL效应，具有这种效应的物质称为PSL物质。影像板的技术核心即为这层荧光体。CR成像流程如图3-10所示，均匀入射的X射线穿透人体组织，因被人体组织吸收和衰减，出射的X射线强度受到调制，这些被调制的X射线照射到PSL物质上，被该物质吸收和存储。对存储了受调制的X射线信息的PSL物质进行激光照射，产生携带有X射线调制信息的荧光信号，这些荧光信号经光电倍增管接收和数字化处理，最终将图像显示和存储在计算机上。

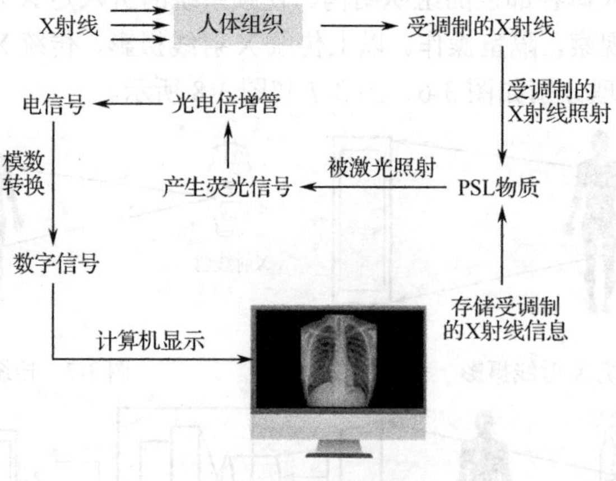

图3-10 CR成像流程

与传统X射线摄影相比，CR的优点是成像动态范围大，所需X射线剂量小且可以重复使用。研究表明，CR动态范围比传统X射线摄影大几个数量级。CR的不足是它属于一种间接转换、间接读出方式，难以避免影像信息在传输过程中存在的散射及信息丢失等问题；而且 CR 属于静态采集，采集速度较慢；此外，影像板属于消耗品，寿命短。

DR 技术是 20 世纪 80 年代末实现的一种数字成像技术，目的是将传统胶片记录 X 射线影像或屏/片成像改为真正的数字化记录与显示影像。DR 一般分为非晶硒直接数字 X 射线摄影（direct DR，DDR）、非晶硅间接数字 X 射线摄影（indirect DR，IDR）、电荷耦合器件（charge coupled device，CCD）X 射线摄影等。IDR 与 DDR 的主要区别是碘化层代替了非晶硒层，产生了可见光，其成像经历了 X 射线→可见光→电荷图像→数字图像的过程。图 3-11 所示为典型的 DR 探测器工作流程。

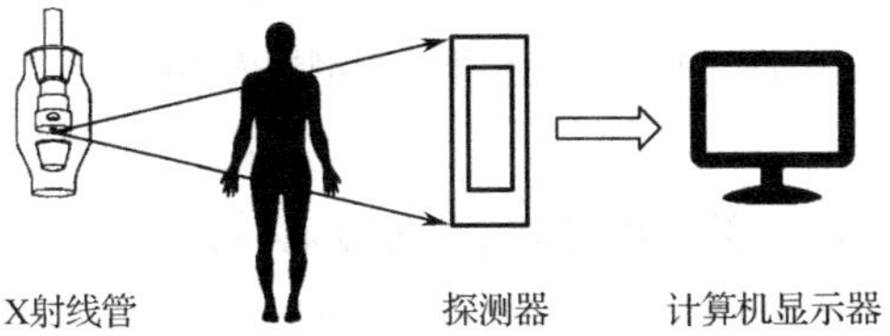

图 3-11　典型的 DR 探测器工作流程

1）DDR 探测器

DDR 探测器以非晶硒体材料作为 X 射线的吸收介质，该材料具有优良的 X 射线吸收特性和极高的空间分辨率。DDR 探测器的结构依次是：表层为设置偏置电压的电极板（施加有 1～5 kV 的高压），下层为非晶硒材料，再下层为电荷收集电极阵列，底层为薄膜晶体管（thin film transistor，TFT）电荷读出电路。非晶硒直接将接收的 X 射线转换成电荷，再由 TFT 阵列将电信号读出并数字化。具体原理为，X 射线入射光子在非晶硒层激发出电子空穴对；电子和空穴在外加电场的作用下做反向运动，产生电流，电流的大小与入射的 X 射线光子数量成正比；这些电流信号被存储在 TFT 的极间电容上，每一个 TFT 和电容就形成一个像素单元。每个像素内还包含一个起开关作用的场效应管，在控制电路的触发下，每个像素单元存储的电荷按顺序逐一传送到外电路中，即信号的读出。该信号经计算机处理重建形成图像。与其他类型的探测器相比，DDR 探测器没有光电转换过程，消除了光电散射造成的图像模糊，从而保证了高质量数字化 X 射线图像的形成。

2）IDR 探测器

IDR 探测器以非晶硅平板探测器作为 X 射线接收器，其主要包括三部分（见图 3-12）：①亚毫米级厚度的闪烁体，材料为 Gd^2O^2S 或 CsI；②与闪烁体直接耦合的光电二极管阵列和 TFT 阵列；③像元读出电路，包括读出的行驱动电路和列方向上的读出线。非晶硅制作于玻璃基底上，而玻璃基底又与读出电路（读出板）、驱动电路（驱动板）耦合于一个玻璃基板上，通过卷带自动结合（tape automated bonding，TAB）包连接，TAB 包消除了玻璃上的连接密度和典型电流板可处理密度的不一致性。另外，闪烁体与光电二极管阵列面板紧贴耦合，有效地提高了 X 射线光子转换效率和积分成像的对比度；并将光电子积累电荷图像实时地转换成数字信号加以传输，有效抑制了传输噪声。其成像过程为：X 射线通过晶体后转化为可见光；可见光被光电二极管阴极吸收并转化为电子空穴对，被光电二极管的电容收集；当 TFT 导通时，光电二极管阴极开始放电，电荷被一个积分放大器放大并转换为电压值；电压信号通过可编程的增益阶段后，将输出电压通过 ADC 转换为数字信号，最终得到 X 射线摄影图像。

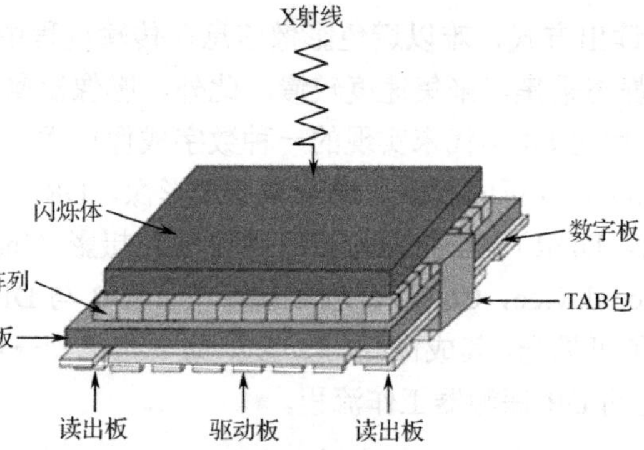

图 3-12　非晶硅平板探测器内部结构

3）CCD 探测器

CCD 探测器分为两类，一类由闪烁体和 CCD 芯片组成，另一类由影像增强器与 CCD 耦合而成。

在第一类 CCD 探测器中，闪烁体通常由针状结构的碘化铯晶体板组成，其作用是将 X 射线转化为可见光，再经光耦合系统至 CCD 芯片进行光电转换，光耦合系统通常由透镜或光纤构成，图 3-13 即为光纤耦合 CCD 示意图。CCD 探测器的优点是空间分辨率高、动态范围大、一致性好。但由于加工工艺原因难以做大，成像面积较小（直径一般小于 50 mm），需要多片才能获得足够的尺寸，这又会带来拼接问题，因此此类探测器较适用于小工件的高分辨率检测。CCD 探测器可接收能量范围有限，而一般 X 射线管管电压为几十至上百千伏。另外，探测器中的光学系统使到达 CCD 芯片的光子数减少，噪声增大，降低了图像质量，并导致图像的几何失真和光线的散射。

在第二类 CCD 探测器中，从结构上看影像增强器由外壳、射线窗口、输入转换屏、聚焦电极、输出屏构成。射线窗口由钛板构成，既具有一定的强度，又可以减少对射线的吸收。输入屏包含输入转换屏和光电层。输入转换屏不同于简单的荧光屏，主要采用 CsI 晶体制作。聚焦电极施加有 25～30 kV 的高压。影像增强器的基本工作过程为：X 射线透过物体，穿过射线窗口入射到输入转换屏上，输入转换屏吸收射线的部分能量将其转换为荧光发射。发射的荧光被光电层接收，并将荧光能量转换为电子发射。发射的电子在聚焦电极的高压作用下被聚焦和加速，高速撞击到输出屏上。输出屏将电子能量转换为荧光发射。在影像增强器中完成的转换过程是：射线→荧光→电子→荧光。影像增强器输出屏上的可见光图像，经光学系统（附加在影像增强器中）耦合至 CCD 相机（见图 3-14），生成数字化图像，送入图像显示单元显示。影像增强器固有的结构特性决定了其成像噪声大、透照灵敏度低、对比度差、图像畸变、动态范围小等缺点，导致整个成像系统的技术指标较低，成像质量差，因此适用于对检测指标要求不高的场合。

数字 X 射线摄影图像的共同特点是曝光动态范围大、量子检出效率高、密度分辨率高、图像能进行多种后处理、存储和传输方便。数字化图像配以丰富的图像后处理功能（如灰度处理、频率处理、窗宽窗位调整、减影等），可为临床提供更加丰富的诊断信息。由于其动态范围大，可避免因曝光条件选择不当而导致重拍，从而可降低患者及医生受到的辐射剂量。特别是一些特殊情况下的摄影，如床边摄影、术中摄影、造影、急诊摄影等，数字 X 射线摄影能够排除一些不利因素的影响，提高成功率和临床诊断的准确率，为临床医生节约了宝贵的时间。此外，CR、DR 技术也为医院实现信息化、网络化奠定了基础。

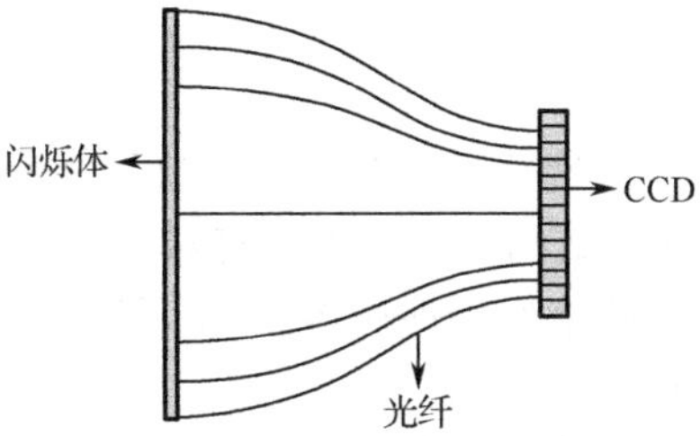

图 3-13　光纤耦合 CCD 示意图

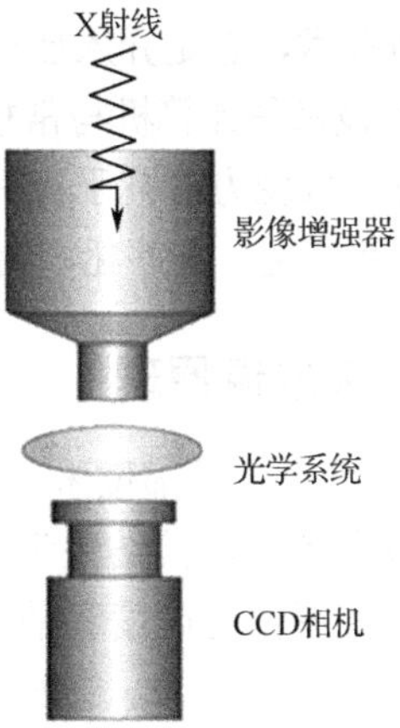

图 3-14　影像增强器 + CCD 成像结构

3.1.4　不同 X 射线摄影技术的比较

不同 X 射线摄影技术的主要区别在于 X 射线探测器的不同。根据输出信号是模拟信号还是数字信号，大致可分为传统 X 射线摄影和数字 X 射线摄影。相比较而言，传统 X 射线摄影主要依赖于屏/片质量，量子检出效率低，动态范围小，操作复杂；影像增强器的出现极大地增强了 X 射线向可见光的转换能力，实现了明室观察和操作；X 射线电视的出现实现了明室观察，隔室操作。CR 的出现彻底改变了模拟信号输出的形式，真正实现了 X 射线图像的数字化，后来又发展了 DDR、IDR、CCD 等多种数字成像技术。数字 X 射线摄影图像曝光动态范围大、量子检出效率高、密度分辨率高、图像能进行多种后处理、存储和传输方便，特别是降低了成像剂量，加速了医学影像的信息化、智能化进程。表 3-1 简要列出了数字 X 射线摄影与传统 X 射线摄影的性能对比，可以看出，数字 X 射线摄影的优势明显，已经成为临床 X 射线摄影成像的主流技术。基于数字 X 射线摄影技术，又发展了多种新型的临床应用场景和技术。

表 3-1　数字 X 射线摄影与传统 X 射线摄影性能对比

对 比 指 标	传统 X 射线摄影	数字 X 射线摄影
空间分辨率	高	低
密度分辨率	低	高
DQE（量子检出效率）	低	高
动态范围	低	高
影像存储	难	易
成像剂量	高	低
图像后处理	难	易
成像时间	慢	快
联网	不能	可以

3.2　数字减影血管造影

数字减影血管造影（digital subtraction angiography，DSA）是 20 世纪 80 年代出现的一项

医学成像新技术，它是介入放射学所依赖的必要工具，其设备现已成为二级以上医院的常规设备。DSA 技术是计算机与常规血管造影相结合的一种检查方法。DSA 设备自问世至今，基本成像原理与成像方式几乎没有改变，但是随着介入放射学的发展，其性能不断改善，向高度一体化、系统化、程序化、自动化、网络化和简便化方向发展，以适应介入放射学的需要。

3.2.1 DSA 成像原理

DSA 是将人体某部位未造影的图像和造影图像分别经成像探测器数字化后，使二者相减而获得减影图像，其结果消除了造影血管以外的结构，仅留下含有对比剂（造影剂）的血管影像，其图像对比度和清晰度都很高。DSA 的工作原理如图 3-15 所示。

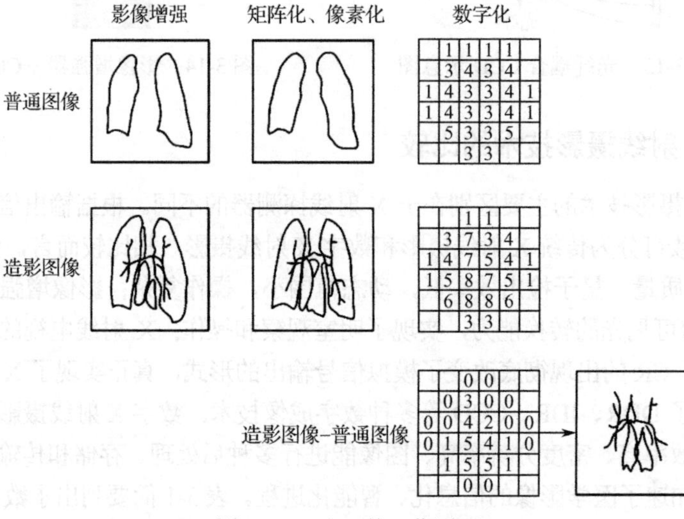

图 3-15 DSA 的工作原理

DSA 的减影方式包括时间减影、能量减影和混合减影三种方式。

1）时间减影

注入的造影剂团块进入感兴趣区之前，将一帧或多帧图像作为基像存储起来，并与顺序出现的含造影剂的充盈像一一相减。这样相同且没有造影剂增强的图像部分（如软组织和骨骼）被消除，而造影剂通过血管引起的密度变化被突显出来，因此，减影图像突出了造影剂影像的对比度。用作减影的图像是在不同成像时间获得的，故称这种减影方式为时间减影，这是大部分 DSA 设备通常采用的减影方式。图 3-16 所示为时间减影示意图。

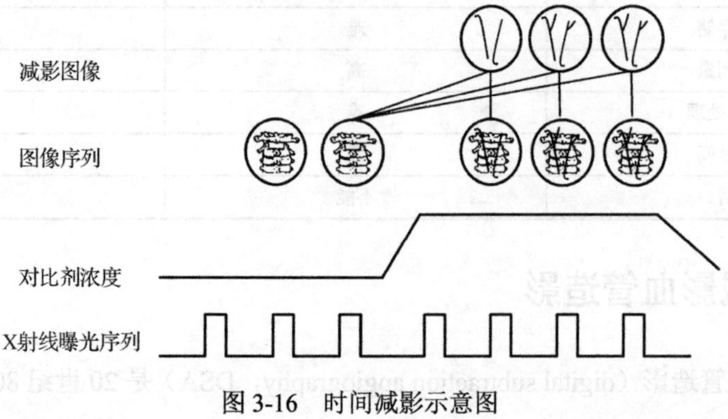

图 3-16 时间减影示意图

理论上，时间减影能将两次成像中的差异部分因相减不为零而保留在影像中，但在实际中由于工程上难以实现完全的条件重合，两幅图像相减往往并不能保证为零。DSA 图像中常见的一些像浮雕的隐形像就是这一原因所致（见图 3-17）。

时间减影的具体计算过程如下。如图 3-18 所示，假设成像对象中包含骨骼、血管和软组织三部分，它们沿 X 射线照射方向的厚度分别是 d_B、d_I 和 d_T。在注射碘对比剂前，骨骼对 X 射线的衰减系数为 μ_B，血管和软组织对 X 射线的衰减系数相同，均为 μ_T；注射碘对比剂后，血管因含有对比剂而对 X 射线的衰减系数变为 μ_I，骨骼和软组织因无对比剂，输入仍然为 μ_B 和 μ_T。根据 X 射线的衰减规律，在注射对比剂前，出射的 X 射线强度为

$$I = I_0 e^{-(\mu_B d_B + \mu_T d_T)} \tag{3.1}$$

在注射对比剂后，出射的 X 射线强度为

$$I_I = I_0 e^{-[\mu_B d_B + \mu_T (d_T - d_I) + \mu_I d_I]} \tag{3.2}$$

对式（3.2）和式（3.1）取对数后相减，有

$$S = \ln I - \ln I_I = (\mu_I - \mu_T) d_I \tag{3.3}$$

式中，S 表示减影图像信号的强度，为血管注入碘对比剂前、后透过 X 射线的强度对数差。从式（3.3）可以看出，减影后的图像信号与血管直径 d_I 成正比，与对比剂和软组织的衰减系数有关，与骨骼和软组织的结构无关。因此，减影后的图像可以消除骨骼和软组织等无关结构的影响，突出造影后的血管显影。时间减影容易受患者移动、心跳、吞咽、肠蠕动等因素影响，血管造影需要选择性注射，否则血管易重叠。尽管如此，时间减影技术对设备要求低，成像简单，血管成像对比度好，运动影响程度尚可忍受，临床应用广泛，是介入治疗手术室中的常见设备。

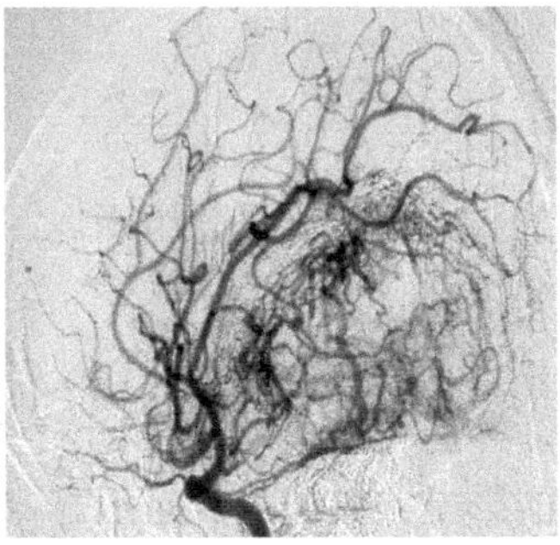

图 3-17　脑血管的 DSA 图像

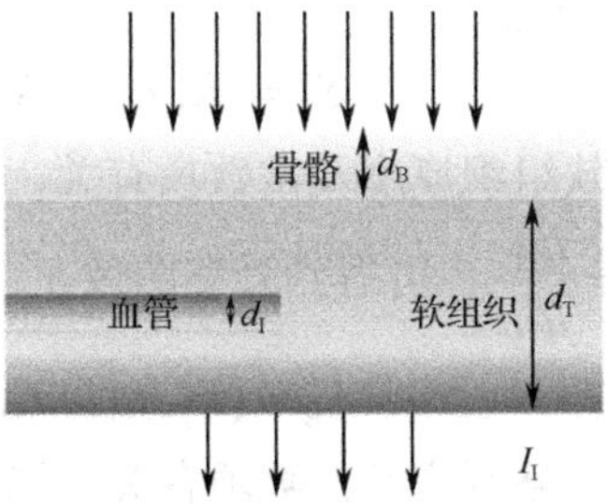

图 3-18　DSA 时间减影计算原理示意图

2）能量减影

能量减影也称双能减影、K 缘减影。其成像原理主要有两种：①碘、钨等的边缘吸收现象，即在吸收限附近，光子能量小幅变化，而碘或钨的衰减系数大幅波动，其他组织的衰减系数变化不大；②人体组织衰减系数不是一个恒定值，在 X 射线能量增大时会明显下降，但是骨骼与软组织的下降速度不同。

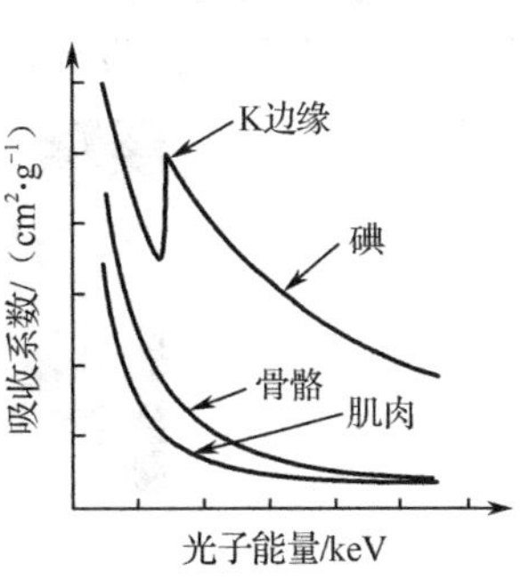

图 3-19　碘的 K 边缘原理

根据原理①，以碘为例，碘的 K 边缘为 33.2 keV，从图 3-19 可以看出，当光子能量稍大于 33.2 keV 时，碘对比剂的光电效

碘的K边界原理

应概率激增，对X射线吸收明显，同部位造影前后图像碘信号差异极大。在预显示血管引入碘对比剂之后，分别用略低于和略高于碘K边缘的能量的X射线曝光，由于在这两种能量条件下曝光的影像中，碘与其他组织的衰减系数有较大差别，因此将在这两种能量条件下曝光的影像进行数字减影处理，可以突出减影图像中碘的对比度，消除其他无关组织对图像的影响。为了减小运动带来的伪影，往往需要在短时间内用不同管电压对同一区域进行快速血管造影，所获得的两帧图像成减影对，可以进行减影。

基于原理②，能量减影还用于区分衰减系数变化不同的组织。对低能和高能时前后两帧图像进行比较：碘信号剧减（−80%），骨骼信号变化次之（−40%），软组织信号再次之（−20%），气体信号基本不变。因此能量减影可有效消除气体伪影，保留少量软组织像，呈现明显的骨影和碘信号，可获得单纯骨骼或软组织影像。

通过高能、低能两次成像，将骨骼和软组织互相剥离。骨骼和软组织互相剥离的成像过程和原理如下：用下标L和H分别代表低能和高能成像；首先用低能X射线进行成像，有

$$\ln I_{\mathrm{L}} = \ln I_{0\mathrm{L}} - (\mu_{\mathrm{BL}} d_{\mathrm{B}} + \mu_{\mathrm{TL}} d_{\mathrm{T}}) \tag{3.4}$$

其次，用高能X射线进行成像，有

$$\ln I_{\mathrm{H}} = \ln I_{0\mathrm{H}} - (\mu_{\mathrm{BH}} d_{\mathrm{B}} + \mu_{\mathrm{TH}} d_{\mathrm{T}}) \tag{3.5}$$

$\ln I_{\mathrm{H}}$ 和 $\ln I_{\mathrm{L}}$ 分别与加权系数 K_{H} 和 K_{L} 相乘后，再相减，得到

$$\begin{aligned} S &= K_{\mathrm{H}} \ln I_{\mathrm{H}} - K_{\mathrm{L}} \ln I_{\mathrm{L}} \\ &= (K_{\mathrm{L}}\mu_{\mathrm{BL}} - K_{\mathrm{H}}\mu_{\mathrm{BH}}) d_{\mathrm{B}} + (K_{\mathrm{L}}\mu_{\mathrm{TL}} - K_{\mathrm{H}}\mu_{\mathrm{TH}}) d_{\mathrm{T}} + K_{\mathrm{H}} \ln I_{0\mathrm{H}} - K_{\mathrm{L}} \ln I_{0\mathrm{L}} \end{aligned} \tag{3.6}$$

令 $\dfrac{K_{\mathrm{H}}}{K_{\mathrm{L}}} = \dfrac{\mu_{\mathrm{BL}}}{\mu_{\mathrm{BH}}}$，可得到软组织图像信号 S_{T}。

$$S_{\mathrm{T}} = (K_{\mathrm{L}}\mu_{\mathrm{TL}} - K_{\mathrm{H}}\mu_{\mathrm{TH}}) d_{\mathrm{T}} + K_{\mathrm{H}} \ln I_{0\mathrm{H}} - K_{\mathrm{L}} \ln I_{0\mathrm{L}} \tag{3.7}$$

该图像仅与软组织厚度及常数项有关，消除了骨骼的影响，突出了软组织。

令 $\dfrac{K_{\mathrm{H}}}{K_{\mathrm{L}}} = \dfrac{\mu_{\mathrm{TL}}}{\mu_{\mathrm{TH}}}$，可得到骨骼图像 S_{B}。

$$S_{\mathrm{B}} = (K_{\mathrm{L}}\mu_{\mathrm{BL}} - K_{\mathrm{H}}\mu_{\mathrm{BH}}) d_{\mathrm{B}} + K_{\mathrm{H}} \ln I_{0\mathrm{H}} - K_{\mathrm{L}} \ln I_{0\mathrm{L}} \tag{3.8}$$

该图像仅与骨骼厚度及常数项有关，消除了软组织的影响，突出了骨组织。

能量减影可消除骨骼或软组织像（见图3-20），且高低能量图像几乎同时获得，受运动影响较小。但是双能减影要求X射线源在两种高压（X射线的两种能量）下快速切换，仪器复杂，需要专门设计，在常用仪器上不易配置，使用较少。

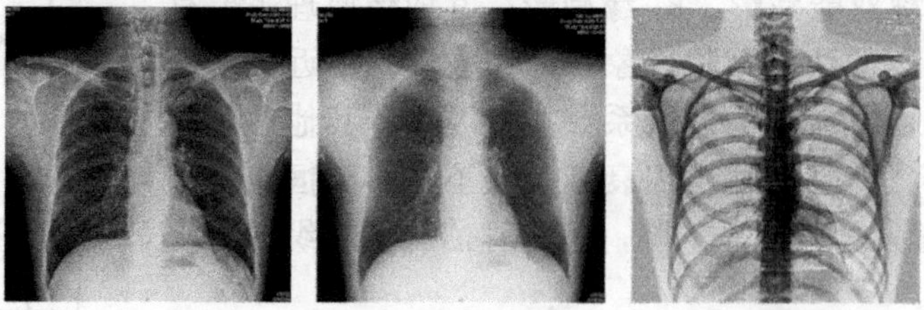

（a）普通平片　（b）软组织影像　（c）骨骼影像

图3-20　基于能量减影获得的软组织和骨骼影像示意图

3）混合减影

混合减影结合了能量减影和时间减影两种方式。在注入造影剂前，先行 K 缘能量减影消除软组织像，获得骨骼信号图像；在注入造影剂后，再行二次 K 缘能量减影，获得骨骼信号图像和碘信号图像；最后将这两次减影图像再行时间减影，消除骨组织像，得到单纯的血管影像。混合减影要求在同一焦点上产生两种高压，或在同一 X 射线管中具有高压和低压两个焦点。所以，混合减影对设备及 X 射线球管负载的要求都较高。

3.2.2　DSA 系统的构成

相较于其他 X 射线摄影设备，DSA 系统的成像过程更为复杂。DSA 系统主要由高压发生器、X 射线管、探测器、计算机系统、导管床、专用机架和其他设备组成。其他设备包括高压注射器、后处理工作站、心电监测设备等。图 3-21 所示为两种 DSA 系统实物虚拟图。

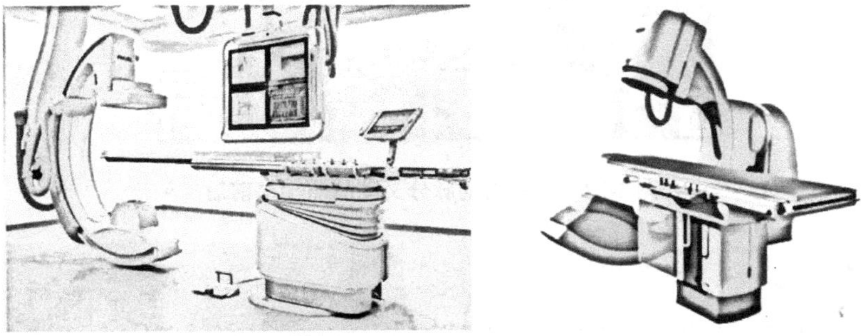

图 3-21　基于平板探测器（左）和影像增强器（右）的 DSA 系统实物虚拟图

DSA 系统除了 X 射线的产生及探测装置，还包括许多与成像过程相关的设备。

DSA 机架的形状如大写字母 C，因此又称为 C 型臂。DSA 系统的检查床可使被检部位位于 C 型臂的开口处，C 型臂的两个端点起到支撑和固定 X 射线管及探测器的作用。C 型臂不仅可沿滑槽移动，还可以绕水平轴旋转。X 射线管的高度和位置也可调节，可在任意方向上被倾斜任意角度。C 型臂的结构非常紧凑，所占空间小，转动灵活。

导管床的作用是将患者的被检部位正确地固定在 X 射线可以检查到的位置上，通常安装有定位激光器及移动控制开关，便于患者的定位和移动。在导管床上可以进行如下检查：心导管、心血管造影、脑血管造影、腹部血管造影、上下肢血管造影及其他介入手术等。

高压注射器按照事先设定好的注射程序，在规定的较短时间内将大剂量的对比剂注入患者的血管内，使高浓度的对比剂充盈被检部位，以获得对比度较好的影像。高压注射器有气压式、电动式和计算机控制式三种。

3.2.3　DSA 的临床应用

虽然在理论上 DSA 的空间分辨率不如常规胶片法血管造影，但在低对比度分辨率（密度分辨率）方面 DSA 明显占优。随着 DSA 系统空间分辨率的提高（可达 72 LP/cm）及在实践中的优势，常规胶片法血管造影已彻底退出舞台。DSA 的根本目的是为了更清晰地分辨血管组织，而不只是为了消除背景组织。由于采集速度和图像处理速度的提高，DSA 的时间分辨率也相应提高；配合心电/呼吸门控技术，DSA 已适用于心血管系统的动态成像。DSA 已成为心血管介入治疗技术的基本设备，而介入治疗技术又成为目前心脏病学的主要技术增长点。

DSA 的临床应用非常广泛，特别是在心血管、脑血管造影等方面作用显著。例如，对于颅内动脉造影的适应证有：①颅内出血，如动脉瘤、动静脉畸形等；②脑肿瘤；③脑缺血，如动脉狭窄或阻塞；④先天性畸形及新生儿疾病；⑤术后随诊等。图 3-22～图 3-25 给出了一些 DSA 临床应用病例。

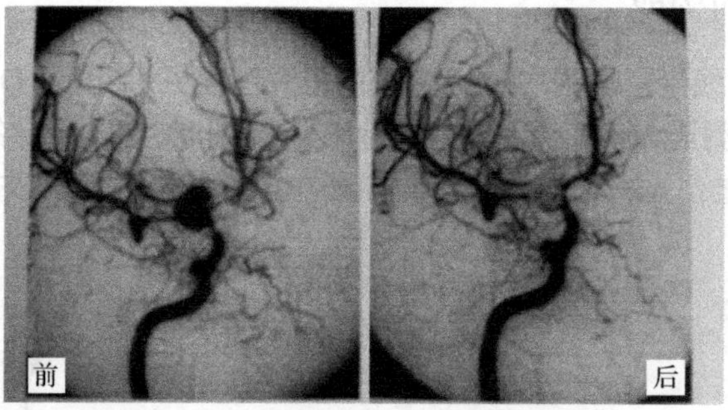

图 3-22　右颈内动脉分叉动脉瘤栓塞前后

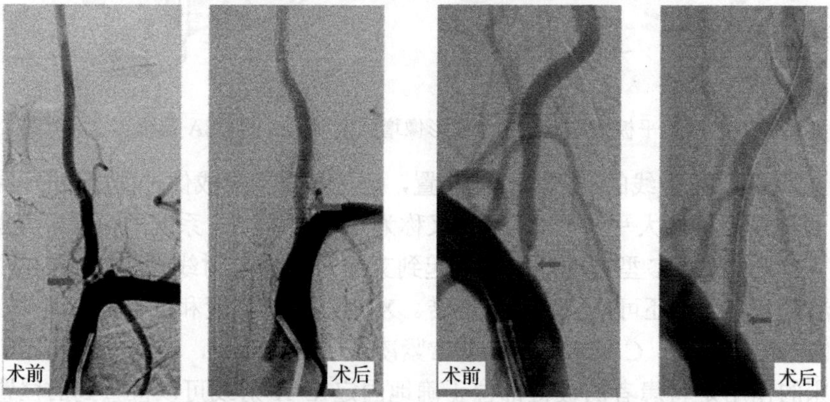

图 3-23　男性发作性头晕治疗前后（男性，59 岁，反复发作头晕 6 个月）

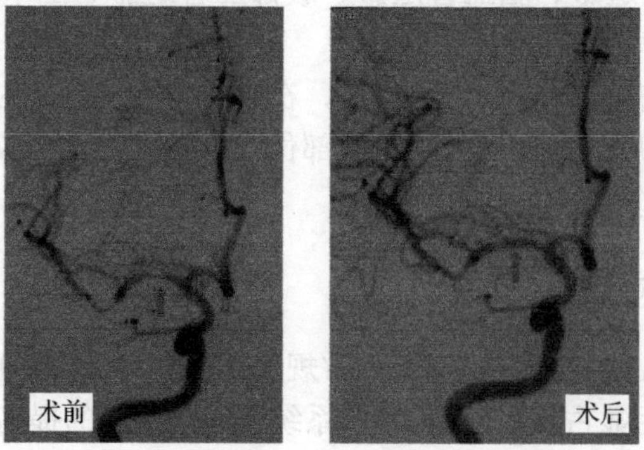

图 3-24　女性，60 岁，发作性左侧肢体无力 2 月余治疗前后

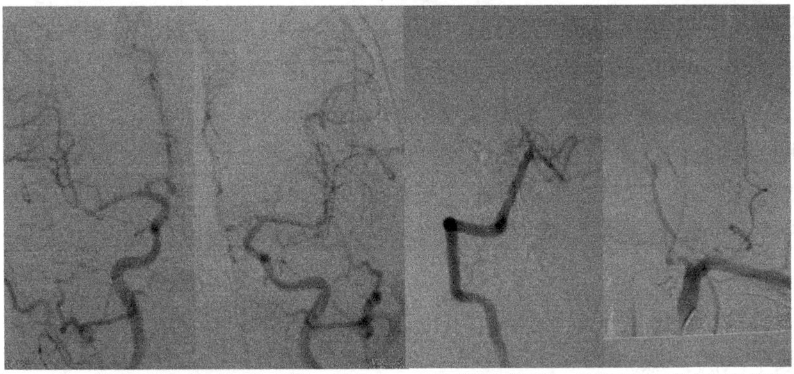

（a）男，56 岁，“发作性头晕 2 月余”入院，患者 DSA 示左椎远端闭塞，基底动脉下段局限性狭窄 95%，远端显影差，且两侧颈内动脉无向后代偿供血

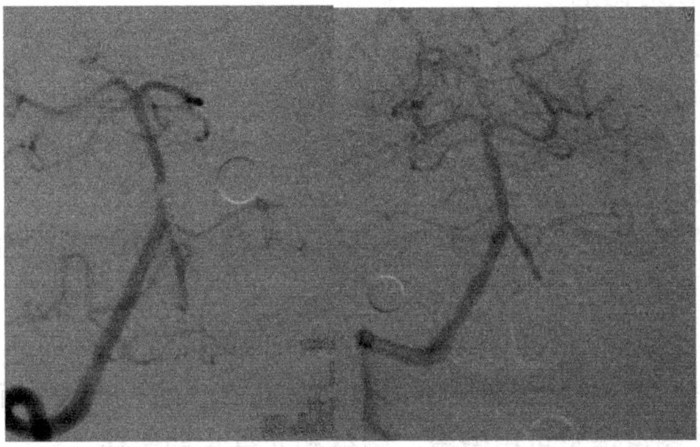

（b）患者全麻下行基底动脉支架置入成形术。术后 3 天出院。未再有头晕发作

图 3-25　男性发作性头晕治疗前后

习题

3-1　X 射线应用于临床诊断的基本原理不包括（　　）。（单选）

A．穿透性　B．荧光作用　C．感光作用　D．电离作用

E．摄影作用

3-2　传统的 X 射线成像方式采用的是（　　）。（单选）

A．模拟技术　B．数字 X 射线摄影技术

C．窗口技术　D．微电子和计算机数字图像技术

E．以上都不是

3-3　下列哪个投照部位需加用滤线器？（　　）（单选）

A．手　B．足　C．颈椎侧位　D．肩部

3-4　关于 X 射线透视的优点，下述哪项不正确？（　　）（单选）

A．可直接观察器官的活动功能

B．费用低廉

C．可任意旋转患者的体位，从不同角度进行观察

D．可观察身体组织的细微变化

E．操作简单，立即可得结果

3-5　下列关于 X 射线检查的叙述，哪项是错误的？（　　）（单选）
A．缺乏自然对比的组织或器官，可采用人工对比
B．软 X 射线摄影采用钨靶 X 射线管发射 X 射线
C．普通检查包括荧光透视和摄影
D．自然对比和人工对比是 X 射线检查的基础
3-6　下列哪一项措施不能减少医生、患者受到的 X 射线辐射剂量？（　　）（单选）
A．隔室操作　　B．使用高速增感屏
C．使用滤线栅　　D．使用遮光器
E．穿戴个人防护服
3-7　关于数字减影血管造影的叙述，哪项是错误的？（　　）（单选）
A．需要水溶性碘对比剂
B．属于 X 射线检查法
C．通过光学减影技术消除骨骼和软组织像，使血管显影清晰
D．该技术应用已较普遍
3-8　下列关于 CR 的叙述，哪项不正确？（　　）（单选）
A．CR 将透过人体的 X 射线影像信息记录于影像板（IP）上，而不是记录于胶片上
B．IP 不能重复使用
C．IP 上的潜影经激光扫描系统读取，并转换为数字信号
D．影像的数字化信号经图像处理系统处理，可在一定范围内调节图像
E．CR 的数字化图像信息可用磁带、磁盘和光盘长期保存
3-9　CR 图像与传统 X 射线摄影相比，下列表述错误的是（　　）。（单选）
A．均需要 X 射线照射　　B．均为灰度图像
C．均为重叠图像　　D．均为二维图像
E．均由像素组成，观察分析相同
3-10　关于 DSA 成像的基本原理，哪项描述不正确？（　　）（单选）
A．数字荧光成像是 DSA 的基础
B．需将影像增强电视系统图像像素化
C．经 A/D 转换器，将像素值转换为数字，即数字化
D．经计算机减影处理
E．减影后数字化图像经 D/A 转换器转换为模拟图像并于显示屏上成像
3-11　X 射线影像的形成，基于以下哪几点？（　　）（多选）
A．X 射线具有穿透力，能穿透人体结构
B．被穿透的组织结构存在密度差别
C．被穿透的组织结构存在厚度差别
D．被穿透的组织结构产生电离效应
E．经过成像过程，形成黑白对比、层次差异的 X 射线影像
3-12　X 射线的产生装置主要包括（　　）。（多选）
A．X 射线管　　B．低压电源　　C．高压电源　　D．整流电路
E．分压电路

3-13　下述哪些措施可提高图像对比度？（　　）（多选）
A．提高管电压　B．使用增感屏　C．延长曝光时间　D．使用滤线栅
E．使用遮线器
3-14　CR 设备除 X 射线机外，还包括（　　）。（多选）
A．影像板（IP）　B．影像读取装置
C．影像处理装置　D．影像记录装置
E．影像存储与显示装置
3-15　DSA 的基本方法有哪些？（　　）（多选）
A．时间减影　B．能量减影　C．混合减影　D．以上都是
3-16　影响 DSA 影像质量的因素有哪些？（　　）（多选）
A．噪声　B．运动伪影
C．造影剂浓度　D．被检者的器官状态
3-17　DSA 设备包括（　　）。（多选）
A．X 射线管　B．高分辨率探测器　C．计算机　D．存储设备
E．显示器和操作台
3-18　简述 X 射线摄影技术的发展历程。
3-19　解释 X 射线管为什么需要具有极好的散热性能。
3-20　在 X 射线发生装置中，控制 X 射线的质和量分别由什么参数决定？
3-21　简述 X 射线摄影技术的基本构成和工作流程。
3-22　X 射线摄影技术得到的是投影图像，其特点是什么？
3-23　简述增感屏的作用。
3-24　什么是光激励发光效应？
3-25　简述 CR 技术的优缺点。
3-26　简述传统 X 射线摄影、计算机 X 射线摄影（CR）和数字 X 射线摄影（DR）的异同之处。
3-27　简述 DSA 的成像原理。
3-28　解释为什么通过能量减影可分别显示软组织和骨骼的图像。
3-29　解释 DSA 图像中浮雕状隐形像出现的原因。

第 4 章　CT 成像

X 射线摄影开启了医学影像学的先河，使医学由“看不见”的时代进入“看得见”的时代。但 X 射线摄影属于二维成像，存在影像重叠的缺点。CT 的出现极大地促进了临床影像学的发展，是 X 射线成像技术的一次里程碑式进步。相比 X 射线摄影，CT 成像的优势十分明显，包括①断层图像：可消除人体内组织、器官间的相互重叠，获得的横断面图像不受层面外组织结构干扰，能准确地反映横断层面上组织、器官的解剖结构；②密度分辨率高：CT 的准直器减少了散射线，并利用软件对灰阶的控制，加大了人眼的观测范围，一般 CT 的密度分辨率比常规 X 射线摄影高 20 倍；③可做定量分析：CT 能够通过各种计算进行定量分析，如 CT 值、骨矿含量、心脏冠状动脉的钙化等测量，有助于临床诊断；④可进行各种图像的后处理：借助各种图像处理软件，可对病灶的形状及结构进行分析，获得高质量的三维图像和多平面图像。

4.1　CT 成像系统组成

CT 成像系统的硬件组成与普通 X 射线摄影设备相比要复杂得多，主要包括扫描架系统、计算机系统和外围设备等，如图 4-1 所示。

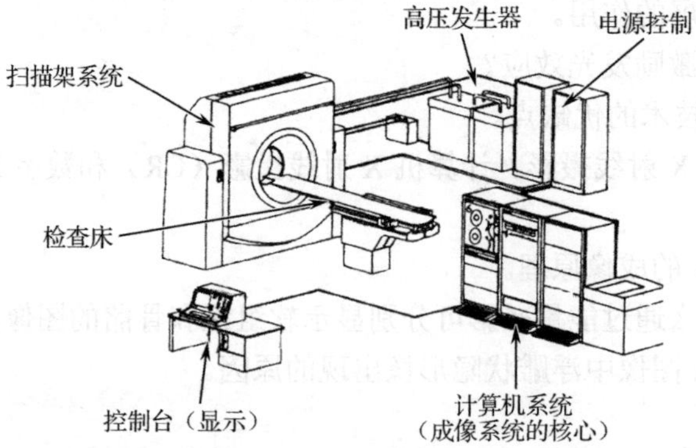

图 4-1　CT 成像系统的组成

（1）扫描架系统

扫描架可根据检查的需要，进行正负 25°的倾斜。扫描架系统包括 X 射线源、探测器、准直器等。目前使用的探测器分为固体探测器和气体探测器；准直器分为 X 射线管端的准直器（前准直器）和探测器端的准直器（后准直器）。准直器的作用是通过调节 X 射线束的宽度来改变 X 射线剂量和散射线，并决定 CT 扫描的层厚。

（2）计算机系统

计算机系统一般由主控计算机和阵列计算机两部分组成。主控计算机的作用：①控制和监视扫描过程，并将扫描数据送入存储器；②CT 值的校正和输入数据的扩展；③与操作者对话并控制扫描等信息的传送；④图像重建的程序控制；⑤故障检修及分析。阵列计算机在主控计算机的控制下进行图像重建等处理。

（3）外围设备

外围设备主要包括检查床、控制台、图像存储和记录部分等。

4.2 CT 成像系统的发展历史

第一台 CT 机发明于 1972 年。CT 系统在螺旋 CT 出现以前经历了五代的发展。第一代 CT 系统（见图 4-2）的扫描方式为单束平移-旋转方式（translate-rotate，T-R），即只有一个 X 射线管和一个探测器，先平移扫描整个平面，获得某一方向的投影数据，再旋转某一角度，继续平移扫描整个平面，获得另一方向的投影数据，以此最终获得 CT 图像重建所需的所有角度投影数据。第一代 CT 系统中每一个投影角度下的扫描线形成一套平行束结构，因此也被称为平行束扫描方式。

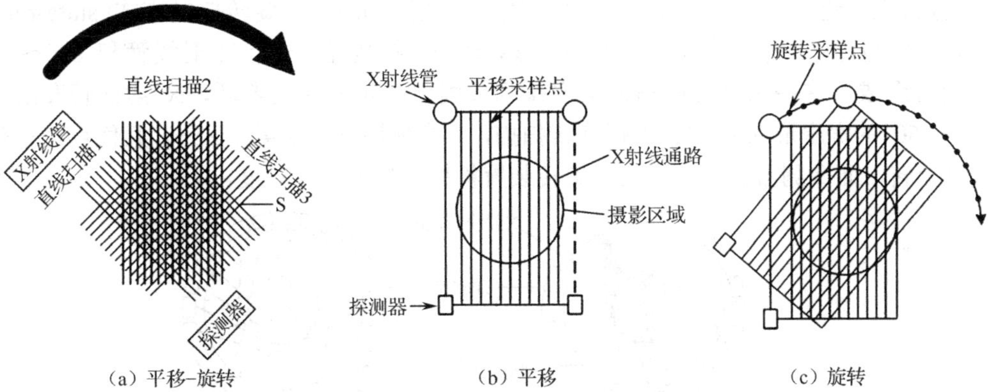

图 4-2 第一代 CT 系统——单束平移-旋转扫描

T-R 扫描方式的缺点是 X 射线利用率极低，扫描速度非常慢，一个体层扫描需要 3～5 min。为加快 CT 的扫描速度，人们开发了第二代 CT 系统——窄扇形束平移-旋转扫描（见图 4-3）。该系统的扫描装置是由一个 X 射线管和 6～30 个探测器组成的同步扫描系统。扫描进行时，X 射线管发出一张角为 3°～15°的扇形 X 射线束，6～30 个探测器同时采样，并采用 T-R 扫描方式。该扫描方式可以将一个体层的扫描时间缩短到 20～90 s，可对人体除心脏以外的各器官扫描成像；缺点是成像速度仍然较慢，且扇形束的中心 X 射线和边缘 X 射线的测量值不相等，需校正，否则会出现伪影。

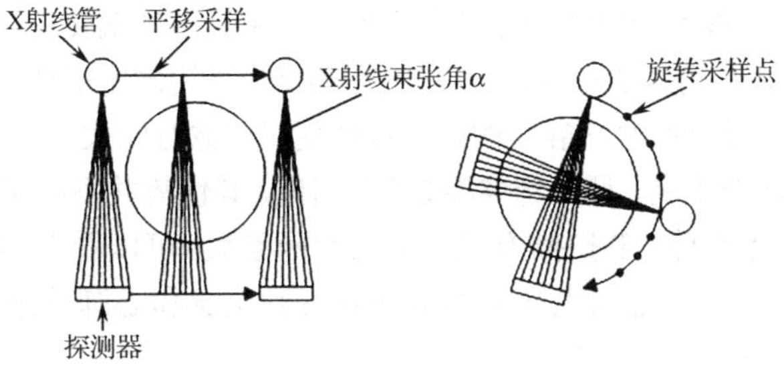

图 4-3 第二代 CT 系统——窄扇形束平移-旋转扫描

在第二代CT系统的基础上，人们进一步开发了基于宽扇形束的旋转-旋转方式（rotate-rotate，R-R），也就是第三代CT系统（见图4-4）。该系统的扫描装置由一个X射线管和250～700个探测器（或探测器阵列）组成，后者排成一个彼此无空隙的、可在扫描架内滑动的紧密圆弧形。X射线管发出张角为30°～40°，能覆盖整个被检者的宽扇形X射线束。该扫描方式的优点是X射线利用率大幅提高，而且扫描装置只有旋转运动，扫描时间大幅缩短，一个体层扫描仅需5～10 s。但是该扫描方式的缺点是需要对每个探测器的灵敏度差异进行校正，否则CT图像容易出现环状伪影。

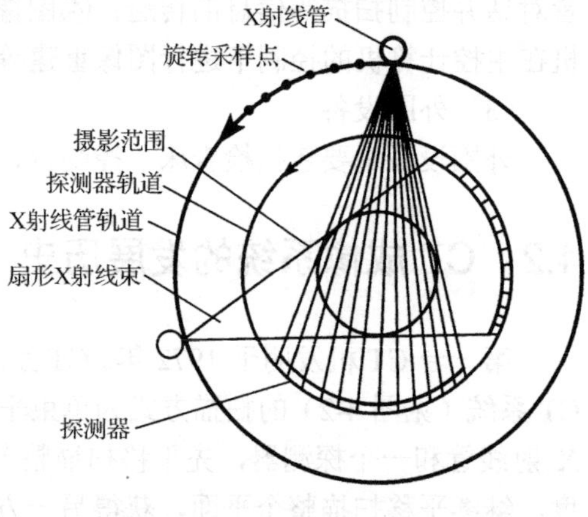

图4-4　第三代CT系统——宽扇形束的旋转-旋转扫描

随后，人们进一步开发了第四代CT系统，即宽扇形束静止-旋转扫描方式（state-rotate，S-R），通常也称扇形束扫描（见图4-5）。该系统的扫描装置由一个X射线管和600～2000个探测器组成。这些探测器在扫描架内排列成固定静止的探测器环，X射线管发出张角为30°～50°的宽扇形X射线束进行旋转扫描，一个体层扫描仅需1～5 s，其优点是只有X射线管旋转，而探测器静止，降低了旋转装置机械结构的设计难度。

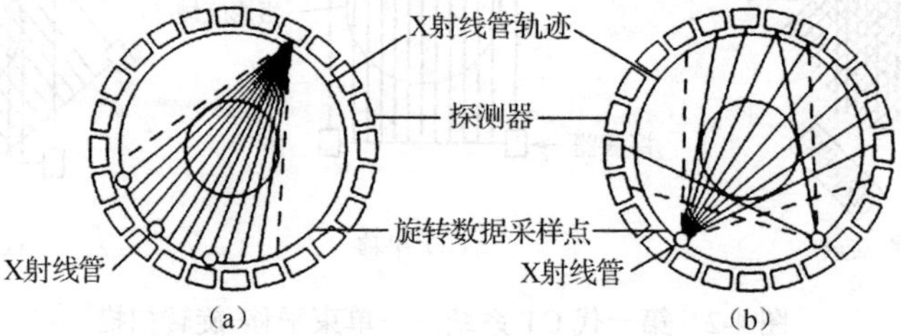

图4-5　第四代CT系统——宽扇形束静止-旋转扫描

为了解决X射线管仍需旋转的问题，人们开发了第五代CT系统，即电子束CT（electron beam CT，EBCT）。EBCT又称超高速CT（ultrafast CT，UFCT）、电子束成像系统（electron beam imaging system，EBIS）或电子束体层摄影（electron beam tomography，EBT），其扫描速度快，每层扫描时间可达50～100 ms，而且时间分辨率高，特别适用于心脏、大血管检查，几乎不受心跳及血管搏动的影响。EBCT没有X射线球管，其结构主要由电子枪、聚焦线圈、偏转线圈、探测器组、台面高速运动的检查床、控制系统及计算机系统等组成（见图4-6）。EBCT的X射线是由电子枪连续发出的电子束经磁场偏转后，依次撞击环形排列的钨靶产生的，X射线束张角为30°～45°，它的探测器也采用固定的环形排列，可随时接收对侧发出的X射线信息。这种静止-静止的扫描设计使得成像时间大大缩短，优于螺旋CT；但是该设备造价高，维修费用高，且随着螺旋CT的出现，其优势并不明显，因此并未得到普及。

表4-1汇总了上述5种CT扫描方式的主要性能参数。可以看出，随着CT技术的发展，其成像速度越来越快，应用范围也从头部成像发展到全身和心肺动态器官的快速成像，可满足临床各方面的需求。

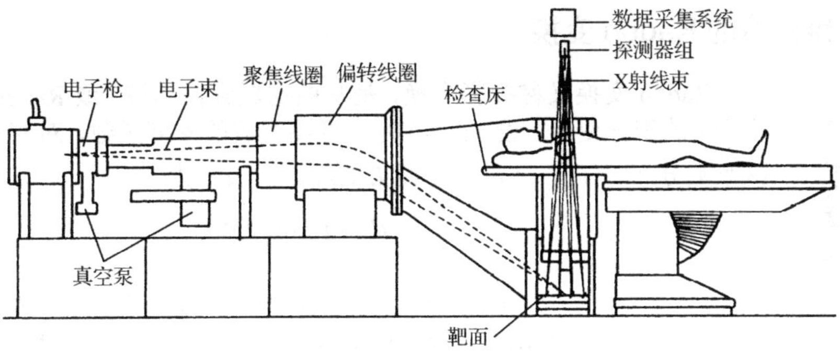

图 4-6　第五代 CT 系统——电子束 CT

表 4-1　5 种 CT 扫描方式的主要性能参数

名　称	单束	窄扇束	宽扇束 R-R	宽扇束 S-R	电子束
扫描方式	平移-旋转	平移-旋转	旋转-旋转	静止-旋转	静止
X 射线束张角	无	3°～15°	30°～40°	30°～50°	30°～45°
探测器数量	1～2	3～30	256～350	450～1500	>1500
探测器排列	移动式单个	移动式多个	旋转圆周式	静止圆周式阵列	静止半圆周式阵列
扫描时间	3～5 min	20～90 s	5～10 s	1～5 s	50～100 ms
扫描层数/次	1	1	1	1	8
应用范围	头部	头部	全身	全身	心肺动态器官

在上述 CT 系统中，检查床均采用间断步进方式，实现不同断层的成像，这种步进方式对扫描速度的提高构成了巨大障碍。螺旋采集技术解决了这个难题，同时带来了临床 CT 技术的一次飞跃。螺旋 CT 采用滑环技术，使 X 射线球管和探测器可以始终沿着相同的方向旋转，显著提高了扫描速度。螺旋 CT 是在扫描架匀速旋转、同时检查床连续匀速运动的状态下，获得扫描范围内的整体容积数据，可以重建出扫描范围内任意位置的横断图像。这使 CT 的连续采集能力和采集速度有了很大提升，依靠此技术，一次屏住呼吸可以扫描一个部位，去除了呼吸运动引起的假阴性和假阳性。有关螺旋 CT 的知识将在 4.4 节中详细介绍。

4.3　CT 的数学原理

CT 图像重建是 CT 技术的核心内容之一。它所基于的数学方法最初由 Radon 于 1917 年提出。CT 图像重建问题实际上是如何从 X 射线投影数据中计算出成像平面上各像素点的 X 射线衰减系数。目前 CT 图像重建方法主要有解析法、迭代法和机器学习法。其中，解析法重建速度快、求解稳定，是商业 CT 的常用算法。解析法是指以傅里叶变换、中心切片定理（central slice theorem）为理论基础的求逆过程，根据具体计算过程的不同，又可以分为傅里叶变换法、滤波反投影法（filtered back projection，FBP）、反投影滤波法（back projection filtered，BPF）等。其中 FBP 算法是商业 CT 的标配算法，这里主要介绍这种算法。

4.3.1 二维图像的 Radon 变换

Radon 变换

Radon 变换又称投影变换，是从图像域到投影域（或 Radon 域、Radon 空间）的积分变换。设 $f(x,y)$ 为二维图像域的密度函数，对应 X 射线的衰减系数分布。$f(x,y)$ 沿投影线 L 的线积分表示为

$$P_L = \int_L f(x,y)\mathrm{d}l \tag{4.1}$$

式（4.1）即为 Radon 变换。以平行束 CT 为例，如图 4-7 所示，构建 oxy 直角坐标系，平行束 CT 的旋转中心位于坐标原点。投影线 L 用参数 (x_r,ϕ) 表示，其中 x_r 为原点至投影线的垂直距离，ϕ 表示投影角，即投影线与 y 轴的夹角，也是 x_r 与 x 轴的夹角。实际中投影线的方向为 X 射线源的焦点与探测器的连线，由平行束 CT 的扫描结构容易得到投影角 ϕ 下有多条投影线，以 x_r 区分。在 (x_r,ϕ) 坐标系中，Radon 变换表示为

$$p_\phi(x_r) = p(x_r,\phi) = \int_L f(x,y)\mathrm{d}l \tag{4.2}$$

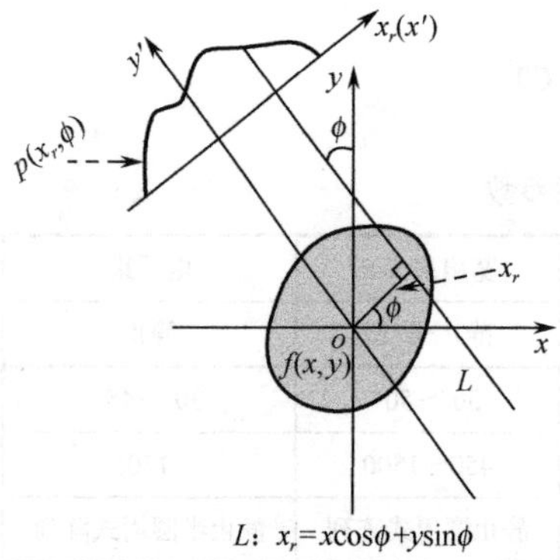

图 4-7 Radon 变换

式中，$p_\phi(x_r)$ 或 $p(x_r,\phi)$ 为 $f(x,y)$ 沿投影线 L (ϕ,x_r) 的线积分，投影角 ϕ 下以 x_r 区分的所有线积分的组合即构成 $f(x,y)$ 在投影角 ϕ 下的投影 p_ϕ。

投影线 L 的参数 (x_r,ϕ) 与 L 上的像素点（x,y）满足下式：

$$x_r = x\cos\phi + y\sin\phi \tag{4.3}$$

利用 δ 函数的筛选性质，结合式（4.3），可将经过投影线 $L(x_r,\phi)$ 的图像上的所有像素点筛选出来，投影 $p_\phi(x_r)$ 可以写为

$$p_\phi(x_r) = \int_L f(x,y)\mathrm{d}l = \iint_{x,y} f(x,y)\delta(x\cos\phi + y\sin\phi - x_r)\mathrm{d}x\mathrm{d}y \tag{4.4}$$

(x_r,ϕ) 构成的空间即为 Radon 空间，所有投影 $p_\phi(x_r)$ 在 (x_r,ϕ) 空间中构成正弦图（sinogram）。图 4-8 展示了由投影到正弦图的生成过程，其中正弦图的横坐标为 x_r（原点至投影线的垂直距离），纵坐标为投影角 ϕ，将投影数据按投影角度的大小规则排放在 Radon 空间就组成了正弦图。之所以称为正弦图，是因为 $p_\phi(x_r)$ 在 Radon 空间中就像多条经过变换的正弦曲线组合而成的。从式（4.3）也可以看出，单个像素点（x,y）的所有投影在 Radon 空间中以 x_r、ϕ 表示的坐标轨迹满足式（4.3）中的三角函数关系。图 4-9 为图像中仅有一个像素点有值时的正弦图，该像素点分别位于图像中心和偏离中心的位置，从偏离中心的像素点的正弦图可以明显看出类似正弦曲线的轨迹，即 $x_r = x\cos\phi + y\sin\phi$；当像素点位于图像中心（旋转中心）时，其在所有投影角度下的 x_r 相等，且均为零，因此其投影轨迹是一条拉直的线。图像中所有像素点的投影是多条类正弦曲线的累加，构成了整幅图像的正弦图，正弦图中每一点的亮度值与该点累加的投影值相关。

需要指出的是，在窄束单能情况下，$f(x,y)$ 为射线在体内的线性衰减系数 $\mu(x,y)$。p_ϕ 由式（2.23）可以求得，即 $p_\phi = \left(\ln\dfrac{I_0}{I}\right)_\phi$。在非单能或宽束情况下，X 射线的线性衰减系数

μ 不仅与物体上的点坐标有关，还与射线能量有关，表示为 $\mu(x, y, E)$，此时 p_ϕ 应由式(2.27)求得，其表达式相对复杂。为方便计算，在通常情况下非单能或宽束的 p_ϕ 仍用 $\ln\frac{I_0}{I}$ 表示，即入射的 X 射线强度（不放物体）与出射的 X 射线强度（放物体）的比值取自然对数，此种情况投影经适当校正后再重建得到的图像 $f'(i, j)$ 仍能反映物体对射线平均能量的衰减特性。

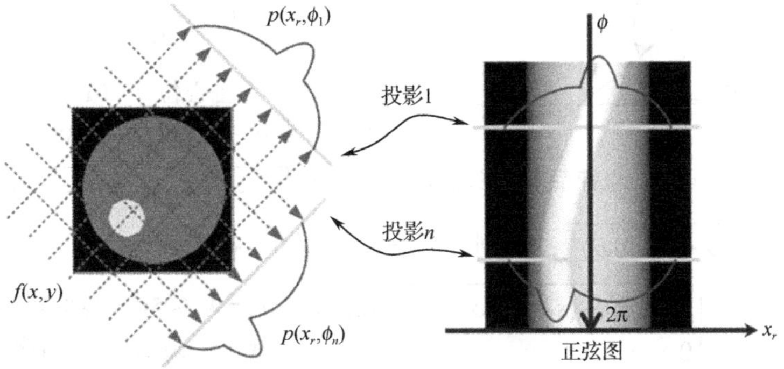

图 4-8　投影与正弦图的关系（$p(x_r,\phi_1)$ 与 $p(x_r,\phi_n)$ 分别为第 1 个和第 n 个角度下的投影。在 (x_r,ϕ) 空间中，每个投影对应一个 ϕ 角下的所有投影线，所有角度下的投影组合起来构成正弦图）

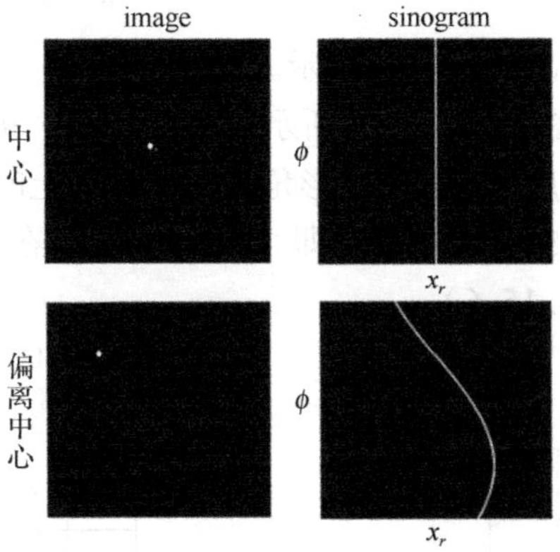

图 4-9　单个像素点的 Radon 变换

例 4.1　截面是半径为 R 的圆，圆内密度为 A，圆外密度为 0。在平行束 CT 结构下，旋转中心与原点重合。

（1）在图 4-10 所示坐标系中，即圆的中心在原点，使用 Radon 变换得到半径为 R 的圆的密度函数的投影 $g(s,\theta)$，其中 s 为原点到投影线的垂直距离，θ 为投影角。

（2）当圆的中心偏离原点，即圆心为（x_0, y_0）时，给出其投影表达式。

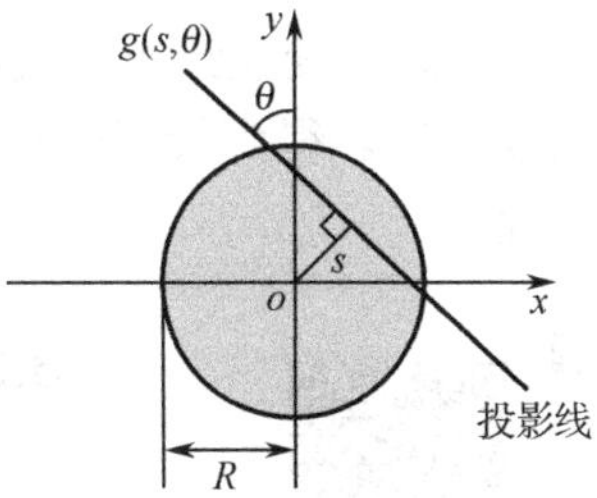

图 4-10　例题 4.1 的坐标系和投影表示

分析与解答：（1）由于物体是圆对称的，且圆的中心在原点，如图 4-10 所示，其投影对所有角度都是一样的，得到 $\theta = 0°$ 的投影，即得到所有角度下的投影。

由 Radon 变换 $g(s,\theta)=\int_L f(x,y)\mathrm{d}l$ 及给定的密度函数 $f(x,y)=\begin{cases}A, & x^2+y^2\leqslant R^2\\0, & \text{其他}\end{cases}$，有

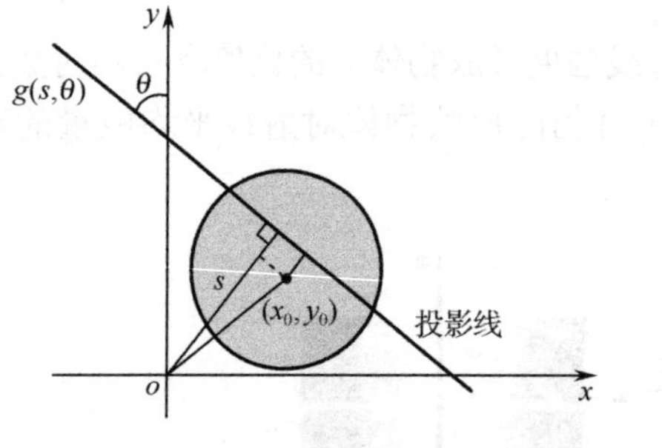

图 4-11　圆中心偏离原点时的坐标系和投影表示

当 $s\leqslant R$ 时，积分路径为 $2\sqrt{R^2-s^2}$，此时投影可表示为 $2A\sqrt{R^2-s^2}$；否则，当 $s>R$ 时，由于圆外密度为 0，因此投影为 0，综上，

$$g(s,\theta)=\begin{cases}2A\sqrt{R^2-s^2}, & |s|\leqslant R\\0, & |s|>R\end{cases}$$

（2）当圆心位于（x_0, y_0）时，如图 4-11 所示，当 $|s-x_0\cos\theta-y_0\sin\theta|\leqslant R$ 时，积分路径为 $2\sqrt{R^2-(s-x_0\cos\theta-y_0\sin\theta)^2}$，投影为 $2A\sqrt{R^2-(s-x_0\cos\theta-y_0\sin\theta)^2}$；否则，积分路径为 0，投影为 0。即

$$g(s,\theta)=\begin{cases}2A\sqrt{R^2-(s-x_0\cos\theta-y_0\sin\theta)^2}, & |s-x_0\cos\theta-y_0\sin\theta|\leqslant R\\0, & |s-x_0\cos\theta-y_0\sin\theta|>R\end{cases}$$

用极坐标表示为

$$g(s,\theta)=\begin{cases}2A\sqrt{R^2-(s-\rho\cos(\theta-\theta_1))^2}, & |s-\rho\cos(\theta-\theta_1)|\leqslant R\\0, & |s-\rho\cos(\theta-\theta_1)|>R\end{cases}$$

式中，（ρ, θ_1）为圆心（x_0, y_0）的极坐标表示。

例 4.2　已知二维数字图像如图 4-12 所示，求其在 0°、90°方向的投影。

分析与解答： 如图 4-13 所示，将各投影角度下投影线上的像素值相加即可。在 0°方向的投影为（1 + 4 + 7, 2 + 5 + 8, 3 + 6 + 9），即（12, 15, 18）；在 90°方向的投影为（7 + 8 + 9, 4 + 5 + 6, 1 + 2 + 3），即（24, 15, 6）。

1	2	3
4	5	6
7	8	9

图 4-12　例题 4.2 的二维数字图像

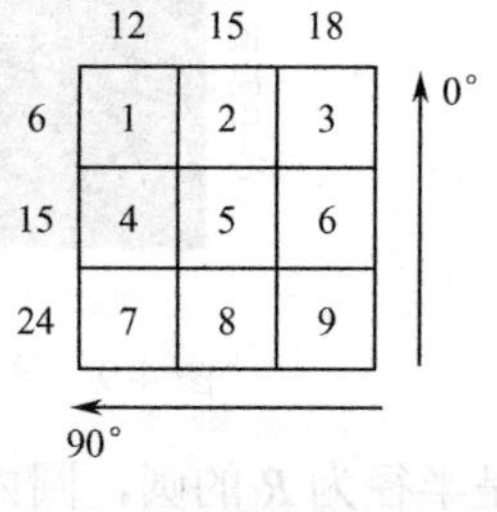

图 4-13　二维数字图像投影

Radon 变换给出了投影在 Radon 空间的表达形式，同时也提供了一套完整的投影数据获取方法。得到投影数据后，需要经图像重建才能得到反映解剖结构衰减系数分布的 CT 图像。

CT 反投影重建

4.3.2　CT 反投影重建算法

FBP 算法可消除星状伪影，而且重建速度快，稳定性好，是目前临床 CT 所采用的标配算法。在介绍 FBP 算法之前，先简要介绍反投影法（back projection，BP），它是一种直接而高效的算法，将各个角

度的投影值直接沿着投影线反抹至图像像素上，也就是指定投影线所经各点的值等于所测的投影值，然后将所有投影值累加求平均后作为图像像素值。反投影法可用公式表示为

$$f_B(x,y)=B(p)=\int_0^{\pi}p(x_r,\phi)\mathrm{d}\phi=\int_0^{\pi}p(x\cos\phi+y\sin\phi,\phi)\mathrm{d}\phi \tag{4.5}$$

式中，$f_B(x,y)$ 表示由反投影法重建得到的图像，B 表示反投影算子，对经过 (x,y) 的所有角度下的投影进行累加即可得到 $f_B(x,y)$。积分区间为[0, π)，因为理想情况下，[0, π)区间的投影与[π, 2π)区间的投影相同。

容易理解，上述反投影重建无法得到原始的 $f(x,y)$，即 $f_B(x,y)$ 与 $f(x,y)$ 不相同。图 4-14 展示了只有中心像素点有值时的反投影重建过程，经 4 个角度的反投影之后，从重建图像数值的改变中可以明显看出，反投影重建会使图像中心点密度较高，而周围出现云晕状阴影，即星状伪影。

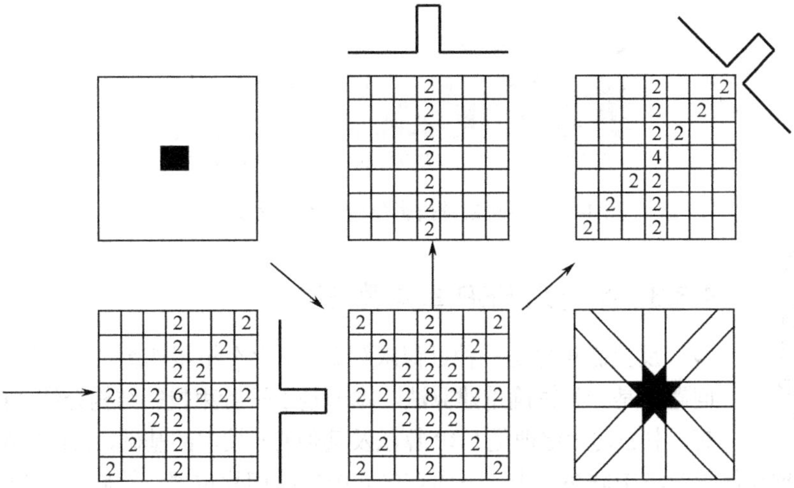

图 4-14　反投影法存在的星状伪影

为进一步理解反投影法，图 4-15 展示了含 4 个像素的图像衰减系数 μ 值的反投影求解过程。在本例中，分别沿 0°、45°、90°、135°投射 X 射线，获得投影数值后叠加回矩阵重建出图像。值得注意的是，该计算过程是在理想化假设下进行的，实际成像中很难获得这种理想化的像素值和投影值。

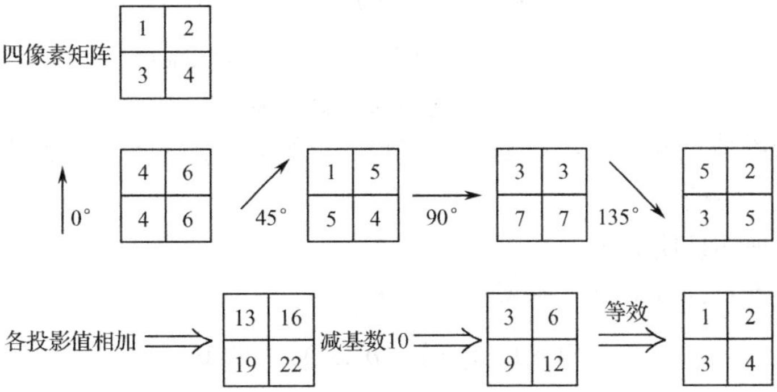

图 4-15　四像素的反投影计算过程

图 4-16 展示了一个由椭圆和圆构成的原始图像在不同投影角下的反投影重建结果。可

以看出，反投影法存在的明显缺点是影像边缘不清晰，反投影数量越多，重建图像越接近原图像，但由于存在星状伪影，使得重建图像的边缘部分模糊不清。因此，反投影法虽然可以近似求出像素内的 μ 值，但反投影算子并不是投影算子的逆算子，仅由反投影得不到原本的图像。虽然反投影法没有实用价值，但是反投影的思想是 CT 图像重建的基本思想，为理解 CT 图像重建算法起到重要的作用。

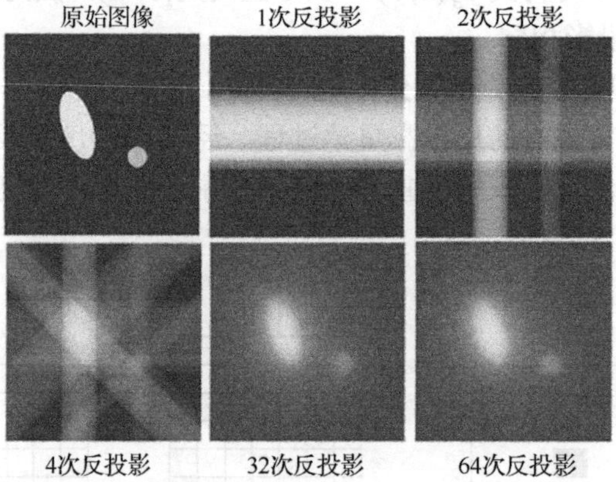

图 4-16　不同数量投影角度的 CT 反投影重建

平行束 FBP 重建算法

4.3.3　平行束 FBP 重建算法

反投影重建是一种近似求解算法，存在星状伪影。FBP 算法克服了上述问题，是一种精确重建算法。本节基于平行束投影结构介绍 FBP 算法的思想。中心切片定理是 FBP 算法及其他 CT 技术的基础，它把二维图像与其一维的投影数据在傅里叶域中联系起来。下面首先介绍中心切片定理，然后介绍 FBP 算法。

1）中心切片定理

中心切片定理也称投影定理、投影切片定理或傅里叶中心切片定理，是从投影数据重建出图像的重要依据。二维图像的中心切片定理指出：二维函数 $f(x,y)$ 的投影 $p_\phi(x_r)$ 的一维傅里叶变换 $F_1(\rho,\phi)$ 等于 $f(x,y)$ 的二维傅里叶变换 $F(\omega_1,\omega_2)$ 沿与探测器平行的方向过原点的一个切片，即

$$\begin{aligned} F_1[p_\phi(x_r)] &= F_1(\rho,\phi) \\ &= [F(\omega_1,\omega_2)]_{\omega_1=\rho\cos\phi,\omega_2=\rho\sin\phi} \\ &= F(\rho\cos\phi,\rho\sin\phi) \end{aligned} \tag{4.6}$$

式中，F_1 表示一维傅里叶变换，F 表示二维傅里叶变换，ρ 为极径，ϕ 为投影角。中心切片定理可用图 4-17 表示。

中心切片定理的证明如下：

首先，投影 $p_\phi(x_r)$ 对 x_r 的一维傅里叶变换为

$$F_1[p_\phi(x_r)] = \int_{-\infty}^{+\infty} p_\phi(x_r)\mathrm{e}^{-\mathrm{j}2\pi\rho x_r}\,\mathrm{d}x_r$$

利用 δ 函数的筛选性质，将式（4.4）代入上式，可得

$$F_1[p_\phi(x_r)] = \int_{-\infty}^{+\infty}\left(\int_{-\infty}^{+\infty}\int_{-\infty}^{+\infty} f(x,y)\delta(x\cos\phi + y\sin\phi - x_r)\mathrm{d}x\mathrm{d}y\right)\mathrm{e}^{-\mathrm{j}2\pi\rho x_r}\,\mathrm{d}x_r$$

对 dx_r 积分，并再次利用 δ 函数的筛选性质，可得

$$F_1[p_\phi(x_r)] = \int_{-\infty}^{+\infty}\int_{-\infty}^{+\infty} f(x,y)\mathrm{d}x\mathrm{d}y \int_{-\infty}^{+\infty} \delta(x\cos\phi + y\sin\phi - x_r)\mathrm{e}^{-\mathrm{j}2\pi\rho x_r}\mathrm{d}x_r$$
$$= \int_{-\infty}^{+\infty}\int_{-\infty}^{+\infty} f(x,y)\mathrm{e}^{-\mathrm{j}2\pi\rho(x\cos\phi+y\sin\phi)}\mathrm{d}x\mathrm{d}y$$

等式右边为 $f(x,y)$ 的二维傅里叶变换在极坐标下的表示，即

$$\begin{aligned}F_1[p_\phi(x_r)] &= F_1(\rho,\phi)\\ &= \int_{-\infty}^{+\infty}\int_{-\infty}^{+\infty} f(x,y)\mathrm{e}^{-\mathrm{j}2\pi(x\rho\cos\phi+y\rho\sin\phi)}\mathrm{d}x\mathrm{d}y\\ &= \int_{-\infty}^{+\infty}\int_{-\infty}^{+\infty} f(x,y)\mathrm{e}^{-\mathrm{j}2\pi(x\omega_1+y\omega_2)}\mathrm{d}x\mathrm{d}y\Big|_{\omega_1=\rho\cos\phi,\ \omega_2=\rho\sin\phi}\\ &= F(\omega_1,\omega_2)\Big|_{\omega_1=\rho\cos\phi,\ \omega_2=\rho\sin\phi}\\ &= F(\rho\cos\phi,\rho\sin\phi)\end{aligned}$$

即式（4.6）成立。

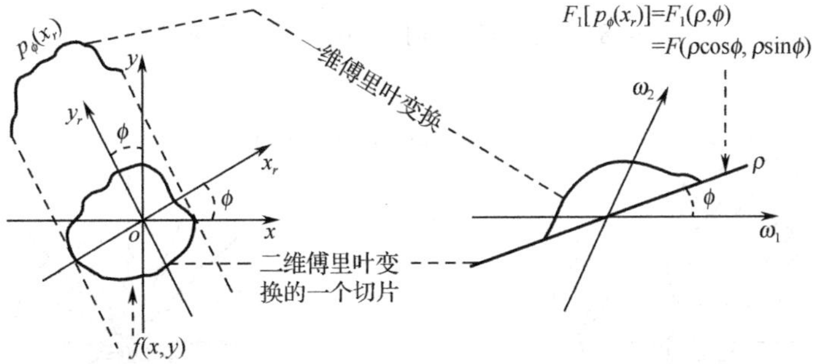

图 4-17　中心切片定理示意图（图像 $f(x,y)$ 在 ϕ 方向的投影 $p_\phi(x_r)$ 的一维傅里叶变换给出了 $f(x,y)$ 的二维傅里叶变换的一个切片，切片位置通过原点且与 ω_1 轴成 ϕ 角）

作为举例，当 $\phi=0$ 时，即投影方向沿 y 轴，x_r 与 x 轴相同，$p_{\phi=0}(x_r)$ 的一维傅里叶变换为

$$F_1[p_{\phi=0}(x_r)] = \int_{-\infty}^{+\infty} p_{\phi=0}(x)\mathrm{e}^{-\mathrm{j}2\pi\rho x}\mathrm{d}x$$

$f(x,y)$ 的二维傅里叶变换在与 x 轴成 $0°$ 且过原点的切片为（满足 $\omega_2=0$）

$$\begin{aligned}F(\omega_1,0) &= \int_{-\infty}^{+\infty}\int_{-\infty}^{+\infty} f(x,y)\mathrm{e}^{-\mathrm{j}2\pi(x\omega_1+y\omega_2)}\mathrm{d}x\mathrm{d}y\Big|_{\omega_2=0}\\ &= \int_{-\infty}^{+\infty}\int_{-\infty}^{+\infty} f(x,y)\mathrm{e}^{-\mathrm{j}2\pi(x\omega_1)}\mathrm{d}x\mathrm{d}y\\ &= \int_{-\infty}^{+\infty}\left(\int_{-\infty}^{+\infty} f(x,y)\mathrm{d}y\right)\mathrm{e}^{-\mathrm{j}2\pi(x\omega_1)}\mathrm{d}x\\ &= \int_{-\infty}^{+\infty} p_{\phi=0}(x)\mathrm{e}^{-\mathrm{j}2\pi(x\omega_1)}\mathrm{d}x\end{aligned}$$

比较以上两式，可以得出 $F_1[p_{\phi=0}(x_r)] = F(\omega_1,0)$，如图 4-18 所示。说明 $\phi=0$ 时，中心切片定理是成立的。

从中心切片定理可以猜想采用傅里叶变换法重建图像的原理。中心切片定理表明，一个投影的傅里叶变换对应图像二维傅里叶变换空间中的一个切片，180°范围的投影经傅里叶变换后将充满整个 (ω_1,ω_2) 平面，如图 4-19 所示。当频域函数 $F(\omega_1,\omega_2)$ 的全部值都得到后，做一次二维傅里叶逆变换就能得到原始的密度函数 $f(x,y)$，即所要重建的图像，这就

是傅里叶变换法。但从图 4-19 中的 $F(\omega_1,\omega_2)$ 分布来看，(ω_1,ω_2) 空间中的点密度并不均匀，原点密度高于远离原点的区域密度，因此在二维傅里叶逆变换前通常需要将频率空间插值均匀化。也就是说，傅里叶变换法需要一次一维傅里叶变换、一次二维插值和一次二维傅里叶逆变换，运算量很大，因此较少采用。

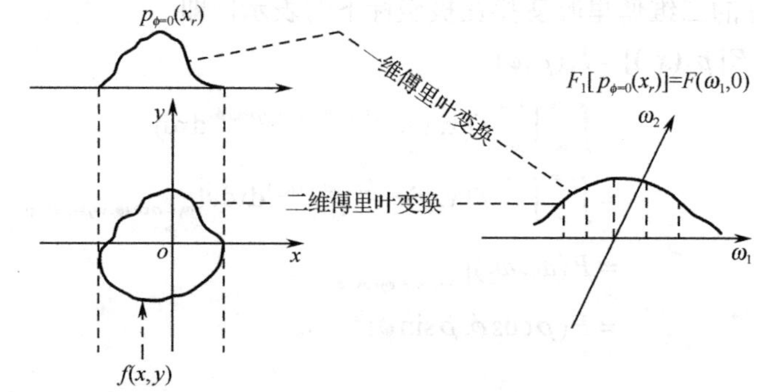

图 4-18　投影角为 0°时的中心切片定理示意图

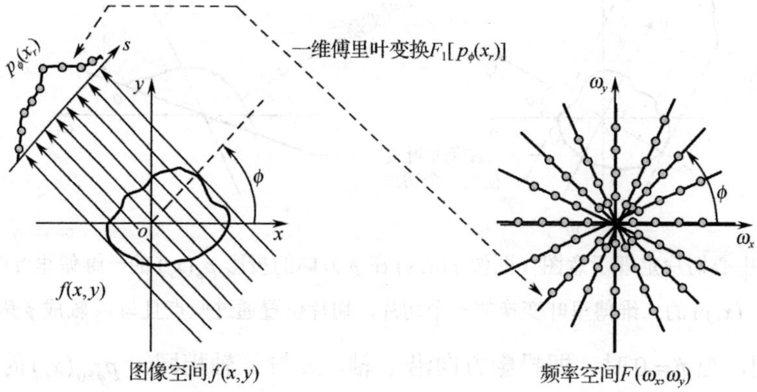

图 4-19　由中心切片定理得到图像二维傅里叶空间的频率函数

2）*滤波反投影法*

FBP 算法推导如下：二维傅里叶逆变换表达式

$$f(x,y)=\int_{-\infty}^{+\infty}\int_{-\infty}^{+\infty}F(\omega_1,\omega_2)\mathrm{e}^{2\pi\mathrm{j}(\omega_1x+\omega_2y)}\mathrm{d}\omega_1\mathrm{d}\omega_2 \tag{4.7}$$

令 $\omega_1=\rho\cos\phi$，$\omega_2=\rho\sin\phi$，在极坐标系中，上式可改写为

$$f(x,y)=\int_0^{2\pi}\int_0^{+\infty}F(\rho\cos\phi,\rho\sin\phi)\mathrm{e}^{2\pi\mathrm{j}\rho(x\cos\phi+y\sin\phi)}\rho\mathrm{d}\rho\mathrm{d}\phi \tag{4.8}$$

由中心切片定理有，$F_1[p_\phi(x_r)]=F_1(\rho,\phi)=F(\rho\cos\phi,\rho\sin\phi)$，因此可以将式（4.8）中的 $F(\rho\cos\phi,\rho\sin\phi)$ 用投影的一维傅里叶变换代替，可得

$$f(x,y)=\int_0^{2\pi}\int_0^{+\infty}F_1(\rho,\phi)\mathrm{e}^{2\pi\mathrm{j}\rho(x\cos\phi+y\sin\phi)}\rho\mathrm{d}\rho\mathrm{d}\phi \tag{4.9}$$

此积分可分为两部分，ϕ 为 0°～180°和 180°～360°，即

$$f(x,y)=\int_0^{\pi}\int_0^{+\infty}F_1(\rho,\phi)\mathrm{e}^{\mathrm{j}2\pi\rho(x\cos\phi+y\sin\phi)}\rho\mathrm{d}\rho\mathrm{d}\phi+$$
$$\int_0^{\pi}\int_0^{+\infty}F_1(\rho,\phi+\pi)\mathrm{e}^{\mathrm{j}2\pi\rho[x\cos(\phi+\pi)+y\sin(\phi+\pi)]}\rho\mathrm{d}\rho\mathrm{d}\phi \tag{4.10}$$

对实函数 $f(x,y)$，其傅里叶变换在频域的二维平面中具有对称性，即

$$F_1(\rho,\phi+\pi)=F_1(-\rho,\phi)$$

于是可得

$$f(x,y)=\int_0^{\pi}\int_{-\infty}^{+\infty}F_1(\rho,\phi)\mathrm{e}^{2\pi\mathrm{j}\rho(x\cos\phi+y\sin\phi)}|\rho|\,\mathrm{d}\rho\mathrm{d}\phi \tag{4.11}$$

用 $x_r=x\cos\phi+y\sin\phi$ 替换上式，可得

$$\begin{aligned}f(x,y)&=\int_0^{\pi}\int_{-\infty}^{+\infty}F_1(\rho,\phi)\mathrm{e}^{2\pi\mathrm{j}\rho x_r}|\rho|\,\mathrm{d}\rho\mathrm{d}\phi\Big|_{x_r=x\cos\phi+y\sin\phi}\\&=\int_0^{\pi}p'_\phi(x_r)\mathrm{d}\phi\end{aligned} \tag{4.12}$$

其中，

$$p'_\phi(x_r)=\int_{-\infty}^{+\infty}F_1(\rho,\phi)|\rho|\mathrm{e}^{2\pi\mathrm{j}\rho x_r}\mathrm{d}\rho\Big|_{x_r=x\cos\phi+y\sin\phi} \tag{4.13}$$

式（4.12）即为 FBP 算法表达式。

比较式（4.12）与式（4.5），可见与反投影法相比，FBP 算法先将投影函数 $p_\phi(x_r)$ 修正为 $p'_\phi(x_r)$，再做反投影。将投影函数 $p_\phi(x_r)$ 修正为 $p'_\phi(x_r)$ 的过程是将 $p_\phi(x_r)$ 在频域内乘以函数 $|\rho|$，$|\rho|$ 函数称为斜坡滤波器，其形状如图 4-20 所示。从图中可以看出，斜坡滤波器可提升投影中的高频成分，是一种高通滤波器。斜坡滤波器是理想化的滤波器，其幅度在两个方向都扩展到了$+\infty$，实际中需要对斜坡加窗，进行带宽限制后再使用。

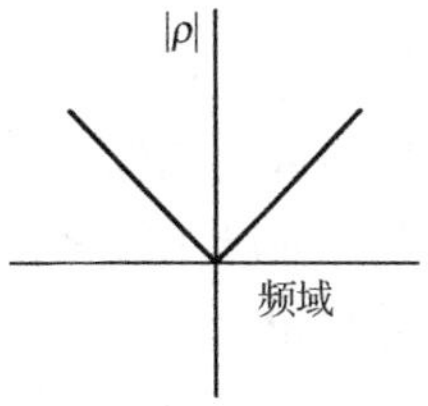

图 4-20　斜坡滤波器$|\rho|$的频域表示

FBP 算法是利用中心切片定理和 Radon 变换严格推导得到的 CT 精确重建算法，利用 FBP 算法在理想情况下可以得到不失真的原密度函数 $f(x,y)$，计算步骤如下：

① 对投影做 x_r 方向的一维傅里叶变换，得到 $F_1(\rho,\phi)$；

② 令 $F_1(\rho,\phi)$ 乘以 $|\rho|$ 进行滤波处理，然后做一维傅里叶逆变换，得到滤波后的投影，即 $p'_\phi(x_r)$；

③ 对滤波后的投影做反投影，得到 $f(x,y)$。

此算法只需要两次一维傅里叶变换和一次反投影，运算量大大减小。

3）空域表示的滤波反投影法（卷积反投影法）

前面介绍的 FBP 算法是在频域中进行的滤波，若将其转换为在空域中进行，即为卷积反投影法。将式（4.13）中对 ρ 的傅里叶逆变换转换到空域中，利用傅里叶变换的卷积特性（详见附录 A），即频域内两个函数的点乘等于它们在空域内卷积的傅里叶变换，令 $h(x_r)=F_1^{-1}(|\rho|)$，则式（4.13）中的 $F_1(\rho,\phi)|\rho|=F_1[p_\phi(x_r)*h(x_r)]$，由此，可将式（4.13）转换为

$$p'_\phi(x_r)=\int_{-\infty}^{+\infty}F_1[p_\phi(x_r)*h(x_r)]\mathrm{e}^{2\pi\mathrm{j}\rho x_r}\mathrm{d}\rho\Big|_{x_r=x\cos\phi+y\sin\phi}=p_\phi(x_r)*h(x_r)\Big|_{x_r=x\cos\phi+y\sin\phi} \tag{4.14}$$

将式（4.14）代入式（4.12）中，可以得到在空域中表示的卷积反投影式为

$$f(x,y)=\int_0^{\pi}p_\phi(x_r)*h(x_r)\Big|_{x_r=x\cos\phi+y\sin\phi}\mathrm{d}\phi \tag{4.15}$$

式（4.14）的物理意义是投影 $p_\phi(x_r)$ 与传递函数 $h(x_r)=F_1^{-1}(|\rho|)$ 卷积后，得到新的投影 $p'_\phi(x_r)$，其本质也是对 $p_\phi(x_r)$ 在空域内进行滤波。与频域中的 FBP 算法相同，对经过 (x,y) 点的所有投影 $p'_\phi(x_r)$ 在 $\phi=[0,\pi)$ 内累加，即反投影重建可得到 (x,y) 点的值。

FBP 重建滤波器的选择

4）FBP 重建滤波器的选择

FBP 算法与 BP 算法相比增加了滤波步骤用来提升投影中的高频成分，可消除反投影重建图像的边缘模糊。图 4-21 为两种算法分别对相同投影重建的断层图像，可以明显看出 FBP 算法的优势。

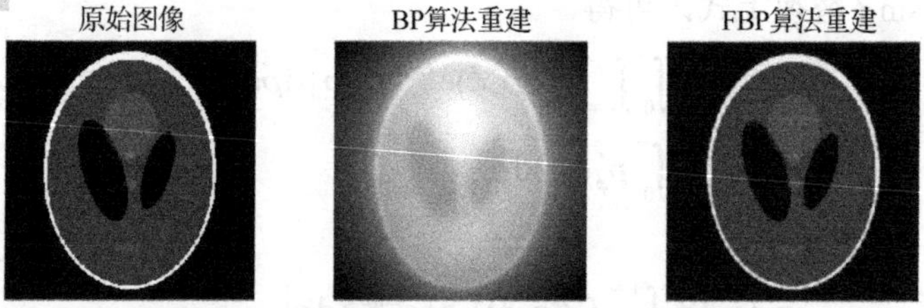

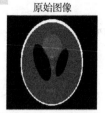

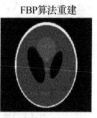

图 4-21　FBP 算法与 BP 算法重建效果对比

对投影滤波的处理在 FBP 算法重建中起到了非常重要的作用。理想的斜坡滤波器在实际中并不存在，通常对其进行带宽限制，不同的限制方法产生频率不同的响应函数，从而影响重建图像的质量。对高频信号抑制较弱时，其空间分辨率最高，但所重建的图像不平滑，易产生振荡；反之，过多压抑高频成分的低通滤波器会造成重建图像的模糊，故在使用 FBP 算法进行图像重建时，低噪声和高分辨率对滤波器的要求是矛盾的，需折中选择。常见的滤波器有以下几种。

（1）Ram-Lak 滤波器

Ram-Lak 滤波函数（简称 R-L 滤波函数）的表达式为

$$H_{\mathrm{R-L}}(\rho)=|\rho|\,\mathrm{rect}\left(\frac{\rho}{2\rho_0}\right) \tag{4.16}$$

式中，ρ_0 为截止频率，$\mathrm{rect}\left(\frac{\rho}{2\rho_0}\right)$ 为矩形函数。Ram-Lak 滤波器是直接在频域中用矩形函数截断的斜坡滤波器。其特点是函数形式简单，重建的图像轮廓清楚，分辨率高，但频率的直接截断容易造成振荡响应（Gibbs 现象）。另外，如果投影数据中的噪声较大，则重建的图像质量也不令人满意。图 4-22 为 R-L 滤波器的空域表示，此滤波器在空域中与投影卷积使得投影中间的值保持而两边的值降低，且可能降为负值，从而可以抑制反投影带来的星状伪影，如图 4-23 所示。

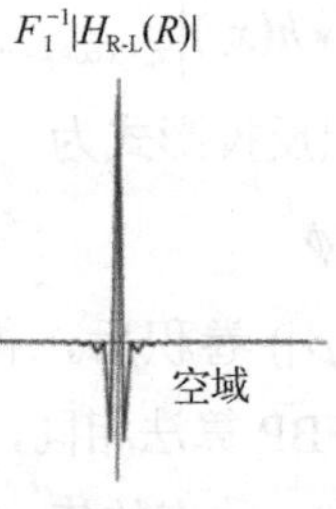

图 4-22　R-L 滤波器的空域表示

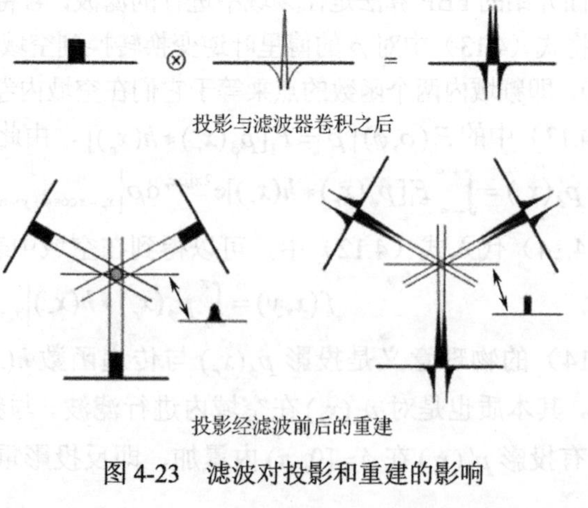

图 4-23　滤波对投影和重建的影响

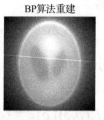

（2）Shepp-Logan 滤波器

Shepp-Logan 滤波函数（简称 S-L 滤波函数）的表达式为

$$H_{\text{S-L}}(\rho)=H_{\text{R-L}}(\rho)\operatorname{sinc}\left(\frac{\rho}{2\rho_0}\right)=|\rho|\operatorname{sinc}\left(\frac{\rho}{2\rho_0}\right)\operatorname{rect}\left(\frac{\rho}{2\rho_0}\right) \tag{4.17}$$

S-L 滤波器重建的图像振荡减小，对含噪声的数据，重建出来的图像质量也较 R-L 滤波器要好。但是采用 S-L 滤波器重建的图像在高频响应方面不如 R-L 滤波器重建的好，这是因为 S-L 函数在高频段偏离了理想的滤波函数$|\rho|$。

（3）Hann 滤波器

Hann 滤波函数的表达式为

$$H_{\text{hann}}(\rho)=H_{\text{R-L}}(\rho)\left(0.5+0.5\cos\left(\frac{\pi\rho}{\rho_0}\right)\right) \tag{4.18}$$

由于 Hann 窗边缘下降缓慢，因此采用 Hann 滤波器不会产生 Gibbs 现象。采用 Hann 滤波器重建出的图像光滑，但分辨率下降。

（4）Hamming 滤波器

Hamming 滤波函数的表达式为

$$H_{\text{hamm}}(\rho)=H_{\text{R-L}}(\rho)\left(0.54+0.46\cos\left(\frac{\pi\rho}{\rho_0}\right)\right) \tag{4.19}$$

Hamming 滤波器和 Hann 滤波器类似，但它保留了更多高频成分，图像分辨率有所改善。

（5）Cosine 滤波器

Cosine 滤波函数的表达式为

$$H_{\text{cosine}}(\rho)=H_{\text{R-L}}(\rho)\cos\left(\frac{\pi\rho}{2\rho_0}\right) \tag{4.20}$$

Cosine 滤波器同样类似于 Hamming、Hann 滤波器，其对高频的响应位于 Hamming 滤波器与 Shepp-Logan 滤波器之间。

（6）Butterworth 滤波器

Butterworth 滤波函数的表达式为

$$H_{\text{butterworth}}(\rho)=H_{\text{R-L}}(\rho)\frac{1}{\sqrt{1+(\rho/\rho_0)^{2N}}} \tag{4.21}$$

式中，N影响衰减过渡的陡度。

一般而言，对于小噪声，Shepp-Logan 滤波器优于 Ram-Lak 滤波器。当噪声较大时，Hann 滤波器和 Hamming 滤波器较好。Butterworth 滤波器可以灵活调节幅频响应，也是比较常用的选择。几种滤波器的对比如图 4-24 所示。

对投影采用不同的滤波处理在空域中对应不同的卷积核，FBP 算法中的投影卷积函数有多种形式，图 4-25 为几种典型的卷积函数形式及投影滤波前后的效果，相应地带来不同分辨率的重建效果。

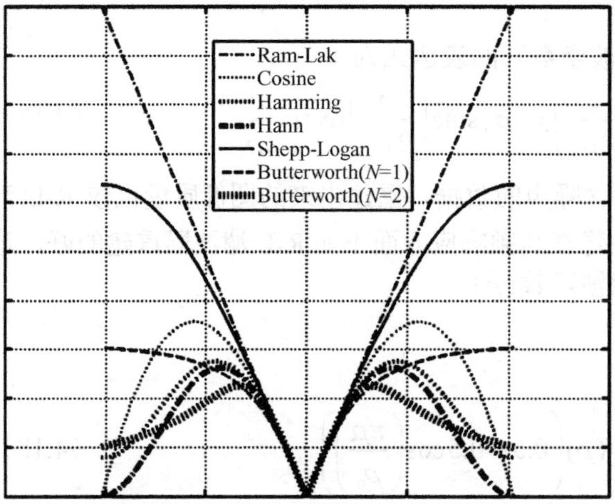

图 4-24 几种滤波器的对比示意图

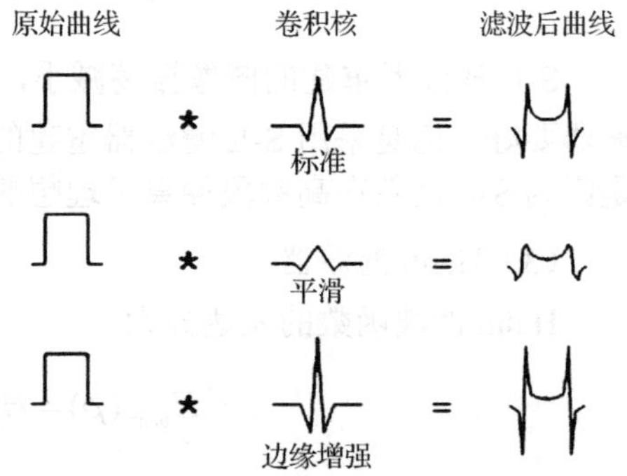

图 4-25 卷积函数形式及投影滤波前后的效果

例 4.3 计算机模拟示例——平行束 FBP 重建。

基于 MATLAB 完成如下任务：

（1）对任意灰度图像编程获得平行束 CT 投影数据，即正弦图；

（2）对以上投影数据分别利用反投影法（BP）和滤波反投影法（FBP）重建，其中滤波反投影法中滤波函数选择 R-L 滤波器；

（3）改变投影角度数，观察不同投影角度数对 FBP 重建图像的影响；

（4）改变 FBP 重建滤波器，观察不同滤波器对 FBP 重建图像的影响；

（5）改变 FBP 重建滤波器的截止频率，观察截止频率对 FBP 重建图像的影响。

分析与解答：选择一幅灰度图像，可以采用程序生成或导入已知图像的方式。在以下 MATLAB 程序示例中，利用 MATLAB 自带函数 phantom()生成 Shepp-Logan（S-L）体模图像（S-L 体模是 CT 图像重建领域用于仿真计算的经典头部模型，于 1974 年由 L. A. Shepp 和 B. F. Logan 首次提出，常用来生成二维或三维的标准 CT 投影数据。S-L 体模由 10 个不同尺寸、不同位置的椭圆或椭球组成。椭圆或椭球不同的灰度用来模拟不同组织的衰减系数，例如，最外层的椭圆模拟头骨，内部的两个小椭圆模拟大脑内部特征或肿瘤）。

对选定的灰度图像进行投影，生成正弦图。在以下 MATLAB 程序示例中利用 MATLAB 自带函数 radon()生成正弦图。

对投影数据分别利用反投影法（BP）和滤波反投影法（FBP）重建：以下 MATLAB 程序示例中利用 MATLAB 自带函数 iradon()进行 BP 和 FBP 重建，并可改变投影角度数、滤波器及滤波器截止频率，观察其对 FBP 重建的影响。

MATLAB 程序示例：

（1）生成正弦图

```
clc; clear; close all
I=phantom（256）;                   % 生成 S-L 体模图像，图像大小为 256×256
angle=linspace（0,179,180）;        % 0°～170°之间生成 180 个投影角度
p=radon（I,angle）;                 % 利用 S-L 体模图像和 180 个投影角度生成正弦图
figure
imshow（I,[]）;                     % S-L 体模图像显示
```

```
figure
imshow (p,[]) ;                    % 正弦图显示
```

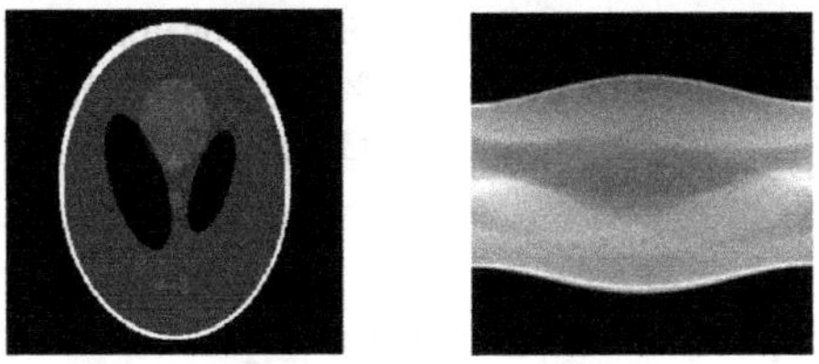

（2）反投影法（BP）和滤波反投影法（FBP）重建

```
rBP=iradon (p,angle,'None') ;      % 利用 iradon()函数重建，当滤波函数为'None'时，代表 BP 重建
rFBP_RL=iradon (p,angle) ;         % 利用 iradon()函数进行 FBP 重建，默认滤波器为'R-L'
figure
subplot (1,3,1)
imshow (I,[]) ;title ('原始图像')
subplot (1,3,2)
imshow (rBP,[]) ;title ('BP 重建')
subplot (1,3,3)
imshow (rFBP_RL,[]) ;title ('FBP 重建')
```

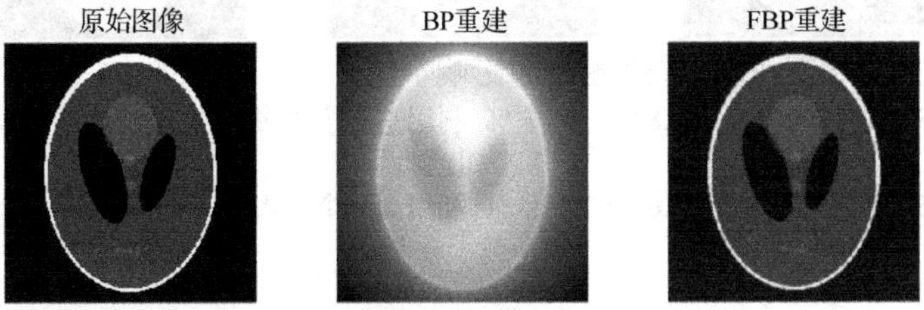

（3）观察投影角度数对 FBP 重建图像的影响

```
angle90=linspace (0,179,90) ;              % 0°～170°之间生成 90 个投影角度
p90=radon (I,angle90) ;                    % 利用 S-L 体模图像和 90 个投影角度生成正弦图
rFBP_RL90=iradon (p90,angle90) ;           % 利用 90 个投影进行 FBP 重建
angle45=linspace (0,179,45) ;              % 0°～170°之间生成 45 个投影角度
p45=radon (I,angle45) ;                    % 利用 S-L 体模图像和 45 个投影角度生成正弦图
rFBP_RL45=iradon (p45,angle45) ;           % 利用 45 个投影进行 FBP 重建
angle20=linspace (0,179,20) ;              % 0°～170°之间生成 20 个投影角度
p20=radon (I,angle20) ;                    % 利用 S-L 体模图像和 20 个投影角度生成正弦图
rFBP_RL20=iradon (p20,angle20) ;           % 利用 20 个投影进行 FBP 重建
figure
subplot (1,3,1)
imshow (rFBP_RL90,[]) ;title ('FBP 重建, 90 个投影')
subplot (1,3,2)
imshow (rFBP_RL45,[]) ;title ('FBP 重建, 45 个投影')
subplot (1,3,3)
imshow (rFBP_RL20,[]) ;title ('FBP 重建, 20 个投影')
```

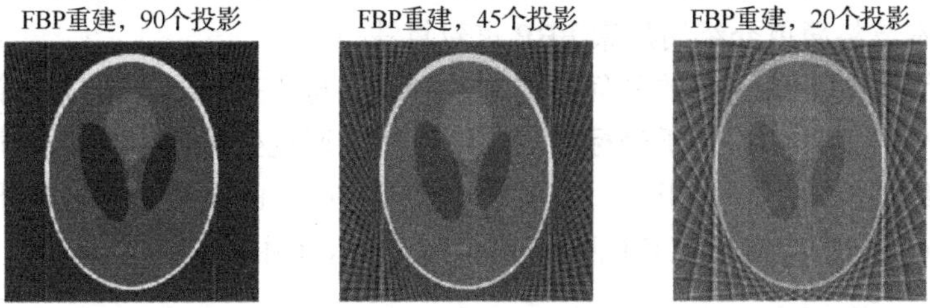

（4）观察不同滤波器对 FBP 重建图像的影响

```
rFBP_SL=iradon（p,angle,'Shepp-Logan'）;    % 利用 180 个投影进行 FBP 重建，滤波器为 Shepp-Logan 滤波器
rFBP_Cos=iradon（p,angle,'Cosine'）;        % 利用 180 个投影进行 FBP 重建，滤波器为 Cosine 滤波器
figure
subplot（1,3,1）
imshow（rFBP_RL,[]）;title（'FBP 重建, R-L 滤波'）
subplot（1,3,2）
imshow（rFBP_SL,[]）;title（'FBP 重建, Shepp-Logan 滤波'）
subplot（1,3,3）
imshow（rFBP_Cos,[]）;title（'FBP 重建, Cosine 滤波'）
```

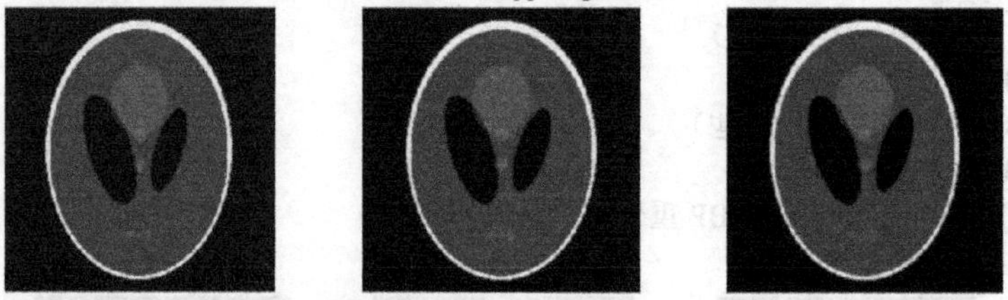

（5）观察截止频率对 FBP 重建图像的影响

```
rFBP_RLdian8=iradon（p,angle,0.8）;    % 利用 180 个投影进行 FBP 重建,滤波器为 R-L 滤波器，截止频率 0.8
rFBP_RLdian6=iradon（p,angle,0.6）;    % 利用 180 个投影进行 FBP 重建,滤波器为 R-L 滤波器，截止频率 0.6
figure
subplot（1,3,1）
imshow（rFBP_RL,[]）;title（'FBP 重建, R-L, 截止频率 1.0'）
subplot（1,3,2）
imshow（rFBP_RLdian6,[]）;title（'FBP 重建, R-L, 截止频率 0.8'）
subplot（1,3,3）
imshow（rFBP_RLdian6,[]）;title（'FBP 重建, R-L, 截止频率 0.6'）
```

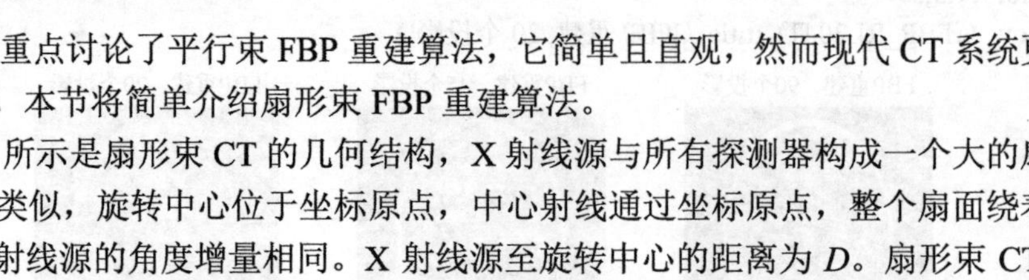

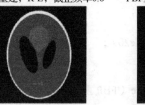

4.3.4 扇形束 FBP 重建算法

4.3.3 节重点讨论了平行束 FBP 重建算法，它简单且直观，然而现代 CT 系统更常使用扇形束成像，本节将简单介绍扇形束 FBP 重建算法。

图 4-26 所示是扇形束 CT 的几何结构，X 射线源与所有探测器构成一个大的扇面。与平行束 CT 类似，旋转中心位于坐标原点，中心射线通过坐标原点，整个扇面绕着坐标原点旋转，X 射线源的角度增量相同。X 射线源至旋转中心的距离为 D。扇形束 CT 主要包括等角扇形束 CT 和等距扇形束 CT 两种。等角扇形束 CT 中的探测器单元位于一个圆弧上，

每个探测器单元对射线源的张角相同，均为 $\Delta\gamma$。等距扇形束 CT 中的探测器位于一条直线上，每个探测器单元的尺寸相同，均为 Δd。X 射线源与探测器单元的连线构成了一条投影线，对于等角扇形束，投影用 $p_\beta(\gamma)$ 表示，其中 β 表示 X 射线源相对于 y 轴的角度位移，γ 表示投影线相对于中心射线的张角；对于等距扇形束，投影用 $p_\beta(t)$ 表示，其中 β 表示 X 射线源相对于 y 轴的角度位移，t 表示投影线在与探测器平行且过原点的轴上的截距。

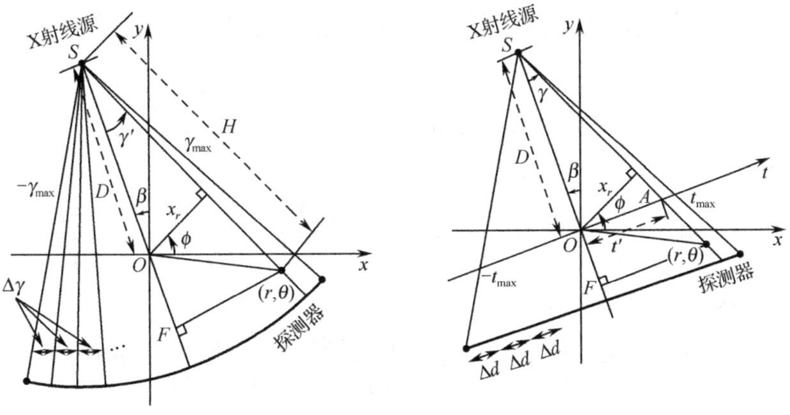

（a）等角扇形束　　（b）等距扇形束

图 4-26　扇形束 CT 的几何结构

建立上述坐标系后，扇形束 CT 的 FBP 重建算法可以由平行束 CT 的 FBP 算法推导得到，其基本原则为借助变量替换，将平行束 CT 的投影 $p_\phi(x_r)$ 用扇形束 CT 的投影 $p_\beta(\gamma)$ 或 $p_\beta(t)$ 替换，同时将积分变量转换为扇形束 CT 的坐标。下面以等距扇形束 CT 为例进行推导。

首先利用 $x=r\cos\theta$，$y=r\sin\theta$，其中 r 为原点到 (x, y) 点之间的极径，θ 为极角。将平行束卷积反投影式（4.15）转换为极坐标形式

$$\begin{aligned} f(r,\theta) &= \int_0^{\pi} p_\phi(x_r) * h(x_r)\Big|_{x_r = x\cos\phi + y\sin\phi} \mathrm{d}\phi \\ &= \frac{1}{2}\int_0^{2\pi}\int_{-x_{rm}}^{x_{rm}} p_\phi(x_r) h(r\cos(\theta-\phi) - x_r)\mathrm{d}x_r \mathrm{d}\phi \end{aligned} \tag{4.22}$$

对于等距扇形束 CT，存在如下坐标关系：

$$x_r = D\sin\gamma = D\frac{t}{\sqrt{D^2+t^2}}$$

$$\phi = \beta + \gamma = \beta + \tan^{-1}\frac{t}{D}$$

则

$$\mathrm{d}x_r\mathrm{d}\phi = \frac{D^3}{(D^2+t^2)^{3/2}}\mathrm{d}t\mathrm{d}\beta$$

将以上关系式代入式（4.22），可以得到扇形束表达式

$$f(r,\theta) = \frac{1}{2}\int_0^{2\pi}\int_{-t_{\max}}^{t_{\max}} p_\beta(t) h\left(r\cos\left(\beta + \tan^{-1}\frac{t}{D} - \theta\right) - D\frac{t}{\sqrt{D^2+t^2}}\right)\frac{D^3}{(D^2+t^2)^{3/2}}\mathrm{d}t\mathrm{d}\beta \tag{4.23}$$

将式（4.23）中的卷积函数 $h(\cdot)$中的变量化简，有

$$r\cos\left(\beta+\tan^{-1}\frac{t}{D}-\theta\right)-D\frac{t}{\sqrt{D^2+t^2}}$$
$$=r\cos(\beta-\theta)\frac{D}{\sqrt{D^2+t^2}}-(D+r\sin(\beta-\theta))\frac{t}{\sqrt{D^2+t^2}} \tag{4.24}$$

定义如下变量，结合图 4-26（b）可以看出：

$$U=\frac{\overline{SF}}{D}=\frac{\overline{SO}+\overline{OF}}{D}=\frac{D+r\sin(\beta-\theta)}{D}=\frac{D+x\sin\beta-y\cos\beta}{D} \tag{4.25}$$

$$t'=D\tan\gamma=D\frac{r\cos(\beta-\theta)}{D+r\sin(\beta-\theta)}=\frac{D(x\cos\beta+y\sin\beta)}{D+x\sin\beta-y\cos\beta} \tag{4.26}$$

代入式（4.24），有

$$r\cos(\beta+\arctan\frac{t}{D}-\theta)-D\frac{t}{\sqrt{D^2+t^2}}=\frac{t'UD}{\sqrt{D^2+t^2}}-\frac{tUD}{\sqrt{D^2+t^2}}=\frac{(t'-t)UD}{\sqrt{D^2+t^2}} \tag{4.27}$$

将式（4.27）代入式（4.23），有

$$f(r,\theta)=\frac{1}{2}\int_0^{2\pi}\int_{-t_{\max}}^{t_{\max}}p_\beta(t)h\left(\frac{(t'-t)UD}{\sqrt{D^2+t^2}}\right)\frac{D^3}{(D^2+t^2)^{3/2}}\mathrm{d}t\mathrm{d}\beta \tag{4.28}$$

由于 $h(x_r)=F_1^{-1}(|\rho|)$，因此

$$h\left(\frac{(t'-t)UD}{\sqrt{D^2+t^2}}\right)=\int_{-\infty}^{\infty}|\rho|\mathrm{e}^{\mathrm{j}2\pi\rho\frac{(t'-t)UD}{\sqrt{D^2+t^2}}}\mathrm{d}\rho \tag{4.29}$$

做变量替换：$\rho'=\dfrac{\rho UD}{\sqrt{D^2+t^2}}$，则式（4.29）转换为

$$h\left(\frac{(t'-t)UD}{\sqrt{D^2+t^2}}\right)=\frac{D^2+t^2}{U^2D^2}\int_{-\infty}^{\infty}|\rho'|\mathrm{e}^{\mathrm{j}2\pi\rho'(t'-t)}\mathrm{d}\rho'=\frac{D^2+t^2}{U^2D^2}h(t'-t) \tag{4.30}$$

因此，式（4.23）可化简为

$$f(r,\theta)=\int_0^{2\pi}\frac{1}{U^2}\int_{-\infty}^{\infty}p_\beta(t)g(t'-t)\frac{D}{\sqrt{D^2+t^2}}\mathrm{d}t\mathrm{d}\beta \tag{4.31}$$

式中，$g(t)=\dfrac{1}{2}h(t)$，$p_\beta(t)$ 表示在投影角 β 下、与探测器平行且过原点的轴上距离为 t 的投影值。式（4.31）可以写成一个加权的卷积反投影过程，即

$$f(r,\theta)=\int_0^{2\pi}\frac{1}{U^2}\left\{p_\beta(t)\frac{D}{\sqrt{D^2+t^2}}*g(t)\right\}\mathrm{d}\beta \tag{4.32}$$

由此得到等距扇形束 CT 的 FBP 重建步骤如下：

① 将各个视角下的投影数据 $p_\beta(t)$ 乘以加权因子 $\dfrac{D}{\sqrt{D^2+t^2}}$ 进行修正，得到 $p'_\beta(t)$；

② 对修正后的投影数据 $p'_\beta(t)$ 进行 t 方向的一维滤波；

③ 将滤波后的数据乘以加权因子 $\dfrac{1}{U^2}$ 后进行反投影。

以上为扇形束 CT 在空域中的滤波反投影，即卷积反投影。与平行束 CT 类似，投影的一维滤波也可以在频域中进行。不管在空域还是频域，都可以称为 FBP 算法。与等距扇形

束 CT 类似，可以得到等角扇形束 CT 的 FBP 重建公式，在此直接给出

$$
\begin{aligned}
f(r,\theta) &= \int_0^{2\pi} \frac{1}{H^2} \int_{-\gamma_m}^{\gamma_m} p_\beta(\gamma) b(\gamma' - \gamma) D\cos\gamma \mathrm{d}\gamma \mathrm{d}\beta \\
&= \int_0^{2\pi} \frac{1}{H^2} \{ p_\beta(\gamma) D\cos\gamma * b(\gamma) \} \mathrm{d}\beta
\end{aligned}
\tag{4.33}
$$

其中，$b(\gamma)=\dfrac{1}{2}\dfrac{\gamma^2}{\sin^2\gamma}h(\gamma)$，$H=\dfrac{r\cos(\beta-\theta)}{\sin\gamma}=\sqrt{D^2+x^2+y^2+2D(x\sin\beta-y\cos\beta)}$。同样，等角扇形束 CT 需要先对投影进行修正，即 $p_\beta(\gamma)$ 乘以加权因子 $D\cos\gamma$，然后进行 γ 方向的一维滤波，最后乘以加权因子 $\dfrac{1}{H^2}$ 后进行反投影。

例 4.4　计算机模拟示例——扇形束 FBP 重建。

基于 MATLAB 或 Python、Visual C++等工具完成扇形束 FBP 重建。

分析与解答： 利用 MATLAB 自带函数 fanbeam()生成扇形束 CT 投影。函数 fanbeam()的参数及使用方法为 [F, fan_sensor_positions, fan_rotation_angles] = fanbeam(I, D, param1, val1, param1, val2, …)

变量 I：被投影的图像；

变量 D：X 射线源到旋转中心的距离；

参数 'FanRotationIncrement'：X 射线源旋转的角度增量，默认值为 1°；

参数 'FanSensorGeometry'：探测器排成的形状，可设置为 'arc' 或 'line'，分别代表等角扇形束和等距扇形束，默认值为 'arc'；

参数 'FanSensorSpacing'：探测器之间的间隔，其值依赖于 'FanSensorGeometry'，如果 'FanSensorGeometry' 为 'arc'，则间隔以角度为单位，默认为 1°，否则以长度为单位，默认为 1；

返回值 F：代表按照设定参数生成的投影（sinogram）；

返回值 fan_sensor_positions：代表探测器坐标位置；

返回值 fan_rotation_angles：代表投影角度。

利用 MATLAB 自带函数 ifanbeam()进行扇形束 FBP 重建，并可改变投影角度数、滤波器及滤波器截止频率，观察其对 FBP 重建的影响，使用方法类似于 iradon()，重建的几何参数与 fanbeam()类似。

MATLAB 程序示例：

```
clc; clear; close all;
I=phantom(256);
D=200;
%改变滤波器或频率，比较重建效果
[F, fan_sensor_positions, fan_rotation_angles] = fanbeam(I,D,'FanRotationIncrement',1,'FanSensorSpacing',0.5); %按照指定参数产生等角扇束 CT 投影
rfanFBP_RL= ifanbeam(F,D,'OutputSize',256,'FanRotationIncrement',1,'FanSensorSpacing',0.5); %按照设定参数重建，输出图像大小为 256*256
rfanFBP_RLdian8=
ifanbeam(F,D,'OutputSize',256,'FanRotationIncrement',1,'FanSensorSpacing',0.5,'FrequencyScaling',0.8); %改变滤波器频率重建
rfanFBP_SL = ifanbeam(F,D,'OutputSize',256,'Filter','Shepp-Logan','FanRotationIncrement',1,'FanSensor
```

```
Spacing',0.5); %改变滤波器种类重建
    figure
    subplot(1,4,1) ;
    imshow(I,[]);title('原始图像') ;
    subplot(1,4,2) ;
    imshow(rfanFBP_RL,[]);title('R-L 滤波') ;
    subplot(1,4,3) ;
    imshow(rfanFBP_RLdian8,[]);title('R-L 滤波,截止频率 0.8') ;
    subplot(1,4,4) ;
    imshow(rfanFBP_SL,[]);title('Shepp-Logan 滤波') ;
```

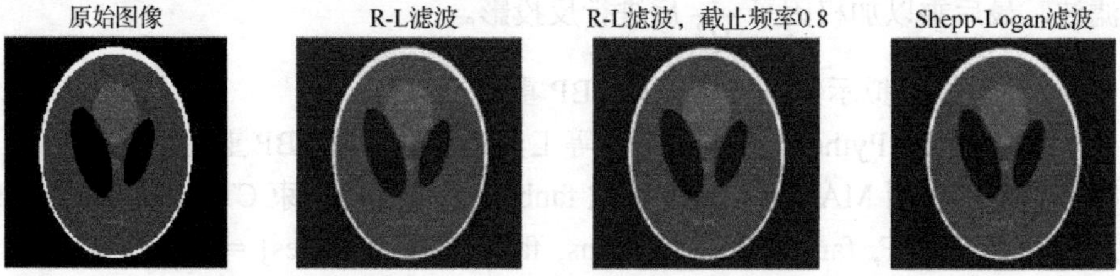

不同滤波器的重建比较（角度增量 =1°，角度增量 = 0.5°）

```
    %改变 X 射线源的角度增量，比较重建效果
    [F360, fan_sensor_positions, fan_rotation_angles] = fanbeam(I, D,'FanRotationIncrement',1);
    rfanFBP_360p = ifanbeam(F360,D,'OutputSize',256,'FanRotationIncrement',1);
    [F180, fan_sensor_positions, fan_rotation_angles] = fanbeam(I, D,'FanRotationIncrement',2);
    rfanFBP_180p = ifanbeam(F180,D,'OutputSize',256,'FanRotationIncrement',2);
    [F120, fan_sensor_positions, fan_rotation_angles] = fanbeam(I, D,'FanRotationIncrement',3);
    rfanFBP_120p = ifanbeam(F120,D,'OutputSize',256,'FanRotationIncrement',3);
    figure
    subplot(1,3,1);
    imshow(rfanFBP_360p,[]);title('角度增量=1°');
    subplot(1,3,2);
    imshow(rfanFBP_180p,[]);title('角度增量=2°');
    subplot(1,3,3);
    imshow(rfanFBP_120p,[]);title('角度增量=3°');
```

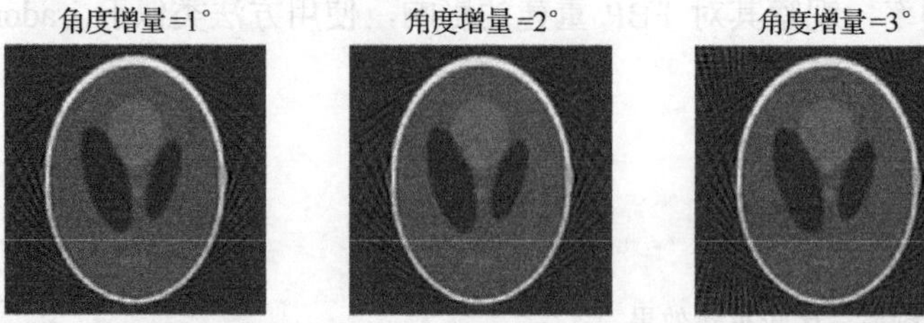

不同角度增量的重建比较（角度间隔 =1°，R-L 滤波，截止频率 =1.0）

```
    %改变探测器单元的间隔，比较重建效果
    [Fdeltadian5, fan_sensor_positions, fan_rotation_angles] = fanbeam(I, D,'FanSensorSpacing',0.5);
    rfanFBP_deltadian5 = ifanbeam(Fdeltadian5,D,'OutputSize',256,'FanSensorSpacing',0.5);
    [Fdelta1, fan_sensor_positions, fan_rotation_angles] = fanbeam(I, D,'FanSensorSpacing',1);
    rfanFBP_delta1= ifanbeam(Fdelta1,D,'OutputSize',256,'FanSensorSpacing',1);
    [Fdelta2, fan_sensor_positions, fan_rotation_angles] = fanbeam(I, D,'FanSensorSpacing',2);
```

```
rfanFBP_delta2 = ifanbeam(Fdelta2,D,'OutputSize',256,'FanSensorSpacing',2);
figure
subplot(1,3,1);
imshow(rfanFBP_deltadian5,[]);title('角度间隔 =0.5°');
subplot(1,3,2);
imshow(rfanFBP_delta1,[]);title('角度间隔 =1°');
subplot(1,3,3);
imshow(rfanFBP_delta2,[]);title('角度间隔 =2°');
```

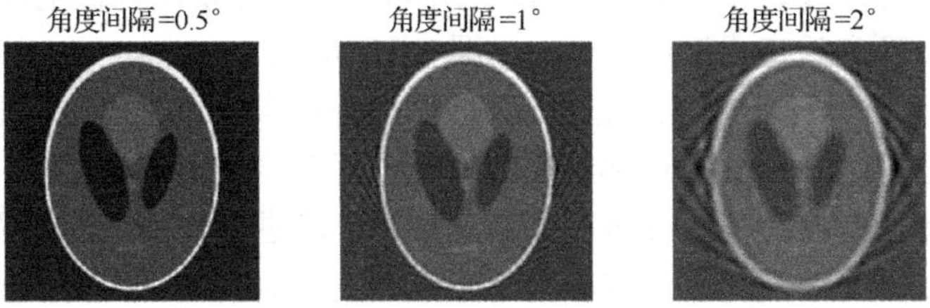

不同角度间隔的重建比较（角度增量 = 1°，R-L 滤波，截止频率 = 1.0）

4.4　螺旋 CT 成像

当代临床中常用的 CT 成像系统属于螺旋 CT，螺旋 CT 因其扫描轨迹为螺旋曲线而得名。螺旋 CT 的优点在于：①扫描速度快，减少运动伪影；②无采集数据遗漏，容积数据，可在任意位置、任意方位重建图像。

4.4.1　单层螺旋 CT

螺旋 CT 扫描是一种容积扫描，实现了由二维解剖结构图像到三维解剖结构图像的飞跃，其扫描轨迹如图 4-27 所示。螺旋 CT 最重要的突破是使用滑环技术，该技术实现了 X 射线管沿着一个方向连续旋转，克服了传统 CT 中使用电缆连接导致的电缆缠绕、旋转角度范围小、正逆双方向扫描、工作效率低等缺点。

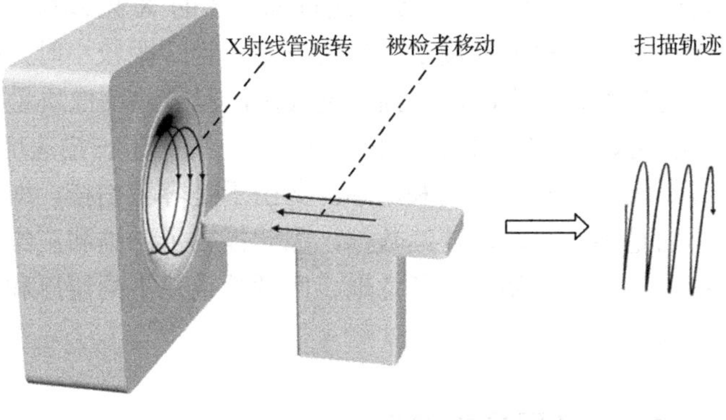

图 4-27　螺旋 CT 扫描轨迹示意图

所谓滑环技术，是指 CT 机中的转动部分和固定部分之间的连接采用碳刷与滑环接触的方式。CT 机在扫描时，X 射线管和探测器必须围绕人体转动，在未使用滑环技术时，输入 X 射线管的高压电源和由探测器输出的数据均由电缆与固定部分（如高压发生器、计算机等）进行连接，完成供电、控制信号和采集信号的传递。如果在扫描时 X 射线管和探测器只沿着一个方向旋转，则连接电缆就会沿着一个方向缠绕在一起，因此两者无法一直沿着一个方向旋转，需要不停地变换方向来完成扫描，这种旋转方向不断交替的扫描方式必然限制了检查速度。在滑环技术发明之后，用滑环-碳刷连接代替电缆连接，彻底解决了这一问题。滑环一般由铜合金制成，装在 CT 机的转动部分上，而碳刷固定在 CT 机的固定部分。工作时，碳刷紧压在滑环上，在此之间产生电力和数据的传输。滑环从功能上分为电力滑环和数据滑环，每组分别由多个同心的滑环组成，分别用来供电和传输数据。此外，滑环又有水平式滑环和垂直式滑环之分，如图 4-28 所示。

如图 4-29 所示，普通 CT 球管往返运动，再加上检查床步进前移，导致扫描速度慢；而在螺旋扫描过程中，扫描架在连续快速的旋转过程中检查床匀速前移，扫描架相对于被检者做螺旋状运动，螺旋扫描的覆盖区域是对某一区段进行连续采集。需要对原始螺旋投射数据进行插值处理，才能得到足够多的重建平面投影数据。常用的插值方法为线性内插法，包括全扫描内插法（full interpolation，FI，360°线性内插）和半扫描内插法（half interpolation，HI，180°线性内插）。

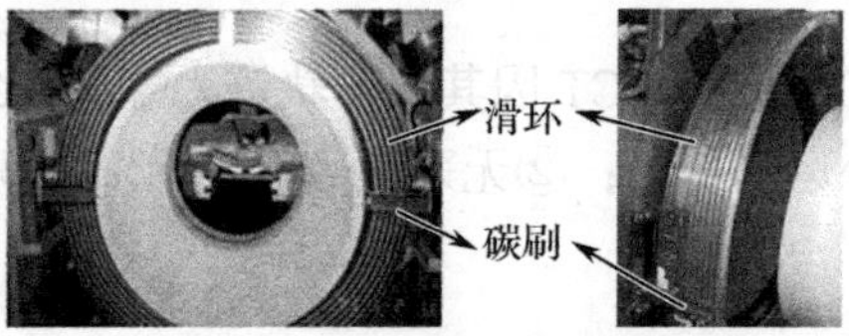

图 4-28　水平式滑环（左）和垂直式滑环（右）

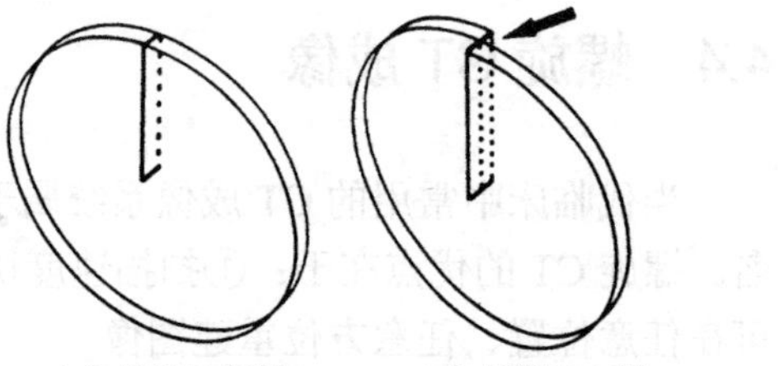

（a）普通CT扫描　（b）螺旋CT扫描

图 4-29　普通 CT 扫描和螺旋 CT 扫描

螺距（pitch）是螺旋 CT 中一个非常重要的参数，其定义为扫描架旋转一周（360°）进床距离与透过探测器的 X 射线束厚度的比值，是一个无量纲的量：

$$\text{pitch} = \frac{d}{S} \tag{4.34}$$

式中，d 为扫描架旋转一周的进床距离，S 为透过探测器的 X 射线束厚度，由准直器的宽度决定。螺距的大小决定了扫描的速度及图像的质量，当螺距较小时，扫描速度较慢，重建的图像质量较好；而当螺距较大时，扫描速度较快，但重建图像质量下降。

螺旋 CT 扫描与常规 CT 扫描相比，主要优点有：①提高了扫描速度，从而减少了图像的运动伪影，也提高了增强时对比剂的利用率；②由于是容积扫描，即对人体的某一区段做连续的扫描，获得的是某一区段的连续数据，因此提高了二维和三维重建图像的质量，并减少了病灶的遗漏；③根据需要可以任意地、回顾性重建不同层厚和分辨率的图像，满足临床高精度检查需求。

螺旋 CT 的层数和排数

4.4.2　多层螺旋 CT

传统 CT 和单层螺旋 CT 均是 X 射线管和探测器围绕人体旋转一圈获得一幅人体断面图像，而多层 CT（multi-slice CT，MSCT）旋转一圈可以同时获得 2 幅以上的图像。MSCT 的核心是探测器阵列结构和数据采集系统（data acquisition system，DAS）。

如果 CT 的探测器在 Z 轴方向上的数目不是一排，而是几排甚至上百排，则此 CT 称为多排探测器 CT（multirow detector CT，MDCT），简称多排 CT。目前探测器的排列方式有两种类型：一种是均等分配的等宽型（对称型排列），即在 Z 轴方向上的多排探测器宽度是一致的；另一种是探测器的宽度不均等分配的非等宽型（非对称型排列）。这些组合是由探测器后面的电子开关来实现的，并且通过电子开关将信号传递给数据采集系统。

需要特别区分两个概念，即 MSCT 和 MDCT，前者是指 CT 扫描一圈所得到的图像数，后者是指组成 CT 的探测器排数。“排”是指 CT 探测器的阵列数，一般排数越多，探测器宽度越宽，一次扫描完成的宽度越大。一般情况下，MDCT 和 MSCT 的含义相同——有多少“排”探测器，一次扫描即可完成多少“层”图像的采集。如果每排探测器一次采集重建出 2 层图像，如西门子的 64 层 CT，实际探测器有 32 排，每排重建出 2 幅图像，因此一次采集可以形成 64 层图像，此时称该 CT 机为 32 排 64 层 CT。CT 技术的不断发展使得 MDCT 在心脏检查方面，无论在扫描时间上，还是在冠状动脉诊断的敏感性和准确性上都有显著提高，例如，64 排 CT 较以往 16 排 CT 扫描速度更快，由 0.42～0.50 s/周提高到 0.33 s/周，一次心脏扫描仅需 8～10 s。

4.5　双源 CT 和能谱 CT

CT 自诞生后很快便被应用于临床检查，尤其是螺旋 CT 被广泛应用于人体各个部位的检查和诊断，成为医院影像检查的必配设备。对于运动的器官，如肺、胃肠道、大动脉，尤其是心脏和冠状动脉血管的检查，要求必须在有限的时间内完成一次检查，且要尽可能保证扫描期间患者能屏住气和/或使用心电门控，以抑制呼吸运动和心脏跳动产生的运动伪影；否则，轻者会出现影像模糊、锯齿状伪影，重者根本得不到具有诊断意义的图像。因此，为了在有限时间内获得空间分辨率高、具有临床诊断价值的图像，需要尽可能提高 CT 的采样速度。为此，研究人员开发出了双源 CT（dual source CT，DSCT）。DSCT 的原理如图 4-30 所示，在扫描架内整合两套 X 射线源，只需完成 90°旋转（等效于单源 CT 的 180°旋转），使扫描时间大幅缩短，极大地提升了运动的器官的成像质量，提高了诊断正确率。

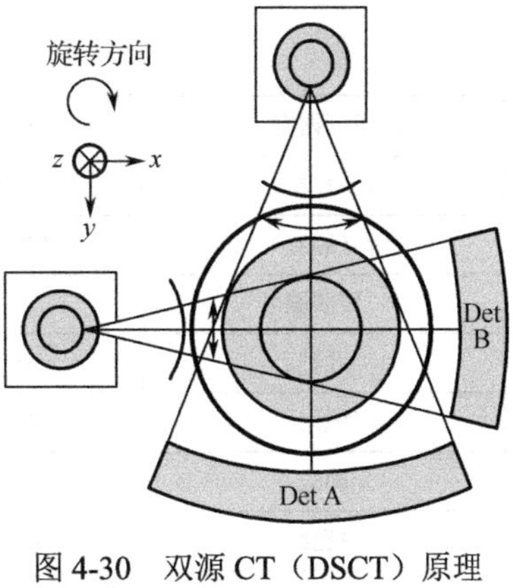

图 4-30　双源 CT（DSCT）原理

能谱 CT（spectral CT）成像利用物质在不同的 X 射线能量下有不同的吸收系数这一特性，可以提供比常规 CT 更多的影像信息。目前有多种能谱 CT 的解决方案，包括序列扫描成像技术、双球管双能量成像技术、双层探测器技术、光子计数技术、单源瞬时能量切换技术等，感兴趣的读者可以查阅相关文献资料。

4.6　CT 成像质量评价

CT 成像受到物理模型、扫描参数、成像算法等多种非理想因素的影响，其重建图像的值不一定是真实的 X 射线线性衰减系数。不同的 CT 设备其成像质量也有所不同，需要对成像质量进行评价。实际中要考虑 CT 成像质量对影像分析和临床诊断带来的影响，避免图像本身导致的分析误差甚至误诊。评价 CT 成像质量的指标主要有空间分辨率、密度分辨率、均匀性、噪声、伪影、剂量、成像时间等。其中，空间分辨率和密度分辨率是最重要的两项指标，下面将详细介绍。

4.6.1 CT 值

CT 投影经重建后可以得到每个像素上用线性衰减系数 μ 表示的二维或三维图像。需要注意的是，不同设备或扫描模式的 X 射线能谱可能不同，而 μ 值与 X 射线能量相关，导致不同设备或扫描模式的 μ 值会有差别。为了使 CT 图像具有可比性，实际中会将 μ 值转换为一个相对量，用 CT 值表示。CT 值是物体线性衰减系数的线性映射，其计算方式为

$$\text{CT值(HU)} = \frac{\mu - \mu_{\text{water}}}{\mu_{\text{water}}} \times 1000 \tag{4.35}$$

用水的线性衰减系数 μ_{water} 作为基准，将其他线性衰减系数与其进行比较得到一个无量纲的相对值，用 HU（Hounsfield unit）表示。用 CT 值进行图像转换的另一个好处是，人体组织的线性衰减系数差别较小，用 CT 值表示可以放大不同组织线性衰减系数之间的差异，方便比较。

按照如上变换，水的 CT 值为 0，空气的 CT 值为-1000，硬骨的 CT 值约为 1000，脂肪的 CT 值约为-100，软组织的 CT 值一般大于零。表 4-2 列出了人体主要组织（器官）的 CT 值，医生会根据 CT 值是否偏离正常值，并结合形态学等其他信息判断可疑部位是否发生了病变，因此 CT 值是 CT 图像能够进行病灶量化评价的关键。

表 4-2 人体主要组织（器官）CT 值

组织（器官）	平均值（HU）	组织（器官）	平均值（HU）
骨（皮质）	250～1000	胆囊	0～30
骨（髓质）	130（30～230）	凝固血液	70～90
甲状腺	70（60～80）	血液（静脉）	50~60
肝脏	65（60～70）	血浆	25~29
肌肉	45（40～50）	蛋白质（>30 g/L）	16~20
脾脏	45（40～50）	蛋白质（<30 g/L）	16~20
淋巴结	45（35～55）	脂肪	-100~-80
胰腺	40（30～50）	（脑）白质	36
肾脏	30（20～40）	（脑）灰质	24

4.6.2 空间分辨率

空间分辨率又称高对比度分辨率（high contrast resolution），表征在高对比度的情况下鉴别细微结构的能力，即显示最小体积病灶或结构的能力。影响空间分辨率的因素有 X 射线管焦点大小、探测器单元大小、空间采样率、重建算法、重建矩阵大小。

表征空间分辨率常用的方法有线对法或调制传递函数（modulation transform function，MTF）法。线对法是指用单位长度上的线对数表示空间分辨率，单位为 lp/cm。线对数越多，

空间分辨率越高，螺旋 CT 的空间分辨率通常为 14～24 lp/cm。MTF 是代表空间分辨率与调制度（正比于对比度）的关系曲线，横坐标是用线对数表示的空间分辨率，纵坐标是调制度。线对数越小，MTF 值越大；反之，线对数越大，MTF 值越小。当线对数大到一定程度时，MTF 值趋近于零（表示图像空间分辨率的线条间距小到几乎分辨不清），通常取 MTF 值为 10%时对应的空间分辨率为系统所达到的空间分辨率。图 4-31 和图 4-32 分别为采用线对法和 MTF 法表示的 CT 空间分辨率。

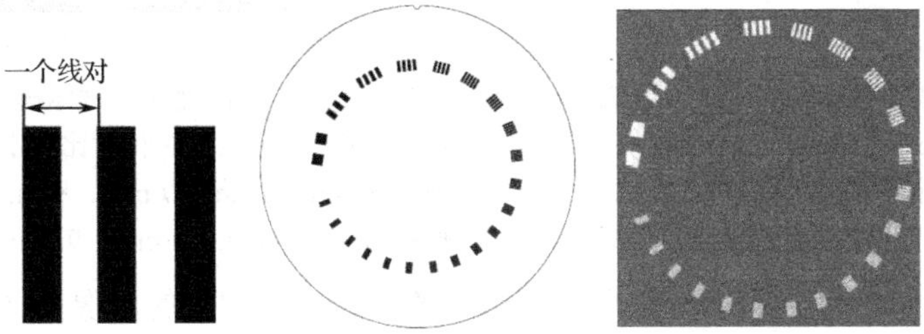

图 4-31　线对法表示的空间分辨率，从左到右分别表示：一个线对、21 线对卡（含空间分辨率为 1～21 lp/cm 的 21 组线对）、21 线对卡的 CT 图像

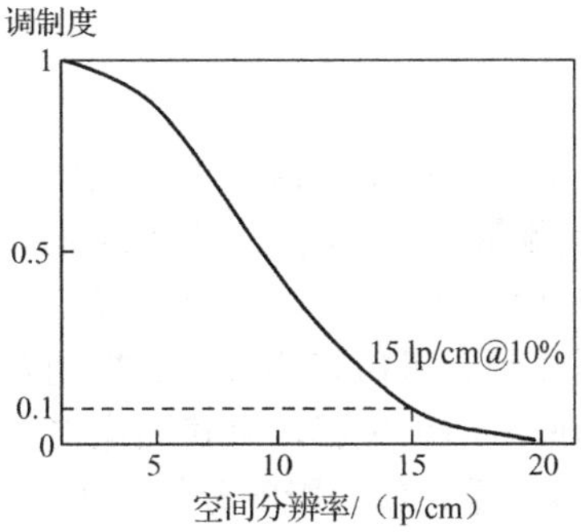

图 4-32　MTF 法表示的空间分辨率

4.6.3　密度分辨率

密度分辨率又称低对比度分辨率，表征细节与背景之间具有低对比度时（通常细节与均匀背景间的线性衰减系数之差小于 1%），将一定大小的细节从背景中辨别出来的能力。密度分辨率通常以 CT 系统能区分出目标物体的最小尺寸表示。图 4-33 展示了密度分辨率的测量模型及其 CT 图像，从 CT 图像中能分辨出的某对比度下的最小尺寸即为该 CT 系统的密度分辨率。例如，密度分辨率可表示为 5 mm 直径@0.5%。

噪声是影响密度分辨率的主要因素。CT 成像中的噪声主要来源于光子统计涨落与电子噪声两部分。光子统计涨落与探测到的 X 射线光子的数目有关，它随入射剂量而变化；电子噪声存在于信号 A/D 转换前的模拟电路中，是固有的。光子统计涨落与电子噪声信号都是随机变化的，在成像时可以模糊有用信息，降低对微小和对比度差别小的物体的分辨能力。任何降低噪声和提高信噪比的方法都有利于提高密度分辨率，如提高 X 射线剂量、增大 X 射线宽度、选择合适的噪声抑制滤波函数等。此外，被测物大小也会对密度分辨率有影响，物体大，则密度分辨率高。

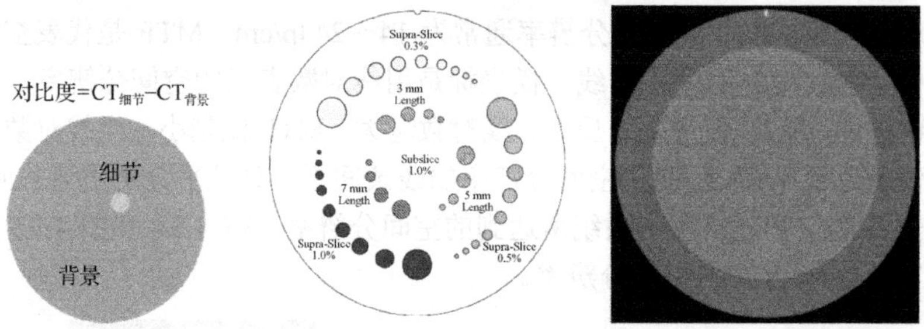

（a）对比度计算方法　（b）低对比度测量模型　（c）低对比度测量模型的CT图像

图 4-33　密度分辨率表示方法［图中的低对比度测量模型为美国 CT 性能测试体模 Catphan@500 中的 CTP515 low contrast module 模块，其由上下两层组成，上层包含 3 种对比度下（1%、0.5%、0.3%）的 9 个目标（直径分别为 2 mm、3 mm、4 mm、5 mm、6 mm、7 mm、8 mm、9 mm、15 mm）；下层包含 1%对比度下的 4 个目标（直径分别为 3 mm、5 mm、7 mm、9 mm）］

空间分辨率和密度分辨率是两个相互制约的参数，在同样的成像条件下，高空间分辨率意味着像素尺寸小，导致噪声增大，密度分辨率下降。提高 X 射线剂量，两者均会提高，但是会增大患者的辐射风险，因此实际中要考虑现实需要，权衡空间分辨率和密度分辨率的关系，达到两者及剂量的平衡。

4.6.4　噪声和伪影

CT 噪声是指均匀物体的 CT 值在平均值上下的随机涨落。噪声的大小用均匀区域的 CT 值标准差表示，通常用水模测量。噪声使图像呈颗粒状，均匀区域变得不均匀。前文已提到，噪声对密度分辨率影响显著，噪声水平高导致密度分辨率下降。

在 CT 系统中，由于 X 射线源、机械扫描装置、探测器响应不一致，以及物体运动、重建算法等诸多因素使得投影偏离理想投影，重建图像也会偏离真实图像，表现为各种各样的伪影。如果 CT 图像伪影较严重，就会影响分析结果，甚至得到错误的结论。CT 伪影的来源和表现形式是多样的，主要分为以下几类。

CT 硬化伪影与环状伪影

（1）与患者相关的伪影：如患者携带金属等大密度异物使投影数据缺失或不准确，导致金属区域发出的条状伪影或放射状伪影（统称为金属伪影）；患者呼吸、心跳等带来的运动伪影等。

（2）与设备本身有关的伪影：如探测器响应不一致导致的环状或条状伪影；设备几何误差导致的不规则几何伪影；X 射线源焦点漂移带来的图像模糊等。

（3）与成像或处理过程相关的伪影：由于 X 射线散射带来的阴影状伪影或对比度下降的散射伪影；与 X 射线硬化等相关的硬化伪影；采样不足导致的混叠伪影；与算法相关的 CT 值误差等。

伪影常常是由多种原因共同引起的，多种伪影共存，在实际中要仔细鉴别，尽量避免。

习题

4-1　普通 X 射线摄影像与 CT 影像相比较，下列哪种说法正确？（　　）（单选）

A．普通 X 射线摄影像是多器官的重叠图像，而 CT 影像是清晰的断层图像

B．普通 X 射线摄影像是清晰的断层图像，而 CT 影像是多器官的重叠图像

C．普通 X 射线摄影像和 CT 影像都是清晰的断层图像

D．普通 X 射线摄影像和 CT 影像都是多器官的重叠图像

4-2　关于 CT 图像以下概念哪项不妥？（　　）（单选）

A．断层图像

B．重建图像

C．用 X 射线扫描

D．像素点的数量与图像细节的分辨率成正比

E．图像的密度分辨率和空间分辨率极高

4-3　1972 年英国制成第一台 CT 机，用于临床的（　　）。（单选）

A．脑组织检查　B．全身检查　C．心脏检查　D．腹部检查

E．胸部检查

4-4　CT 扫描是为获取下列哪个量而采用的物理技术？（　　）（单选）

A．投影值　B．质量吸收系数　C．CT 值　D．衰减系数

4-5　下列关于 CT 值的概念，哪一项是正确的？（　　）（单选）

A．CT 值反映了物质的密度　B．CT 值反映了物质内水的成分

C．CT 值是物质密度的绝对值　D．不同的机器产生的 CT 值不同

E．根据 CT 值可以对病变做出定性诊断

4-6　下列哪项不属于 CT 影像相关的内容？（　　）（单选）

A．核素　B．像素　C．体素　D．吸收系数

E．衰减系数

4-7　CT 机中常用的管电压为（　　）。（单选）

A．110～140 kV　B．20～80 kV

C．140～160 kV　D．80～110 kV

E．80～140 kV

4-8　根据 CT 机工作原理，X 射线穿过人体后首先被下列哪一部分接收？（　　）（单选）

A．计算机　B．照相机　C．磁盘　D．阵列处理机

E．探测器

4-9　CT 机现在普遍采用的数学算法是（　　）。（单选）

A．滤波反投影法　B．联立方程法

C．迭代法　D．二维傅里叶变换法

E．以上都不是

4-10　下列对反投影图像重建法的缺点描述最恰当的是（　　）。（单选）

A．会出现图像的边缘失锐（一种伪像）现象

B．会出现图像的失真现象

C．会出现图像的变形现象

D．会出现图像的重叠现象

4-11　将扫描收集到的数据进行运算、存储的设备是（　　）。（单选）

A．显示器　B．扫描架　C．X 射线管　D．计算机

E．探测器

4-12　与普通平片相比，下列哪一项不是CT的优势？（　　）（单选）

A．密度分辨率高　　B．解剖分辨率高

C．空间分辨率高　　D．横断面成像

E．增强扫描，有利于病变的定性

4-13　关于螺旋CT的表述错误的是（　　）。（单选）

A．通过滑环技术而实现　　B．X射线管使用电刷和短电缆供电

C．X射线扫描轨迹呈螺旋状　　D．螺旋CT为快速扫描

E．螺旋CT仍为层面扫描，并非容积扫描

4-14　关于CT图像的描述错误的是（　　）。（单选）

A．重建的断面图像　　B．数字化图像

C．灰度图像　　D．密度分辨率高于X射线图像

E．空间分辨率高于X射线图像

4-15　简述CT系统的主要构成。

4-16　请推导图4-9中位于中心和偏中心的单个像素点的正弦图填充过程，并用MATLAB将正弦图结果显示出来。假设图像的矩阵大小为128×128，中心位于点（64, 64），偏中心点坐标为（32, 96）。

4-17　简述CT重建中滤波反投影的主要步骤。

4-18　如图4-34所示，给定圆的直径为$2a=2$，其圆心位于原点上，圆内密度$\rho=1$，圆外密度为0。

（1）计算在不同视角$\theta=0°, 45°, 90°, 135°$下的投影值分布；

（2）对圆内任意点（x, y），计算对上述4个视角直接反投影的结果。

4-19　图4-35所示为一中心位置在原点且未经旋转的椭圆，其长轴与x轴重合，长度为A，短轴与y轴重合，长度为B，设椭圆内密度为ρ，椭圆外密度为0。

（1）给出椭圆图像在θ角方向上的投影函数$g_\theta(R)$；（用A、B、R、θ表示）

（2）对于椭圆内的任一点（x, y），给出直接反投影的结果。

图4-34　习题4-18图

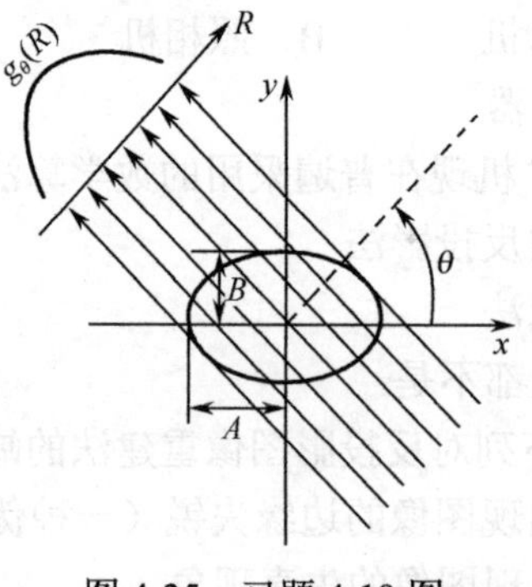

图4-35　习题4-19图

4-20　简述螺旋CT与传统CT技术的主要区别。

4-21　简述多能谱CT的常用技术。

4-22　简述中心切片定理的内容，并阐述其在FBP算法中的作用。

4-23　请独立完成例4.3和例4.4的模拟仿真实验。

4-24　简述多层CT与多排CT的区别。

第 5 章　超声物理

医学超声成像技术建立在超声物理基础上，以 B 超成像为例，B 超成像建立在 3 个基本物理假设的基础上。这 3 个物理假设包括：声束在介质中沿直线传播；各介质中声速均匀一致；各介质中介质吸收系数均匀一致。这就引出一系列问题：超声波有何特性？超声波如何传播？介质（人体组织）有何特性……这一系列问题都属于超声物理的范畴。

声波按传播方式可分为纵波和横波，其中以纵波为主。纵波是指质点的振动方向与波的传播方向平行的波；横波则是质点的振动方向与波的传播方向垂直的波。声波在气体、液体、固体中都是纵波，在固体中则可能出现横波，横波一般不能被人耳听到。声波按频率高低可分为次声波、声波、超声波、超高频声波，其中次声波是指频率低于 20 Hz 的机械波；声波是指人耳所能听到的，频率为 20 Hz～20 kHz 的机械波；超声波是指频率高于 20 kHz 的机械波；频率大于 20 MHz 的机械波称为超高频声波。声波按发射方式，还可以分为脉冲波与连续波。医用超声波的频率范围一般为 1～20 MHz，其中低频超声波为 1～2.75 MHz，中频（常规）超声波为 3～10 MHz，高频超声波为 12～20 MHz。

可见，超声波是一种特殊的声波，它在工农业、军事和科研等方面有广泛应用。医学上，超声成像技术已成为医学诊断的一种常规手段。

5.1　超声波的物理描述

描述超声波性质的物理量可以分为两组：一组是基本物理参数，包括波速、波长、频率和周期等；另一组是声学特性参数，包括声速、声压、声强、声阻、声压级和声强级等。

5.1.1　声速

声波在介质中传播的速度称为声速，其大小由介质的密度（ρ）和弹性模量决定。由于气体和液体只有容变弹性，超声波在这两类介质中传播时主要以纵波形式，故波速（c）为

$$c=\sqrt{\frac{B}{\rho}} \tag{5.1}$$

式中，B 为容变弹性模量。当超声波在固体中传播时，由于介质既有容变弹性又有伸缩和切变弹性，可以同时传播纵波和横波，因此波速表示为

$$c=\sqrt{\frac{Y}{\rho}}\text{ 或 }c=\sqrt{\frac{G}{\rho}} \tag{5.2}$$

以上两式分别对应于纵波和横波，其中 Y 为介质的杨氏弹性模量，G 为切变弹性模量。声波传过一个波长所需的时间称为周期(T)，单位时间内通过波线上某点的波数称为频率(f)；波速与波长（λ）、频率和周期的关系为

$$c=f\cdot\lambda=\frac{\lambda}{T} \tag{5.3}$$

5.1.2 声压

介质中有声波传播时的压强与无声波传播时的静压强之差称为声压。利用波动方程及弹性介质力学公式可以证明，声压（p）的表达式为

$$p = p_{\mathrm{m}} \cos\left[\omega\left(t-\frac{x}{c}\right)+\varphi\right] \tag{5.4}$$

式中，$p_{\mathrm{m}} = \rho c A \omega$，称为声压幅；$\omega\left(t-\frac{x}{c}\right)+\varphi$ 构成相位，决定余弦函数的形状或“相貌”；c 为声速；A、ω 和 φ 分别是声源的振幅、角频率和初相位；x 为空间传播距离。式中的 $\omega x/c$ 是空间传播带来的相位延迟，和初相位 φ 的性质一样。通常取有效值 $p_{\mathrm{e}} = p_{\mathrm{m}}/\sqrt{2}$ 作为声压的定量，单位为帕（Pa）。

例 5.1 在如图 5-1 所示平行阵列中，A 和 B 两个同型探头在同一介质中发出相同振动方向、同频率和相位差稳定的相干波。其振幅皆为 1 mm，频率皆为 150 kHz，设 A、B 探头发出两列波的初相位相等，声速 c 为 1500 m/s。试写出这两列波传到 P 点时干涉声压的结果。

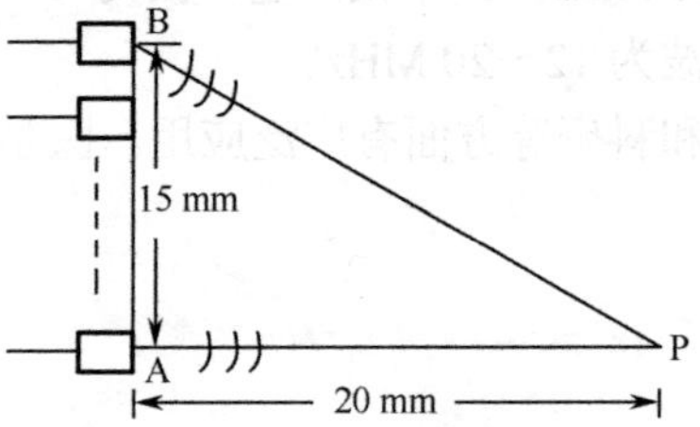

图 5-1 例 5-1 示意图

分析与解答： B 与 P 的距离为

$$BP = \sqrt{15^2 + 20^2} = 25\ \mathrm{mm} = 0.025\ \mathrm{m}$$

声波的波长为

$$\lambda = \frac{c}{f} = \frac{1500\ \mathrm{m/s}}{150\times10^3\ \mathrm{Hz}} = 1\times10^{-2}\ \mathrm{m}$$

两列初相位相同的波传播到达 P 点时相位差为

$$2\pi\frac{\overline{BP}-\overline{AP}}{\lambda} = 2\pi\frac{0.025-0.02}{0.01} = \pi$$

这样，根据声压表达式（5.4）可知 P 点处的合声压为

$$p = p_{\mathrm{A}} + p_{\mathrm{B}} = p_{\mathrm{m}}[\cos(\phi_{\mathrm{A}}) + \cos(\phi_{\mathrm{B}})] = p_{\mathrm{m}}[\cos(\phi_{\mathrm{A}}) + \cos(\phi_{\mathrm{A}} + \pi)] = 0\ \mathrm{Pa}$$

即两列相同的波传播后相干合成的波会相互抵消，使得合声压为 0 Pa。

该例题揭示了后续将提到的相控阵列探头的聚焦原理和意义。假定超声探头阵元发出的声波聚焦于 P 点，我们有必要对各阵元的初相位进行调节，使不同位置的阵元发出的声波到达 P 点后，由传播带来的相位与初相位之和相同，这样可以提高该点的声压。

5.1.3 声强

声强是指单位时间内通过垂直于声波传播方向的单位面积的声波能量，应用中一般指平均声强，平均声强的表达式为

$$I = \frac{1}{2}\rho c \omega^2 A^2 = \frac{p_{\mathrm{m}}^2}{2\rho c} = \frac{p_{\mathrm{e}}^2}{\rho c} \tag{5.5}$$

声强又可表示为介质中的平均能量密度与波速的乘积，故也称为平均能流密度，单位为 $\mathrm{J\cdot m^{-2}\cdot s^{-1}}$。$p_{\mathrm{m}}$ 和 p_{e} 分别为声压幅和有效值。

5.1.4　声阻

声阻（即声阻抗）是介质对声波的阻抗特性，定义为声压 p 与振动速度（$v = A\omega$）的比值，也就是介质密度与声速的乘积，即

$$Z = \frac{p}{v} = \rho c \tag{5.6}$$

式（5.6）说明，声阻是反映介质阻碍振动快慢的性质。声阻的单位是 $\mathrm{kg \cdot s^{-1} \cdot m^{-2}}$，常用单位是 Rayleigh（瑞利），1 Rayleigh = 10 $\mathrm{kg \cdot s^{-1} \cdot m^{-2}}$。表 5-1 列出了一些常见介质（含人体组织）的密度、声速和声阻值。

表 5-1　几种介质和人体组织的密度、声速和声阻

介 质 名 称	密度×10^3（$\mathrm{kg \cdot m^{-3}}$）	声速（$\mathrm{m \cdot s^{-1}}$）	声阻×10^5（Rayleigh）
空气	1.18×10^{-3}	334.8	0.000407
水（37℃）	0.9934	1523	1.513
*PZT-5	7.75	4350	33.70
甘油（20°）	1.26	1920	2.420
血液	1.055	1570	1.656
大脑	1.038	1530	1.558
脂肪	0.955	1476	1.410
软组织（平均）	1.046	1540	1.610
肌肉（平均）	1.074	1568	1.684
肝脏	1.050	1570	1.648
胎体	1.023	1505	1.540
晶状体	1.136	1620	1.874
颅骨	1.658	3360	5.571
肺	0.410	658	0.270

*PZT-5，即锆钛酸铅，超声探头常用的一种压电陶瓷材料。

5.1.5　声强级和声压级

人耳能感受的声音的强度范围很大，数量级为 0～10^{12}。实验表明，人对声音强弱的感觉并不与声强成正比，而是近似地与声强的对数成正比。因此，国际上规定以最小可闻声强 $I_0 = 10^{-12}\ \mathrm{W \cdot m^{-2}}$ 作为基准值，以待测声强 I 与基准声强之比的对数作为声波强度的量度，称为声强级，用 L_I 表示，单位为分贝（dB），即

$$L_\mathrm{I} = 10\lg\frac{I}{I_0} \quad \text{(dB)} \tag{5.7}$$

在超声仪器性能评价中，常用声强级表示仪器的探测灵敏度（S），即

$$S = 10\lg\frac{I}{I_0} \quad \text{(dB)} \tag{5.8}$$

式中，I 为探头发出的声波的声强，I_0 为仪器可探测的最小声强。在超声成像中，由于声

波能量的衰减，远离探头的人体深部的回波信号较弱。为了使人体深部回波和浅表回波在像屏上以同样的亮度（强度）清晰地显示，就必须按式（5.8）进行增益补偿，所以 S 也用来表示超声仪器的增益。

声压级定义为

$$L_p = 20\lg\frac{p}{p_0} \tag{5.9}$$

式中，p_0 和 p 分别是基准声压和待测声压。因为声强与声压的平方成正比，即 $I/I_0=(p/p_0)^2$，所以

$$L_p = 20\lg\frac{p}{p_0} = 10\lg\left(\frac{p}{p_0}\right)^2 = 10\lg\frac{I}{I_0} \tag{5.10}$$

对照式（5.10）与式（5.7）可知，声压级与声强级在数值上相等。

例 5.2 一束超声波的声强为 60 dB，问 10 束同样声强的超声波，如果在同一点、同相位相干聚焦，则该点的叠加超声波的声强级为多少？

分析与解答： 设该束超声波的强度为 I，对应的声强 $L=60$ dB 。当 10 束同样声强的超声波在同一点、同相位相干聚焦时，总声强应为 $10I$，根据声强级公式，对应的声强级为

$$L_I = 10\lg\frac{10I}{I_0} = 10\left(\lg 10 + \lg\frac{I}{I_0}\right) = 10 + L = 70\ \text{dB}$$

5.1.6 超声波的几何描述和惠更斯-菲涅耳原理

为了描绘超声束的聚焦和偏转，下面引入波线、波面等概念及惠更斯-菲涅耳原理。波传播到的空间称为波场（wave field）。在波场中，代表波传播方向的射线称为波线（wave ray）；某一时刻波场中相位相同的点所组成的曲面称为波面（wave surface）；某一时刻波源最初振动状态传到的波面称为波前（wave front），即最前方的波面，如图 5-2 所示。在各向同性介质中，波线与波面垂直。

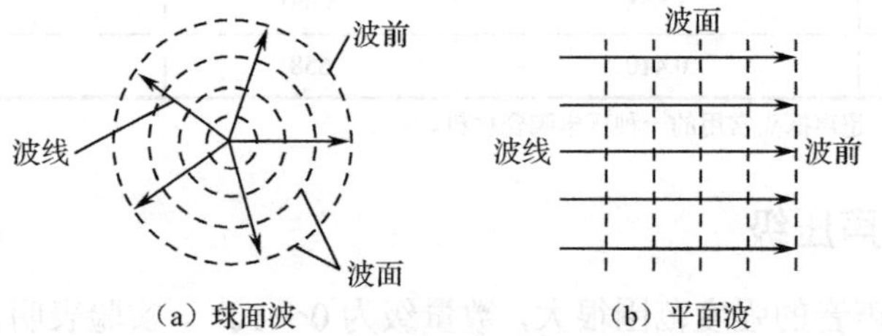

图 5-2 波的几何描述

若波源的大小和形状与波的传播距离相比可以忽略不计，则可以把它当作理想的点波源。一个点波源产生的振动，在各向同性介质中向各个方向上的传播情况是相同的。这种波的波前和波面都是以点波源为中心的球面，故称为球面波（spherical wave），如图 5-2（a）所示。如果在距离点波源足够远处，球面的半径足够大，波面和波前都可以看作平面，则这种波称为平面波（plane wave），如图 5-2（b）所示。在各向同性介质中，球面波波线是以波源为中心、由中心向外的径向直线；平面波的波线是垂直于波面的平行直线。把太阳当作位于无限远处的光源，到达地球表面的太阳光形成平行的波线，可视为平面波；远处

传来的声波也可近似看作平面波。

惠更斯原理（Huygens' Principle）指出：较早波前上的所有点作为点波源产生次级球面波（称为次波），次波以波在介质中的传播速度在介质中向外传播，经过一段时间后，和次波波前相切的曲面（即次波波面的包络）就是新的波前（wave front）。图 5-3 展示了平面波和球面波中惠更斯原理提到的次波和新的波前。

惠更斯原理可以帮助我们形象地理解甚至证明波的传播性质，如反射定律和折射定律等。该原理后由法国物理学家菲涅耳做了重大改进，因此并称为惠更斯-菲涅耳原理（Huygens-Fresnel principle）。通过惠更斯-菲涅耳原理可以直观地理解波的直线传播和反射、折射定律。

惠更斯-菲涅耳原理及其应用

以大家熟知的光波为例，假设光由空气斜向入射水中，其传播示意图如图 5-4 所示。图中，垂直光传播方向的密集的平行线表示不同时刻的波前，当光波沿不同平行路径到达空气-水的分界面时，各点的相位不同，把该界面当作子波元阵列，其初相位不同，造成水中的新波前由不同半径的子波的包络而构成。新的波前不再平行于原来空气中的波前，这就发生了光的折射。

（a）平面波　（b）球面波

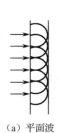

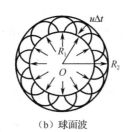

图 5-3　惠更斯原理在平面波和球面波中的示意图

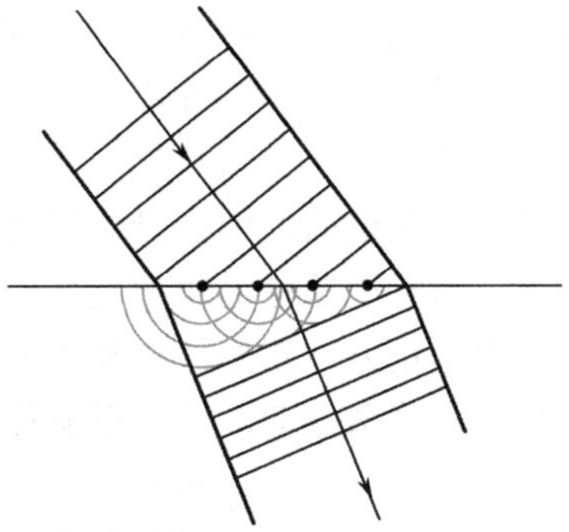

图 5-4　惠更斯-菲涅耳原理解释光波折射示意图

在超声成像中，相控阵扫描技术基于惠更斯-菲涅耳原理，只是相控阵利用延时电路，使得超声阵元在不同时刻起振，阵元作为子波元，发出不同初相位的子波，这样波前往往不再平行于阵元面，使得超声波可沿不同方向传播和聚焦。

5.1.7　超声波的特性

超声波除了具有一般声波的物理性质，还具有如下特性。

（1）方向性好。超声波的频率高、波长短，可以成束发射。例如，医学诊断常用的超声波频率为 3.5 MHz，它在水中的波长仅为 4.4×10^{-4} m，因而可以像光束一样集中向某一目标发射。

（2）具有很强的机械作用。超声波由于频率远高于一般声波，因此它的声压和声强比一般声波大得多，而且能量集中在波束轴线附近。当超声波透入液体（尤其是含有杂质或气泡的液体）时，介质薄层在强大的机械作用下被拉断而出现微小空腔，这种现象称为空化作用。

（3）对固体和液体的穿透能力较强。例如，频率为 1 MHz 的超声波，可以透过厚度大于 20 cm 的人体。但超声波在空气中衰减较快，它在各种介质中的穿透能力随频率增大而减小。

（4）反射和折射。超声波在两种声阻不同的介质的界面上发生反射和折射。医用超声诊断仪就是依靠界面或目标的反射波（回波）而成像的。此外，超声波在不同介质界面上还发生散射、干涉和衍射等，这些过程总的效果是使声束能量随着穿透深度而衰减。

（5）具有热作用。超声波的热作用是指传播介质吸收了超声波的能量，把机械能转变为热能，引起介质温度的升高。依据这个原理，医学上很早就利用超声波的热作用对关节炎、神经痛、皮肤癌等进行物理治疗。

5.2 超声波的产生和接收

超声波的产生和接收，依赖于物理学上的压电效应。1880 年，法国物理学家居里（P. Curie）发现了压电效应，朗杰文（P. Langevin）首先用压电材料来产生和接收在介质中传播的机械振动，即超声波。下面介绍压电效应的概念，包括正向和逆向压电效应。

5.2.1 压电效应

压电效应（piezoelectric effect）原意为某种物质材料对外部施加的压力的电性响应，它是指压力场与电场之间，或者说机械能与电能之间的转换作用。具有压电效应的物质称为压电材料，目前超声探头使用的压电材料均为人造晶体，主要有钛酸钡和锆钛酸铅等，又称为压电陶瓷。由压电材料制成的晶片受到外部施加的正向压力或拉力时，它的两个表面分别出现正、负电荷，因而产生电势差。此时的晶片相当于一个电容器，若接入电路便有电压输出，这种现象称为正压电效应。反过来，如果在晶片的两个表面施加电压，则晶片的厚度将沿电场方向发生拉伸和收缩变化。在交变电压作用下，晶片会周期性地变厚和变薄，相当于做简谐振动，这种现象称为逆压电效应。压电效应示意图如图 5-5 所示。

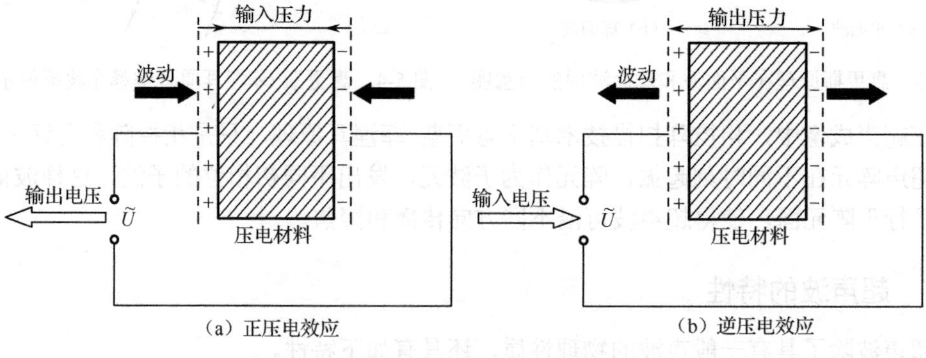

图 5-5 压电效应示意图

压电效应产生的机理在于压电材料的结构特性，这类材料内部存在大量微型的自发性电极化区域，称为电畴。每个电畴都有一个电场方向，而且是随机排列的，所以整块材料在宏观上不显示电极性。当在材料外部施加强大的电场时，各电畴的电场方向将转移到外电场方向，使整块材料显示出电极性，称为极化。经过极化处理的压电陶瓷在外加振荡电压作用下，将在电场方向发生周期性伸缩形变，其振动频率与振荡电压的频率一致。

如上所述，利用逆压电效应可以将电能转变为晶片振动的机械能，此时晶片充当波源发射超声波；利用正压电效应，可将以波动形式从外部传入的机械能转变为电能，以交变电压信号输出，这就是超声波的接收。在医学超声诊断仪上广泛使用的压电式探头是兼有发射和接收超声波功能的装置，它的主要部件就是压电陶瓷晶片，又称为超声换能器。

5.2.2 超声探头

医用超声探头有单晶片探头和多晶片探头之分，后者又可分为机械旋转探头、电子线性扫描探头和多普勒探头等。尽管探头的形状与大小不同，但晶片一般采用锆钛酸铅材料，原因是锆钛酸铅材料的电畴结构完全解体的临界温度较高，为 300～388℃。晶片厚度 T 一般取超声波的半波长，因为当 $T = \lambda/2$ 时，可产生基频谐振，从而达到最佳的声电转换效果。

单晶片探头又称单元换能器，其基本结构如图 5-6 所示。压电晶片是探头前端的关键部件，其两个表面镀有银层，分别引出导线，正极引线由探头中心轴引出，负极引线由贴近外壳的金属套引出。由于压电晶片直接与人体接触时容易产生磨损与变形，因此前面加设由环氧树脂制成的保护层，设计上要求保护层的声阻接近于人体组织的声阻，这样才能获得良好的透声效果。压电晶片的背后是吸声材料层（简称背材），它由环氧树脂加上声阻特别大的钨粉制成，作用是消减压电晶片背后的声波反射。为了使声波能量被最大限度地吸收，还要求吸声材料与压电晶片有较好的声阻抗匹配。此外，压电晶片与外壳之间一般用软木、橡胶等隔开，以尽量减少超声波发射时引起的壳体振动与能量损耗。单晶片探头截面为圆形，直径为 8～12 cm，发射频率范围为 1～10 MHz。

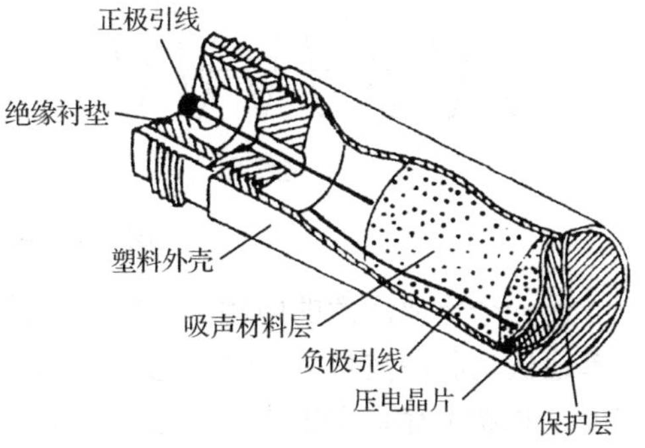

图 5-6 单晶片探头的内部结构

多晶片探头又称多元阵列换能器，其外形与结构如图 5-7 所示。压电晶片经过切割、刻槽和粘接等加工程序，变成由多块小晶片（阵元）排成的一个阵列。按照排列方式的不同，阵列可分为线阵（$1\times n$ 个阵元）、面阵（$m\times n$ 个阵元）、环阵等。多晶片阵列长度可达 130 mm，阵元数量为数十至上百个，每个阵元都有电极引线与电子学系统相连，它们在逻辑电路控制下可以独立而有序地发射和接收超声波。为了保障换能器的发射与接收效果，一般要求阵元间隔 $d < \lambda/2$，刻槽宽度 $\Delta d < \lambda/4$。

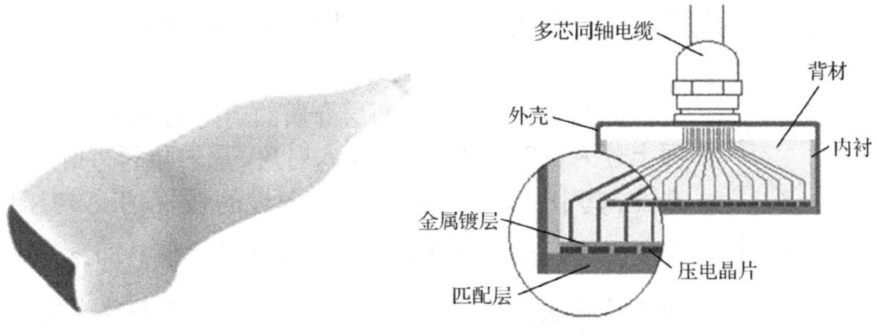

图 5-7 多元阵列换能器的外形与结构

5.2.3 超声波的发射方式

超声波的发射方式有两种：一种是连续波，它是晶片受到持续时间较长的正弦电压作用而产生的，声束的发射频率等于振荡电压的频率；另一种是脉冲波，它是由瞬间高频电压冲击晶片，使之发生短暂的机械振动而产生的，如图 5-8 所示。脉冲波的发射时间很短，为 1～5 μs，该时间称为脉冲宽度（τ）。它的振幅衰减很快，而且经过一段较长的间歇时间（200～500 μs）才发射下一个脉冲波。相邻两个脉冲波的时间间隔称为脉冲重复周期（pulse repeated period，PRP），它的倒数称为脉冲重复频率（pulse repeated frequency，PRF）。临床应用较多的超声波是脉冲波，PRF 的概念在多普勒超声血流检测中具有重要意义。另外，脉冲宽度将影响超声成像纵向的分辨率。可以设想，如果脉冲宽度过大，两个界面相距较近，这样两个脉冲的回波重叠而无法分辨是纵向哪个界面形成的回波，将导致轴向（纵向）分辨率降低。

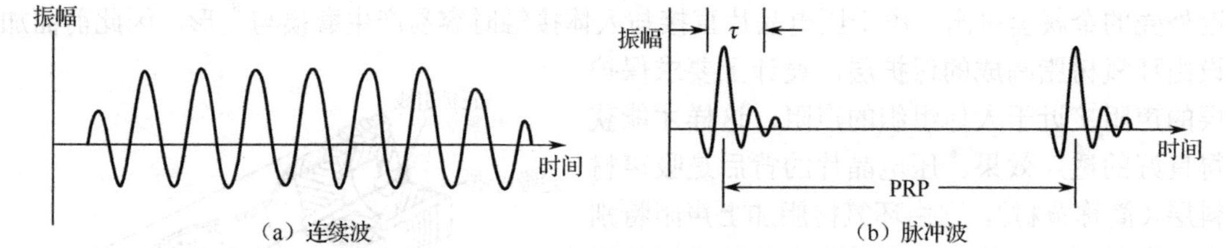

（a）连续波　　（b）脉冲波

图 5-8　超声波的两种发射方式

另一个需要注意的问题是，脉冲波的基波就是正弦波，其波长也等同正弦波长，可以简单地认为脉冲波是持续时间为 τ（脉冲宽度）的一列波。一般而言，我们应尽量减小脉冲宽度 τ 以提升轴向分辨率，但这样也会导致反射回波的能量减少，影响灵敏度。因此当探测超声波频率为 1.25 MHz 时，脉冲宽度约为 5 μs；当探测超声波频率为 2.5 MHz 时，脉冲宽度则约为 3 μs。这里先做提示，后文将提到高频率超声波还有利于提升横（侧）向分辨率。

5.3 超声波在介质中的传播

5.3.1 反射与折射

超声波在同一种均匀介质中沿直线传播，当它遇到声阻不同的两种介质的界面时就会发生反射和折射（透射）。

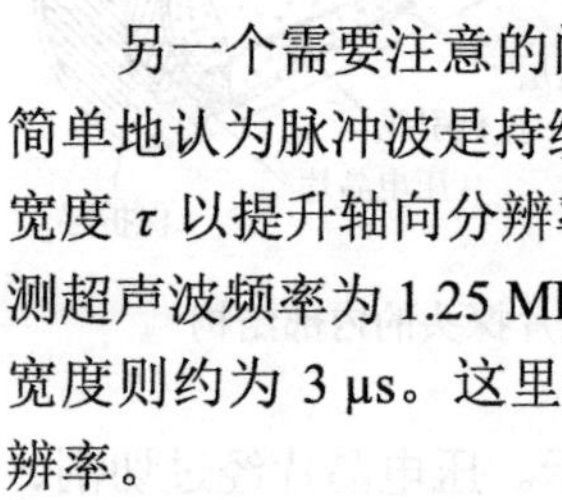

图 5-9　声波的反射与折射

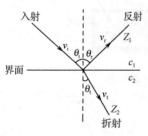

如图 5-9 所示，设两层介质的声阻为 Z_1 和 Z_2，入射声束在界面上分为反射与折射两支，入射角、反射角和折射角分别为 θ_i 、θ_r 和 θ_t，其中 $\theta_r = \theta_i$。为了表示反射波的强弱，引入声压反射系数 r_p，它定义为反射波声压与入射波声压的比值，即 $r_p = p_r/p_i$。根据声压连续和法相速度连续理论进行推导，在忽略介质对声波能量的吸收的情况下，声压反射系数可表示为

$$r_p = \frac{Z_2\cos\theta_i - Z_1\cos\theta_t}{Z_2\cos\theta_i + Z_1\cos\theta_t} \tag{5.11}$$

同理，引入声压折射系数 t_p 来表示透过界面的声波强弱，并且定义 $t_p = p_t/p_i$，可以证明：

$$t_p = \frac{2Z_2\cos\theta_i}{Z_2\cos\theta_i + Z_1\cos\theta_t} \tag{5.12}$$

根据声强之比等于声压之比的平方这一关系，还可以引入声强反射系数 r_I 和声强折射系数 t_I 来表示这两部分声波的强弱，即

$$r_I = \left(\frac{Z_2\cos\theta_i - Z_1\cos\theta_t}{Z_2\cos\theta_i + Z_1\cos\theta_t}\right)^2 \tag{5.13}$$

$$t_I = \frac{4Z_1Z_2\cos^2\theta_i}{(Z_2\cos\theta_i + Z_1\cos\theta_t)^2} \tag{5.14}$$

当超声波垂直入射界面时，$\theta_i = \theta_t = 0$，以上 4 个系数的表达式为

$$r_p = \frac{Z_2 - Z_1}{Z_2 + Z_1} \tag{5.15}$$

$$t_p = \frac{2Z_2}{Z_2 + Z_1} \tag{5.16}$$

$$r_I = \left(\frac{Z_2 - Z_1}{Z_2 + Z_1}\right)^2 \tag{5.17}$$

$$t_I = \frac{4Z_1Z_2}{(Z_2 + Z_1)^2} \tag{5.18}$$

在超声波垂直入射的条件下，声压、声强的折射系数又称为透射系数（transmission coefficient）。由上述各式可知，超声波穿过两种介质的界面传播时，具有如下规律：①两种介质的声阻（Z_1 和 Z_2）相差越大，反射波越强；当 $Z_1 \ll Z_2$ 或 $Z_1 \gg Z_2$ 时，透射系数趋近于零，说明声波几乎被全反射，或者说不能透入第二层介质。其中当 $Z_1 \gg Z_2$ 时，反射系数趋于-1，反射波与入射波的声压存在 180° 的相位差。②当 $Z_1 = Z_2$ 时，声波将不发生反射而全部进入第二层介质。表 5-2 列出了不同人体组织界面当超声波垂直入射时的声压反射系数。

表 5-2　不同人体组织界面的声压反射系数

名称	颅骨	血液	肝	脑	皮肤	肌肉	脂肪	水
水	0.57	0.007	0.035	0.007	0.029	0.020	0.047	0
脂肪	0.610	0.047	0.049	0.054	0.076	0.067		
肌肉	0.560	0.020	0.015	0.013	0.009			
皮肤	0.560	0.029	0.006	0.022				
脑	0.570	0.007	0.028					
肝	0.550	0.028						
血液	0.570							
颅骨								

例 5.3　假设超声波垂直入射界面，根据表 5-1 中的数据，分别计算空气-软组织、软组织-肝脏、空气-颅骨的声压反射系数。

分析与解答：查表可知空气的声阻为 4.29×10^{-4}（Rayleigh），软组织为 1.610×10^{5}

（Rayleigh），肝脏为 1.648×10^5（Rayleigh），颅骨为 5.571×10^5（Rayleigh），将以上数据代入式（5.15），有

$$r_\text{p}=\frac{p_\text{r}}{p_\text{i}}=\frac{Z_2-Z_1}{Z_2+Z_1}$$

得空气-软组织、空气-颅骨的声压反射系数接近 1，而软组织-肝脏的声压反射系数为 0.11。

该例题的计算结果说明，在超声成像中，“空气-软组织”界面上 $Z_1\ll Z_2$，声压反射系数很大，声波几乎被全反射，所以在超声成像检查中人们利用石蜡油、高分子聚合物等耦合剂来减小换能器与患者皮肤之间空气层的影响，使超声波得以从皮肤几乎无反射地进入人体。类似地，在“胸壁-肺”及肺内无数“空气-组织”界面上，超声波会发生强烈的反射，所以超声成像不能用于做肺部诊断。同样，空气、软组织和骨骼之间的声阻抗差异也很大，所以也不能用超声成像来鉴别位于骨骼后面的组织特性。

5.3.2　衰减和吸收

超声波在介质中传播时，声强或能量密度随着传播距离的增大而减小，这种现象称为声波的衰减。导致声波衰减的原因有以下几种。

（1）介质对声能的吸收。声波传播时有部分声能转变成介质的其他形态的能。例如，液体的黏滞性阻碍了质点的振动，部分机械能转变为介质的热能而耗散。另一种情况是弛豫吸收，即介质分子吸收声能后，它的势能有所增加，然后又以某种形式把这部分能量释放出来。

（2）声速的扩散。超声波传播时，波面随着距离的增加而逐渐扩大，这就引起单位面积上声能的减小。由点声源发出的声波为球面波，其强度与波面半径的平方成反比。显然，声波传播得越远，声能的衰减越大，这种情况又称为几何衰减。

（3）散射衰减。当超声波遇到不规则界面或所遇障碍物的线度和超声波波长相仿时，超声波基本上仍会向前传播，但在障碍物后会形成能量几乎为零的“暗区”，波的传播在这个暗区中断了。这时，障碍物消耗了入射波的部分能量，并以障碍物为中心形成新的波源向四周传播出去，这一现象称为散射（scattering）。由于介质并不是绝对均匀的，温度起伏可能导致各处的密度分布不同，此外介质中也可能混有杂质，这些因素使介质中存在很多散射中心，它们与超声波发生相互作用，使声束改变了传播方向，等效于原方向上的声能减小了。

由于存在以上各种衰减和吸收，超声波的强度随介质层厚的变化大体上服从朗伯定律，即

$$I=I_0\text{e}^{-\alpha x}\tag{5.19}$$

式中，I_0 为入射声强，I 为透过厚度为 x 的介质层后的声强，α 称为衰减系数（attenuation coefficient），单位为 dB/cm。这样当我们知道传播距离 x 时，可利用声强级公式（5.8）直接计算衰减后的强度，具体可参考后续的例题 5.4。另外，实验证明，衰减系数 α 的大小取决于介质的声学特性，且与声波频率成正比，即 $\alpha=\beta f$，β 称为平均吸收系数，常用单位为 $\text{dB/(cm}\cdot\text{MHz)}$。

超声波在传播过程中遇到障碍物时，如果障碍物的线度接近于或小于超声波波长，则超声波绕过障碍物继续按原路径传播，这称为超声波的绕射（衍射）。从临床超声成像的角度看，当某些小的病灶线度与超声波波长相仿时，声波会完全绕过病灶，不会形成明显的

反射回波，所以在图像上不会出现病灶的轮廓图像；但根据瑞利散射定律仍然可能存在反向散射，据此可以帮助评估病灶的性质。

当障碍物的线度相对超声波波长较大时，超声波不能完全绕过障碍物，在障碍物之后存在超声波不能达到的区域，这个区域称为声影（acoustic shadowing）。声影在图像上表现为暗区，是探测不到的盲区。利用声影现象可以识别结石、钙化灶和骨髓等结构。

需要指出的是，在一般临床超声诊断中，通常人体组织中出现的声学界面的尺寸是远大于超声波波长的。也就是说，界面相对于超声波波长来说是“平滑”的，当超声脉冲垂直入射到界面上时会出现明显的反射现象，这也是医用超声成像广泛采用脉冲回波检测技术的理论依据。

例 5.4　对于临床典型情况，如果超声波的频率为 1 MHz，其沿着衰减系数为 1 dB/cm 的介质传播 10 cm 深时，其声强为原来的多少？如果改用 2 MHz 的超声波，由于衰减系数与频率的准线性关系，假定介质的衰减系数估计为 2 dB/cm，则传播 10 cm 时，声强为原来的多少？

分析与解答：设 I_0 为初始声强，每传播 $x = 1$ cm，衰减后的声强 I 和 I_0 的关系为

$$\lg\frac{I_0}{I} = 1\ \text{cm}\cdot 1\ \text{dB/cm} = 1\ \text{dB} = 0.1\ \text{B}$$

如果沿着该介质传播 10 cm 深，衰减为 10 cm·1 dB/cm=1 B，则有

$$\lg\frac{I_0}{I} = 10\ \text{cm}\cdot 1\ \text{dB/cm} = 10\ \text{dB} = 1\ \text{B} \Rightarrow I = \frac{1}{10}I_0$$

当换成 2 MHz 超声波时，衰减系数估计为 $\alpha = 2$ dB/cm，传播 10 cm，有

$$\lg\frac{I_0}{I} = 2\text{B} \Rightarrow I = \frac{1}{100}I_0$$

此例题揭示了声强级、超声波频率和衰减系数之间的关系。一般而言，衰减系数与声强级结合使用较为方便，特别是在医用方面。另外，此例题揭示了临床超声诊断会配置不同频率的超声探头的部分原因，因为对于不同深度的成像目标，需要考虑衰减的大小，这将影响相应信号的强度及信噪比。表 5-3 给出了人体部分组织对超声波的衰减系数。

表 5-3　人体部分组织对超声波的衰减系数 α（频率：1 MHz）

组　织	α/（dB/cm）	组　织	α/（dB/cm）
血液	0.18	脑	0.85
脂肪	0.6	肾	1.0
肌肉（横纤维）	3.3	肺	40
肌肉（纵纤维）	2.0	颅骨	20
肝	0.9	羊水	2.2×10^{-2}

值得说明的是，目前生物组织的超声特征参数测量通常采用离体实验方法，具体测量方法与设备也不完全相同，不同的研究者采用不同的方法在不同的条件下测量，导致各个文献上发表的生物组织超声特征参数并不一致，有些还相差很远。由于人体组织对超声波的衰减近似地与声波频率成正比，在要求不是非常高的情况下，大多数软组织的衰减系数都可以用 0.9f 来粗略估计，这里的 f 是超声波频率，单位为 MHz。

5.3.3 多普勒效应

生活中有这样一个有趣的现象：当一辆救护车迎面驶来时，听到的声音越来越尖细；而当救护车离去时，声音越来越雄浑。你可能没有意识到，这个现象与医院使用的多普勒超声及彩超属于同一原理，那就是“多普勒效应”。

多普勒效应（Doppler effect）是为纪念奥地利物理学家及数学家克里斯琴·约翰·多普勒（Christian Johann Doppler）而命名的，他于1842年首先针对声波提出了这一理论，后来发现也适用光波等电磁波，其主要内容为探测到的辐射波长会因波源和接收器（或观测者）的相对运动而产生变化。在运动的波源前面，波被压缩，波长变得较短，频率变得较高（蓝移，blue shift）；在运动的波源后面，会产生相反的效应，波长变得较长，频率变得较低（红移，red shift）。波源的速度越大，所产生的效应越大。根据波的红（或蓝）移程度，可以计算出波源循着观测方向运动的速度。

同样，当声波在介质中传播，声源与声波的观察者之间出现相对运动时，接收到的振动（声波）频率与振源（声源）的发射频率有一定的差异，这种现象称为多普勒效应。其变化的频差称为频移。下面将针对声波展开讨论。

为便于理解，先假定声速、接收器和声源三者在同一水平方向上运动，下面分情况讨论声波频移的变化情况。

（1）观察者向（远离）声源运动，声源静止于介质中。

根据图5-10和式（5.3），以及相对运动的知识，可以分析得出，此时相对观察者的声速为c'，而此时介质中声波的波长不改变，接收到的频率为

$$f' = \frac{c'}{\lambda} = \frac{c \pm v_o}{cT} = \frac{c \pm v_o}{c} f \tag{5.20}$$

式中，c为观察者相对介质静止时测得的声波速度，v_o为观察者的速度。式（5.20）中所有的量都是正值，当观察者向声源运动时取“+”号，远离声源时取“-”号。

（2）声源向（远离）观察者运动，观察者静止于传播介质中。

根据图5-11和式（5.3）可分析得出，此时声波相对静止于介质中的观察者的声速为c，并且声源以速度v_s靠近观察者，此时介质中声波的波长将发生改变，如图5-11所示，假定声源S在一个周期T内往前推送到达点S'，此时相邻的同相位两点S'、A的距离设为新波长λ_b，而声源静止相邻的同相位两点S、A之间的距离定义为一个波长λ。利用图5-11所示的距离关系$\lambda = cT = \lambda_b + v_s T$，以及波长和频率的关系，此时接收到的频率为

$$f' = \frac{c}{\lambda_b} = \frac{c}{(c \mp v_s)T} = \frac{c}{(c \mp v_s)} f \tag{5.21}$$

式中，当声源向观察者运动时（图5-11所示情况）取“-”号，远离观察者时取“+”号。

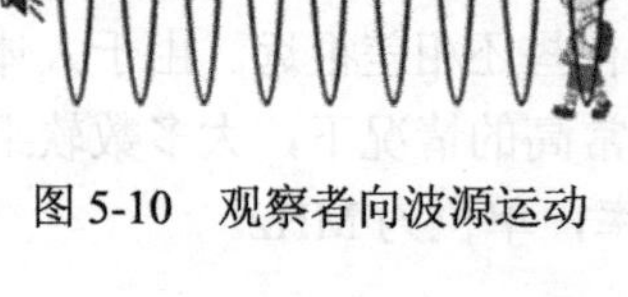

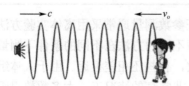

图5-10　观察者向波源运动

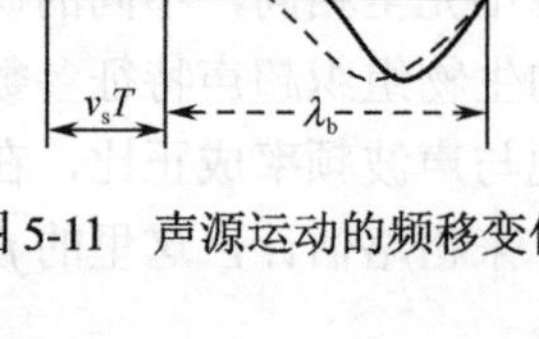

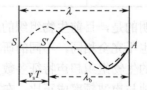

图5-11　声源运动的频移变化

（3）声源向（远离）观察者运动，观察者也相对介质运动。

多普勒频移公式的推导

该情况可以看作前面（1）（2）两种情况的综合，其多普勒频移公式为

$$f'=\frac{c'}{\lambda'}=\frac{c\pm v}{(c\mp u)T}=\frac{c\pm v}{(c\mp u)}f \tag{5.22}$$

式中，f 为原发射频率，c 为声波在介质的速度（声源、观察者都相对介质静止），但三者相对运动时，设 v_0 为观察者相对介质移动的速度，v_s 为声源相对介质移动的速度，f' 为新的观察到的频率，测量得到的声波的速度和波长分别为 c'、λ'。

（4）声源向（远离）观察者运动，观察者也相对介质运动，三者方向不在同一连线上。

根据图 5-12，把声源速度 v_s 和观察者速度 v_o 向其连线上投影（乘以其夹角的余弦值），得其投影值 v_s'、v_o'，代入式（5.22），可得

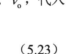

$$f'=\frac{u\pm v_o'}{u\mp v_s'}f \tag{5.23}$$

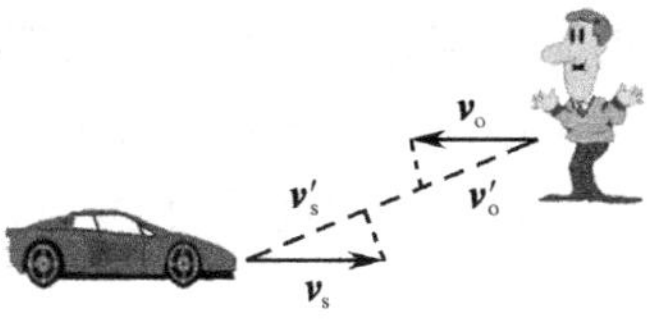

图 5-12　声源与观察者不沿二者连线运动的示意图

源于日常生活的多普勒效应也可应用于医学。研究发现，超声探头发出的超声波进入人体后，只要遇到运动界面也会产生多普勒效应。运动界面相当于运动的声波接收器，同时它可能又反射声波，变成运动的声源，这样接收到的声波频率将发生频移。如果界面朝向探头运动，探头接收到的声波频率升高；反之，如果界面背离探头运动，则探头接收到的声波频率降低；界面运动越快，频移数值越大。心脏壁、血管壁、瓣膜等的运动和血液流动均可引起多普勒效应，而根据式（5.23）和相关物理模型，我们将在第 6 章 6.2 节中推导出频移和运动定量公式，并结合超声检测技术给出运动组织的速度分布情况。

多普勒效应揭示了观察者、介质和声源三者之间相对运动对声音频率的测量结果的影响。当观察者、声源静止于介质中时，声波的频率不变，且等于平时所指的声速，如空气中的声速约为 340 m/s。

例 5.5　利用多普勒效应监测车速。固定声源发出频率为 $f=100\ \text{kHz}$ 的超声波，当汽车向声源行驶时，与声源安装在一起的接收器接收到从汽车反射回来的波的频率为 $f''=110\ \text{kHz}$。已知空气中的声速为 340 m/s，求车速大小。

分析与解答： 设 v_o 为车速，当其反射超声波，则为声源，其速度为 v_s，$v_o=v_s$。

（1）车为接收器时，其接收的频率为　$f'=\dfrac{u+v_o}{u}f$

（2）车为声源时，有　$f''=\dfrac{u}{u-v_s}f'=\dfrac{u}{u-v_s}\dfrac{u+v_o}{u}f=\dfrac{u+v_o}{u-v_s}f$

因此车速为　$v_o=\dfrac{f''-f}{f''+f}u=58.2\ \text{km/h}$

该例题解释了用多普勒超声测量血流速度的原理，只需要把血流类比为本例题中的车辆即可。

5.4　探头超声场的声压分布

在超声诊断成像中，一般要求将待查部位置于超声场的近场范围之内，并配置不同频

率的超声探头，这与超声场的声压分布密切相关，具体讨论如下。

声场是指声波存在的区域，描述声场的物理量可以是声压、质点振动速度、位移或介质密度等，它们一般都是位置和时间的函数。超声场的声压分布取决于换能器中的振源性质（包括大小、形状等）以及超声波传播过程中与介质的相互作用。虽然临床上涉及的生物组织远非各向同性介质，但为了能定量地了解超声场的声压分布，一般假定传播介质是各向同性介质。

根据惠更斯-菲涅耳原理，超声探头中振动的圆形晶片可以认为是由很多个小声源组成的宽面声源，每个小声源都在 2π 立体角的半空间辐射球面波，因而声场中某点的声压就是各个小声源在该点的辐射声压的叠加。设晶片表面为 xy 平面，晶面中心法线（下称轴线）为 z 轴，晶片直径为 D，对于平面圆形换能器，其辐射声场中轴线上各点的声压分布为

$$p = p_{\mathrm{m}} \sin\left(\omega t - \frac{\pi}{\lambda} D\right) \tag{5.24}$$

其中，声压幅值 p_{m} 为

$$p_{\mathrm{m}} = 2 p_0 \sin\left(\frac{\pi}{\lambda}\sqrt{\frac{D^2}{4} + z^2} - z\right) \tag{5.25}$$

式中，p_0 为圆形晶片表面的声压幅值，λ 为超声波波长，z 为被测场点到探头中心的距离。

5.4.1 近场区的轴向声压分布

把式（5.25）简写成 $p_{\mathrm{m}} = 2p_0 \sin\phi$，由正弦函数的性质可知，$p_{\mathrm{m}}$ 随场点到探头中心的距离而周期性改变，出现多个声压绝对值的极大值和极小值。其中，当 $\phi = (2m+1)\cdot \pi/2$ 时，p_{m} 取得极大值，对应的场点距离为

$$z = \frac{D^2 - (2m+1)^2\lambda^2}{4(2m+1)\lambda}，\text{其中 } m = \frac{D-\lambda}{2\lambda} \tag{5.26}$$

当 $\phi = n\pi$（n 为整数）时，p_{m} 取得极小值为零，对应的场点距离为

$$z = \frac{D^2 - (2n\lambda)^2}{8n\lambda}，\text{其中 } n < \frac{D}{2\lambda} \tag{5.27}$$

式（5.26）和式（5.27）说明，圆形晶片的半径越大，辐射的波长越短，轴线上声压的极小值的个数 N 和极大值的个数 M 都会变大，说明声场内声压的起伏也越剧烈。

在式（5.26）中取 $m = 0$，并把此时距离圆形阵元中心最远的极大值 z 记作 z_{R}，则有

$$z = \frac{D^2 - \lambda^2}{4\lambda} \tag{5.28}$$

又由于 $D \gg \lambda$，因此式（5.26）可以进一步简化为

$$z_{\mathrm{R}} = D^2/4\lambda \tag{5.29}$$

公式（5.29）的讲解

把该值定义为近场长度。常以该长度作为分界点，把轴向声场分为 2 个区间。

图 5-13 清楚地展示了声轴上近场和远场的声压分布。其中，$z < z_{\mathrm{R}}$ 的范围称为近场区，又称菲涅耳区（Fresnel zone）；$z > z_{\mathrm{R}}$ 的范围称为远场区，又称夫琅和费区（Fraunhofer zone）。显然，工作频率越高，近场长度越长。但是频率越高，组织的衰减系数越大，回波能量越低。

下面通过相关程序模拟圆形晶片产生的超声场在声轴上的声压分布，基于 MATLAB

编写的程序如下所示。由图 5-14 所示的对比曲线可以看出，该声压分布显然受到了超声波频率和探头直径的调控。

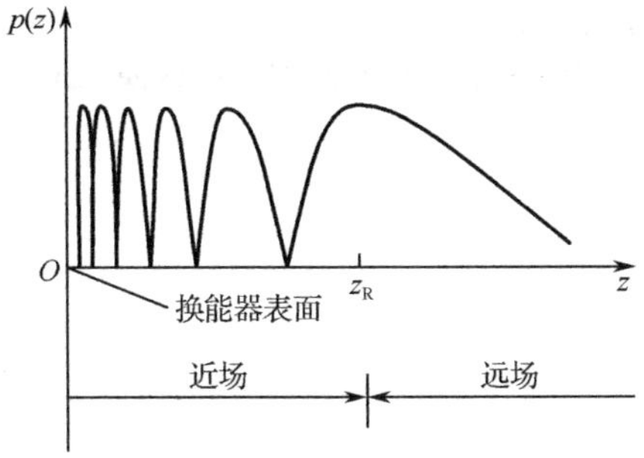

图 5-13 声轴上近场和远场的声压分布

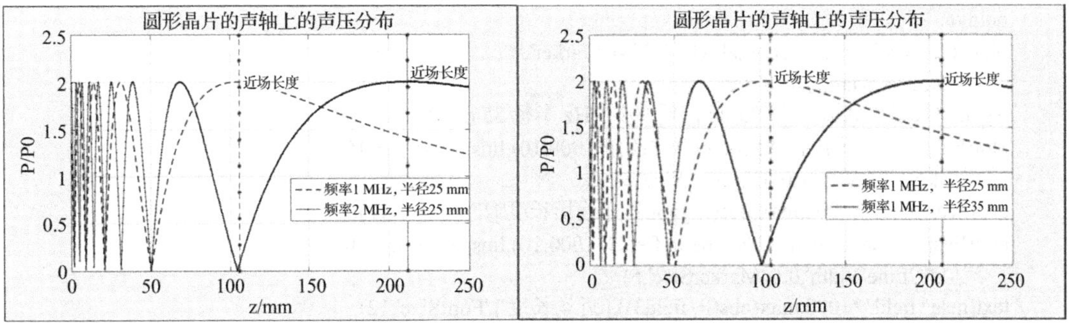

（a）　　　　（b）

图 5-14 近场长度与频率和圆形晶片半径关系的模拟图

基于 MATLAB 的声场模拟如下：

基于式（5.25），通过控制变量的方法，分别模拟半径相同的圆形晶片，发射不同频率超声波时的沿轴声压分布图（见图 5-14（a）），以及不同半径的圆形晶片发射相同频率超声波时的沿轴声压分布图（见图 5-14（b））。通过模拟图，可以比较清楚地看到半径和频率对近场和远场的影响。程序核心函数 Sound_pressure 正是基于式（5.25）。

MATLAB 程序示例：

```
clc; clear; close all;
%调用函数计算声压，参数分别为频率（MHz）、半径（mm），比如频率 1 MHz，半径 25 mm。
[R_acoustic_axis1,P_field1,near_field1]  = Sound_pressure(1,25);
[R_acoustic_axis2,P_field2,near_field2]  = Sound_pressure(2,25);
[R_acoustic_axis3,P_field3,near_field3]  = Sound_pressure(1,35);
figure
%绘制声轴线上的声压，距离乘 1000，换算为 mm
plot(R_acoustic_axis1*1000,abs(P_field1),'LineStyle','--',...
    'color','k','LineWidth',1.4);
hold on
plot(R_acoustic_axis2*1000,abs(P_field2),'Marker','*',...
    'color','k','MarkerSize',1);
legend('频率 1 MHz,半径 25 mm','频率 2 MHz,半径 25 mm')
%绘制近场长度直线,距离乘 1000,换算为 mm
plot(linspace(near_field1*1000,near_field1*1000,10),linspace(0,2.5,10)...
```

```
,'--k*','LineWidth',0.5,'MarkerSize',5);
text(near_field1*1000,max(abs(P_field1)),['近场长度'],'FontSize',12);
plot(linspace(near_field2*1000,near_field2*1000,10),linspace(0,2.5,10)...
,'-k*','LineWidth',0.5,'MarkerSize',5);
text(near_field2*1000,max(abs(P_field2)),['近场长度'],'FontSize',12);
axis([0 250 0 2.5]);
grid on;
%坐标注释
title(['圆形晶片在声轴上的声压分布']);
xlabel(['z/mm']);
ylabel(['P/P0']);
set(gca,'FontSize',20);
figure
plot(R_acoustic_axis1*1000,abs(P_field1),'LineStyle','--',...
    'color','k','LineWidth',1.4);
hold on
plot(R_acoustic_axis3*1000,abs(P_field3),'Marker','*',...
    'color','k','MarkerSize',1);
legend('频率 1 MHz,半径 25 mm','频率 1 MHz,半径 35 mm')
plot(linspace(near_field1*1000,near_field1*1000,10),linspace(0,2.5,10)...
    ,'--k*','LineWidth',0.5,'MarkerSize',5);
text(near_field1*1000,max(abs(P_field1)),['近场长度'],'FontSize',12);
plot(linspace(near_field3*1000,near_field3*1000,10),linspace(0,2.5,10)...
    ,'-k*','LineWidth',0.5,'MarkerSize',5);
text(near_field3*1000,max(abs(P_field3)),['近场长度'],'FontSize',12);
axis([0 250 0 2.5]);
grid on;
title(['圆形晶片的声轴上的声压分布']);
xlabel(['z/mm']);
ylabel(['P/P0']);
set(gca,'FontSize',20);
% 定义 Sound_pressure 子函数
function [R_acoustic_axis,P_field,near_field] = Sound_pressure(f0,Rs)
%设置参数
f0=f0*1e6;       %  频率  [Hz]
c=5900;  % 此为钢材内声速[m/s]，该值的图像显示效果较好，正常人体声速为 1540 m/s
lambda=c/f0;
Rs=Rs*10^-3; %活塞半径[m]
near_field=(2*Rs)^2/(4*lambda);  %近场距离
R_acoustic_axis=linspace(0,3*near_field,50000);
%轴线上声压
P_field=2*sin(pi*((Rs^2+R_acoustic_axis.^2).^0.5-...
R_acoustic_axis)/lambda);
end
```

在临床检查中总是要求将待查部位置于近场范围之内，考虑到不同的器官在人体中的深度不同，一台超声成像诊断设备总是配置多个阵元大小不同的探头，方便医师在分辨率、近场长度、阵元大小这几个参数间取得折中，以适应不同的检查需要。临床成像中所用到的频率在 1～20 MHz 范围内，在这一频率范围内半径等于或大于 10 mm 的换能器通常能为医学诊断提供具有足够方向性的超声束。

5.4.2　远场区的声压分布

本节进一步分析探头产生的远场不用于超声成像的原因。如果把考察的场点限定在 z 轴上，如图 5-13 的曲线末段所示，远场区声压随距离 z 的增大而单调下降。如果把考察的范围扩展到 xz（或 yz）平面，则圆形换能器远场区的声压分布可用函数 $D(\phi)$定量地表示。$D(\phi)$定义为到圆形晶片中心距离为 r、方位角（即 r 与轴线夹角）为 ϕ 的场点，与轴线上距圆形晶片中心 r 的场点的声压之比，即

$$D(\phi)=\frac{p(r,\phi)}{p(r,0)}=\frac{2\mathrm{J}_1(ka\sin\phi)}{ka\sin\phi} \tag{5.30}$$

$D(\phi)$又称为声压分布因数，相应地 $D^2(\phi)$ 则为声强分布因数；ϕ 称为扩散角；J_1 称为第一类贝塞尔函数（Bessel function）；k 为常数；a 为圆形晶片的半径。

在式（5.30）中，当 $ka\sin\phi=3.83, 7.02, 10.17, \cdots$时，贝塞尔函数 J_1 等于零，因而 $D(\phi)$ 也等于零，表明在该组数字所对应的 ϕ 角方向上没有声波辐射。

由此引入半扩散角 θ，即 $D_{\mathrm{c}}=0$ 的第一点（即 $ka\sin\theta=3.83$ 时）对应的角度

$$\theta=\arcsin\frac{3.83}{ka}=\arcsin\left[3.83\left(\frac{2\pi a}{\lambda}\right)^{-1}\right]=\arcsin 0.61\frac{\lambda}{a}=\arcsin 1.22\frac{\lambda}{D} \tag{5.31}$$

式中，D 为圆形晶片直径，利用半扩散角可以评价声束的扩散程度。可知采用大直径的圆形晶片，频率高的超声波，扩散较小。

图 5-15 所示是整个声压分布的极坐标，可见中央（轴线）部分出现一个主瓣，在主瓣两侧出现多个旁瓣，同一花瓣的边缘曲线表示 r 相等而 ϕ 不等的场点，而它们的极径长短则表示声压分布因数 $D(\phi)$的大小，图中声压随极径的变化用对数单位（dB）表示。

由图 5-15 还可知，主瓣与各旁瓣长度相差悬殊，表明主瓣区的声压要比旁瓣区高得多，声束能量主要集中在声轴线附近的区域内。

另外，通过计算可知近场内超声束平行度最高，超声束的横向截面小，反射界面与晶片垂直性最好，反射声强较高，失真度小。远场超声束扩散度大，横向截面大，加上超声束不平行，反射声强较弱，失真度高。

医学诊断要求超声束的扩散角在 ±3.5°以内，正是由于超声束截面积太大可使超声波横向分辨率降低。一般而言，圆形换能器的声场在近场区声压分布比较集中，超声束形状为一定直径的圆柱体。超声束一直传播到最后一个声压极大点 z_{R} 处，然后以角度 ϕ_D 发散，如图 5-16 所示。以上解释了超声成像主要利用近场的原因。

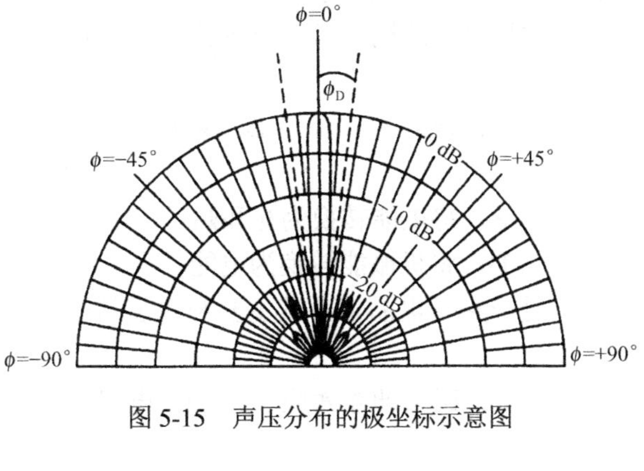

图 5-15　声压分布的极坐标示意图

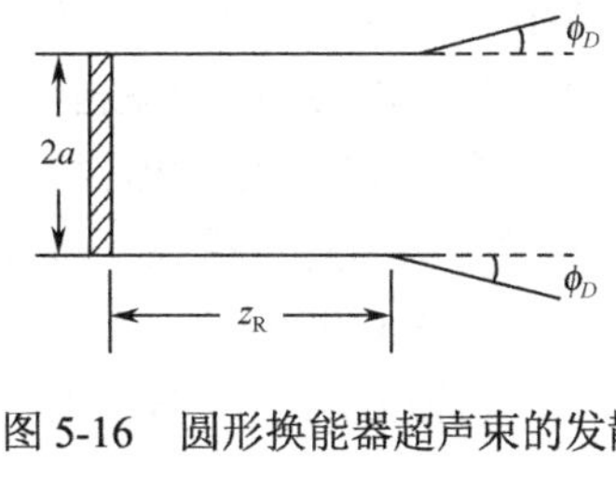

图 5-16　圆形换能器超声束的发散

习题

5-1　人耳听到的声波频率范围为（　　）。（单选）

A．小于 20 Hz　　B．大于 20 000 Hz　　C．20～20000 Hz　　D．小于 20000 Hz

5-2　人耳是否能听到声音取决于（　　）。（单选）

A．声波的频率　　B．声波的速度

C．声波的压强　　D．声波的频率和强度

5-3　声阻抗的大小取决于（　　）。（单选）

A．声压幅值　　B．速度幅值

C．声速和介质密度　　D．声强

5-4　声波在下列哪一种介质中传播得最快？（　　）（单选）

A．固体　　B．气体　　C．液体　　D．都一样

5-5　产房中两个婴儿同时啼哭，如果每个婴儿啼哭声音的声强级为 50 dB，则两个婴儿同时啼哭的声强级为（　　）。（单选）

A．100 dB　　B．200 dB　　C．53 dB　　D．25 dB

5-6　声波在介质中传播时，如果交界面两侧介质的声阻抗相差非常悬殊，则发生（　　）。（单选）

A．全反射　　B．全透射　　C．不发生反射　　D．半反射半透射

5-7　声波在介质中传播时，如果交界面两侧介质的声阻抗近似相等，则发生（　　）。（单选）

A．全反射　　B．全透射　　C．不发生透射　　D．半反射半透射

5-8　在下列哪种物质中声速最快？（　　）（单选）

A．软组织　　B．颅骨　　C．水　　D．空气

E．脂肪

5-9　反射回声强度取决于（　　）。（单选）

A．反射回声的量、声波的衰减程度

B．声波的衰减程度、入射声波与界面的角度

C．反射回声的量、入射声波与界面的角度

D．声波的衰减程度

E．反射回声的量、声波的衰减程度、入射声波与界面的角度

5-10　声波入射到两个介质的界面上，如果界面的线度远大于波长，则产生（　　）。（单选）

A．反射　　B．衍射　　C．散射　　D．衰减　　E．增强

5-11　超声探头的作用是（　　）。（单选）

A．将电能转换为机械能　　B．将电能转换为光和热

C．将机械能转换为辐射　　D．将机械能转换为电能

5-12　医用超声探头又称超声换能器，是一种压电晶体，其主要利用了晶体的什么效应？（　　）（单选）

A．机械效应　　B．压电效应　　C．磁致伸缩效应　　D．电容效应

5-13　医用超声探头又称超声换能器，是一种压电晶体，其中超声波的产生主要利用了晶体的什么效应？（　　）（单选）

A．压电效应　　B．逆压电效应　　C．磁致伸缩效应　　D．电容效应

5-14　根据多普勒效应，当观察者相对传播介质静止时，正确的是（　　）。（单选）

A．测量的波速不变　　B．观测的频率不变

C．观测的频率一定变化　　D．观测的波长不变

5-15　根据多普勒效应，当观测者和波源相向运动且共线时，正确的是（　　）。（单选）

A．测量的波速不变　　B．观测的频率可以不变

C．观测的频率一定变化　　D．观测的波长不变

5-16　一警笛发射出频率为 1500 Hz 的声波，并以 22 m/s 的速度向某方向运动，一人以 6 m/s 的速度跟踪其后，他听到的警笛发出声音的频率为（　　），此时空气中的声速 $c = 330$ m/s。（单选）

A．1000 Hz　　B．1500 Hz　　C．1432 Hz　　D．1406 Hz

5-17　对于超声场轴线上的声压分布，在远场区域内声压与距离的关系是（　　）。（单选）

A．声压与距离无关　　B．声压 p 与距离成正比关系

C．声压 p 与距离成反比关系　　D．声压降为零

5-18　通过什么方法可以得到较长的近场区？（　　）（单选）

A．使用高频探头　　B．减小阻尼

C．减小探头直径　　D．增大阻尼

5-19　声波在介质中的衰减是（　　）。（多选）

A．扩散衰减　　B．吸收衰减　　C．散射衰减　　D．内转换

5-20　超声波与物质的相互作用是（　　）。（多选）

A．热作用　　B．吸收衰减　　C．空化作用　　D．机械作用

5-21　超声波的主要特点是（　　）。（多选）

A．具有热作用　　B．方向性强　　C．穿透能力强　　D．传播性好

5-22　对于障碍物的线度与超声波波长的比值，正确的是（　　）。（多选）

A．比值相近时，不产生明显回波　　B．比值很小时，主要是衍射

C．比值较大时，可能产生声影　　D．比值较大时，全散射

5-23　在超声成像中，高频超声场相对于低频超声场的特点是（　　）。（多选）

A．近场短，声束粗　　B．近场长，声束细

C．轴线声压均匀　　D．轴线声压不均匀

5-24　超声波的声速的主要影响因素有哪些？

5-25　超声波在介质中传播时发生哪些物理现象？超声波在介质中衰减的规律如何？试列举出声波衰减的主要类型。

5-26　超声波是如何产生和接收的（试说明基本原理）？本章提及的圆柱形超声探头的结构和工作原理如何？

5-27　超声波的发射方式分为连续波和脉冲波，试说明这两种波的特性有何不同，并且解释下列名词：（1）脉冲重复频率（PRF）；（2）脉冲重复周期（PRP）；（3）脉冲宽度。

5-28　圆形单晶片超声探头产生的声场在近场区和远场区的声压分布各有什么特点？对成像有何影响？

5-29　超声波在水中的传播速度为 1500 m/s，求频率为 0.5 MHz 和 10 MHz 的超声波在水中的波长分别是多少？

5-30　在水中传播的某超声波频率为 10 MHz，声波传播速度为 1500 m/s，在某点上的声强为 1.0×10^5 W/m^2，水的密度为 10^3 kg/m^3，求：

（1）该点的声压幅值是多少？

（2）忽略介质中声能的衰减，在一个波长范围内，各点声压的最大差值是多少？

5-31　如果某声压幅值增至原来的 3 倍，问该声波的声强增至原来的几倍？如果使声波的声强增至原来的 16 倍，则声压幅值必须增大为原来的多少倍？

5-32　两个频率相同的声波，一个在空气中，另一个在水中，其声强相等。问在水中的声波与在空气中的声波的声压幅值之比是多少？如果这两个声波的声压幅值相等，则它们的声强比是多少？

5-33　以 10^{-12} W/m^2 为声波的基准强度，求：

（1）强度为 10^{-6} 的声波的声强级是多少？

（2）如果声波在空气中传播，其声压幅值为 0.2 N/m^2，则此声波的声强级是多少？（已知空气的密度为 1.29 kg/m^3）。

5-34　假定某一点的声波强度是许多声源发至该点的声波强度之和，那么 5 个相同的喇叭同时广播，所测得的该点的最大声强级较一个喇叭大多少？

5-35　震耳欲聋的雷声的声强级是 110 dB，树叶微动的声强约为 10 dB，问其声强比是多少？

5-36　一台超声诊断仪用 3.5 MHz 探头发射和接收超声波，设腹部脏器的平均衰减系数为 0.6 dB/cm，该仪器用于腹部探查时的增益为 100 dB，求它的最大探测深度。

5-37　距声源 10 m 的地方，某声强级是 20 dB，若不计吸收衰减，求：

（1）距离声源 5.0 m 处的声强级。

（2）距离声源多远时声音会听不见了（小于最小声强的听阈）？

5-38　一列火车以 30 m/s 的速度在静止的空气中行驶，火车汽笛声的频率为 500 Hz，声波在空气中的传播速度为 340 m/s。求：

（1）假定路旁有一静止观察者，当火车驶近他时和远离他时，他测得的汽笛声音频率各为多少？

（2）对于以 15 m/s 的速度迎面行驶的车上的乘客，当火车驶近他时和远离他时，他所接收到的汽笛声音频率各为多少？

5-39　用连续型多普勒诊断仪研究心脏壁的运动速率。超声波频率为 5 MHz，垂直入射心脏，已知声速为 1500 m/s，测得的多普勒频移为 500 Hz，求此瞬间心脏壁的运动速率大小。

5-40　直径为 10 mm 的圆形晶片，发射的超声波频率为 10 MHz，求在水中的近场长度和半扩散角各为多少？（设声波在水中的传播速度为 1500 m/s。）

第6章　超声成像

奥地利科学家杜斯克（K. T. Dussik）于1949年使用超声探测颅脑疾病，成功获得人体头部成像，开启了医学超声成像的先河。随着微电子技术、计算机技术与超声诊断学的相互渗透与结合，超声影像技术发展迅速，临床应用范围不断扩大。超声成像方式从静态发展到动态，从黑白图像发展到彩色图像，从二维成像发展到三维成像。尤其是B型超声的发展和多普勒超声技术的出现，使超声成像与X射线（含CT）、磁共振和核医学成像并列为当今四大医学成像技术。

本章首先介绍超声成像的基本原理，接着介绍由传统回波成像法产生的三种成像方式——A型、M型和B型，着重说明每种成像方式的图像特点、仪器结构和关键技术。鉴于B型超声是目前临床应用最广的影像诊断手段之一，所以将用更多篇幅对其进行介绍。此外，D型超声（简称D超，又称超声频移诊断法）应用多普勒效应，当声源与接收体（探头和反射体）之间有相对运动时，回声的频率有所改变，此种频率的变化称为频移。D超是近20年兴起的一项新技术，包括脉冲多普勒、连续多普勒和彩色多普勒血流成像三种类型，后续将专门介绍。图6-1所示为超声诊断仪实物图。

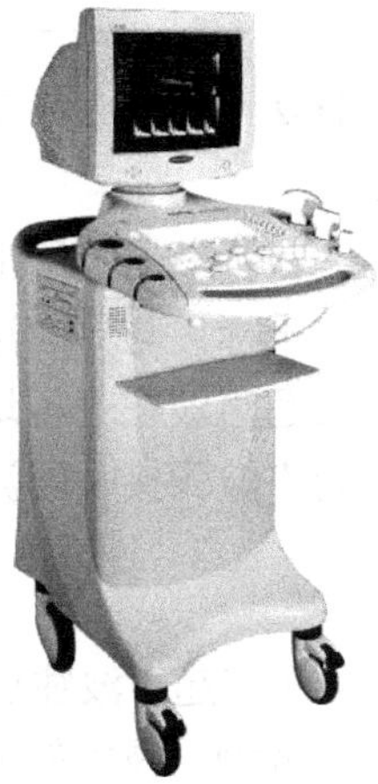

图6-1　超声诊断仪实物图

6.1　超声成像的基本原理与仪器结构

6.1.1　超声成像的基本原理

如前所述，超声成像利用超声波传播时在声阻不同的介质的界面反射而形成回波这一物理特性。成像过程如下：首先通过压电换能器向人体发射脉冲超声波，然后以同一换能器作为接收器，检测来自人体不同组织界面的回波，借助电子学原理与仪器对回波信号进行定位、放大与处理，最后在示波器上显示人体纵切面（即与探头表面垂直的平面）上组织回波强度分布的图像。所以超声成像又称超声脉冲回波成像。

超声成像过程还需建立以下3个物理假定：①声束在介质中沿直线传播，从而估计成像方位；②各介质中声速均匀一致，从而估计成像层面；③各种介质中介质吸收系数均匀一致，从而确定增益补偿等技术参数。

一般而言，第3条假设用于回波信号的时间增益补偿，对其按衰减的幅度进行补偿的增益与扫描时间成正比，比如较深部位回波信号放大倍数较大，较早到达的回波信号放大倍数较小。上述原理和假设，可以结合图6-2进一步说明。该图是利用脉冲回波成像原理

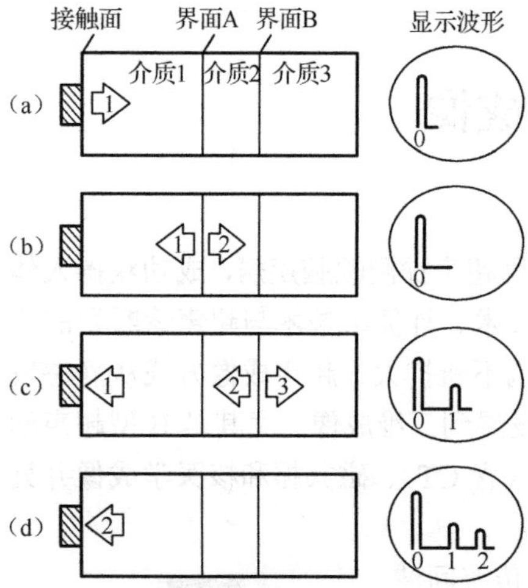

图 6-2 脉冲回波成像原理的描述

检测界面深度的过程描述。将换能器置于人体表面并与皮肤紧密接触，此时通过电子学系统输入电压脉冲来激励换能器，使之产生持续时间较短的脉冲超声波。当超声波穿过接触面而进入介质 1 时，即产生第一个回波并在荧屏上位置 0 处显示，如图 6-2（a）所示；随后超声波以恒定速度通过介质 1 到达界面 A（介质 1 和介质 2 的分界面），此时超声波的一部分被界面 A 反射而往回运动，另一部分则透射进入介质 2 继续向前传播，如图 6-2（b）所示；当来自界面 A 的回波到达换能器时，由于晶片的压电效应，将有一电压信号输入后端的电路系统，经处理后在示波器荧屏上位置 1 处出现一个脉冲波形，如图 6-2（c）所示；透过界面 A 的超声波继续在介质 2 中传播，当它到达界面 B 时又形成一个反射波，该反射波被换能器接收后，在示波器荧屏上位置 2 处显示出第二个回波信号。此时共有 3 个脉冲波形出现，其位置（坐标）与界面深度成正比，其间隔与各层介质厚度成正比。

设超声波在一种均匀介质中以速度 c 传播，到达某一界面时被反射而折回，换能器从发射超声波到接收回波所经历的时间为 t，则换能器（声源）到界面的距离为

$$L = \frac{ct}{2} \tag{6.1}$$

显然，测定超声波往返时间 t，就可以求出界面至换能器的距离，亦即界面深度，这就是脉冲超声波测距技术的理论依据。对该原理加以应用，令换能器一边移动一边发射超声波，并使换能器的扫描运动与回波信号记录同步进行，用亮度不同的光点显示声束路径上不同物点或界面的回波强度，就可以获得有关受检体的结构与病理信息的声学图像。需要注意的是，图 6-2 中的脉冲超声波都设定为一个单峰单周期的方波，实际发射脉冲持续多个周期，形成空间脉冲长度，该脉冲长度将影响成像的纵向分辨率。

这里对超声成像的分辨率再做简要介绍。纵向分辨率又称为轴向分辨率（axial resolution，longitudinal resolution）、距离分辨率，是指超声系统对于沿声轴方向排列的两个相距很近的靶点的分辨能力，常以 mm 为单位，与超声波频率、声速和换能器的品质因数有关。横向分辨率（transverse resolution）是指可分辨与声轴相交且垂直于扫描平面的直线方向上两点间的最小距离。横向分辨率与扫描声束的宽度有关。侧向分辨率（lateral resolution）是指与声轴垂直且与扫描平面平行的直线上可分辨的两点的最小距离。侧向分辨率等于声束的侧向有效宽度。侧向分辨率实际是扫描方向上的横向分辨率。单晶片的机械探头与多晶片的环阵探头的声束一般呈圆柱形，由于横向与侧向同宽，因此无横向分辨率与侧向分辨率之分。另外，提高探头发射频率可以同时提升轴向和横向分辨率，下文将提到的相控线阵的声束呈矩形，有横向分辨率和侧向分辨率之分。

6.1.2 超声成像的基本仪器结构

超声成像方式有 A 型、M 型、B 型等几种，由于成像原理有所不同，相应的成像设

备在结构细节上也有所区别，但它们的基础结构是相同的，都是脉冲回波成像系统，如图 6-3 所示。

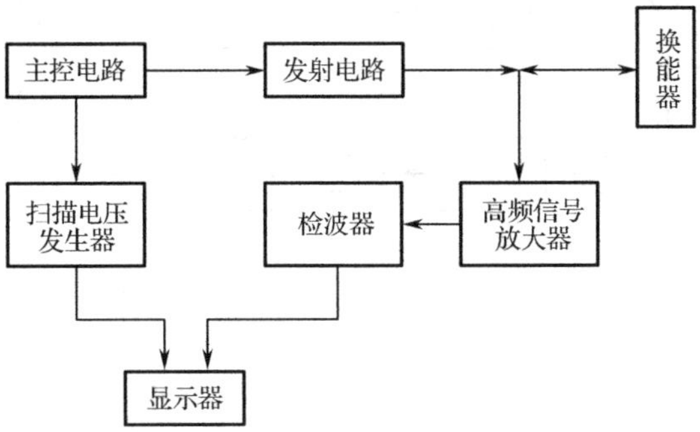

图 6-3　脉冲回波成像系统的基本组成

脉冲回波成像系统主要包括：①换能器，无论在发射和接收阶段，它都是关键部件；②发射电路，能够产生具有一定重复频率和宽度的电脉冲信号，用来激励换能器，使之向人体发射超声波；③主控电路，其作用之一是产生同步触发信号，控制超声脉冲发射电路的频率；之二是控制扫描电压发生器，完成 CRT 显示器的阴极射线的扫描成像；④信号处理部分，包括高频信号放大器、检波器和其他必要的部件，它向示波器输出垂直偏置电压和亮度调制电压，使被扫描物体能够在显示屏上以合适的亮度和准确的位置成像；⑤显示器，又称监视屏，用来显示超声图像，它与照相机或图文打印机连接，便于复制有关诊断资料。

6.2　A 型超声成像和 M 型超声成像

6.2.1　A 型超声成像

A 型（A-mode）超声扫描原意为脉冲幅度调制（amplitude modulation）显示，利用超声回波信号的强弱来调制显示器基线的高低，并以一维波形图显示出来，简称 A 超。A 超信号直接呈现脉冲幅度，而 B 超的二维成像可以看作把 A 超信号幅度表达为亮度（brightness）并以二维图像方式呈现。A 超成像方式的特点是把超声波在各个界面的反射信号显示为一系列尖峰形脉冲，其高度对应于回波强度，其位置对应于界面深度，即界面到探头表面的距离。

以超声颅脑检查为例，对于 2 岁以内囟门未闭的小儿，可以通过囟门作为“声窗”进行扫描检查。图 6-4 所示为用 A 超诊断仪检查人的颅脑组织所产生的示意图像。

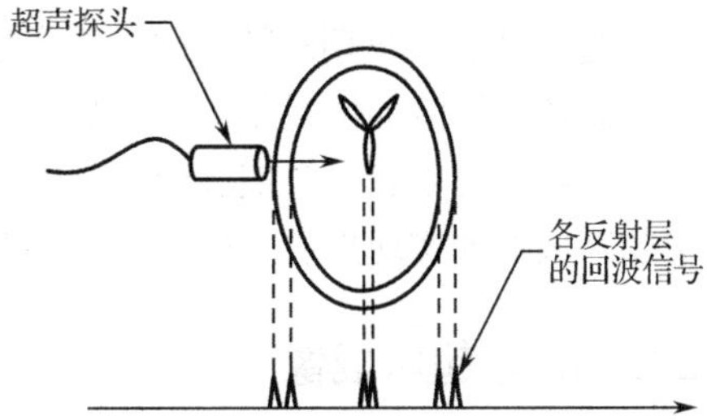

图 6-4　用 A 超做脑部检查示意图

A 超诊断仪的基本结构如图 6-5 所示。

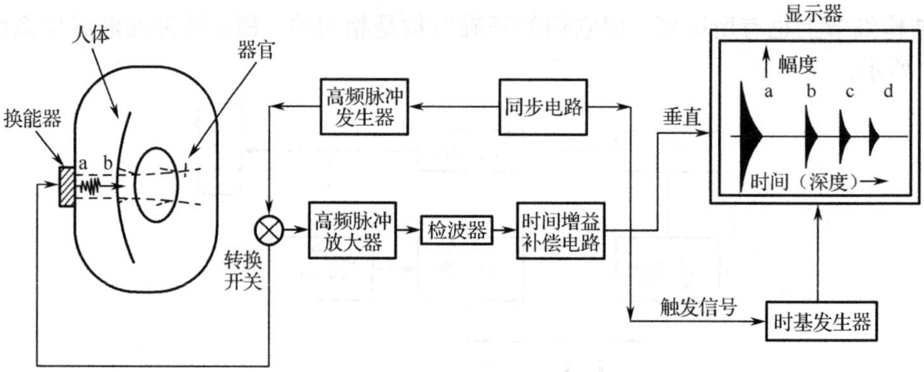

图 6-5　A 超诊断仪的基本结构

其主要部件及工作原理如下：①高频脉冲发生器产生一个峰值为几百伏的激励电压（称为高频脉冲），通过换能器向人体发射特定频率的超声脉冲。②同步电路产生正、负两个触发脉冲，正脉冲用来触发高频脉冲发生器，负脉冲用来触发时基发生器，并使两者同步工作。③转换开关又称发射/接收保护装置，其作用是当超声波发射时切断高频脉冲电压与接收放大器的通道，避免放大器过载、饱和或损坏。④高频脉冲放大器将超声回波转换成几十至几百微伏的电压信号，再送到检波器进行波形处理。⑤时间增益补偿（time gain compensation，TGC）电路，其作用是对超声波传播过程的衰减给予相应补偿。时间增益补偿机制基于超声波在介质中的衰减规律，声强随传播距离或深度而线性减弱，使探头对来自近处的和远处的回波的响应相差甚大，不能真实地反映界面的声学性质。由于超声波传播距离与时间成正比，按深度衰减相当于按传播时间衰减，所以通常采用时间增益补偿电路来控制放大器的增益。如图 6-6 所示，根据从超声波发射至收到回波所用的时间长短来设置增益倍数，可以克服介质衰减作用引起的信号失真问题。⑥时基发生器产生一个随时间线性变化的锯齿波扫描电压，输出到示波器的水平偏转板上就可以得到时间扫描基线。此时如果把回波信号对应的电压幅值加到垂直偏转板上，就可以产生 A 超图像。

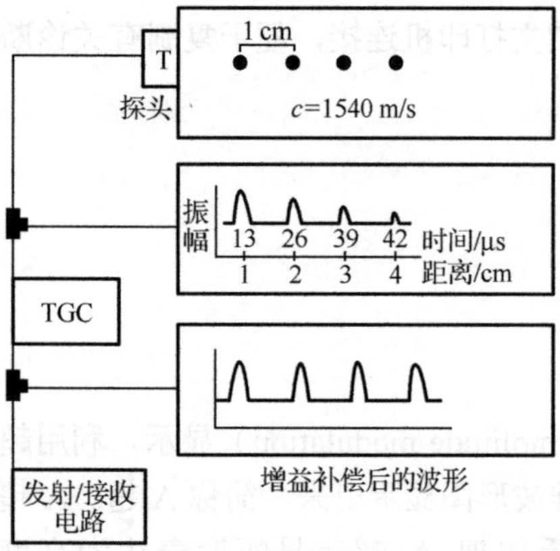

图 6-6　时间增益补偿（TGC）原理

A 超诊断属于早期的脉冲回波成像技术，这种成像方式只能提供一维波形显示。A 超的主要用途是依据回波的位置测定人体组织中器官或病灶的深度、厚度和界面位置等，从回波的幅度和波形特征可以获得对疾病诊断有用的信息。A 超作为最早的超声成像技术，为 M 型、B 型等超声成像的实现提供了技术基础，但由于其本身的局限性，现在临床上已较少使用。

6.2.2　M 型超声成像

M 型超声（简称 M 超）诊断仪原意为时间运动型（time motion mode）声学检测仪，是专门为检查人体的运动器官而设计的超声系统。M 超主要应用于心脏功能的检查，包括显示心脏房室、瓣膜和血管壁的运动状态，能够提供某些心血管病变的信息，所以 M 超图像又称超声心动图。

M 超是在 A 超基础上发展起来的，可以认为是 A 超在时间上的重复，其成像原理如图 6-7 所示。其中，图 6-7（a）展示了 M 超探查时心脏剖面与探头的位置关系。在每次扫描时，探头固定在体表一个位置，其发射声束与心脏房室或壁膜界面的交点也是固定的。由于界面是运动的，声束与界面的交点也随之上下跳动，此时如果在示波器偏转板上输入一个慢扫描电压，就可以在荧屏上动态地展示声线上各界面的瞬时位置；图 6-7（b）为 M 超扫描显示的超声心动图，横坐标为慢扫描时间，纵坐标为深度（用回波时间表示），而曲线的亮度则表示界面回波的强度。

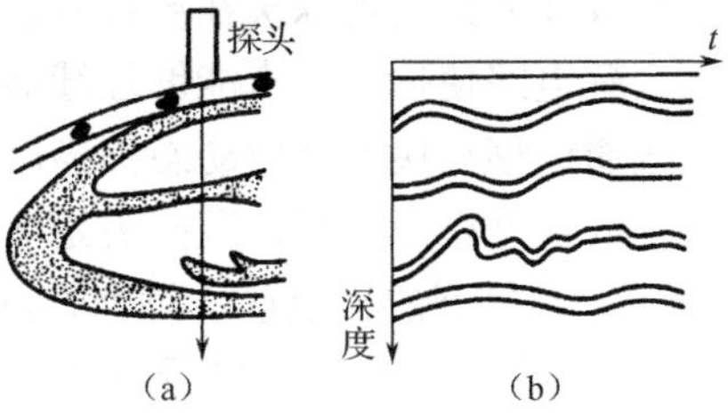

图 6-7　M 超成像原理示意图

M 型超声诊断仪的基本结构如图 6-8 所示。从电路的组成来看，M 超兼有 A 超和 B 超结构上的某些特点。其中，M 超每次扫描只显示一条声线上各个界面点的回波，属于一维显示方式，这点与 A 超相同；M 超采用 Z 轴辉度调制来显示 XY 平面的回波强度，这点与 B 超相同。M 超与上述两种超声技术的不同点在于增加了一个慢扫描电路系统，包括恒流源电路、自举电路和电源负反馈电路等。慢扫描一次所用时间为 2～5 s，扫描速度可按实际情况调节，相比超声脉冲信号高频率发射，慢扫描可以得到相对静态的图像，便于观察。

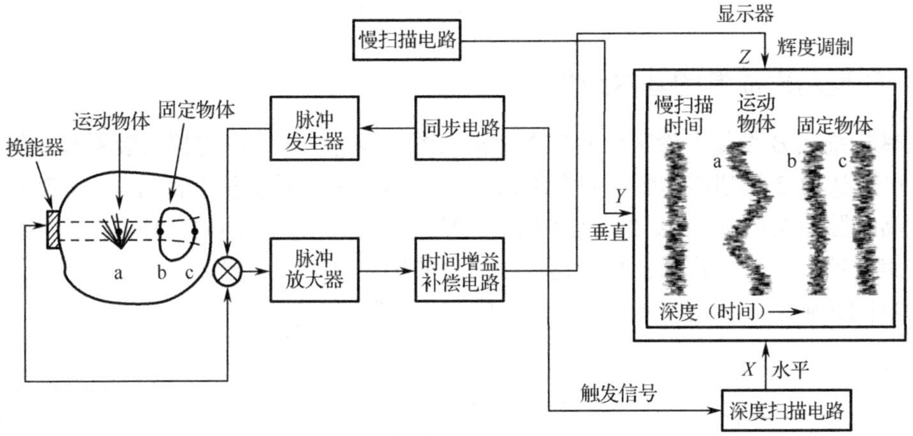

图 6-8　M 型超声诊断仪的基本结构

现代医用超声仪器多数已将 A 型和 M 型成像方式兼容到 B 超系统之中，使三种图像可以在同一荧屏上显示。在 6.3 节中还将看到，多普勒超声血流检测技术和彩色成像技术也可兼容到 B 超系统之中，或者说它们相互结合，使多种成像功能融为一体，从而为临床诊断提供更丰富的影像信息。

6.3　B 型超声成像

6.3.1　B 型超声成像的基本原理

B 型（brightness modulation，B-mode）超声（简称 B 超）成像是脉冲回波成像技术的典型代表，它利用超声回波信号的强弱来调制显示器辉度，回波越强，显示的光点越亮。

这种成像方式通过探头在被检者表面移动，用光点亮度来表示回波信号的强弱，并且利用长余辉电路使扫描光点能够连续显示，从而构成被检者纵切面的二维声学图像。显然，该过程通过移动换能器做动态扫描，使超声束从各个方向掠过被检组织。图 6-9 所示为 B 超扫描成像过程示意图，当探头处于位置 A 并发射声波和接收回波时，成像平面就出现沿声线 a 方向排列的光点群，每个光点都是声线与界面交点处物体的反射信号。同理，当探头移动到位置 B 时，声波在界面反射的结果是产生沿声线 b 方向的光点群。随着探头在体表连续移动，光点数目将不断增加，于是形成人体切面的声像图。

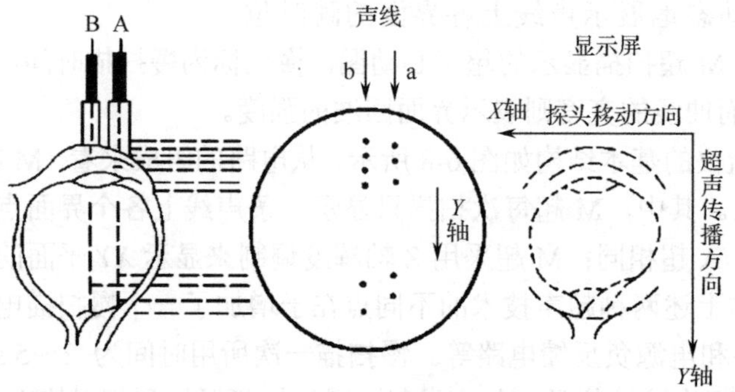

图 6-9　B 超扫描成像过程示意图

6.3.2　B 型超声成像的基本结构

机械扫描式 B 型超声诊断仪的基本结构如图 6-10 所示。不考虑探头装置和成像方式的差异，可以认为 B 型超声诊断仪的电路结构与 A 型超声诊断仪基本相同。两者都是由发射电路（高频脉冲发生器）、接收放大电路（包括高频放大器、时间增益补偿电路）和同步触发电路组成的，不同之处在于 B 型超声诊断仪的接收放大电路把回波形成的电压信号输送到显示器的 *Z* 轴上，调制每一条扫描线上的光点亮度。

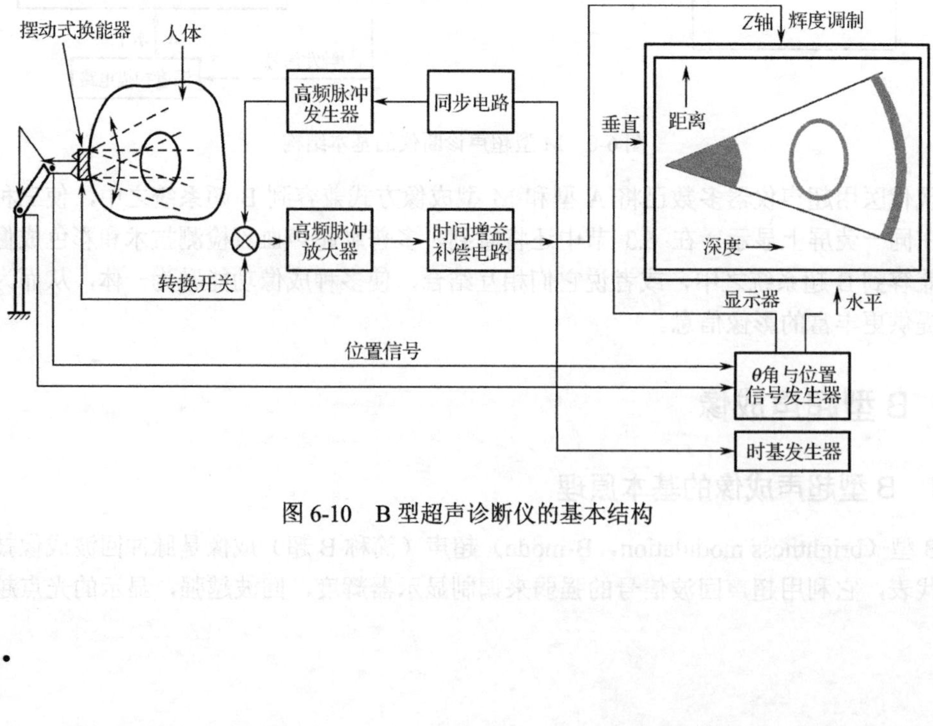

图 6-10　B 型超声诊断仪的基本结构

6.3.3　B 型超声成像技术

B 型超声成像要获得人体切面回波强度的分布，并以较快的速度和较高的分辨率显示组织的细节或病变，这就需要采用多种扫描方式，还要配备相应的换能器才能实施。声束扫描方式包括机械扫描和电子扫描，其中电子扫描又包括实时显示和电子聚焦等方式。换能器通常分为两大类，即单阵元换能器和多阵元换能器。单阵元换能器只适用于 A 超、M 超和机械扫描式 B 超，而多阵元换能器可实现各种方式的电子扫描。下面分别介绍机械扫描、电子扫描（包括线形和扇形）和超声聚焦技术。

1）机械扫描

机械扫描换能器由一块或几块压电晶片组成，通过机械转动和摆动等方式，快速地获得被扫描切面的回波信息。如图 6-11 所示，机械扫描换能器又可以分为三种类型：旋转式换能器，转轮边缘安装 1～4 块压电晶片，扫描时随着轮子的高速旋转，换能器沿径向发射声束和接收回波，可以显示一个扇形区域（扫描野）的回波强度；摆动式换能器，它的结构只包括一块压电晶片和一个驱动装置，压电晶片固定在支点上，扫描时压电晶片绕支点摆动，使声束呈扇形向外传播，摆动式换能器与旋转式换能器一样，都要求与之相连的电子学系统具有方向角测定功能；振动反射镜换能器，其设计特点是压电晶片固定，通过与之相对的声学反射镜的振动，使声束呈扇形发射，同样可以提供扇形扫描方式；如果改用形状合适的曲面反射镜，还可以产生平行线形声束输出。

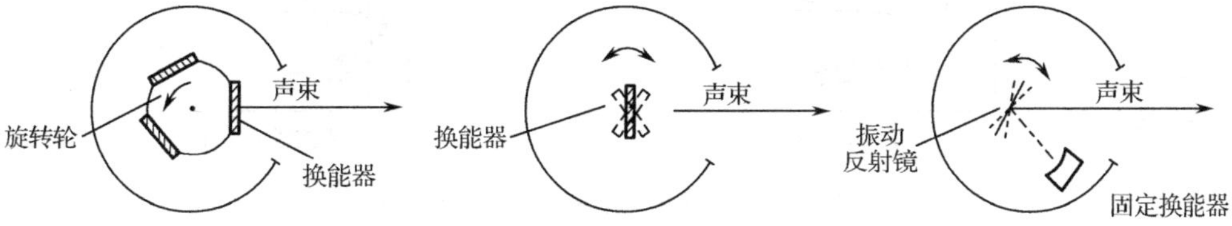

（a）旋转式换能器　　（b）摆动式换能器　　（c）振动反射镜换能器

图 6-11　B 超机械扫描的三种换能器

2）电子扫描

电子扫描

电子扫描的基本方法是使用多阵元（晶片）换能器，由电子开关按一定的时序把激励脉冲电压顺次施加到各个阵元（组合）上，使它们所发生的超声波可以在电子信号的控制下改变声束方向，同样可以完成切面声学扫描和成像。如图 6-12 所示，电子扫描又分为线阵扫描和扇形扫描两种方式。

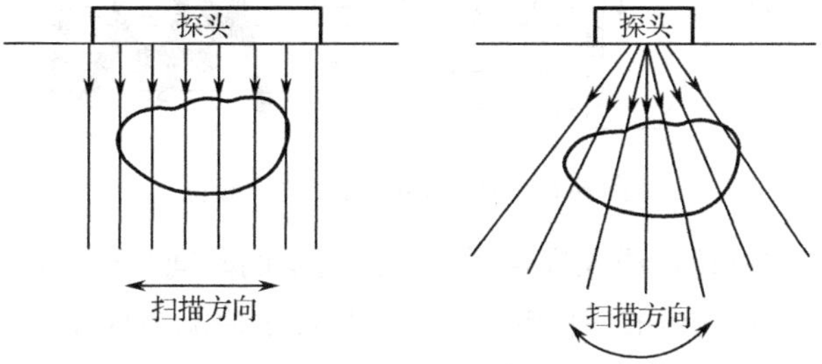

（a）线阵扫描　　（b）扇形扫描

图 6-12　B 超电子扫描的两种方式

线阵扫描（linear scan）的原理和方法如图 6-13（a）所示，探头晶面的宽度为 D，排列着 n 个阵元（间隔为 d ），以 5 个阵元为一组，扫描过程每次只激励其中一组阵元，声线位于每组中间的一个阵元处。设阵元组Ⅰ（1～5 号阵元）的扫描声线为 1，阵元组Ⅱ（2～6 号阵元）的扫描声线为 2……通过电子开关对参与发射与接收的阵元组进行快速切换，就可以瞬间收集各声线上的回波而得到一帧切面声像图。如果改变阵元的分组方式，例如，以 1～5 号阵元为第Ⅰ组，1～6 号阵元为第Ⅱ组，2～6 号阵元为第Ⅲ组，2～7 号阵元为第Ⅳ组……则可以使声线间隔减少一半，或者说把声线密度增加一倍，从而改善图像质量，如图 6-13（b）所示。这种方式又称为步距式线阵扫描，是现代 B 超诊断仪中应用最多的一种。

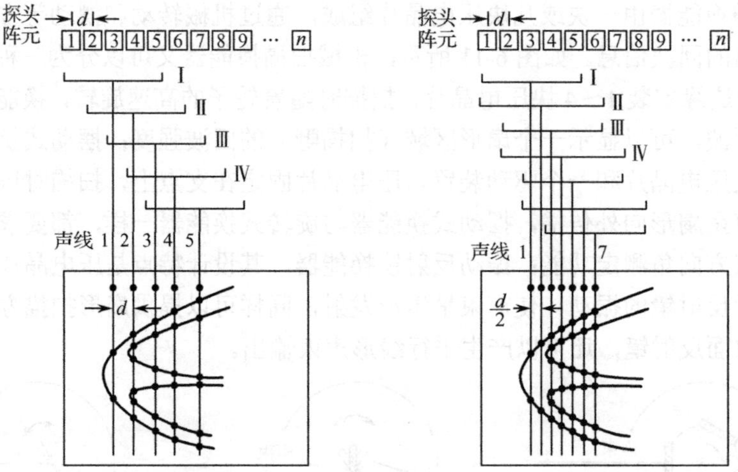

（a）线阵扫描　　（b）步距式线阵扫描

图 6-13　电子线阵扫描的原理和方法

如果阵元组之间切换得足够快，则可以形成高帧速的行扫描。如果成像的帧速达到 20 帧/秒以上，则能够同步显示脏器的动态变化，这种技术称为电子扫描实时超声成像，如图 6-14 所示，其中箭头 k 所指为扫描方向。

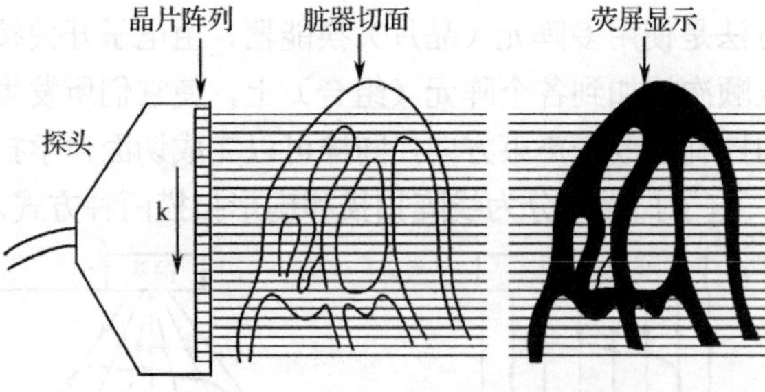

图 6-14　电子扫描实时超声成像

高速电子扫描与实时超声成像提供了对观测对象的时间分辨率，成像速度越快，时间分辨率越高，表示单位时间内的成像帧数越大，更便于监测生理和病理的实时变化。但是，每一帧图像既要保证高质量，也需要保证扫描时间，这使得图像质量与时间分辨率产生冲突，两者之间符合关系式

$$N \cdot R \cdot F \leqslant \frac{c}{2} \tag{6.2}$$

式中，N 为一帧的扫描线数；R 为探测深度；F 为帧率，即每秒成像的帧数；c 为声速，且为常量。这样 N 和 R 变大，一帧的扫描线数和探测深度增加，图像质量提高，但 F 值变小，每秒成像的帧数变小，成像的时间分辨率下降；反之，当 F 变大，成像的时间分辨率增加，但 N 和 R 变小，图像质量降低。因此，临床应用时要根据扫描对象合理处理上述参数。另外，采用多声束技术，比如一次完成 6 路声束的信号采集，可将成像的帧率提高至原来单声束时的 6 倍。

除了线阵扫描，扇形扫描（sector scan）也是常用的电子扫描方式之一。换能器阵元（小晶片）在同一平面上排列，用电子学方法设定阵列中每个阵元的激励脉冲电压的相位，即超声的阵元按照一定时序来激发超声脉冲信号，这样就可以控制整个阵列所发射声束的偏转方向，从而形成一个声束旋转的扇形扫描野，这种方法又称为相控阵扫描（phased array scan），如图 6-15 所示。如果构成换能器的各个阵元在同一时刻受到脉冲电压激励，则整个阵列发射的声束将呈平行线状沿换能器表面的法线方向传播。如果给每个阵元设置不同的延迟时间，并使之与阵元的位置呈线性关系（图中用延迟线表示），于是阵元之间就有一个激励时间差 τ，它们发射的声束就存在一定的相位差。根据第 5 章介绍的惠更斯-菲涅耳原理，各声束叠加所形成的波阵面不是与探头表面平行的，而是成一个夹角 θ。由此可见，采用递变的延时量对阵元做“相位编码”，就能产生使声束偏转的效果。偏转角 θ 与延时量级差 τ 的关系为

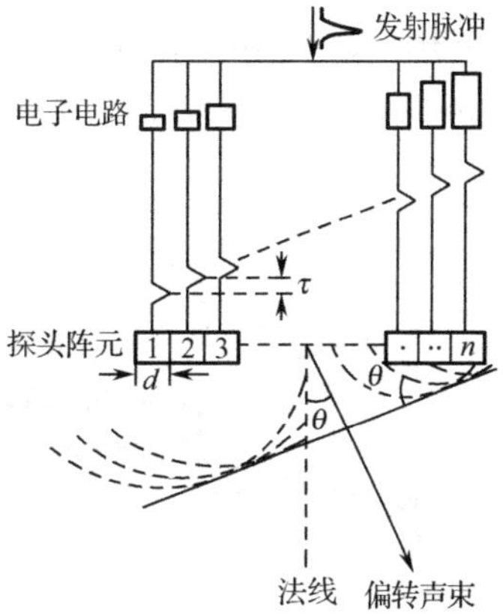

图 6-15　相控阵扫描原理示意图

相控阵扫描原理

$$\tau = d \cdot \sin\theta / c \tag{6.3}$$

式中，d 为阵元间隔，c 为声速。动态地改变 τ 值，就可以使 θ 角连续改变，这样声束的扫描轨迹就形成一个旋转的扇面。

超声聚集及分辨率

3）超声聚焦

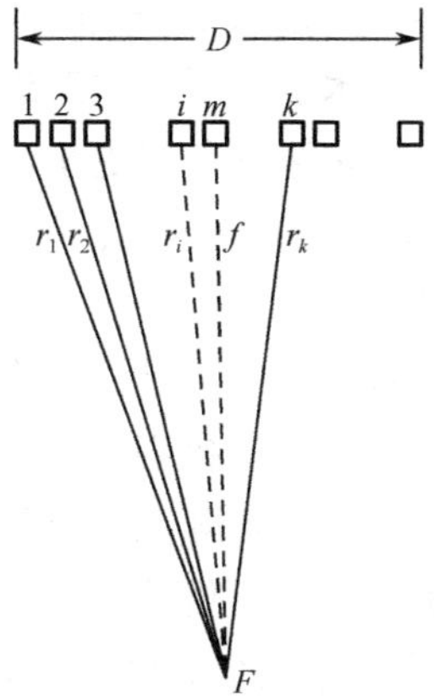

图 6-16　超声聚焦原理示意图

为了提高超声图像的分辨率，相控阵的声束偏转必须与超声聚焦结合使用。如图 6-16 所示，超声聚焦技术是指换能器各个阵元发射的声波同时到达某一聚焦点（F），通过同相位叠加而产生最大声压（原理可参考例题 5.1）。与此同时，中心阵元 m 为参考点，设它到焦点 F 的连线为焦距 f。按照各阵元到焦点 F 点的声程（指声束单向通过的路程）差或相位差，设计合适的延时量，如阵元 k 的延时量为 $(r_k - f)/c$，由此实现焦点处声波的同相位叠加。由于超声聚焦必须借助电子学方法，因此又称为电子聚焦。实验表明，聚焦效果主要取决于换能器阵列的总长度（即探头孔径）和阵元的大小。阵元尺寸越小，探头孔径越大，相应地阵元数目就越多，超声聚焦效果越好。

回波的接收也需要采用超声聚焦技术，因为从某一靶物反射的回波到达换能器各阵元的声程也不同，由此引起各个通道电子学信号的相位差，如果不做处理将导致超声图像模糊。为了消除声程差所造成的影响，常用方法是借助专门的电子线路，把各阵元接收的回波信号进行延时处理，使来自同一界面或靶物的回波信号可以同相叠加。

单一焦点的超声聚焦可以在一定的深度范围内获得较高的分辨率，这个范围称为焦区（focal zone）。然而在焦区以外，由于声束的扩宽而使靶物成像较为模糊，改善方法是采用多焦点动态聚焦。在图 6-17（a）中，1 是没有聚焦的声束，2 是聚焦后的声束。设焦点深度位置为 *F*，焦距（*OF*）又称聚焦深度，在 *F* 两侧的对称点，声束宽度为焦点处的 2 倍，并由此定义 *AB* 为焦区长度。所谓动态聚焦，就是持续地改变各阵元声波信号的延时量，相当于动态地改变焦点位置或聚焦深度，其作用是在较大的深度范围内获得较高的定向分辨率。

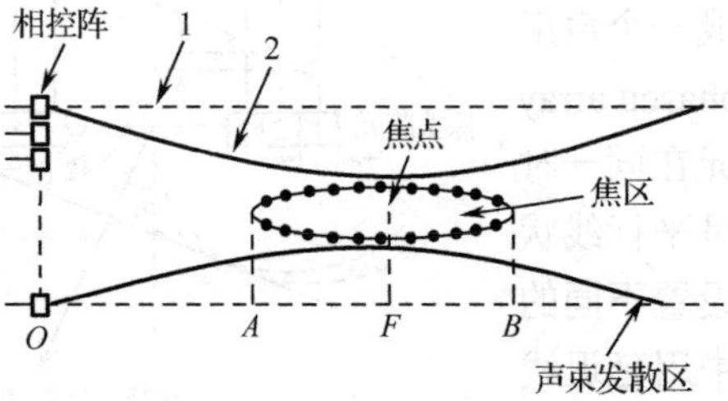

（a）单焦点聚焦

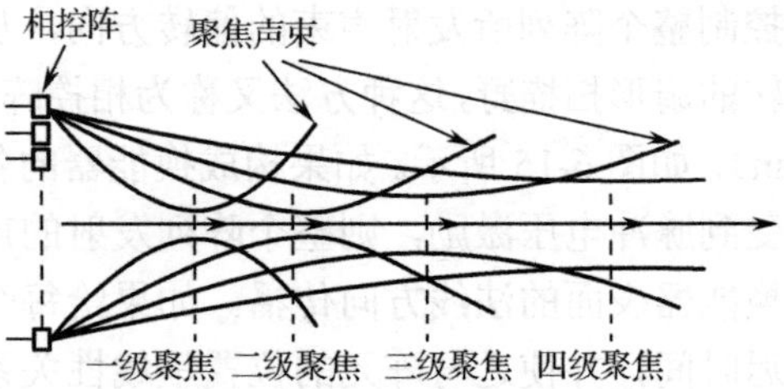

（b）多级聚焦

图 6-17　超声聚焦与声束变化示意图

多焦点动态聚焦又称多级（或多段）聚焦。在回波采集的整个深度范围内，用焦距不同的二级、三级甚至四级固定聚焦声束可以构成一个直径较小的声束，称为等效声束。只要控制换能器中参与接收的阵元数目就可以改变等效声束的形状，这种灵活地改变声束焦距的方法称为动态聚焦技术。在超声波接收过程中，常采用动态聚焦技术改善近场区的分辨率。

由于动态聚焦技术无论在发射还是接收阶段都要变换焦点，客观上延长了采集时间，导致图像帧率降低，不利于对运动器官的扫描。后来又在声束成形技术上做了一些改进，即在发射声波时采用固定焦点，而在接收声波时采用动态焦点，并将焦区划分得更小，如设置 16 段焦聚，这种方式称为实时动态聚焦（real time dynamic focusing）。其特点是在接收回波的同时，可以根据探测深度，随意改变扫描声束焦点的位置。

根据相控聚焦原理，模拟得到的相控聚焦声压图如图 6-18 所示，图（a）是沿着声轴处的相控焦点的声压图，图（b）则是相控焦点偏离声轴时的声压图。算法的核心原理就是针对声压的波动方程相位部分进行调整的。在焦点位置变化后，重新计算各阵元到该焦点的距离，通过赋予相应的初相位，弥补由于各阵元发射的声束到焦点的空间传播距离不同而带来的相位差，最终在焦点处实现各阵元发射的声束同相相干增强，达到全局最大值（不考虑衰减）。加快焦点改变速度，探头阵列可以实现动态聚焦效果。

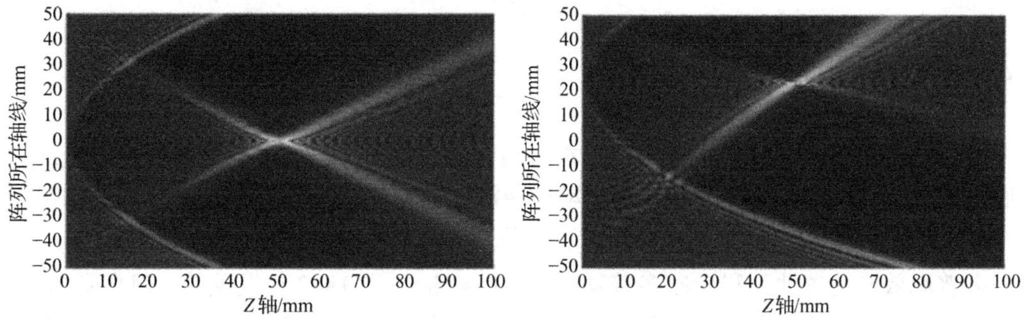

（a）　　　　（b）

图 6-18　相控聚焦声压图

基于 MATLAB 的相控聚焦仿真程序如下：

```
c   = 1540;                              % 介质中声速
f0 = 5*10^6;                             % 超声波频率
N   =128    ;                            % 阵元数目
d   = 1*c/f0;                            % 阵元间距
z   = 0：10^-3：100*10^-3;                % 扫描横坐标
x   = -200*d：10^-5/2：200*d;             % 扫描纵坐标
z0 = 50*10^-3;                           % 聚焦位置
x0 =30*d;                                % 聚焦位置可通过改变 z0、x0 来改变焦点位置
[P, Z, X] = phaseControlFocus（z0, x0, z, x, N, d, f0, c）;
ab_P=abs（real（P））;
surf（1000*Z, 1000*X, ab_P）;
set（gca, 'FontSize', 15）;
colormap（jet）
shading interp
xlabel（'z 轴  mm'）
ylabel（'阵列所在轴线  mm'）
view（[0 90]）
axis auto

function [P, Z, X] = phaseControlFocus（z0, x0, z, x, N, d, f0, c）
%   z0-聚焦点轴向坐标      x0-聚焦点径向坐标
%   z-聚焦轴向域    x-聚焦径向域
%   Z-空间网格点    X-空间网格点
%   N-阵元数目         d-阵元间距
%   f0-超声波频率 Hz      c-介质声速  m/s
%   P-空间点声压分布
w = 2*pi*f0;                                     % 角频率
R = sqrt（z0*z0 + x0*x0）;                        % 聚焦点离原点距离
[Z, X] = meshgrid（z, x）;                         % 生成网格点
P = zeros（length（x）, length（z））;               % 声压初始化
for n=0: N-1
     Xn =  （n-（N-1）/2）*d;                      % 阵元  n  的  X  轴坐标值
     Rn = sqrt（z0^2 + （x0-Xn）^2）;               % 聚焦点到阵元  n  的距离
     T =  （R - Rn）/c;                            % 聚焦点到阵元  n  的时间延迟
     rn =  （Z.^2 + （X - Xn）.^2）.^0.5;            % 空间任意一点到阵元 n 的距离
     s = exp（-1j*w*（T + rn/c））;                  % 阵元 n 的场分布
     P = P + s;
end
```

6.4 多普勒超声成像

前文曾指出，多普勒效应是指由于声源与声波探测器（观察者）之间的相对运动，使接收到的声波频率不同于发射频率。运动的声源 S 以频率 f_0 发射声波，当声源接近探测器时，探测器接收到的频率 $f > f_0$；反之，当声源远离探测器时，探测器接收到的频率 $f < f_0$。

多普勒效应是奥地利科学家多普勒（C. J. Doppler）于 1842 年发现的，但直到 20 世纪 60 年代才被引入医学领域，主要用来对人体的运动目标——血流状态进行检测和成像，为心血管疾病的诊断提供有用的信息。多普勒超声血流检测技术的物理基础就是多普勒频移规律。最早出现的多普勒超声设备是连续波血流测量仪，它能够通过频移量的大小与正负来区分血流速度与方向，但是不能分辨处于不同深度的血流。后来研制出的脉冲波多普勒检测仪采用距离选通技术，实现了对不同深度血流的检测。20 世纪 80 年代，人们把多普勒血流检测技术与 B 超相结合，成功地获得了心血管解剖学定位与血流成像，并且为临床诊断提供了一系列有重要意义的血流参数。随着电子学、计算机技术和超声诊断学的发展，1984 年后出现了彩色多普勒血流成像技术（简称彩超）。近十余年，彩超的应用范围从心脏血流扩展到对腹部、胃肠道、妇产科和一些小器官的疾病诊断，使超声医学水平跃上一个新台阶。

本节首先从物理学角度进一步说明多普勒超声技术的基本原理，包括多普勒频移公式的应用及血流信号的提取；接着介绍两种多普勒血流检测仪，在此基础上再介绍多普勒血流成像技术及彩超的成像原理。

6.4.1 多普勒效应与频移公式

在第 5 章中详细解释了多普勒效应的原理。当声源与观察者均相对于介质运动时，观察者接收到的声波频率 f 为

$$f=\left(\frac{c+v_0}{c-v_s}\right)f_0\text{（声源与观察者相互靠近）或 }f=\left(\frac{c-v_0}{c+v_s}\right)f_0\text{（声源与观察者相互远离）} \tag{6.4}$$

式中，c 为介质中的声速，v_0 和 v_s 分别是观察者和声源的运动速度，f_0 为声源的发射频率。式（6.4）称为多普勒效应公式。当把该公式应用于血流速度检测时，观察者是指相对静止的探头（$v_0=0$），声源即血流或红细胞。由于血流或红细胞的运动以及对声波的反射作用，使探头接收到的声波频率不同于它原先发射的频率，这种现象称为频移（frequency shifting）。当血流沿超声探头的轴线接近探头时，其反射的回波频率高于探头发射频率，即 $\Delta f = f - f_0 > 0$，所以频移量为正；反之，当血流沿轴线远离探头时，反射的回波频率低于探头发射频率，即 $\Delta f = f - f_0 < 0$，所以频移量为负。通过判断频移量的正负即可判断血流是接近还是远离超声探头。

图 6-19 是利用多普勒效应测量血流速度的原理示意图。设探头对着被测血管发射频率为 f_0 的超声波，该段血管的血流速度为 v，它与探头轴线的夹角为 θ，则红细胞接收到的声波频率为

$$f_1=\left(\frac{c+v\cos\theta}{c}\right)\cdot f_0 \tag{6.5}$$

接着红细胞由于对声波的反射作用而成为新的声源，它以轴向速度 $v_s=c+v\cos\theta$ 接近探头并发出回波，于是探头接收到的声波频率为

$$f=\left(\frac{c}{c-v\cos\theta}\right)\cdot f_1 \tag{6.6}$$

设探头接收和发射的超声波频率之差为 $\Delta f=f-f_0$，由式（6.5）和式（6.6）可得

$$\Delta f=\left(\frac{2v\cdot\cos\theta}{c-v\cos\theta}\right)\cdot f_0 \tag{6.7}$$

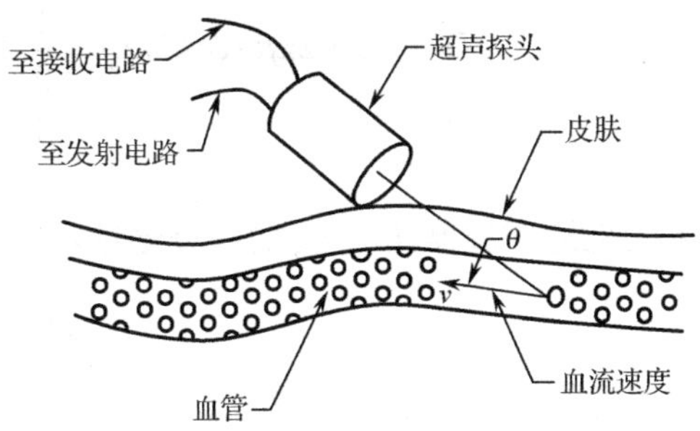

图 6-19　利用多普勒效应测量血流速度的原理示意图

因为声速 $c\gg v\cdot\cos\theta$，所以上式又可简化为

$$\Delta f=\frac{2v\cdot\cos\theta}{c}f_0 \tag{6.8}$$

式（6.8）称为多普勒频移公式，其中 Δf 是频移量，又称多普勒频移，它是血流速度 v、超声波发射频率 f_0 和入射角 θ 的函数。力求血流速度，多普勒频移公式可以改写为

$$v=\frac{\Delta f\cdot c}{2f_0\cdot\cos\theta} \tag{6.9}$$

血流测速公式（6.9）的讲解

式（6.9）就是利用多普勒频移规律测量血流速度的理论依据，也是多普勒血流成像技术的基本原理。

例 6.1　设超声波发射频率（即换能器主频率）为 $f_0=5\,\text{MHz}$，软组织平均声速为 $c=1540\,\text{m/s}$，入射角为 $\theta=45°$，如果测得多普勒频移为 $\Delta f=4.5\,\text{kHz}$，求相应的血流速度。

分析与解答：根据式（6.9），且 $f_0=5\,\text{MHz}$，$\Delta f=4.5\,\text{kHz}$，$c=1540\,\text{m/s}$，入射角为 $\theta=45°$，可算出血流速度

$$v=\frac{\Delta f\cdot c}{2f_0\cdot\cos\theta}=1.0\,\text{m/s}$$

其中方向角 θ 对测量结果影响极大，当 $0°<\theta<90°$ 时，$\Delta f>0$，血流方向朝向超声探头，为正向；当 $90°<\theta<180°$ 时，$\Delta f<0$，血流方向远离超声探头，为逆向。

6.4.2　血流信息的提取

血流测量的目标是获得一系列对临床诊断有用的血流参数，包括血流方向、流速大小和血管深度等。如果能比较发射频率和回波频率，求出多普勒频移 Δf 的大小，就可以判断出血流的大小。如果能进一步知道多普勒频移 Δf 的正负，就可以判断出血流的方向。为此，人们很容易想到使用发射信号作为参考信号，直接将接收的回波频率与发射频率进行比较，以期解调出成像所需要的多普勒频移 Δf 的信息。

设超声探头发射的超声波信号为 $\cos 2\pi f_0 t$，其发射频率为 f_0。接收到的回波信号为 $A\cos 2\pi f t$，其中 A 为接收回波信号的幅度，f 为接收频率。将接收信号与发射信号相乘，有

$$D = A\cos 2\pi ft \cdot \cos 2\pi f_0 t = \frac{1}{2}A[\cos 2\pi(f+f_0)t + \cos 2\pi(f-f_0)t]$$
$$= \frac{1}{2}A[\cos 2\pi(2f_0+\Delta f)t + \cos 2\pi\Delta ft] \quad (6.10)$$

利用低通滤波器滤除 $2f_0$ 的高频分量，则有

$$D_{\text{Filter}} = \frac{1}{2}A\cos 2\pi\Delta ft \quad (6.11)$$

式（6.11）中，Δf 无论正、负，得到的 D_{Filter} 值都是一样的，也就证明了上述方法得到的解调信号 D_{Filter} 丢失了多普勒频移 Δf 的正负信息，不能探测出血流的方向。

当前探测血流方向使用最广泛的方法之一是正交相位检测法，其原理是用正交解调技术从血流回波中提取出含有正、反向血流信息的混合信号，再通过频谱分析将这两种血流信号区分开来，其原理如图 6-20 所示。

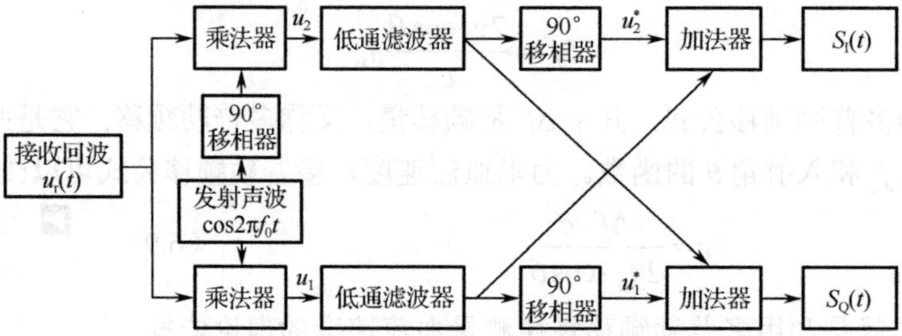

图 6-20　正交解调器工作原理框图

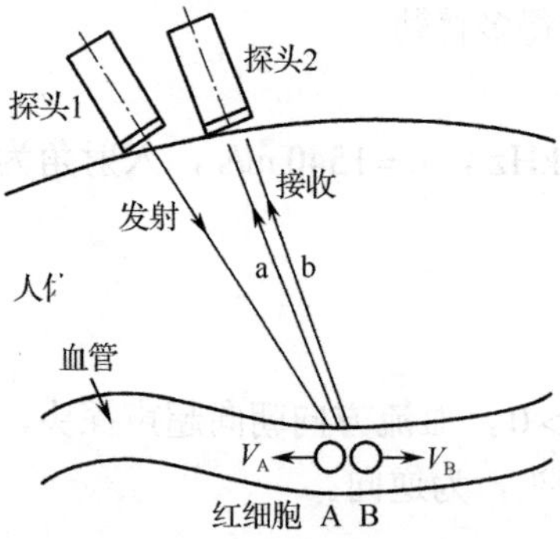

图 6-21　血流方向的检测

如图 6-21 所示为血流对入射超声波的反射，以及探头接收回波的情况，下面利用该图详细介绍正交解调器的工作过程。假设血管中存在两个运动方向相反的红细胞 A 和 B，其速度分别为 V_A 和 V_B，其中定义红细胞 A 的运动方向为正向，红细胞 B 的运动为反向。

设探头 1 发射的超声波为 $\cos 2\pi f_0 t$，如果忽略从探头 1 直接进入探头 2 的耦合信号，则探头 2 接收到的回波信号可表示为

$$u_r(t) = A\cos 2\pi(f_0+\Delta f_A)t + B\cos 2\pi(f_0-\Delta f_B)t \quad (6.12)$$

式中，A 和 Δf_A 为红细胞 A 反射的回波振幅与频移，B 和 $-\Delta f_B$ 为探测红细胞 B 反射的回波振幅与频移。该回波信号被送到正交解调器进行处理，如图 6-20 所示。正交解调器的工作原理是利用两个频率相同、相位差为 90° 的参考信号，即 $\cos\omega_0 t$ 和 $\sin\omega_0 t$，与回波信号相乘，再通过相位比较检出多普勒频移信息，并由此得到血流方向信息。

由图 6-20 可见，接收的回波信号被分成两路送入两个乘法器中，此时从主控振荡器产生的发射声波 $\cos 2\pi f_0 t$ 也分两路输出，第一路直接输入乘法器中与接收回波 $\cos 2\pi ft$ 相乘；第二路经过 90°移相器处理，变成 $\cos\left(2\pi f_0 t - \frac{\pi}{2}\right) = \sin 2\pi f_0 t$ 后，再输入乘法器与接收回波相乘。经乘法器后，得到的两路信号分别为

$$u_1 = \cos 2\pi f_0 t \cdot [A\cos 2\pi(f_0 + \Delta f_A)t + B\cos 2\pi(f_0 - \Delta f_B)t] \tag{6.13}$$

$$u_2 = \sin 2\pi f_0 t \cdot [A\cos 2\pi(f_0 + \Delta f_A)t + B\cos 2\pi(f_0 - \Delta f_B)t] \tag{6.14}$$

将以上两式展开，并利用积化和差公式，有

$$u_1 = \frac{1}{2}A[\cos 2\pi(2f_0 + \Delta f_A)t + \cos 2\pi(\Delta f_A)t] + \frac{1}{2}B[\cos 2\pi(2f_0 - \Delta f_B)t + \cos 2\pi(\Delta f_B)t] \tag{6.15}$$

$$u_2 = \frac{1}{2}A[\sin 2\pi(2f_0 + \Delta f_A)t + \sin 2\pi(-\Delta f_A)t] + \frac{1}{2}B[\sin 2\pi(2f_0 - \Delta f_B)t + \sin 2\pi(\Delta f_B)t] \tag{6.16}$$

用低通滤波器滤除高频信号，即去掉式中频率为 $2f_0$ 的项，则有

$$u_1 = \frac{1}{2}A\cos 2\pi\Delta f_A t + \frac{1}{2}B\cos 2\pi\Delta f_B t \tag{6.17}$$

$$u_2 = \frac{1}{2}A\sin 2\pi\Delta f_A t - \frac{1}{2}B\sin 2\pi\Delta f_B t \tag{6.18}$$

正交解调电压信号 u_1 和 u_2 经过 90°移相器后，分别变为式（6.17）和式（6.18）中正、余弦相位部分各减 90°，即

$$u_1^* = \frac{1}{2}A\sin 2\pi\Delta f_A t + \frac{1}{2}B\sin 2\pi\Delta f_B t \tag{6.19}$$

$$u_2^* = -\frac{1}{2}A\cos 2\pi\Delta f_A t + \frac{1}{2}B\cos 2\pi\Delta f_B t \tag{6.20}$$

把移相后的信号 u_1^* 和 u_2^* 输入两个加法器中，分别与原输入信号 u_1 和 u_2 进行加、减运算，得到上、下通道的输出信号分别为

$$u_1 + u_2^* = B\cos 2\pi\Delta f_B t \tag{6.21}$$

$$u_2 + u_1^* = A\sin 2\pi\Delta f_A t \tag{6.22}$$

血流方向信息提取

式（6.21）表示反向血流信息，式（6.22）表示正向血流信息。表明图 6-20 所示的正交解调器输出的两条通道分别是血流的正向和反向信息。

得到正向和反向的多普勒频移，就可以利用式（6.9）分别求出红细胞的运动速度的大小。但实际上，由于式（6.21）和式（6.22）中的 A 和 B 值并不能事先知道，且是实时值，系统响应必然有延迟，因此实际只能计算出某一小段血管或某个采样单元的平均速度作为血流速度，它与平均频移的关系就是多普勒频移公式［即式（6.9）］，只要测出平均频移 $\Delta\overline{f}$，就可以得到血流速度。血流速度的计算可以采取如下两种方法。

（1）过零检测法。在以振幅为纵坐标、时间为横坐标的直角坐标系中，设有一交变电压信号波形在横坐标轴上下振荡，则曲线与横轴的交点称为过零点。统计学理论可以证明，若对信号幅度做高斯分布的平稳随机处理，则单位时间内过零点的数目（N）近似等于平均频率的 2 倍。这样只要测定过零点数 N，就可以用多普勒频移公式求出血流速度。

（2）平均频移解调法。为了简化推导公式，令 $\omega_A = 2\pi\Delta f_A$ 和 $\omega_B = 2\pi\Delta f_B$，则式（6.17）和式（6.18）可简化为

$$u_1 = \frac{1}{2}A\cos\omega_A t + \frac{1}{2}B\cos\omega_B t$$

$$u_2 = \frac{1}{2}A\sin\omega_A t - \frac{1}{2}B\sin\omega_B t$$

对以上两式微分得

$$u_1' = -\frac{1}{2}A\omega_A \sin\omega_A t - \frac{1}{2}B\omega_B \sin\omega_B t$$

$$u_2' = \frac{1}{2}A\omega_A \cos\omega_A t - \frac{1}{2}B\omega_B \cos\omega_B t$$

使用两个乘法器分别对$u_1 \cdot u_1'$和$u_2 \cdot u_2'$进行运算，并用低通滤波器取出乘积中的低频分量，再由两个通道输出，则信号幅值分别为

$$|X(t)| = \omega_A A^2 + \omega_B B^2$$

$$|Y(t)| = A^2 + B^2$$

将两个信号幅值输入模拟除法器中，可得商ϖ为

$$\varpi = \frac{\omega_A A^2 + \omega_B B^2}{A^2 + B^2} \tag{6.23}$$

式（6.23）就是用功率（谱）加权法求出的平均多普勒频移，其中$\varpi = 2\pi f_D$。据此也可以求出平均速度。

6.4.3　多普勒超声血流检测仪

用来测量血流的超声波可分为连续波（continuous wave，CW）和脉冲波（pulsed wave，PW）两种，相应地，仪器也分为连续波多普勒检测仪和脉冲波多普勒检测仪。下面分别介绍这两种血流检测仪的工作原理、基本结构和性能特点。

1）连续波多普勒血流检测仪

连续波多普勒（简称脉冲多普勒）血流检测仪的换能器发射持续时间较长、重复周期较短的连续波（见图 5-8），通过探测回波信号的频移而获得血流信息。如前所述，连续波发射频率f_0是确定的，但由于运动目标（各处的血流）的速度不同，因此回波信号的频移Δf大小不一。显然，系统在同一时刻接收的信号是含有多种频率成分$f_0 + \Delta f$的混合声波。我们知道，利用快速傅里叶变换可以将这种合成信号按频率进行分解，从而获得血流的实时频谱。

连续波多普勒血流检测仪的基本结构如图 6-22 所示，探头设有两块晶片，连续波发射器驱动其中一块晶片发射超声波；另一块晶片则接收回波，并转换为电信号由回波接收放大器进行信号放大。假定接收到的回波信号为u_e（频率为f_e），经放大处理后再输入解调器，与来自连续波发生器的参考信号（含f_0）相乘（原理即上文介绍的正交解调原理），取出含有频移f_D的信号。由于血流信号的频移范围一般是 1～10 kHz，在人的听觉域内，因此下一步是将该信号输入扬声器做简单放大，再通过滤波器滤除低频杂波，就可以通过耳机“接收”或扩音器“播放”血流的声音。

连续波多普勒血流检测仪的优点是可探测的流速范围较大，尤其适用于测量高速血流，能够准确地显示人体内各种高速血流的方向和速度。如上所述，连续波多普勒血流检测仪的脉冲重复频率等于超声波发射频率，通常在 2 MHz 以上，理论上可以测出流速为 250 m/s 的血流。连续波多普勒血流检测仪的主要缺点是缺乏距离选通能力，因而无法分辨不同深度的血流。假定在人体同一纵切面内有两条平行血管，它们的深度和流速不同，则连续波多普勒血流检测仪接收到的信号是这两条血管的混合血流信号。简单地说，检测仪可以“听到”两种频率的血流声音，但不能分辨某种音频来自哪一条血管。如果把这种血流信号用

作 B 超成像，则两条血管将重叠在一起。

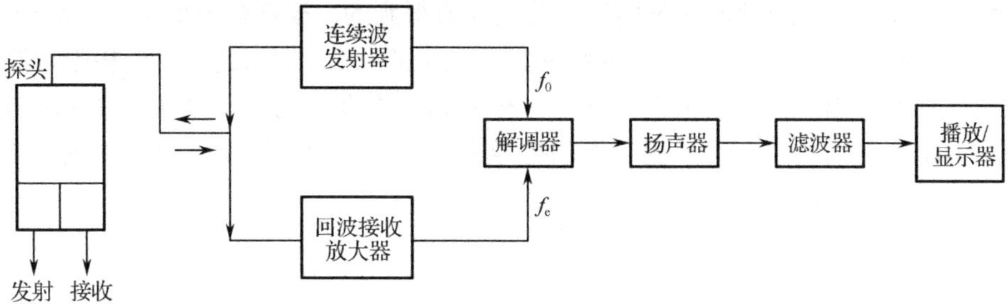

图 6-22 连续波多普勒血流检测仪的基本结构

2）脉冲波多普勒血流检测仪

脉冲波多普勒（简称连续多普勒）检测技术是采用一系列脉冲宽度很小、重复周期较长的超声波，借助脉冲回波系统的距离鉴别能力，可以从回波中分离及提取出多普勒频移信号。脉冲波多普勒检测仪不仅可以测定血流的方向和流速，而且可以测定目标的深度，或者允许选择某一深度来探测该处血流状态，这就为二维血流成像提供了必需的条件。

脉冲波多普勒血流检测仪的结构与原理如图 6-23 所示。主控振荡器产生一个重复频率为 f_0、具有一定带宽的控制信号，重复脉冲发生器在该控制信号的作用下发出正弦脉冲，经过发射放大器处理后输入探头，使之发射脉冲式超声波。血流反射的回波信号被探头接收，经过接收放大器和距离门电路而进入解调器。与距离门电路相连接的延时门电路产生适当的延迟时间，使系统能够接收选定距离或深度的回波。在解调器中，接收到的回波信号与参考信号进行相干解调，生成多普勒频移信号，该信号经过采样保存，并送至声频滤波器，通过高通、低通滤波器串联处理，清除残留的脉冲重复频率 f_0 成分及低频杂波，成为较平滑波形，最后输出到播放/显示器。

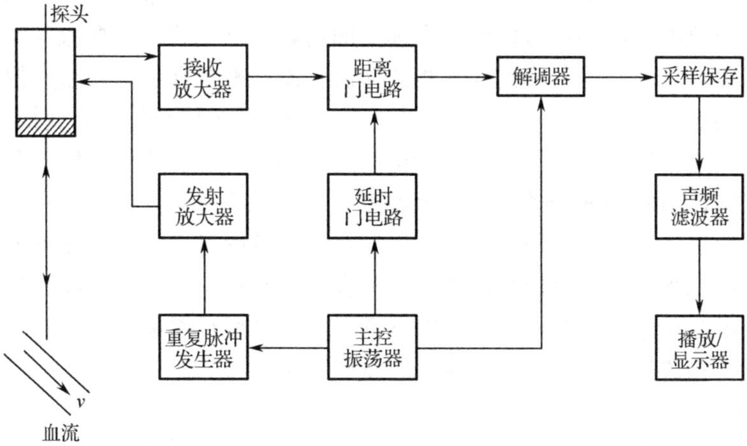

图 6-23 脉冲波多普勒血流检测仪的结构与原理

脉冲波多普勒血流检测仪的主要优点是具有距离选通及深度分辨能力，因而可以将该系统与 B 超诊断仪相结合以获得人体切面不同深度位置的血流状态图像。然而，脉冲波多普勒血流检测仪的最大可测血流速度受脉冲重复频率（PRF）和探测深度的限制，所以不宜用于检测高速血流。如图 6-23 所示，脉冲波多普勒血流检测仪用同一个换能器发射和接收超声波，它的脉冲宽度为1～2 μs，重复频率为2～8 kHz。在检测过程中，目标在连续运动，而回波信号是由系统设定的时间间隔的采样值得到的。根据奈奎斯特（Nyquist）定理，可探测的多普勒频移（Δf）的极限为脉冲重复频率的1/2，如果超过这一极限，则系统检出的血流信号就会出现大小和方向的变异，称为频率失真。此外，最高血流速度与最大可探测深度也相互制约，这点可以用下面的推导来说明。设脉冲波从发射到接收所传播的路程相当于一个波长λ，探测深度为y，则有

$$y=\frac{\lambda}{2}=\frac{c}{2f_0}=\frac{c}{4f_{\mathrm{D}}} \tag{6.24}$$

将上式代入多普勒频移公式（6.9），有

$$v=\frac{c\cdot f_{\mathrm{D}}}{2f_0\cos\theta}=\frac{c^2/4y}{2f_0\cos\theta}=\frac{c^2}{8yf_0\cos\theta} \tag{6.25}$$

设最大可测血流速度为$v_{\max}$，相应的探测深度为y_{m}，则上式可改写成

$$v_{\max}\cdot y_{\mathrm{m}}\leqslant\frac{c^2}{8f_0\cos\theta} \tag{6.26}$$

不等式（6.26）表明，当脉冲频率f_0和方向角θ确定时，最大可测血流速度与对应的探测深度成反比，即两者是相互制约的。由此可知，脉冲波多普勒血流检测仪不能显示高速血流，尤其是深部的高速血流信息。为了克服这一缺点，人们曾尝试过几种改进方法，例如将发射信号改为线性调频和伪随机信号，或者用两束声波在人体深部叠加进行相干接收，但效果都不明显。

6.4.4 彩色多普勒血流成像

彩色多普勒血流成像（color doppler flood imaging，CDFI）简称彩超，是由脉冲多普勒血流检测技术发展起来的新技术，它把血流速度检测、血流分布显示及B超成像方式结合起来，并配上彩色编码，不仅可以展现人体切面的解剖学结构，把血流与脏器或组织区分开来，还可以显示一个心动周期内同时相的血流状态。概括而言，彩超成像的原理就是利用自相关技术测量各个深度不同的采样点的血流速度，通过快速傅里叶变换提取血流信息，再由彩色处理器进行伪彩色编码。必须指出的是，彩色多普勒成像与脉冲多普勒检测的采样方式是不同的，前者是在一条声束线上做多点（不是单点）采样，并且将不同的多普勒频移信号显示为红、绿、蓝3种基本色及其混合色，最后将彩色血流叠加在相应的B超图像上，以相同的电视帧频显示出来；而在脉冲多普勒显示中，以零基线区分血流方向，零基线以上者表示血流流向探头，零基线以下者表示血流离开探头。

下面介绍自相关技术与血流彩色成像的原理方法。

1）自相关技术

自相关技术是检测一个运动目标（靶物）在不同时刻的反射信号之间的相位差的一种方法。设探头以固定的重复周期（T）向运动速度为v的目标发射频率为ω_0的超声波脉冲，由于运动目标在每两次脉冲发射的时间间隔T内发生了位置变动，导致回波信号出现相位差$\Delta\phi$。可以根据$\phi=kx=kvt=\dfrac{\omega}{c}vt$，证明：

$$\Delta\phi = \frac{2\omega_0}{c} T \cdot v \cdot \cos\theta \tag{6.27}$$

由此可知，如果脉冲周期 T 和发射角 θ 能够预先确定，则只要测定相邻两个回波信号的相位差，就可以取得运动目标的速度大小和方向的信息。

所谓自相关检测，就是将某一时刻接收到的脉冲多普勒回波信号与前一个回波信号进行相关分析。如图 6-24 所示，横向位置表示系统发出的脉冲波（如 $E_n, E_{n+1}, \cdots$）及回波信号（如 $e_n, e_{n+1}, \cdots$）的相位关系。在检测过程中，把解调器输出的多普勒频移信号按正、余弦分量（即 $\cos\omega_D t$ 和 $\sin\omega_D t$）分成两路，其中 $\omega_D = 2\pi f_D$，一路直接送入混合乘法器，另一路通过一个延时电路再进入混合乘法器。设直接电路输出信号的相位为 $\phi_1 = \omega_D t_1$，延时电路输出信号的相位为 $\phi_2 = \omega_D t_2$，调节延时电路，使延时量恰好等于脉冲时间间隔 T，则这两个信号的相位差为

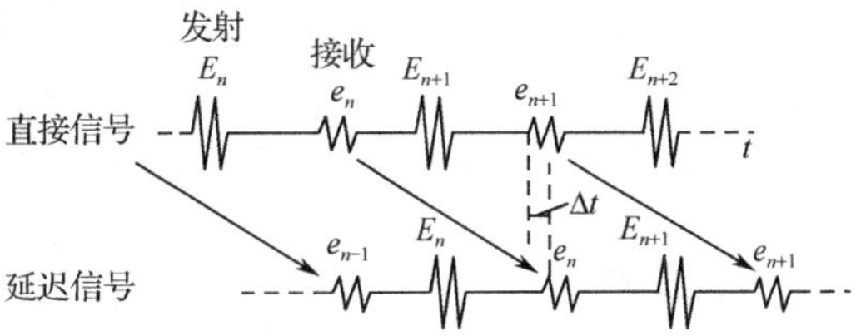

图 6-24　自相关检测方法示意图

$$\Delta\phi = \omega_D (t_2 - t_1) = \omega_D T \tag{6.28}$$

在混合乘法器中，对两条通道产生的信号做如下运算：

$$\cos\phi_1 \cdot \cos\phi_2 - \sin\phi_1 \cdot \sin\phi_2 = \cos(\phi_1 - \phi_2) \tag{6.29}$$

$$\sin\phi_1 \cdot \cos\phi_2 - \cos\phi_1 \cdot \sin\phi_2 = \sin(\phi_1 - \phi_2) \tag{6.30}$$

以上两式表示混合乘法器输出的一对正交信号，其中相位差 $\Delta\phi = \phi_1 - \phi_2$，再做除法处理，可得

$$\tan\Delta\phi = \frac{\sin\Delta\phi}{\cos\Delta\phi} \tag{6.31}$$

利用反正切求出相位差 $\Delta\phi$ 后代入式（6.9），便可得到血流速度 v，而血流方向则由 $\Delta\phi$ 的正负来决定。

彩超成像过程需要对被成像切面进行多方位扫描，获取各个部分的血流信息，这就要求按一定顺序设定扫描位置。一般是探头在每个扫描位置发射 m 次脉冲，每次脉冲形成一条扫描线（即声线），每条声线包含 n 个（数百个）采样点。也就是说，彩色多普勒系统每发射一个脉冲波，可以在声束方向上得到 n 个回波，它们是由同一声线上不同靶点反射而形成的。接收电路把这 n 个回波逐一采集和处理，然后转换成数字信号。当一个扫描位置的 m 次脉冲都发射和接收完后，探头便移到下一个扫描位置，再发射 m 次脉冲，直至将整个切面扫描完毕。利用主机内置的计算机系统对采样数据进行不同组合，就可以获得不同深度的各点的血流信息，还可以实时地显示切面上某一感兴趣区域的平均血流速度、方差和方向。

2）血流彩色成像的原理和方法

血流彩色成像的基础是彩色编码技术，即用不同颜色来标记有关的血流特征。光学研究表明，自然界的各种颜色都是由红、绿、蓝 3 种基本颜色混合而成的。如图 6-25 所示，彩色编码方法是把朝着探头运动的正向血流以红色表示，把远离探头的反向血流以蓝色表示，而把方向复杂的湍流以绿色表示。湍流中当正向血流占优势时其缓和色为黄色，当反向血流较多时显示为蓝色。这里的血流颜色只是伪彩色，它们与血液中氧的含量并不对应，

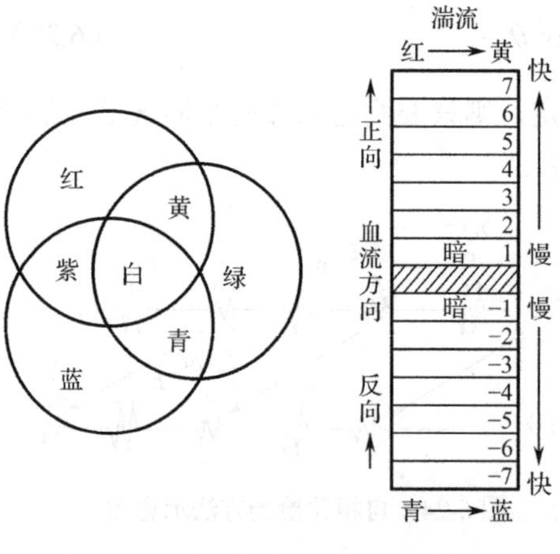

图 6-25　用彩色编码显示血流信息

也不代表静脉和动脉。同时，血流图上以彩色的亮度或浓度大小表示血流速度的快慢。

总的来说，彩色编码就是利用系统设置的彩色标尺给不同性质的血流配上颜色。只要对原来 B 超图像中存在血流的部位或所包含的像素进行编码，就可以实现彩色多普勒血流成像。这种技术为临床诊断带来了极大的方便，医生在使用 B 超图像观察患者人体切面的解剖学结构时，又可以获得感兴趣部位的多普勒血流信息。彩超图像的特点就是在 B 超黑白图像的低回声暗区显示亮丽的彩色血流信号，两者形成了鲜明的对比，因此对与血流相关的组织病变的探查具有很高的灵敏度。

彩超图像包括切面图像和频谱图，它们可以在同一荧屏上分块显示或以不同“窗口”同步显示，如图 6-26 所示。当彩超及心电图同步显示时，可以根据心脏和大血管在收缩期与舒张期的彩色分布及其随时间的变化，判断血流有无异常情况。

图 6-26 的彩图

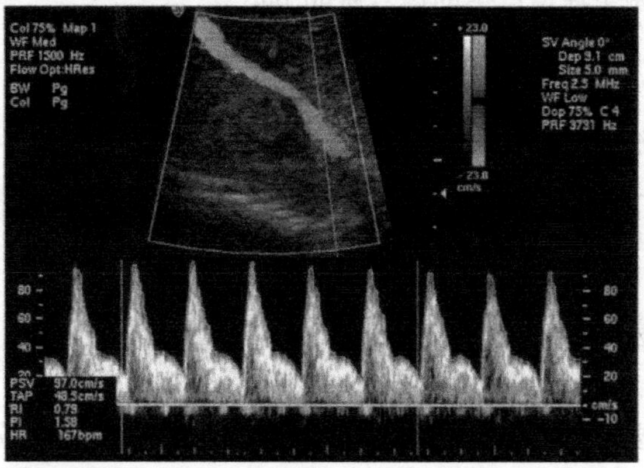

图 6-26　彩色多普勒超声图像的荧屏显示

6.5　超声成像技术进展

近十年来，随着电子技术、计算机软硬件和材料工艺技术的发展，超声成像技术发生了日新月异的变化。超声仪器性能和图像质量的不断提高以及影像信息的多样化，导致其临床应用范围不断扩大。目前超声诊断已从部分脏器扩大到全身，成像方式从二维发展到三维，并叠加了丰富多彩的血流图像。各种造影剂的出现使超声造影技术应运而生，开辟了利用谐波和其他声学参数成像的新领域。数字化超声探头的出现进一步优化了成像功能，为医生提供了更为精细的组织结构形态和病变信息，使诊断的准确性和特异性得到显著提高。彩色多普勒血流成像技术取代了创伤性导管检查，形成了一门新兴的学科——介入超声学。总的来说，超声诊断技术由于无电离辐射、对人体损伤性小、价格低廉和简便实用而被患者普遍接受。本节将从如下几个方面对超声成像技术的新发展做简要介绍。

6.5.1　多普勒超声技术的进展

彩色多普勒血流成像（CDFI）技术的出现，使得第一台彩超设备于 1984 年诞生。CDFI 在传统 B 超图像上选择感兴趣区显示人体小血管中的低速血流，而且无须采取方向分离和频域解调等处理程序。20 世纪 90 年代出现了几种彩色多普勒成像技术，包括组织成像、能量成像和功率运动成像等。

彩色多普勒组织成像（CDTI）是一种检查心肌运动功能的新技术，它利用低通滤波器将心腔内高速血流的频移信号滤除，只提取来自心肌组织的慢速血流频移信号并以彩色编码显示。CDTI 成像方式有三种，即速度方式、加速度方式和能量方式。常用的定量指标包括心肌运动速度、速度阶差、二尖瓣运动速度、室壁收缩及舒张的时间间隔、时间-速度积分。CDTI 主要用于观察心脏传导与起搏情况，诊断缺血性心脏病及心肌运动异常，以及对心室功能进行评价。

彩色多普勒能量成像（CDEI）是以运动的散射物体（如红细胞）的多普勒信号强度为参数而成像的，其中信号强度依赖于频谱曲线的总积分，它的大小主要受血流速度和红细胞比容等因素的影响。CDEI 具有与常规彩色多普勒血流成像（CDFI）不同的特点：①信号强度测量值不依赖于换能器的探测角度；②可以显示平均速度为零的灌注区，即血流紊乱而用 CDFI 又无法显示的区域；③频带范围较宽，可以显示高、低速血流，一般低端阈值为 0.5 mm/s，对超高速血流也不会出现彩色倒错信号。图 6-27 所示为肾动脉彩色多普勒能量成像。

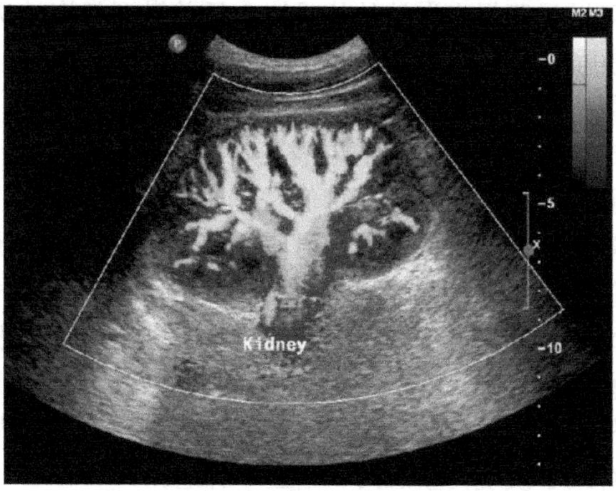

图 6-27　肾动脉彩色多普勒能量成像

由于 CDEI 具有血流信号连续性好、信噪比和灵敏度高等优点，尤其适用于对细小血管的低速血流成像，因而在妇科疾病及肿瘤诊断方面较有优势。例如，乳腺肿块周围血流速度可能会异常地升高，过去主要采用连续波多普勒血流检测，此方法虽然灵敏度高，但直观性和清晰度不足。采用彩色多普勒能量成像就可以直接、精确地观察到乳腺肿块区血管的增加，并为恶性肿瘤的诊断提供依据。

多普勒功率运动成像（DPMI）是在彩色多普勒血流成像和能量成像技术基础上发展起来的新技术，它在近几年的进展包括：①方向功率图（DPA），其特点是既具有对低速血流的敏感性，又具有彩色多普勒的方向性；②速度能量图（VEI），能直观地显示心肌内的冠状动脉穿插，为冠心病研究拓展了新领域。有报道表明，该技术还可以实时地显示脉管血流和管壁的不规则运动；③定量组织速度成像（QTVI），该项技术以大量数据存储和超高帧频成像为基础，为心肌活性的定量分析及冠心病的诊断提供了一种新的方法。

6.5.2 超声造影技术

超声造影技术包括两种类型，一种是不使用造影剂的造影，通常与彩色多普勒能量成像相结合，又称为能量多普勒造影，它的原理与应用已在前面介绍过；另一种是使用超声造影剂的造影，下面介绍此种技术。

超声造影技术的原理是把声学造影剂注入人体，有选择性地改善某种组织或脏器的对比度，从而提高对病变的鉴别能力。声学造影剂的品种很多，大致可以分为两类。一类是气泡造影剂，例如早期将CO_2与生理盐水混合，或将H_2O_2制成双氧水注入肝、肠等脏器，用于探查肿瘤；另一类是新型微泡造影剂，它是含有固体微粒的悬浊液，注入人体后会产生大量直径为5～10 μm的微型气泡。例如，近年来应用较广的Levovist（利声显）由半乳糖结晶和微量棕榈酸构成；另一种微泡造影剂名为Echogent，其主要成分是氟烷，它在人体温度作用下可由微滴转化为气体。

临床研究发现，微型气泡具有谐振特性，可以使回波信号增强 25 dB。超声造影剂的使用，最初只是为了增大血管内红细胞的声阻抗，以求在基波频段内提升血流信号，后来发展到利用谐波信号成像。谐波频率为基波频率的整数倍，但振幅或强度很小，且随频率而递减。加入造影剂可以显著提高谐波的信噪比。目前微型气泡被认为是临床超声成像中最安全、有效的回声增强剂，它与多普勒超声成像技术相结合，广泛应用于脏器肿瘤鉴别、心肌检查和微循环成像，并扩展到组织定性和脏器功能研究。

目前采用的超声造影是将新型微泡造影剂注入体、肺循环系统，借此增强多普勒血流信号或灰阶显示，对脏器肿瘤诊断有较高价值。研究表明，造影剂的散射截面比同样尺寸的固体微粒大几个数量级，能使背向散射信号明显增强，从而提高图像的对比度；向血液中注入造影剂，可以使很多小血管得以成像。由于正常组织和肿瘤对这些造影剂的作用存在差异，因此超声造影技术有助于提高肿瘤的检出率。据国内文献报道，对肝内实质占位性患者施行彩色多普勒造影，结果是：无彩色血流的肝癌在造影后出现血流信号的占92%，肝肿瘤诊断的符合率从造影前的67%增加到94%。此外，用造影剂做宫腔造影，可清晰地显示内膜边缘形态，有助于发现内膜息肉、增生和肿瘤。

6.5.3 谐波成像技术

超声波被人体组织界面或各种靶物反射而形成的回波包括基波和谐波两种成分。其中基波是主要成分，它的频率就是探头发射频率。谐波往往是由运动靶物，如组织、血细胞和微泡造影剂等散射而产生的，但信号强度很小。我们知道，传统的超声诊断仪只利用基波信息成像。而谐波成像则不同，它需要加装带通滤波器去除基波成分，只保留二次谐波信号。谐波成像又分为两种方式：当人体中无造影剂时，二次谐波信号来自组织，称为组织谐波成像（tissue harmonic imaging，THI）；当使用造影剂时，二次谐波信号主要来自造影剂，因为造影剂的反射谐波要比组织的反射谐波强得多，故称为造影剂谐波成像（contrast agents harmonic imaging，CAHI）。

组织谐波成像（THI）利用超宽频带探头接收人体组织散射的非线性高频信号（即谐波），并且对这种多频率的信号进行实时平均处理，可以达到增强深部回声和提高空间分辨率的效果。临床应用表明，组织谐波成像适合于因心肌和内膜结构异常、胸廓畸形和肺气肿而导致心脏显影困难的患者，利用 THI 技术可以使心内膜边界变得清晰，对心壁运动评价更加准确。

造影剂谐波成像（CAHI）利用的二次谐波是由微泡的散射作用而产生的，此时组织散射的回波（称为背景噪声）相对较弱，基本上被造影剂谐波所抑制。所以 CAHI 图像的信噪比很高，利用它可以精确地观察室壁运动。结合使用多帧触发方式，还可以检查心肌和外周血管灌注情况以及对缺血和心肌存活进行鉴定。随着第三代造影剂的研制成功，CAHI 技术被推广到心脏以外的其他脏器。有报道称，该技术可以更清晰地显示胆总管和胰腺区的病灶，对一些实质脏器的二维图像和多普勒信号有显著增强。如图 6-28 所示为用新型微泡造影剂产生的谐波图像，右下部的卵状光团是肝区和腹部肿瘤。

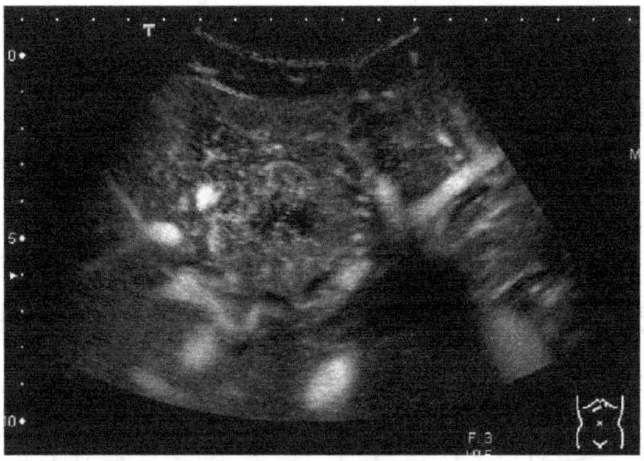

图 6-28　用新型微泡造影剂产生的谐波图像

6.5.4　三维超声成像

人体器官是三维物体，而绝大多数超声诊断仪（包括 B 超和彩超）都采用二维成像方式，它只能提供人体某一切面的声像图，无法以立体方式完整地显示解剖学结构与病变。医生进行诊断时，往往需要在头脑中设想一个三维空间，将已知脏器的一系列平面图像进行立体组合或虚拟重构。这种思维方式不但效率较低，而且过于依赖医生的个人经验，容易导致诊断结论的多样化。显然，二维超声成像的局限性已经制约了超声诊断技术的发展，医生和患者对三维超声成像功能的需求也越来越强烈。此外，还有来自 CT 和 MR 等三维成像技术的影响和挑战，这些因素促使了三维超声成像技术的诞生。

三维超声成像原理是利用特制的三维探头和 B 超仪器采集一系列二维图像，经数字化后输入计算机，再由计算机将二维图像数据进行计算和整合，从而获得被扫描器官的三维图形。总的来说，成像过程包括图像采集、数据处理和图像重建三个步骤。计算机将被扫描脏器置于一个包括 $m \times n \times p$ 个体素的成像空间中，并把输入的二维图像数据按照它们的空间位置进行排列与重组。数据处理主要执行某些重建算法，除了傅里叶变换，还包括相邻层面之间插值与平滑等，以形成一个完整的三维数据库。采用不同方式对数据库进行切割和组合，就可以重现感兴趣部位的表面和断层的超声图像。

三维超声成像装置主要有如下两种模式。

（1）与常规 B 超诊断仪联合使用的三维工作站。该系统由机械扫描探头及与之相连的超声发生器、空间位置感应器和微处理器（计算机）三部分组成，通过图像采集接口及专用软件将系列二维图像数据置于空间直角坐标系中，进行必要的数据处理，然后以多向二维成像和三维成像方式重现被扫描器官。三维机械扫描分为手动和机械驱动两种方式，图 6-29 所示为手动扫描方式，又称自由臂（free-hand）采集方式。其中，图 6-29（a）为换能器在体表做平移式扫描；图 6-29（b）为换能器固定在体表一点做倾斜或摆动式扫描；图 6-29（c）、（d）为换能器绕本身的轴旋转扫描，分别采用侧向激发和正向激发方式产生超声。

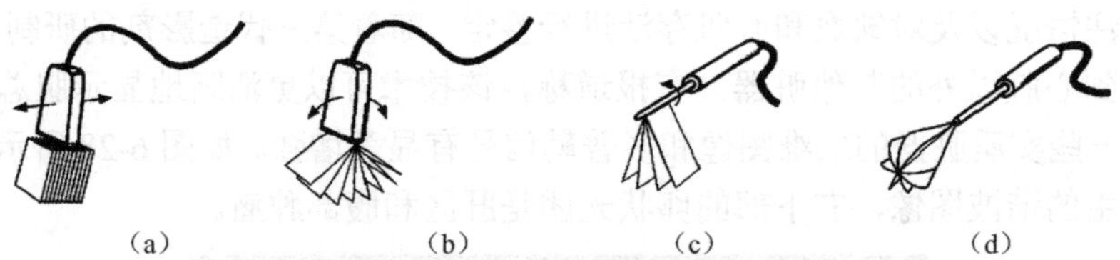

图 6-29　三维超声成像的手动扫描方式

（2）具有三维超声成像功能的诊断仪。该仪器的关键部件是容积扫查探头，它是由 128×128 块晶片（阵元）组成的平面电子相控阵装置。这种三维探头与普通 B 超探头的大小相近，医生在进行图像采集时无须移动探头，只需相对于某一接触点缓慢地沿扇形轨迹摆动探头，便可采集多个切面的图像。图 6-30 所示为三维面阵扫描方式，其中图 6-30（a）为方形换能器产生的棱锥形脉冲波，图 6-30（b）为圆形换能器产生的圆锥形脉冲波。

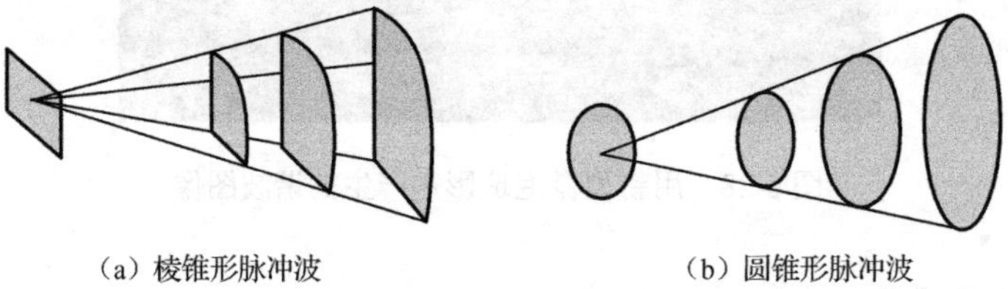

图 6-30　三维面阵扫描方式

三维超声成像方式有三种，即表面成像、透明成像和多平面（多断层）成像。

（1）表面成像。二维图像经计算机处理后显示为环状结构，应用插值技术可以只显示受检体表面形态，而不显示其内部结构。这种成像方式适用于器官积液或受检体被液体所包围的情况，其特点是图像清晰且立体感强。如图 6-31 所示为胎儿头部和脊椎表面的三维图像。

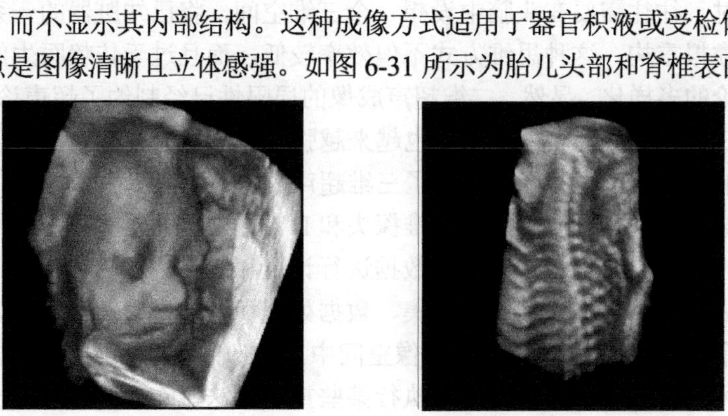

图 6-31　胎儿头部和脊椎表面的三维图像

（2）透明成像。对感兴趣的组织结构，可以选择适当的灰阶范围进行三维重建，使立体图像呈半透明状态，如图 6-32 所示为肾的三维超声图像。这种方式主要用来显示实质脏器内部结构及空间关系。根据图像的透明程度，又可以分为最大回声成像、最小回声成像、仿 X 射线成像和混合模式。

（3）多平面（多断层）成像。该方式是对三维数据库进行多方向切割，重建任意断面的声像图。与 MRI 和 ECT 相似，三维超声重建也可以取三个正交的标准切面：矢状面、冠状面和水平切面。较为常用的是冠状面，它可以显示二维超声成像难以观察到的人体组织断面特征。图 6-33 所示为用多平面成像方式产生的甲状腺超声断层影像。

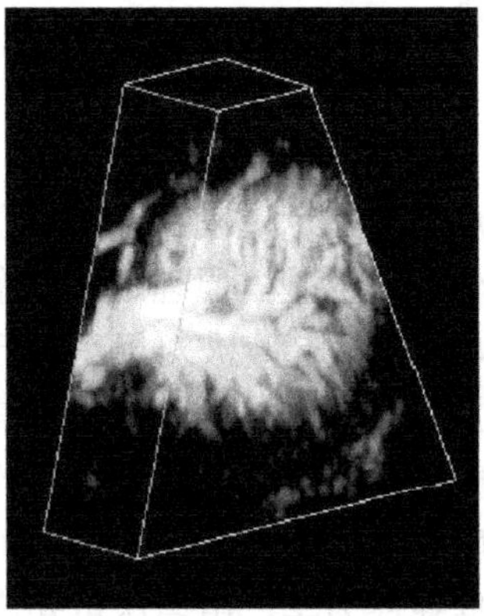

图 6-32　透明成像方式显示的肾的三维超声图像

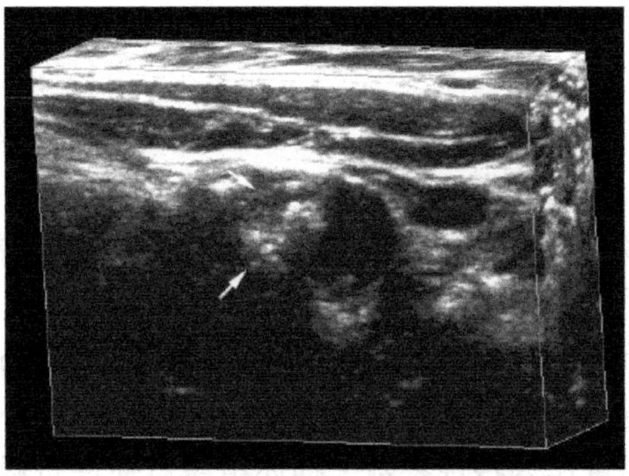

图 6-33　甲状腺超声断层影像

6.5.5　全数字化超声技术

全数字化超声技术是指超声成像系统（包括换能器和主机电路）的数字化，其特点是不采用模拟延迟线及大量的电子开关，而用计算机产生数字声束，并控制回波信号采集与处理过程，使成像系统具有更高的精确性和稳定性，目的是提高超声图像的质量。全数字化技术包括下列三部分。

（1）数字化声束形成技术。该技术是指对超声脉冲进行编码和解码，使声束及声场分布数字化，可提高延时精度、波幅精度和聚焦性能，产生细而窄的声束。如图 6-34 所示为模拟和数字两种方式的声束动态聚焦对比，由此可见数字化声束形成技术的优势。

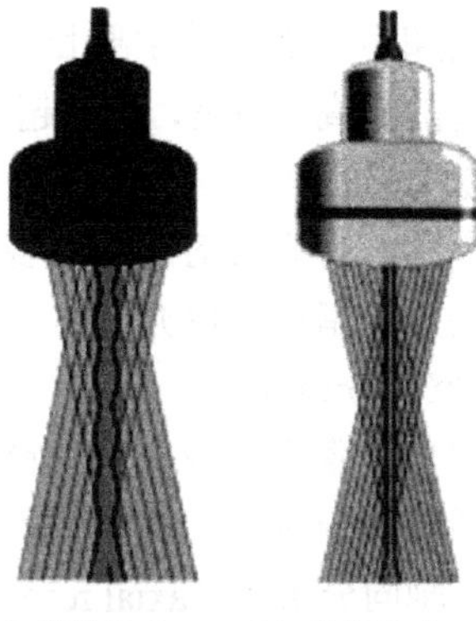

（a）模拟方式　　（b）数字方式

图 6-34　两种方式的声束动态聚焦技术的比较

（2）前端数字化与模数转换技术。该技术是把入射到探头的回波声频信号准确地变换成数字数号。其中的关键部件是数字扫描变换器（DSC），其作用是把原来按极坐标设置的扫描线数据转换成以直角坐标形式排列的扫描数据，相当于产生一幅与电视显示制式相匹配的数字图像。实验表明，该技术可以使系统的分辨率提高 30%，动态范围增加 1 倍，影像噪声减小 1/3。

（3）宽频探头与宽频技术。为了满足二维实时成像和三维采集的需要，目前多采用超高密度（如 512、1024 个阵元）的二维面阵探头，相应地增加了电子学通道，其效果是增加接收带宽，并可实现二维聚焦，从而大大改善了两侧和横向分辨率。

传统超声诊断仪采用模拟电路，其信号处理过程不可避免地导致 50%以上的声频损失，而采用宽频探头和数字化声束形成技术，再结合声频检测技术就可以克服这个弊端，不仅解决了空间分辨率和穿透深度的矛盾，而且使回波信息量更加丰富，甚至有可能获得完整的组织反射声频信号。全数字化技术可以把对成像有用的微弱信号提升放大，同时抑制不需要的回波信号，这又促进了谐波成像技术的临床应用。总的来说，以数字化技术代替模拟技术是超声成像的一次飞跃，也是一种必然的发展趋势。

6.5.6 超声弹性成像

随着超声成像技术的全方位进展，成像模式已经从形态学显示过渡到生物力学参数分布。弹性成像（elasticity imaging）属于组织特性参数成像，它的基本原理是用一个装有挤压板的探头沿轴向压缩人体组织，此时由声源发出低频、脉冲式超声波对组织进行激励，然后采集组织压缩前和压缩后的声频信号，利用互相关方法估计延时量并对回波信号进行分析和处理，可以得到组织内部的应变分布。这里需要假定人体组织是各向同性的介质，在压缩过程中外力作用引起组织的负载较小，形变的幅度有限。在这种条件下，可以用杨氏模量作为特性参数来描述组织对弹性负载的响应。根据弹性力学，由声压可知应力，测量介质的相对位移便可以求出应变，两者之比就是弹性模量，又称组织弹性参数。成像过程需要采用一系列算法，最后由成像系统将弹性参数的平面分布用彩色编码或灰阶显示出来，称为声弹性图（sono-elastogram）。近年来又出现了对软组织切变模量分布及成像方法的研究，实验表明，这种技术在组织定征、器官老化鉴定和病变诊断方面具有潜在的应用价值。

6.6 超声仪器成像质量评价

医用超声诊断仪的主要目的就是获得医学图像。随着技术进步，医用超声的图像质量有了显著的提高。但是，由于超声波的传播特性及其与人体组织相互作用的机理比较复杂，使得图像质量受各种因素的影响。对图像质量的评价，涉及仪器的恰当选择和参数的合适配置。因此，有必要对超声图像的质量指标及其机理有所了解。由于指标非常多，下面仅选择一些主要指标加以介绍。

1）空间分辨率

空间分辨率表征成像系统能够清晰地区分细微组织的能力。对于超声成像，该性能指标又包括轴向分辨率、横向分辨率和侧向分辨率（在前文中已提及）。

（1）轴向分辨率（axial resolution）表征超声系统对沿声轴方向排列的两个相距很近的靶点的分辨能力，常以 mm 为单位表示。该性能指标还可定义为在超声波传播方向上产生不重叠的回波界面的最小距离。假设两个界面的距离为 d，声速为 c，则它们能被分辨的条件是

$$d \geqslant \frac{1}{2}c\tau \tag{6.32}$$

该式表明，轴向分辨率主要取决于超声脉冲宽度 τ，但又受到频率的调控。

（2）横向分辨率（lateral resolution）表征超声系统在与声束垂直的方向上对两个近距离靶点的分辨能力。如图 6-35 所示，在介质中某一深度有两个靶点，当声束的直径大于两靶点的距离时，需要用两路声束对不同靶点进行扫描，并形成两个回波，所以它们是可分辨的，图中靶点 1、2 属于这种情况；当声束直径大于两靶点间的距离时，这两个靶点只需要用一路声束扫描并且只形成一个回波，所以它们就不能被分辨，图中靶点 3、4 属于这种情况。由此可知，横向分辨率主要取决于声束的宽度或直径。

超声束在远场区有一个扩散角，其直径随该处与探头的距离而递增，因而远场区的横向分辨率不断下降。利用 5.4.2 节介绍的超声场知识，假定已知半扩散角 θ，即 $D_c = 0$ 的第一点，即 $ka\sin\theta = 3.83$ 时相应的角度，且 $\lambda \ll D$，则原表达式变为

$$\theta \approx 1.22\frac{\lambda}{D} \tag{6.33}$$

又假定已知焦距 f，则可定义横向分辨率为

$$\Delta x = f\theta = 1.22\frac{\lambda f}{a} \tag{6.34}$$

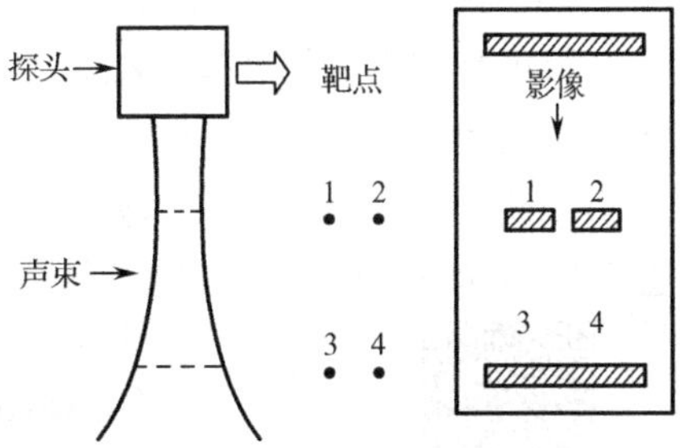

图 6-35　声束宽度对横向分辨率的影响

上式表明，对于给定的探头和工作频率（或波长），超声系统的横向最小可分辨距离与焦距成正比，也就是说，横向分辨率随着探测深度而下降。要提高横向分辨率，就必须减小焦距，然而焦距的取值对应于被测体层内的一个深度范围（一般为 10±5 cm），它的减小是很有限的。所以提高横向分辨率的最有效方法一是尽可能提高换能器的发射频率；二是改进声束形成技术，设法产生细长的聚焦声束。这个问题有望通过数字化声束形成技术和全程动态聚焦技术来解决。而侧向分辨率和横向分辨率类似，且转动探头可以切换，这里不再展开叙述。

2）几何位置精度

几何位置精度（geometric position accuracy）又称距离测量的准确性，是指超声设备所显示的声像图与实物之间的几何位置偏差，用百分数（%）表示。

3）最大可探测深度

最大可探测深度（detectable depth）是指对于某一设定工作频率，超声设备可以检测到的目标的最大距离，以 mm 为单位表示。该项指标反映仪器对深部界面弱小回波的成像能力，又称为系统灵敏度（system sensitivity）。如前所述，超声波的最大可探测深度受超声波频率所限制，同一深度的回波强度近似地与频率成反比。或者说，频率越大，超声波衰减越快，穿透能力相对减小，所以深部回波就变得很弱，乃至不能被换能器所探测到。

4）动态范围

动态范围（dynamic range）是指超声成像中最大可分辨的灰度范围，以特定测试物影像的饱和阈与显示阈之差（单位为 dB）表示。饱和阈是指当测试物影像具有最大亮度而又恰能保持灰度层次时的增益（dB）；显示阈是指当测试物仅可成像时的增益（dB）。

5）图像均匀性

图像均匀性（image uniformity）是指超声系统对均匀介质成像时，在整个画面内提供

均匀分布的灰度和清晰度的能力。通常利用体模内已知深度的匀质界面的回波信号、观测界面的亮度分布或光点的连续性做出评价。

6）盲区

B 超扫描时，在靠近换能器与组织的接触界面处出现一个回波饱和的窄带，称为盲区（dead zone）。其产生原因是换能器与靶物的距离很小，超声波在探头表面和靶物之间来回振荡，使该区域的结构不能清晰地显示出来，通常把接触界面附近高对比度测试物恰能被分辨的最小深度定义为盲区长度，单位为 mm。

7）图像对比度、清晰度与包囊成像特性

该项为超声成像质量的综合性检测指标。主要包括：（1）显示屏影像的灰阶，灰阶越丰富，图像对比度越好；（2）特征靶物和整个扫描野内回波的清晰度，这点与系统灵敏度和均匀性有关；（3）包囊（cyst）成像效果，包括包囊的形状、大小、透过增强效应及是否有杂波填充等，用于评价超声系统对囊性和液性组织的成像能力。

超声伪影及分析

8）伪影

伪像是指图像的失真或畸变，它提供与成像目标的性质或形态不相符的信息。在医学超声成像中，超声伪像表现为位置误差和亮度失真两种形式。下面介绍几种常见的伪像。

（1）混响（reverberation）。一般是指超声波脉冲在换能器表面与近场区的界面之间来回反射形成的信号，可能在靠近换能器的介质层中产生低回波暗区或干扰杂波。此外，在对充有气体的空腔器官（如肠道）或含有异物的实质器官（如眼球）做超声扫描时，往往出现混响信号，如图 6-36 的中部所示为肠内气体引起的多重混响，又称振铃伪像。

（2）声影（acoustic shadowing）。当声束遇到密度很大的“硬质”靶物时，大部分声波被反射回去，以致进入靶物后方的声波能量很少，并且出现一些声束不能到达的区域，形成声影，例如骨头、结石、钙化点等都有这种情况。图 6-37 所示为肾结石产生的声影。

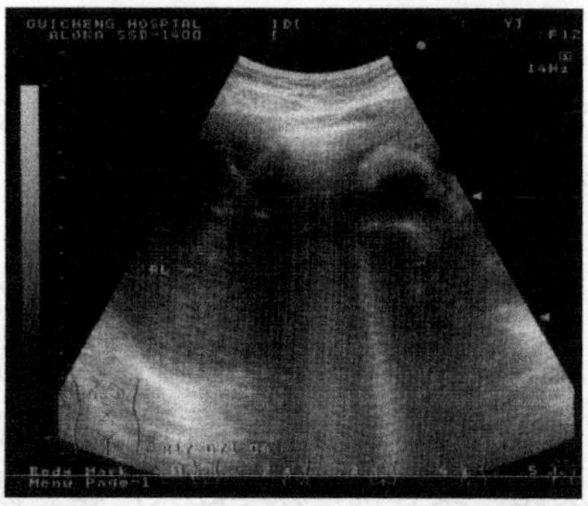

图 6-36　肠内气体多重混响——振铃伪像

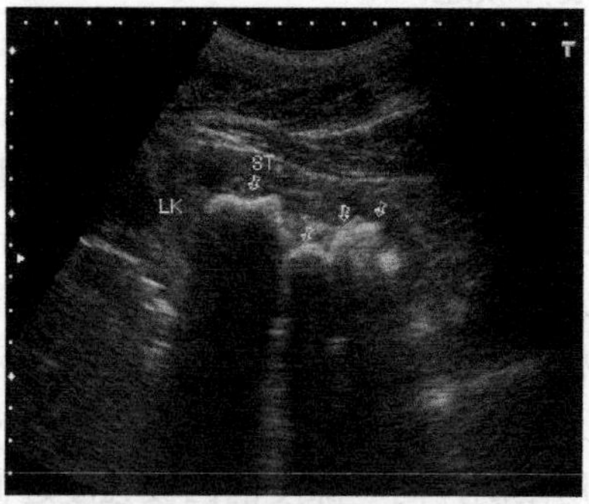

图 6-37　肾结石产生的声影

（3）后方回声增强（enhancement of behind echo）。当声束穿过衰减系数较小的组织（如包囊）时，靶物后方的回波强度大于同一深度的其他组织，如图 6-38 所示。这种现象产生的原因在于包囊与后方组织的声阻之差特别大，故界面反射声波有明显的相对增强。

（4）折射伪像（refractive artifact）。折射伪像是指在超声成像过程中，由于介质的折射效应，使靶物发生表观位移或像差。如图 6-39 所示，设介质 1 的声速低于介质 2 的声束，超声波在界面的折射引起传播方向的偏移。由于扫描转换器及接收器总是假定声束是沿直线传播的，因此声波折射的效果实际上使位于 A 点的靶物成像于 A'点。

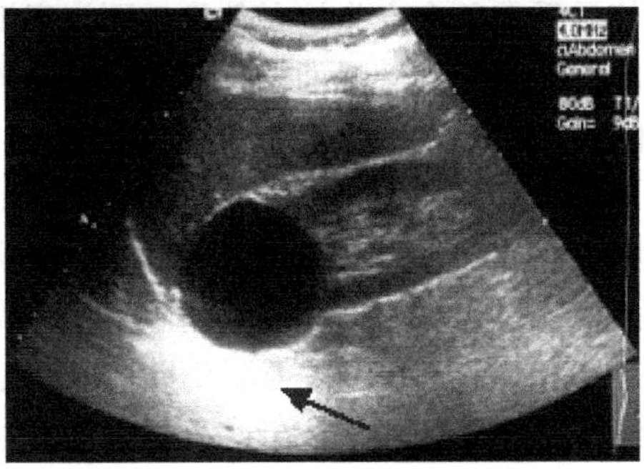

图 6-38　包囊后方回声增强

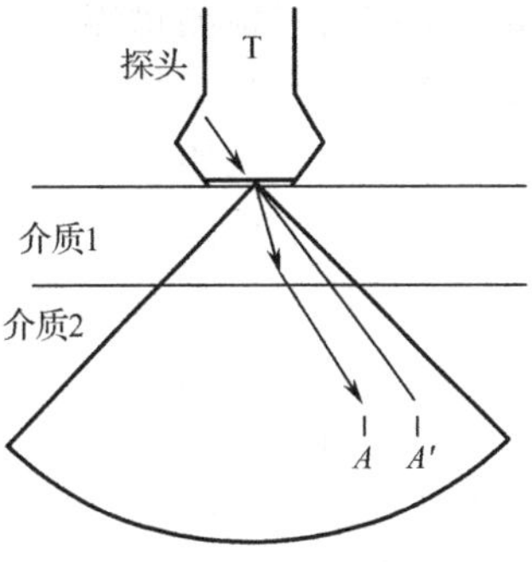

图 6-39　折射伪像产生的原理

最常见的折射伪影有两种：一是透镜效应重影，某些脏器或组织对声束有类似透镜的折射作用，在声像图上引起伪差。例如，对腹部中央做横切面扫描时，腹直肌如同一个声透镜，其折射作用使声束会聚，形成两个腹主动脉像。二是侧壁声影，当超声波从低声速介质进入高声速介质时，如果入射角超过临界角，就会发生全反射；或者当声束入射角较大时，导致反射声束（回波）不能被探头接收，两者都会使界面后方出现低回声阴影。这种现象多发生在球形器官两侧，如图 6-40 所示。

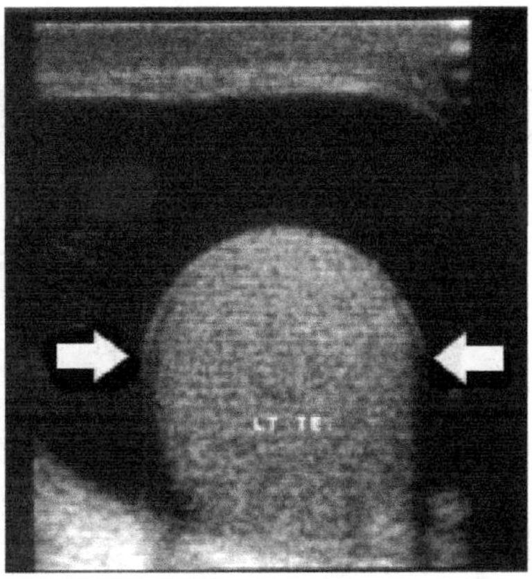

图 6-40　侧壁声影

（5）镜面伪像（mirror artifact）。镜面伪像是指因人体组织对声束的反射效应而形成的伪像，这里部分介质起着平面镜的反射作用。如图 6-41（a）所示为腹部 B 超影像，在横膈（界面）两侧出现对称的两个囊肿，其中左下方（箭头所指）是镜面伪像。镜面伪像产生的原理如图 6-41（b）所示，设探头发出 1、2 两路声束，其中声束 1 直接到达囊肿 A 点，声束 2 经界面（C 点）反射才到达 A 点。然后 A 点的反射声束循入射路径返回探头，其中第 2 路回波须经 C 点的界面反射回去，它被探头接收而产生一个虚像。依据声波直线传播的原理及时间差与声程差的关系，探测系统把该虚像看作在声束 2 方向上与 C 点距离等于 $\overline{CA}$ 的一点 A' 的回波，也就是伪像 A'。

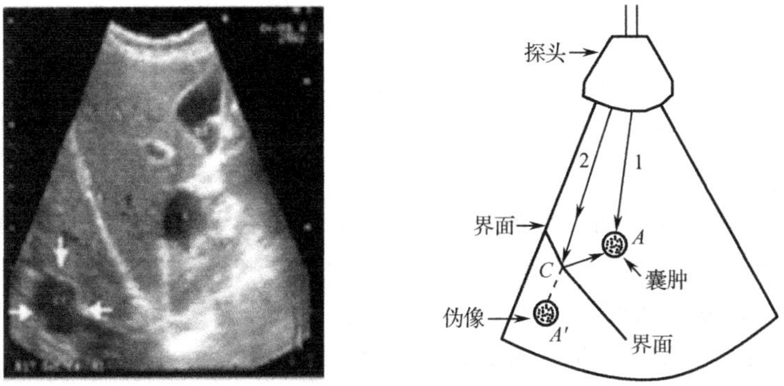

（a）　　　　　　（b）

图 6-41　镜面伪像

（6）旁瓣伪像（side lobe artifact）。如前所述，换能器发射声场分为主瓣区和旁瓣区，当用旁瓣与主瓣同时检测物体时，两种回波信号重叠便会产生这种伪像。因为旁瓣区与主瓣区相比，声能分布很小且传播距离较长，所以往往在某一界面的主瓣区回声图的两侧出现暗淡的拱形曲线。例如，胆结石的旁边可能产生狗耳状伪像，如图 6-42 所示。

超声伪像产生的原因主要有以下两个方面：一是超声波在结构复杂的介质（如人体）中传播时，由于反射、折射、散射和衰减等物理因素，造成图像的错位、变形、阴影和重影等情况。对于这些伪像，一部分可以通过改变扫描角度和方向予以消除，如转换患者体位，调节声束入射角；而另一部分伪像（如声影和后方增强）是难以消除的，却是鉴别组织属性与诊断疾病的依据。二是由于成像系统本身性能欠佳，或者某个部件的缺陷和故障也可能产生伪像，例如图 6-43 所示，换能器阵元缺损造成无回声暗区这种情况需要改进超声波仪器设计，提高整机和各个部件的性能，并且实行定期的质量检测。

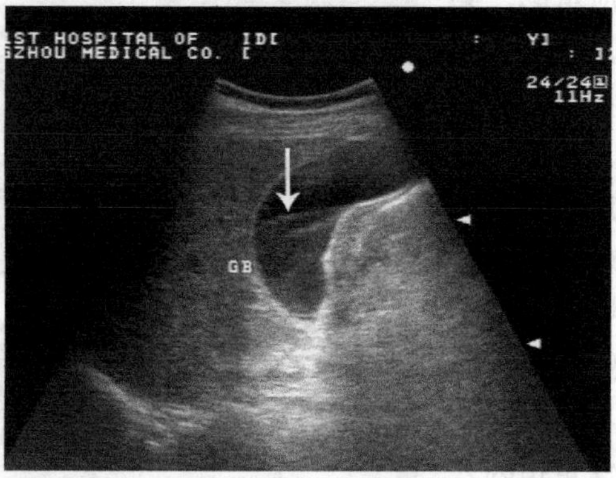

图 6-42　旁瓣伪像

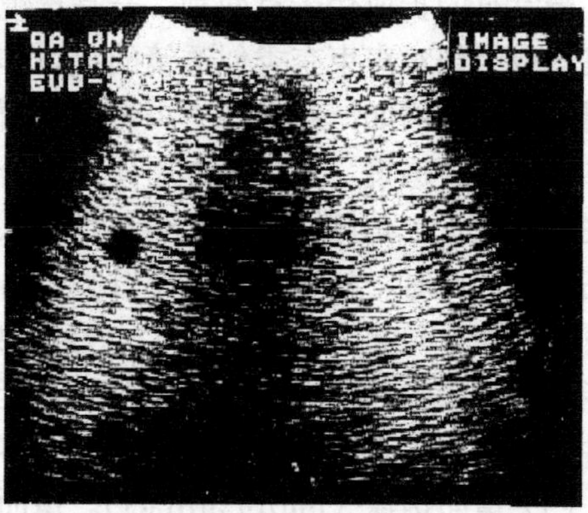

图 6-43　换能器阵元缺损造成无回声暗区

总的来说，优质的超声图像应满足如下基本要求：①准确和真实地反映被扫描物体的结构与形态，避免几何畸变和导致误诊的伪像；②边界明锐、细节清晰，具有较高的空间分辨率；③局部的匀质结构应显示均匀的亮度和灰度，但图像整体又有丰富的灰阶和对比度层次。因为声像图较多地用于腹部脏器和软组织病变的诊断，所以要求有良好的低对比度分辨率和检测出灰度差异的对比灵敏度。

习题

6-1　在 B 超成像中，对组织与器官的轮廓显示主要取决于超声的（　　）。（单选）

A．反射　　B．衍射　　C．散射　　D．折射

6-2　纵向分辨率又称为（　　）。（单选）

A．轴向分辨率　　B．时间分辨率　　C．侧向分辨率　　D．显现力

E．以上均不是

6-3　纵向分辨率直接取决于（　　）。（单选）

A．穿透深度　　B．空间脉冲长度　　C．入射角　　D．阻尼

E．介质密度

6-4　哪种探头可提高轴向分辨率？（　　）（单选）

A．线阵探头　　B．高频探头　　C．低频探头　　D．较大的探头

6-5　对于超声成像，既要改善轴向分辨率，又要保持信号灵敏度，可通过哪种方法实现？（　　）（单选）

A．减小空间脉冲长度　　B．增大空间脉冲长度

C．降低探头频率　　D．提高探头频率

6-6　下列哪项既可以提高轴向分辨率又可以提高横向分辨率？（　　）（单选）

A．减小脉冲长度　　B．增大脉冲长度

C．使束宽变窄　　D．提高探头频率

6-7　通过哪种方法可以得到较大的近场区？（　　）（单选）

A．使用高频探头　　B．减小阻尼

C．减小探头直径　　D．增大阻尼

E．降低探头频率

6-8　A 型超声诊断仪和 B 型超声诊断仪的主要区别在于（　　）。（单选）

A．A 型超声诊断仪是幅度调制，B 型超声诊断仪是辉度调制

B．A 型超声诊断仪是辉度调制，B 型超声诊断仪是幅度调制

C．A 型超声诊断仪和 B 型超声诊断仪都是幅度调制

D．A 型超声诊断仪和 B 型超声诊断仪都是辉度调制

6-9　TGC 是下列哪一名词的英文缩写？（　　）（单选）

A．组织增益特性　　B．时间增益特性

C．连续多普勒　　D．信号发生器控制

6-10　脉冲波多普勒检测仪与连续波多普勒检测仪相比，主要优势是（　　）。（单选）

A．有距离选通能力　　B．流速值不受脉冲频率限制

C．无距离选通能力　　D．无混叠现象

6-11　为了消除脉冲波多普勒检测仪检测血流时常出现的混叠现象，常采用下列哪项技术？（　　）（单选）

A．频谱分析　　B．连续多普勒技术

C．高频脉冲重复频率多普勒超声技术　　D．彩超

6-12　自相关技术是（　　）。（单选）

A．自我频率检测技术　　B．直接探测血流速度的一种技术

C．检测两个信号间相位差的一种方法　　D．探测振幅的一种技术

6-13　在彩超成像系统中，图像颜色信息是（　　）。（单选）

A．被测界面的真实颜色　　B．伪彩色

C．红色代表亮度　　D．蓝色代表血流方向

6-14　在彩色多普勒血流成像系统中，哪种颜色能反映血液湍流情况？（　　）（单选）

A．红色　　B．绿色　　C．蓝色　　D．橙色

6-15　彩色多普勒血流成像所用的三种基本色是（　　）。（单选）

A．红色、蓝色、紫色　　B．绿色、蓝色、粉色

C．红色、蓝色、绿色　　D．橙色、蓝色、绿色

6-16　彩色多普勒血流成像中血流方向表示为（　　）。（单选）

A．红色表示正向流，蓝色表示反方向流　B．红色表示反方向流，蓝色表示正向流
C．蓝色表示正向流，绿色表示反方向流　D．蓝色、绿色表示反方向流

6-17　在彩超中为了增加低速血流的量度，通常采用（　　）。（单选）

A．滤波器　B．彩色增强器　C．自相关技术　D．频率调节器

6-18　彩超最常用于哪一部位的成像？（　　）（单选）

A．肝　B．血管　C．胰　D．囊肿　E．肿瘤

6-19　从多普勒频谱图上能了解到血流的参数是（　　）。（单选）

A．血流性质　B．时相　C．方向　D．速度　E．以上均是

6-20　关于超声聚焦的目的，说法不正确的是（　）。（单选）

A．可提高声压　B．可提升图像分辨率
C．增大声强　D．可减小探头面积

6-21　当血流速度增快、流量加大时，彩色多普勒血流成像的血流信号的特点是（　　）。（单选）

A．亮度提高　B．亮度降低　C．亮度变化不定　D．和亮度无关

6-22　B 超中的扫描包括（　　）。（多选）

A．机械扫描　B．电子线形扫描　C．相控阵扇形扫描　D．动态频率扫描

6-23　下列哪些是超声图像质量的评估指标？（　　）（多选）

A．空间分辨率　B．亮度分辨率　C．对比度分辨率　D．图像的均匀性

6-24　声像图的特征是（　）。（多选）

A．回声强弱　B．纵向分辨率　C．回声形态　D．回声分布

6-25　超声伪像形成的主要类型有（　　）。（多选）

A．声波能量过强　B．超声图像的形状与位置失真
C．仪器操作不当　D．超声图像亮度失真

6-26　可以推断超声束如果不能垂直入射被检部位，所带来的弊端会产生（　　）。（多选）

A．折射伪像　B．强度减弱　C．回波信号衰减　D．频率下降

6-27　多普勒频移值增大的可能原因是（　　）。（多选）

A．血细胞流速过快　B．入射角的余弦增加
C．接收回波频率过高　D．入射声波频率过高

6-28　频谱显示技术指标有（　）。（多选）

A．音频输出　B．图像输出　C．视频输出　D．只有频率显示

6-29　在彩色多普勒血流成像中，血流彩色显示的规定为（　　）。（多选）

A．红色正向流，逆向探头　B．蓝色逆向流，背离探头
C．红色正向流，朝向探头　D．绿色及其亮度代表方差

6-30　彩超图像的特点是（　　）。（多选）

A．二维彩色血流图与 B 超图像信息重合
B．采用自相关技术
C．血流图彩色显示，B 超图像黑白显示，二者叠加
D．彩色真实动态图片

6-31　在 B 超检测中，为何要向探测部位涂抹一些耦合剂？

6-32　B 超换能器的声束扫描方式有哪几种？试说明在电子扇形扫描中使声束偏转的原理。

6-33　超声束电子聚焦技术的基本原理是什么？单焦点聚焦和多段聚焦有何不同？

6-34　试比较 M 型超声与 A 型、B 型超声的相同之处。

6-35　超声伪像形成的主要原因是什么？

6-36　在血流检测技术中，什么是连续波多普勒（CWD）？什么是脉冲波多普勒（PWD）？试说明这两种检测技术的优点和局限性。

6-37　什么是超声图像的空间分辨率？

6-38　超声成像与 X 射线-CT 成像相比，主要特点有哪些？

6-39　在彩超中如何通过色彩与亮度表现血流的方向、速率大小及湍流程度？其与一般的多普勒血流检测仪的差别是什么？

6-40　在彩色多普勒血流成像检测过程中，如果最大可测深度为 5 cm，探测频率为 10 MHz，问可探测的最大流速（声速取 1500 m/s）是多少？

第7章　核磁共振物理

磁共振成像（magnetic resonance imaging，MRI）是在核磁共振原理的基础上发展起来的一种医学成像技术，早先被称为核磁共振成像（nuclear magnetic resonance imaging，NMRI）。虽然该技术与原子核密切相关，但其接收和发射的电磁波波长处于无线电波波段（收音机波段），是一种非常安全的医学成像技术。为避免人们对该技术产生误解，尤其是避免人们联想到核放射对人体造成的伤害，现已普遍使用“磁共振成像”这一名称，这也有利于区别具有电离辐射伤害的X射线成像或核医学成像检查。

磁共振成像中的“磁”表示成像所需的静磁场、射频磁场和梯度磁场三种磁场。“共振”是指射频磁场（简称射频场）的发射频率与原子核进动的拉莫尔频率相匹配，使原子核系统发生共振激发和弛豫。磁共振成像是在核磁共振原理的基础上添加梯度磁场，利用梯度磁场来实现核磁共振信号的空间编码，并最终重建出断层图像，因此磁共振成像的物理基础就是核磁共振原理。

7.1　原子核的性质

7.1.1　原子核的组成

原子核由中子和质子组成，用符号$^{A}_{Z}\mathrm{X}$表示，其中Z为原子序数，即质子数；A为原子核的质量数，是原子核内质子数和中子数之和，X为元素的化学符号。对于氢核$^{1}_{1}\mathrm{H}$，因为原子核中不含中子，所以氢核也通常被称为质子。

水占人体体重的70%左右，每个水分子中含有2个氢质子，大生物分子（如脂质和蛋白质）中也含有众多氢质子，使得人体组织中氢质子的数量非常多，占比很大，而且氢质子是结构最简单的原子核，其核磁共振谱非常简单，因此临床上磁共振成像主要利用氢核进行成像。

原子核的自旋

7.1.2　原子核的自旋

为理解什么是原子核的自旋（spin），首先介绍“内禀属性”这一概念。内禀属性是物质与生俱来的固有性质。比如在宏观世界中，一个真实存在于物理世界中的物体一定存在质量，因此质量是所有宏观物体的内禀属性；在微观世界中，自旋则是所有微观粒子的内禀属性，因此微观世界中的粒子一定存在自旋，如电子、质子、中子等均属于微观粒子，都具有自旋。具有自旋内禀属性的微观粒子统称为自旋体。

原子核的自旋（nuclear spin）简称核自旋，是原子核内微观粒子总角动量的简称，即为原子核内质子、中子的自旋角动量（spin angular momentum）与轨道角动量（orbital angular momentum）的矢量和。有人为了简单，试图将核自旋理解为原子核绕着“自转轴”进行“旋转”运动。这种理解是通过将核自旋与宏观物体的“自转”进行类比，试图帮助人们建立起“核自旋”这一物理概念的直观图像。但是这种理解并不正确，原因是核自旋是一个物理量，而非“自转”这种运动现象。就像宏观世界中的“质量”，它是物体的某种内在性质，而非物体的某种物理现象。

更进一步，在宏观世界中，自旋角动量和轨道角动量分别描述物体绕自转轴的“自转”和绕外部旋转轴的“公转”运动，它们的取值是连续的，是描述物体“转动”运动大小的物理量，而不是物体的内禀属性。宏观世界中“自转”和“公转”这两种运动的典型物理图像有很多，如人们所熟知的地球自转和地球绕太阳公转（见图 7-1）。在微观世界中，微观粒子的自旋角动量和轨道角动量是微观粒子的内禀属性，是微观粒子与生俱来的，其取值是不连续的（离散的），是纯粹的量子效应。

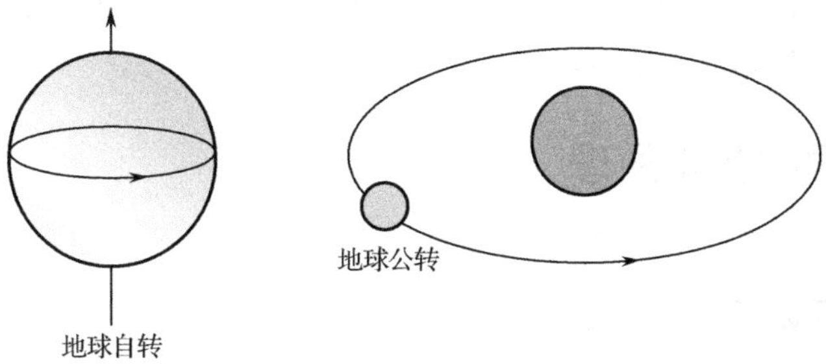

图 7-1　地球的自转和公转可分别用经典力学中的自旋角动量和轨道角动量进行描述

核自旋（角动量）的取值 L_I 可以通过下式计算得到：

$$L_I = \frac{h}{2\pi}\sqrt{I(I+1)} \tag{7.1}$$

式中，h 为普朗克常量，$h = 6.626\times10^{-34}\ \mathrm{J\cdot s}$；$I$ 为核自旋量子数，也称为原子核角动量量子数，其值为整数或半整数，由构成原子核的质子数和中子数决定。

对于一个原子核，如果质子数和中子数都是偶数，即“偶-偶”核，如 ${}^{12}_{6}\mathrm{C}$、${}^{16}_{8}\mathrm{O}$ 等，则其核自旋量子数为零，即 $I = 0$；如果质子数和中子数其中一个为奇数，即“奇-偶”核，如 ${}^{19}_{9}\mathrm{F}$ 和 ${}^{13}_{6}\mathrm{C}$ 等，则其核自旋量子数为半整数，即 $I = 1/2$、$3/2$ 或 $5/2$ 等；如果质子数和中子数都是奇数，即“奇-奇”核，如 ${}^{14}_{7}\mathrm{N}$ 等，则其核自旋量子数为整数，即 $I = 1$、2 或 3 等。

对于氢核来说，由于氢核中只存在一个质子，因此其核自旋量子数 $I = 1/2$。代入式(7.1)可知，其角动量的大小为 $\frac{\sqrt{3}}{4\pi}h$，即氢核自旋的大小为 $\frac{\sqrt{3}}{4\pi}h$。

7.1.3　原子核的磁矩

在微观世界中，具有自旋（总角动量不为零）的微观粒子也具有磁矩。磁矩的大小、方向均与微观粒子的自旋有关。对于原子核而言，核磁矩 $\boldsymbol{\mu}_I$ 与核自旋（即原子核的总角动量）$\boldsymbol{L}_I$ 的关系如下：

$$\boldsymbol{\mu}_I = \gamma \boldsymbol{L}_I \tag{7.2}$$

式中，γ 为旋磁比（gyromagnetic ratio），是原子核所固有的特性，定义为原子核进动的拉莫尔角频率与外加磁场强度之比，其大小与原子核类型有关。氢核的旋磁比 $\gamma = 2.675\times$

$10^8\ \mathrm{rad \cdot s^{-1} \cdot T^{-1}}$，T 为磁场单位特斯拉（Tesla）。

因此，具有自旋的原子核就像一根小磁针，是具有磁性的，被称为磁性核。而物质的磁性就是各种微观粒子磁矩的宏观表现。当电子的总磁矩为零时，物质的磁性主要来自原子核。在无外加磁场时，核磁矩 $\boldsymbol{\mu}_I$ 的方向是杂乱无章的，沿空间各方向等概率分布，因此即使是由磁性核组成的物质，也不会表现出磁性，其宏观磁化强度矢量为零，即 $\boldsymbol{M}_0 = \sum_i \boldsymbol{\mu}_I^i = 0$。

从式（7.2）可知，原子核的磁矩是否为零主要由原子核的自旋决定，即由原子核的自旋量子数决定。对于那些核自旋量子数为零的“偶-偶”核，其磁矩也为零，这类原子核称为非磁性核。对于核自旋量子数不为零的“奇-偶”核和“奇-奇”核，其核磁矩不为零，称为磁性核。只有磁矩不为零的原子核才能与静磁场、射频场相互作用产生核磁共振现象，即只有磁性核才可以发生核磁共振。

7.2 核磁共振的基本原理

7.2.1 原子核的磁化

在经典物理中，把一个磁矩为 $\boldsymbol{\mu}$ 的小磁针置于磁场 $\boldsymbol{B}$ 中，它受到一个力矩 $\boldsymbol{T}$ 的作用

$$\boldsymbol{T}=\boldsymbol{\mu}\times\boldsymbol{B} \tag{7.3}$$

在此力矩作用下，小磁针的磁矩会旋转到与 $\boldsymbol{B}$ 平行的方向，使其势能最低。

在微观世界中，微观粒子的运动遵守量子力学规律，核磁矩 $\boldsymbol{\mu}_I$ 的取值是离散的。磁场 $\boldsymbol{B}$ 的作用并不能把核磁矩旋转到与 $\boldsymbol{B}$ 相同的方向，而是与 $\boldsymbol{B}$ 的方向保持一定的夹角，这样核磁矩就始终受到一个恒定力矩的作用

$$\boldsymbol{T}_I=\boldsymbol{\mu}_I\times\boldsymbol{B} \tag{7.4}$$

在此力矩作用下，核磁矩 $\boldsymbol{\mu}_I$ 绕磁场 $\boldsymbol{B}$ 以一定的角速度进动，这种进动称为原子核的拉莫尔进动，进动频率称为拉莫尔频率，如图 7-2 所示。

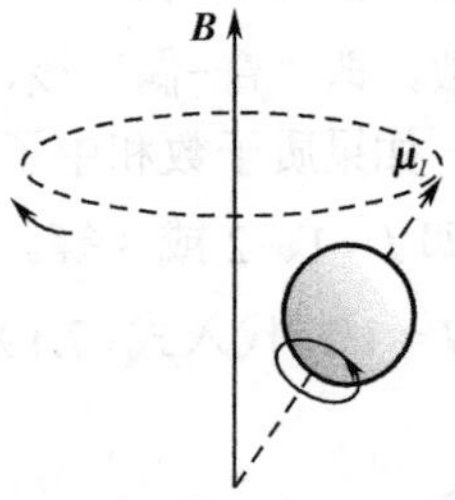

图 7-2 原子核的拉莫尔进动

拉莫尔频率的大小与原子核的种类及所处磁场强度大小 B 有关，用角频率 ω 表示时，其计算公式为

$$\omega=\gamma B \tag{7.5}$$

式中，γ 为式（7.2）中的旋磁比，又称拉莫尔进动系数，是拉莫尔角频率与外加磁场强度 B 之比，即 $\gamma=\omega/B$，这就是该参数物理定义的由来。式（7.5）是由拉莫尔发现的，因此被称为拉莫尔公式，该式给出了原子核在静磁场中进动角频率的大小。

在实际应用中，还习惯用 $\bar{\gamma}$ 来表示旋磁比，$\bar{\gamma}=\dfrac{\gamma}{2\pi}$，从而将原子核进动的拉莫尔频率表示为

$$f=\bar{\gamma}B \tag{7.6}$$

对于氢核，$\bar{\gamma}=42.57\ \mathrm{MHz/T}$。利用式（7.6）可以方便地计算出氢核在不同磁场强度中的进动频率，从而得到原子核发生核磁共振所需施加的射频脉冲频率。

在磁场 $\boldsymbol{B}$ 的作用下，核磁矩 $\boldsymbol{\mu}_I$ 的方向不再是杂乱无章的，而是呈现出一定的空间取向，也就是只能沿空间某些特定方向分布，即所谓的空间量子化，也称为原子核的磁化或能级分裂。

研究表明，在磁场中的原子核共有 $2I+1$ 种可能的空间取向，空间取向的数量取决于原子核的自旋量子数 I，分别为 I、$I-1$、$I-2$、…、$-I$。自旋量子数 I 越大，核磁矩 $\boldsymbol{\mu}_I$ 的空间取向就越多，核磁共振波谱也就越复杂。对于氢核而言，其自旋量子数 $I=1/2$，因此氢核在磁场中的空间取向只有两种：1/2 和−1/2，如图 7-3 所示。一种是顺着磁场方向，其能量状态较低，处于低能级；另一种是逆着磁场方向，其能量状态较高，处于高能级。图 7-3 也展示了氢核的磁化过程：当 $B=0$，即不存在外加磁场时，氢核的能量为 E_0；当 $B\neq 0$，即存在外加磁场时，氢核被磁化，也就存在两种能量状态的氢核，对应的能量分别为 E_1 和 E_2。

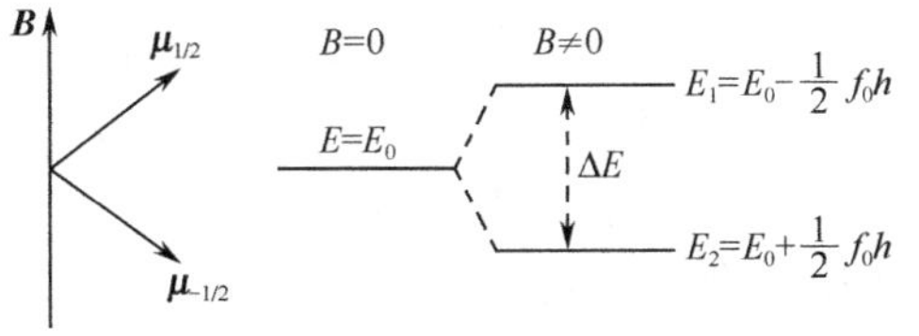

图 7-3　氢核在磁场中的空间取向及能量状态

高、低两种能量状态氢核的能级差为

$$\Delta E = E_2 - E_1 = fh = \gamma Bh \tag{7.7}$$

式中，f 为拉莫尔频率，h 为普朗克常量。由式（7.7）可知，能级差的大小与磁场 $\boldsymbol{B}$ 的强度有关，磁场强度越大，能级差就越大。

处于高能级和低能级的氢核数量可以根据热力学统计方法计算得到。这是因为微观粒子在热平衡态下服从玻尔兹曼（Boltzmann）分布，即某一能级上粒子的数量与该能级的能量有关，表示为

$$N_i = N\mathrm{e}^{-E_i/kT} \tag{7.8}$$

式中，N_i 表示第 i 能级上的原子核数量，E_i 为该能级上的能量，N 为总的原子核数量，T 为热力学温度（单位为 K），k 为玻尔兹曼常数（$k=1.381\times10^{-23}\ \mathrm{J\cdot K^{-1}}$）。当温度为 25℃、静磁场强度 $B_0=1.0$ T 时，平衡态下处于高能级的氢核数量 $N_{-1/2}$ 与处于低能级的氢核数量 $N_{1/2}$ 之比为 0.999993，这说明两个能级上的粒子数量差异非常小，约为百万分之七。这也意味着在上述条件下，100 万个氢核中仅有少数几个能提供核磁共振信号。幸运的是，原子核是一种微观粒子，当静磁场强度仅为 0.5 T 时，1 mol 水中高能级与低能级氢核的数量差异就达到 10^{18}，使得磁共振成像成为可能。

例 7.1　当温度 $T=25$℃，静磁场强度 $B_0=1.0$ T 时，求热平衡态下高能级与低能级氢核的数量比。

分析与解答： 热平衡态下，微观粒子服从玻尔兹曼分布，利用式（7.8），可以计算出热平衡态下高能级与低能级的氢核数量之比为

$$\begin{aligned}\frac{N_{-1/2}}{N_{1/2}} &= \frac{N\mathrm{e}^{-E_{-1/2}/kT}}{N\mathrm{e}^{-E_{1/2}/kT}} = \mathrm{e}^{-\Delta E/kT} = \mathrm{e}^{-f_0 h/kT} = \mathrm{e}^{-\gamma B_0 h/kT} \\ &= \mathrm{e}^{\frac{-42.58\times10^6\,\mathrm{Hz/T}\times1\mathrm{T}\times6.626\times10^{-34}\,\mathrm{J\cdot s}}{1.381\times10^{-23}\,\mathrm{J\cdot K^{-1}}\times(25+273.15)\mathrm{K}}} = \mathrm{e}^{-6.852\times10^{-6}} \\ &= 0.999993\end{aligned}$$

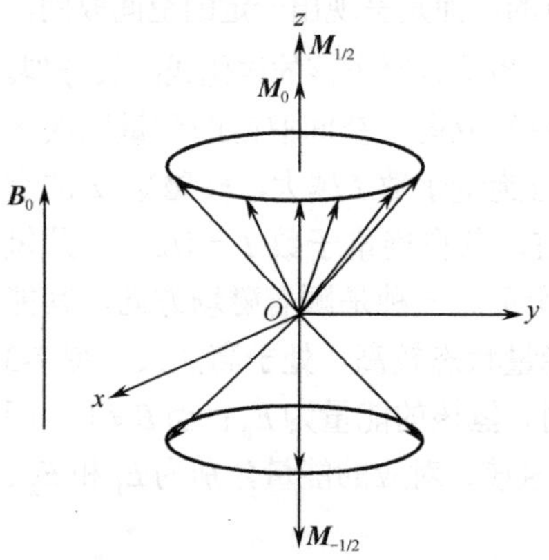

图 7-4 核磁矩合成矢量

氢核磁矩的空间取向及其分布可以用如图 7-4 所示的两个圆锥来表示。当系统处于热平衡态时，处于低能级的核磁矩 $\boldsymbol{\mu}^i_{1/2}$ 均匀分布在上方的圆锥面上，其宏观磁化强度矢量为 $\boldsymbol{M}_{1/2}=\sum_i \boldsymbol{\mu}^i_{1/2}$，$\boldsymbol{M}_{1/2}$ 的方向与静磁场 $\boldsymbol{B}_0$ 的方向相同，且没有横向分量；处于高能级的核磁矩 $\boldsymbol{\mu}^i_{-1/2}$ 则均匀分布在下方的圆锥面上，其宏观磁化强度矢量为 $\boldsymbol{M}_{-1/2}=\sum_i \boldsymbol{\mu}^i_{-1/2}$，$\boldsymbol{M}_{-1/2}$ 的方向与静磁场 $\boldsymbol{B}_0$ 的方向相反，也没有横向分量。根据玻尔兹曼分布规律，氢核处于低能级的数量超过处于高能级的数量，因此被磁化后的氢核系统产生一个与静磁场 $\boldsymbol{B}_0$ 方向相同的磁化强度矢量 $\boldsymbol{M}_0=\boldsymbol{M}_{1/2}+\boldsymbol{M}_{-1/2}>0$。

在磁共振成像中，人们习惯把静磁场 $\boldsymbol{B}_0$ 所指向的方向称为纵向，而与之垂直的方向称为横向，因此磁化后的氢核系统产生的磁化强度矢量称为纵向磁化强度矢量。纵向磁化强度矢量 $\boldsymbol{M}_0$ 的大小与样品内质子数量（即单位体积内质子数量）、静磁场的强度及环境温度等因素有关：样品中的氢核密度越大，则 $\boldsymbol{M}_0$ 越大；静磁场强度越强，高、低能级上的粒子数差异越大，则 $\boldsymbol{M}_0$ 越大；随着环境温度升高，高、低能级上的粒子数差异减小，导致 $\boldsymbol{M}_0$ 变小。

7.2.2 原子核的共振跃迁

处在磁场中的磁性核共有 $2I+1$ 种可能的空间取向，对应 $2I+1$ 种能量状态。从量子力学观点来看，如果对处在磁场中的原子核系统施加射频磁场（简称射频场），当射频场的能量恰好等于它们的能级差时，处于低能级的原子核就会吸收能量跃迁到高能级，这就是原子核的共振跃迁，如图 7-5 所示。

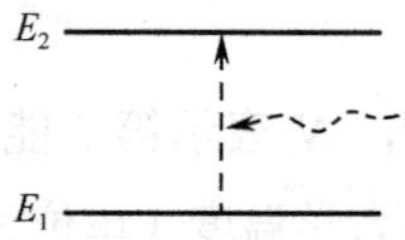

图 7-5 原子核的共振跃迁

所施加的射频场实际上是一定频率的电磁波，该电磁波的频率处于无线电波的范围之内，且以脉冲形式发射，因此称为射频波或射频脉冲。根据式（7.6）和式（7.7）可知，发生核磁共振的条件是射频脉冲的频率等于原子核进动的拉莫尔频率，而拉莫尔频率取决于原子核的旋磁比和静磁场强度，如果知道发生共振的原子核种类及静磁场强度，就可以计算出该原子核发生共振跃迁所需的射频脉冲频率。

例 7.2 已知氢核的旋磁比为 $\gamma=42.57\ \text{MHz/T}$，当磁共振成像系统的静磁场强度为 1.5 T 时，求核磁共振需要施加的射频脉冲频率。

分析与解答：根据式（7.6）可知，当静磁场强度为 1.5 T 时，氢核进动的拉莫尔频率为

$$f_{1.5\text{T}}=42.57\ \text{MHz}\times1.5\ \text{T}=63.855\ \text{MHz}$$

又根据式（7.7），高、低能级氢核的能级差为

$$\Delta E=f_{1.5\text{T}}h$$

根据电磁波的能量公式可知，频率为 ν 的射频脉冲，其能量为

$$E=h\nu$$

发生核磁共振的条件是射频脉冲的能量等于高、低能级氢核的能级差，即

$$E = \Delta E$$

因此，有

$$\nu = f_{1.5\mathrm{T}} = 63.855\ \mathrm{MHz}$$

7.2.3　原子核的共振辐射和弛豫

在射频脉冲的作用下，处于低能级的原子核共振跃迁至高能级，使得原子核系统处于激发态。处于激发态的原子核系统不稳定，当停止施加射频脉冲后，处于高能级的原子核就会跃迁回低能级，并将多余的能量以电磁波的形式辐射出来，辐射出来的电磁波就是核磁共振信号，其能量等于原子核高、低能级的能量差（见图 7-6），其频率也等于原子核进动的拉莫尔频率。

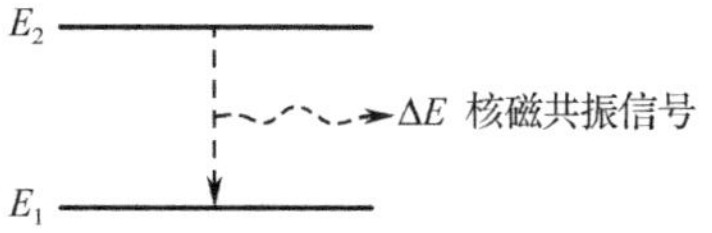

图 7-6　低能态原子核的共振辐射

原子核的共振辐射及热运动使原子核系统从激发态回归到平衡态，这一过程称为核磁共振的弛豫。

核磁共振的弛豫

弛豫是一个物理概念，指一个系统从某一状态（如激发态）回归到初始状态（如平衡态）的过程。在核磁共振中，弛豫就是原子核系统从激发态回归到平衡态的过程。核磁共振的弛豫有两个独立过程：一个是自旋-晶格弛豫（spin-lattice relaxation），又称纵向弛豫；另一个是自旋-自旋弛豫（spin-spin relaxation），又称横向弛豫。

自旋-晶格弛豫是核自旋与周围物质相互作用交换能量的过程。在这一过程中，原子核把能量传递给周围的晶格（即周围物质），转变为晶格的热运动，原子核从高能级跃迁到低能级，使高能级的原子核数量逐渐减少，低能级的原子核数量逐渐增多，直至恢复到初始状态。从宏观上看，自旋-晶格弛豫就是纵向磁化强度矢量逐渐恢复到最大值的过程，因此自旋-晶格弛豫又称纵向弛豫。衡量自旋-晶格弛豫的快慢用时间 T_1 表示，T_1 也称为纵向弛豫时间，因此纵向弛豫又称 T_1 恢复（T_1 recovery）。T_1 的大小与原子核所处的分子结构、环境温度及静磁场强度等因素有关。当静磁场强度增大时，自旋的进动频率变快，导致自旋与晶格的能量传递变弱，因此自旋-晶格弛豫过程变长，T_1 值增大。以血液为例，当静磁场强度为 1.5 T 时，T_1 约为 1441 ms；当静磁场强度为 3.0 T 时，T_1 约为 1932 ms。

自旋-自旋弛豫是核自旋之间相互作用产生的，是高能级原子核把能量传递给邻近一个低能级原子核，直至恢复到初始状态的过程。在此弛豫过程前后，各种能级核的总数不变。从宏观上看，自旋-自旋弛豫就是横向平面上的宏观磁化强度矢量逐渐衰减至零的过程，因此自旋-自旋弛豫又称横向弛豫。衡量自旋-自旋弛豫的快慢用时间 T_2 表示，T_2 也称为横向弛豫时间，因此横向弛豫又称 T_2 衰减（T_2 decay）。具体可以描述如下：受射频脉冲的作用，原子核的核磁矩在圆锥面上的分布不均匀，使得在横向平面上产生宏观磁化强度矢量。射频脉冲结束后，核磁矩绕静磁场进动。由于各原子核所处的局部环境不同，它们所受到的局部磁场各异，因此原子核的进动频率各不相同，使得原来在圆锥面上分布不均匀的原子核磁矩逐渐散开，即散相（dephase）或称失相位，并最终促使原子核磁矩在圆锥面上均匀分布，于是横向平面上的宏观磁化强度矢量趋于零，系统恢复到平衡态。与纵向弛豫不

同，横向弛豫受静磁场强度影响较小，主要与原子核所处的分子结构有关。同样以血液为例，当静磁场强度为 1.5 T 时，T_2 约为 290 ms；当静磁场强度为 3.0 T 时，T_2 约为 275 ms。可见不同磁场强度下，组织的 T_2 值差异不大。

自旋散相除了会受到彼此之间磁场的影响，还会受到静磁场不均匀性 $\Delta\boldsymbol{B}$ 的影响，使得核磁矩在圆锥面上散开的速度加快，相应的横向弛豫时间缩短，描述原子核系统受到静磁场不均匀性影响的横向弛豫时间用 T_2^* 表示，显然 $T_2^* < T_2$ 。T_2^* 的大小主要与 T_2 及静磁场的均匀性有关，关系式为

$$\frac{1}{T_2^*}=\frac{1}{T_2}+\frac{1}{T_2'} \tag{7.9}$$

式中，$T_2' \propto \Delta B$，是由磁场不均匀性导致的值，表明磁场不均匀性越大，T_2^* 的值越小，横向弛豫越快。

表 7-1 是人体组织在 1.5 T 和 3.0 T 磁场强度下的 T_1 和 T_2 值。从表中可见，在同一磁场强度下，不同组织的 T_1 和 T_2 值均具有较大的差异，这是核磁共振现象能用于医学成像的物理基础，也是磁共振成像具有很好的软组织对比度的原因。良好的软组织对比度是磁共振成像技术独有的优势。

表 7-1　人体组织的 T_1 和 T_2 值（平均值±标准偏差；单位：ms）

人体组织	1.5 T		3.0 T	
	T_1	T_2	T_1	T_2
（脑）白质	884 ± 50	72 ± 4	1084 ± 45	69 ± 3
（脑）灰质	1124 ± 50	95 ± 8	1820 ± 114	99 ± 7
脊椎	745 ± 37	74 ± 6	993 ± 47	78 ± 2
肾	690 ± 30	55 ± 3	1194 ± 27	56 ± 4
肝	576 ± 30	46 ± 6	812 ± 64	42 ± 3
视神经	745 ± 37	74 ± 6	993 ± 47	78 ± 5
肌肉	1008 ± 20	44 ± 6	1412 ± 13	50 ± 4
心肌	1030 ± 34	40 ± 6	1471 ± 31	47 ± 11
血液	1441 ± 120	290 ± 30	1932 ± 85	275 ± 50
脂肪	296 ± 13	374 ± 5	384 ± 13	371 ± 8

数据来自：Magnetic Resonance in Medicine 2005. 54:507-512 及 Magnetic Resonance Imaging. 2017, s35:69-80。

7.3　核磁共振的宏观表现及布洛赫方程

磁共振信号来源于原子核的共振辐射，是原子核系统所有原子核共振辐射的宏观表现，因此对核磁共振信号的研究可以在经典力学理论框架下完成。

7.3.1　核磁共振的宏观表现

根据经典力学中的电磁场理论，磁化强度矢量 $\boldsymbol{M}$ 在磁场 $\boldsymbol{B}$ 中受到的力矩 $\boldsymbol{T}$ 为

$$T = M \times B \tag{7.9}$$

与核磁矩绕着静磁场进动类似，受到力矩作用的磁化强度矢量$\boldsymbol{M}$也将绕着磁场$\boldsymbol{B}$进动，其进动的角频率也是拉莫尔角频率，大小为

$$\omega = \gamma B \tag{7.10}$$

对于核磁共振而言，磁化强度矢量 $\boldsymbol{M}$ 与静磁场 $\boldsymbol{B}_0$、射频场 $\boldsymbol{B}_1$ 的相互作用可以按照射频场激励的前、中、后分成以下三个过程。

① 射频场激励前，样品组织处于热平衡态。受静磁场 $\boldsymbol{B}_0$ 的作用，处于热平衡态的样品组织的磁化强度矢量为 $\boldsymbol{M}_0$。如图 7-4 所示，$\boldsymbol{M}_0$ 的方向与静磁场 $\boldsymbol{B}_0$ 的方向相同，且其横向分量为零。根据式（7.9）可知，此时 $\boldsymbol{M}_0$ 受到的力矩为零。

② 射频场激励时，样品组织处于激发态。所施加射频场 $\boldsymbol{B}_1$ 的方向与静磁场 $\boldsymbol{B}_0$ 垂直，并以拉莫尔角频率（$\omega_0 = \gamma B_0$）进动［见图 7-7（a）］。在射频场 $\boldsymbol{B}_1$ 的作用下，磁化强度矢量 $\boldsymbol{M}_0$ 受到力矩作用而偏离静磁场 $\boldsymbol{B}_0$，磁化强度矢量从 $\boldsymbol{M}_0$ 变为 $\boldsymbol{M}$。偏离静磁场的磁化强度矢量 $\boldsymbol{M}$ 受到 $\boldsymbol{B}_0$ 的作用，绕 $\boldsymbol{B}_0$ 进动，其进动的角频率由拉莫尔公式决定，为 $\omega_0 = \gamma B_0$。在图 7-7（a）中，黑色箭头表示磁化强度矢量 $\boldsymbol{M}$，在静磁场 $\boldsymbol{B}_0$ 和射频磁场 $\boldsymbol{B}_1$ 的共同作用下，既绕 $\boldsymbol{B}_0$ 进动，又绕 $\boldsymbol{B}_1$ 旋转。根据式（7.10）可知，绕 $\boldsymbol{B}_0$ 进动的角频率大小为 $\omega_0 = \gamma B_0$，绕 $\boldsymbol{B}_1$ 旋转的角频率大小为 $\omega_1 = \gamma B_1$。

由于施加的射频场 $\boldsymbol{B}_1$ 的旋转频率与磁化强度矢量 $\boldsymbol{M}$ 绕着静磁场 $\boldsymbol{B}_0$ 的进动频率相等，因此在旋转坐标系上看，磁化强度矢量 $\boldsymbol{M}$ 的运动可以简化为仅受 $\boldsymbol{B}_1$ 作用而发生的偏转，如图 7-7（b）所示。偏转的角度即为磁共振成像中的翻转角（也称偏转角），其大小为

$$\theta = \gamma B_1 \tau \tag{7.11}$$

式中，θ 为翻转角，τ 为射频场持续时间，该射频场也称为 θ 度射频脉冲。例如，当翻转角为 30°时，称该射频场为 30°射频脉冲；当偏转角为 90°时，称该射频场为 90°射频脉冲，依次类推。

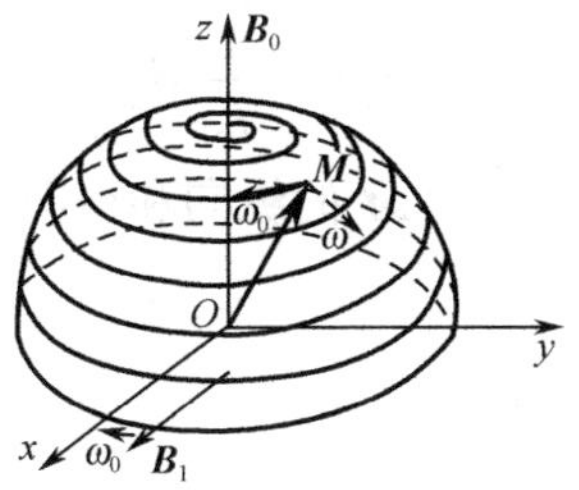

（a）实验室坐标系

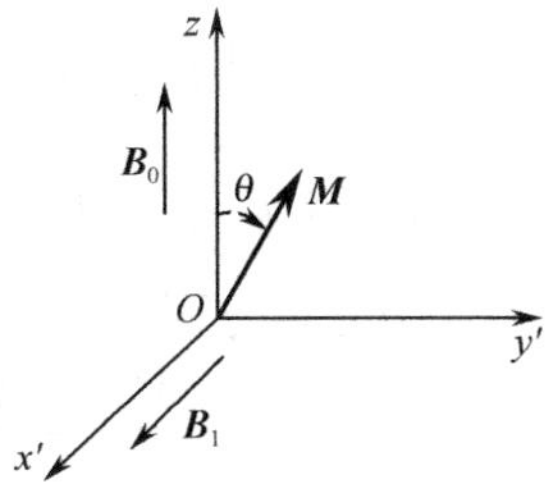

（b）旋转坐标系

图 7-7　磁化强度矢量在射频脉冲作用下的偏转

③ 射频场激励结束后，样品组织经弛豫回到初始的平衡态。射频脉冲结束后，磁化强度矢量 $\boldsymbol{M}$ 仅受到静磁场 $\boldsymbol{B}_0$ 的作用，经过纵向和横向弛豫最终恢复到初始状态 $\boldsymbol{M}_0$。需要注意的是，磁化强度矢量 $\boldsymbol{M}$ 的纵向弛豫和横向弛豫是两个独立过程，其弛豫快慢用前面介绍的 T_1 和 T_2 表示。

图 7-8 显示了样品在静磁场中磁化，并受到 90°射频脉冲激励和弛豫的过程。

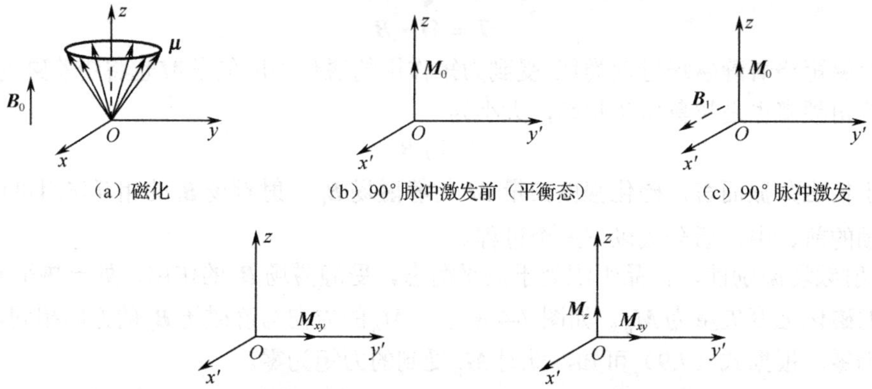

（a）磁化　（b）90°脉冲激发前（平衡态）　（c）90°脉冲激发

（d）90°脉冲激发后（激发态）　（e）纵向恢复和横向衰竭（弛豫）

图 7-8　90°射频脉冲作用下的磁化强度矢量偏转和弛豫的过程

例 7.3　在静磁场强度为 3.0 T 的磁共振成像系统中，要在持续时间为 1.50 ms 的时间内激发 90°脉冲，需要射频脉冲 $\boldsymbol{B}_1$ 的磁场强度是多少？

分析与解答：根据式（7.11），有

$$\theta = \gamma B_1 \tau$$

翻转角的大小与射频场的磁场强度及时间有关，与静磁场强度无关。对上式进行变形，有

$$B_1 = \frac{\theta}{\gamma\tau} = \frac{\theta}{2\pi\gamma\tau} = \frac{0.5\pi(\text{rad})}{6.28 \times 42.57 \times 10^6 (\text{rad} \cdot \text{s}^{-1} \cdot \text{T}^{-1}) \times 1.5 \times 10^{-3}(\text{s})} = 3.922 \times 10^{-6}\ \text{T}$$

7.3.2　布洛赫方程

布洛赫（Bloch）从实验中发现，弛豫过程中磁化强度矢量 $\boldsymbol{M}$ 偏离平衡态的程度越大，其恢复的速度就越快，由此他总结出一个经验方程（称为布洛赫方程）

$$\frac{\mathrm{d}\boldsymbol{M}}{\mathrm{d}t} = \gamma \boldsymbol{M} \times \boldsymbol{B} + \frac{1}{T_1}(M_0 - M_z)\hat{z} - \frac{1}{T_2}\boldsymbol{M}_{xy} \tag{7.12}$$

方程中，$\boldsymbol{B} = B_0\hat{z}$，为静磁场强度；$M_z\hat{z}$ 和 $\boldsymbol{M}_{xy}$ 分别为 $\boldsymbol{M}$ 的纵向和横向分量。对式（7.12）进行展开，得到以下三个分量方程：

$$\frac{\mathrm{d}M_z}{\mathrm{d}t} = \frac{1}{T_1}(M_0 - M_z) \tag{7.13}$$

$$\frac{\mathrm{d}M_x}{\mathrm{d}t} = \omega_0 M_y - \frac{M_x}{T_2} \tag{7.14}$$

$$\frac{\mathrm{d}M_y}{\mathrm{d}t} = -\omega_0 M_x - \frac{M_y}{T_2} \tag{7.15}$$

上述三个分量方程的解为

$$M_z(t) = M_z(0)\mathrm{e}^{-t/T_1} + M_0(1 - \mathrm{e}^{-t/T_1}) \tag{7.16}$$

$$M_x(t) = \mathrm{e}^{-t/T_2}[M_x(0)\cos\omega_0 t + M_y(0)\sin\omega_0 t] \tag{7.17}$$

$$M_y(t) = \mathrm{e}^{-t/T_2}[M_y(0)\cos\omega_0 t - M_x(0)\sin\omega_0 t] \tag{7.18}$$

方程（7.16）～方程（7.18）完好地解释了射频脉冲激励结束后磁化强度矢量的变化。

当 $t\to\infty$ 时，所有的指数项都变为零，系统回到初始的平衡态，即

$$M_x(\infty)=0\text{，}\ M_y(\infty)=0\text{，}\ M_z(\infty)=M_0 \tag{7.19}$$

当样品组织受到 90°射频脉冲，并把 90°射频脉冲过后的时间点作为弛豫过程的起点，即在 $t=0$ 时，$M_z=0$，$M_{xy}=M_0$。M_z 和 M_{xy} 随时间的变化规律为

$$M_z=M_0(1-\mathrm{e}^{-t/T_1}) \tag{7.20}$$

$$M_{xy}=M_0\mathrm{e}^{-t/T_2} \tag{7.21}$$

式中，T_1 和 T_2 分别为前面介绍的纵向弛豫时间和横向弛豫时间。从式（7.20）和式（7.21）可以看到，T_1 表示磁化强度矢量的纵向分量 M_z 恢复到 M_0 的快慢，T_2 表示磁化强度矢量的横向分量 M_{xy} 衰减到零的快慢。因此，如图 7-9 所示，自旋-晶格弛豫又称纵向弛豫，表现为磁化强度矢量的纵向分量逐渐恢复到初始值 M_0 的过程；自旋-自旋弛豫又称横向弛豫，表现为磁化强度矢量的横向分量逐渐衰减到零的过程。当 $t=T_1$ 时，M_z 恢复到 M_0 的 63%；而当 $t=T_2$ 时，M_{xy} 衰减至 M_0 的 37%；当受磁场不均匀性影响时，横向磁化强度矢量会加速衰减到零，此时用 T_2^* 来表示。

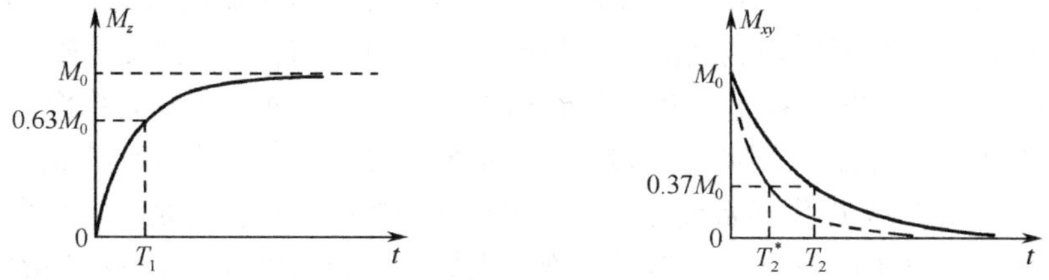

（a）纵向弛豫　　（b）横向弛豫

图 7-9　纵向和横向弛豫，它们是互相独立的两个弛豫过程

值得说明的是，弛豫过程并不是在射频脉冲激励结束后才开始。只要磁化强度矢量 $\boldsymbol{M}$ 偏离了初始状态 M_0，就会有弛豫现象。但由于射频脉冲作用时间（0.1～5.0 ms）远小于弛豫时间，因此在射频脉冲作用期间的弛豫一般可忽略不计。

7.4　核磁共振信号的检测

7.4.1　电磁感应定律

电磁感应定律指出，闭合环路中的磁通量变化会导致环路产生感应电动势（电流），感应电动势（电流）的大小与磁通量变化率成正比，即

$$\varepsilon\propto\frac{\Delta\phi}{\Delta t} \tag{7.22}$$

式中，ε 为感应电动势，ϕ 为磁通量。

如图 7-10 所示，如果在横向平面上放置一接收线圈，磁化强度矢量 $\boldsymbol{M}$ 在静磁场作用下进动，其横向分量 $\boldsymbol{M}_{xy}$ 使得穿过接收线圈的磁通量发生变化，这就使接收线圈产生感应电动势，对感应电动势进行探测就实现了对核磁共振信号的检测。

值得说明的是，处于静磁场中的样品组织，其磁化强度矢量 $\boldsymbol{M}$ 与静磁场相比要小得多，

这使得通过检测静磁场方向（即纵向）上的磁场强度变化来检测 $\boldsymbol{M}$ 变得非常困难，因此对磁共振信号的检测均为对磁化强度矢量 $\boldsymbol{M}$ 的横向分量 $\boldsymbol{M}_{xy}$ 的检测。

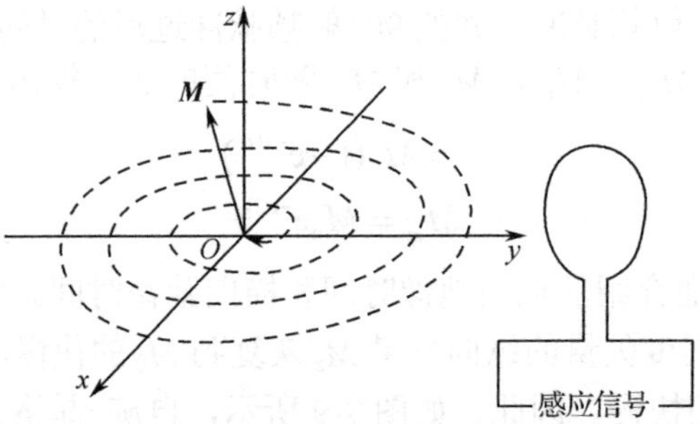

图 7-10　利用电磁感应定律实现核磁共振信号的检测

7.4.2 自由感应衰减信号

自由感应衰减（free induction decay，FID）信号是指横向磁化强度矢量 $\boldsymbol{M}_{xy}$ 在静磁场中自由进动时，接收线圈所检测到的核磁共振信号。由于 $\boldsymbol{M}_{xy}$ 一方面受静磁场的作用在横向平面（x-y 平面）以角频率 $\omega_0=\gamma B_0$ 绕静磁场进动；另一方面还因横向弛豫，其幅值以时间常数 T_2 或 T_2^* 做指数衰减，因此穿过接收线圈的磁通量也是按进动角频率 ω_0 周期变化的，且幅值以时间常数 T_2 或 T_2^* 做指数衰减，从而检测到的核磁共振信号是一个交变的、指数衰减的信号，如图 7-11（a）所示。该信号在旋转坐标系下表示可以消除静磁场的作用，得到与横向弛豫类似的衰减曲线，如图 7-11（b）所示。FID 信号是磁共振成像的信号来源，其本身不包含物体空间位置信息，需要利用梯度磁场对 FID 信号进行空间编码后才能实现磁共振成像，这是第 8 章将要学习的内容。

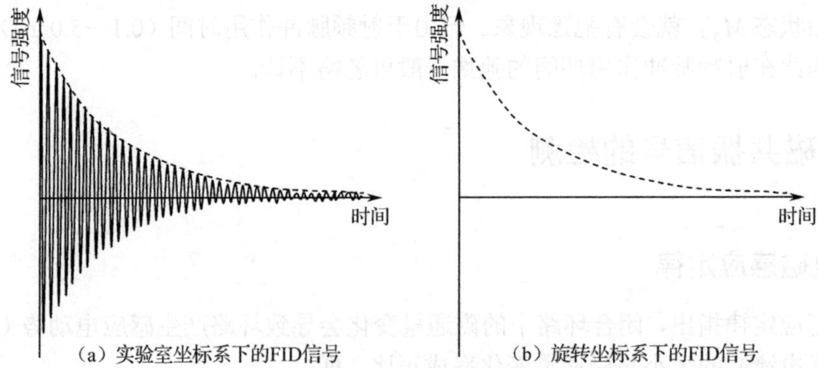

（a）实验室坐标系下的FID信号　　（b）旋转坐标系下的FID信号

图 7-11　自由感应衰减信号

习题

7-1　磁共振成像的物理基础是（　　）。（单选）

A．核磁共振　　B．原子核的放射性

C．原子核的激发　　D．原子核的衰变

7-2　关于发生核磁共振的条件，以下说法正确的是（　　）。（单选）
A．射频脉冲的频率等于原子核进动频率
B．射频脉冲的频率大于原子核进动频率
C．射频脉冲的频率小于原子核进动频率
D．射频脉冲的频率大于或等于原子核进动频率
7-3　以下哪项不是产生磁共振信号所需具备的基本条件？（　　）（单选）
A．能够产生共振跃迁的原子核　　B．恒定的静磁场
C．周期变化的静磁场　　D．与原子核共振频率相同的射频场
7-4　核磁共振的基本过程是（　　）。（单选）
A．磁化—激发—弛豫　　B．磁化—弛豫—激发
C．激发—磁化—弛豫　　D．弛豫—激发—磁化
7-5　核磁共振弛豫的方式有哪些？（　　）（多选）
A．纵向弛豫　　B．横向弛豫
C．自旋-晶格弛豫　　D．自旋-自旋弛豫
7-6　磁性核是指（　　）。（多选）
A．自旋量子数为零的原子核　　B．自旋量子数不为零的原子核
C．偶-偶核　　D．奇-偶核
E．奇-奇核
7-7　关于核磁共振描述正确的是（　　）。（多选）
A．共振辐射的能量等于高低能级的能量差
B．共振吸收的能量等于高低能级的能量差
C．共振辐射的能量小于高低能级的能量差
D．共振吸收的能量大于高低能级的能量差
7-8　关于核磁共振的弛豫描述正确的是（　　）。（多选）
A．静磁场增大，纵向弛豫时间变长
B．静磁场增大，横向弛豫时间变短
C．静磁场增大，纵向弛豫时间变化不大
D．静磁场增大，横向弛豫时间变化不大
7-9　微观世界中的自旋与宏观世界中的自旋有何不同？
7-10　什么类型的原子核不能发生核磁共振，为什么？
7-11　什么类型的原子核为磁性核？
7-12　原子核发生核磁共振需要具备哪些条件？
7-13　是不是所有原子核都有磁矩，为什么？
7-14　请解释为什么氢核是核磁共振谱中结构最简单的原子核。
7-15　已知质子的拉莫尔系数为 $\gamma = 42.57\ \text{MHz/T}$，那么在 3.0 T 磁共振成像系统中，质子的进动频率为多少？
7-16　已知质子的拉莫尔系数为 $\gamma = 42.57\ \text{MHz/T}$，那么在 3.0 T 磁共振成像系统中，需要施加的射频脉冲频率为多少？
7-17　已知原子核的自旋量子数 $I=1$，请问该原子核在静磁场中的空间取向有几种？

7-18　当静磁场强度为 1.5 T 时，高、低两种能量状态氢核的能级差为多少？

7-19　当温度为 25℃，静磁场强度为 7.0 T 时，求高、低能级的氢核数量之比，以及发生核磁共振需要施加的射频脉冲频率。

7-20　什么是弛豫？

7-21　什么是纵向弛豫？

7-22　什么是横向弛豫？

7-23　为什么自旋-晶格弛豫时间 T_1 随着静磁场强度的增加而变长？

7-24　为什么自旋-自旋弛豫时间 T_2 不随静磁场强度的增加而发生明显变化？

7-25　在相同磁场强度下，同一组织的 T_2^* 值一定小于 T_2 值吗？为什么？

7-26　如图 7-12 所示，请判断静磁场中的原子核磁矩所受到的力矩方向。

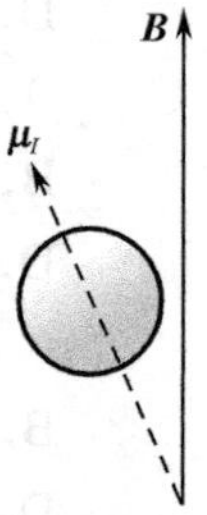

图 7-12　习题 7-26 图

7-27　在静磁场强度为 1.5 T 的磁共振成像系统中，系统可以提供的射频场最大强度为 10 μT，当需要激发 45° 的翻转角时，需要施加射频脉冲的持续时间最短为多少 ms？

7-28　能否通过测量纵向磁化强度矢量的变化来检测核磁共振信号，为什么？

第 8 章　磁共振成像

磁共振成像（magnetic resonance imaging，MRI）基于核磁共振的物理原理，涉及样品组织与静磁场、射频场和梯度磁场三个磁场的相互作用。其中静磁场实现样品原子核的“磁化”，射频场实现样品磁化原子核的“共振”，梯度磁场则实现核磁共振信号的空间编码，即“成像”。

8.1　磁共振成像系统组成

围绕静磁场、射频场和梯度磁场这三个磁场，磁共振成像系统主要由提供这些磁场的主磁体、射频线圈、梯度线圈及谱仪等关键硬件设备组成。如图 8-1 所示，射频线圈位于系统最里面，其次是梯度线圈，最后是主磁体。除此之外，磁共振成像系统还包含控制射频发射和接收的谱仪设备，供患者平躺检查及实现精确定位的检查床，以及对采集信号进行传输、图像重建、图像处理和显示的信号处理系统、图形工作站等。

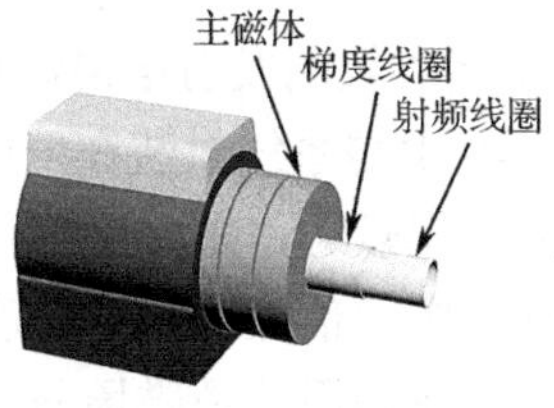

图 8-1　磁共振成像系统中的主磁体、梯度线圈和射频线圈结构图

三大关键硬件设备的功能简述如下。

（1）主磁体——提供均匀稳定的静磁场。主磁体有永磁型和超导型两种，是目前磁共振成像系统中成本最高的部件。根据主磁体类型，可以将磁共振成像系统分为永磁型和超导型两类（见图 8-2）。永磁型磁共振成像系统的主磁体是永磁体，由铁氧体、钕铁硼或稀土钴等磁性材料加工组装而成，这些磁性材料一经磁化即能保持恒定磁性，具有宽磁滞回线、高矫顽力和高剩磁等特点。永磁体的优点是制造成本低、维护费用低，但其提供的磁场强度较低，一般为 0.5 T 左右，而且永磁体的热稳定性差，对温度变化较敏感，磁场均匀性较差，因此永磁型磁共振成像系统的价格相对较低，获得的图像质量一般。超导型磁体是由超导线圈绕制组成的电磁体，超导线圈由超导材料制作而成，当温度低于超导临界温度时，材料的电阻趋近于零，从而可以在超导线圈上加载很大的电流，获得很高的磁场强度且不产生明显的热量。为了实现材料超导，超导型磁体一般需要浸泡在液氦（温度为 4 K）中，因此制作成本和维护成本相对较高；但其优点是可以提供较高的磁场强度（≥1.0 T），且磁场具有较高的稳定性和均匀性。因此，超导型磁共振成像系统的价格相对较高，获得的图像质量较好，在临床中已得到非常广泛的应用，已成为临床磁共振成像的主流设备。

由于磁共振成像系统的磁场强度非常高，为特斯拉（Tesla，T）量级，而地球磁场强度为 0.5～0.6 高斯（Gauss，G），1 T = 10000 G，磁共振成像系统的磁场强度是地球磁场的一万倍左右，其对铁磁性物质具有很强的吸引力，因此为了保证系统设备安全，严禁铁磁性器械或材料进入磁共振成像设备间；同时为了保证患者安全，体内植入磁共振非兼容的医疗器械患者禁止进行磁共振成像检查。

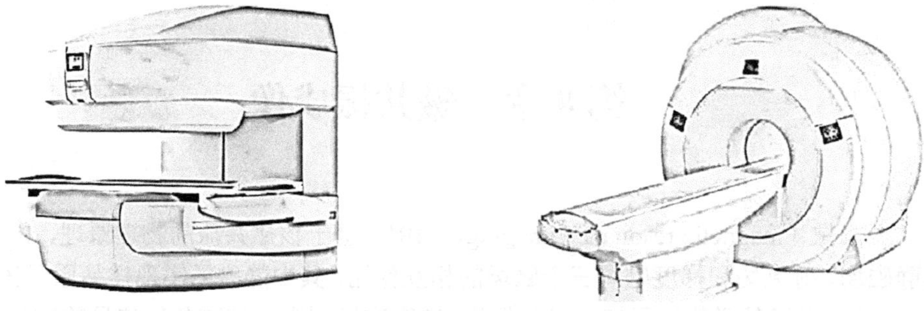

（a）永磁型　　　　（b）超导型

图 8-2　磁共振成像系统实物虚拟图

（2）射频线圈——发射和接收特定频率的电磁波。可根据功能分为两类：一类是具有发射电磁波（即激发脉冲）和接收电磁波（即成像信号）双重功能的发射/接收线圈；另一类是单纯接收成像信号的接收线圈，又称相控阵表面线圈（简称表面线圈），如图 8-3 所示。发射/接收线圈发射电磁波使样品组织发生核磁共振，并接收组织弛豫产生的成像信号，如图 8-1 中与系统封装在一起的射频线圈就起到发射和接收双重作用。但该射频线圈因距离样品组织较远，采集到的信号噪声较大，因此临床上常用表面线圈来专门采集成像信号，以提高图像信噪比和成像质量。值得说明的是，电磁波中既有磁场分量又有电场分量，磁共振成像利用的是磁场分量，电场分量对成像不仅无用，而且会导致人体发热。

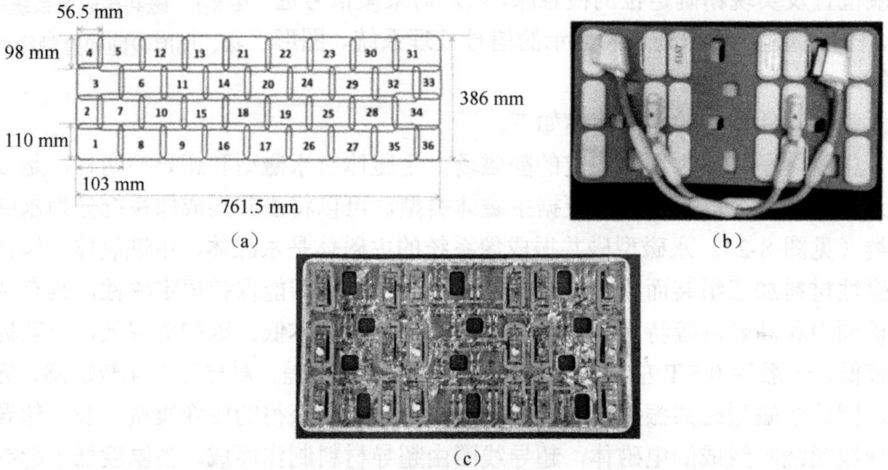

（a）　　（b）　　（c）

图 8-3　36 通道磁共振表面线圈的实物及内部结构图

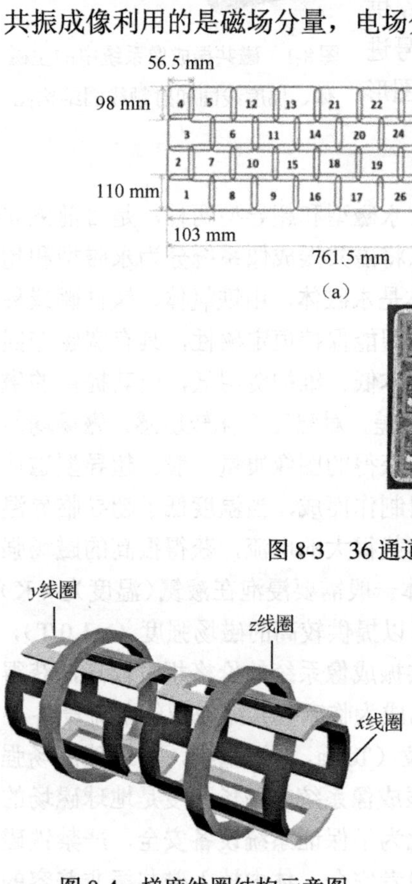

图 8-4　梯度线圈结构示意图

（3）梯度线圈——产生强度随空间位置变化的梯度磁场。当前临床磁共振成像系统的梯度磁场一般为线性的，即梯度磁场的强度随空间位置线性变化。具体而言，梯度线圈分 x、y 和 z 三个方向单元，分别在 x、y 和 z 三个方向产生磁场强度线性变化的梯度磁场（见图 8-4）。由于磁场是矢量，是可以叠加的，因此对 x、y 和 z 三个方向梯度线圈产生的梯度磁场进行叠加，可以得到其他任意方向线性变化的磁场，这使得磁共振成像可以实现任意切面扫描成像。

8.2　磁共振信号的空间编码

梯度磁场

8.2.1　梯度磁场和梯度

诺贝尔奖获得者、磁共振成像技术创始人保罗·劳特伯（Paul Christian Lauterbur）及皮特·曼斯菲尔德（Peter Mansfield）的成功之处，在于他们分别提出了在静磁场基础上叠加线性梯度磁场，人为地构建一个随空间位置变化的有效磁场，使不同位置的原子核具有不同的进动频率，从而实现核磁共振信号的空间编码。因此梯度磁场是磁共振成像的核心，对梯度磁场的正确理解、熟练掌握和运用非常重要。

为叙述简便，一般将静磁场 $\boldsymbol{B}_0$ 的方向定义为坐标系的 z 方向，垂直于静磁场 $\boldsymbol{B}_0$ 的平面为横向平面，并根据右手定则定义该坐标系的 x 轴和 y 轴。由于当前磁共振成像系统的梯度磁场以线性梯度为主，因此本书在不加说明的情况下所涉及的梯度磁场均是线性变化的。

如图 8-5 所示，所谓梯度磁场就是沿着某一方向的磁场强度随空间位置（线性）变化的磁场，这些梯度磁场的强度大小沿着某一方向发生线性变化，但磁场方向始终与静磁场方向平行（相同或相反）。

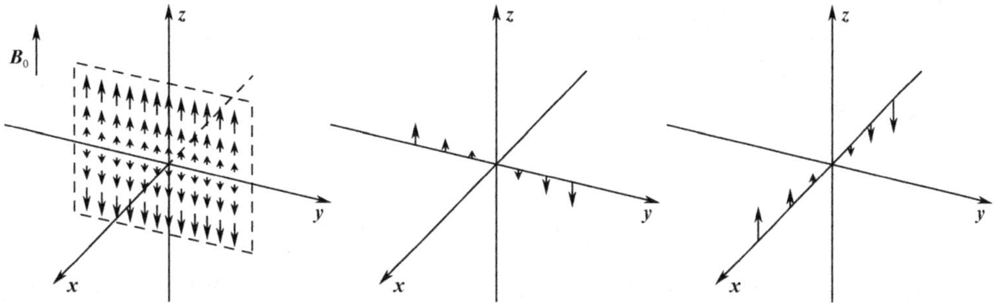

（a）梯度G_z　　（b）梯度G_y　　（c）梯度G_x

图 8-5　梯度磁场的方向与静磁场平行（相同或相反）

数学上，在空间位置（x, y, z）的三个方向线性梯度磁场 B_x、B_y 和 B_z 的大小可以分别表示为

$$B_x = G_x x\text{，}\quad B_y = G_y y\text{，}\quad B_z = G_z z \tag{8.1}$$

式中，G_x、G_y 和 G_z 是常数，分别表示沿 x、y 和 z 三个方向梯度磁场的梯度。根据它们在磁共振信号空间编码中起到的作用，可分别定义为选层梯度（slice selective gradient）、相位编码梯度（phase encoding gradient）和频率编码梯度（frequency encoding gradient），其中频率编码梯度又称读出梯度（readout gradient）。一般而言，为了便于描述，z 方向的梯度磁场被定为选层梯度，y 方向的梯度磁场被定为相位编码梯度，x 方向的梯度磁场被定为频率编码梯度。注意，这种定义只是为了描述上的方便，实际应用中应根据梯度磁场所起到的功能进行定义，如选层梯度也可以出现在 y 方向或 x 方向上，甚至同时出现在 x、y 和 z 三个方向上，并不是施加在 z 方向的梯度就一定为选层梯度。

在磁共振成像系统中，G_x、G_y 和 G_z 是通过磁共振谱仪控制的，是已知的参数，分别

由 x、y 和 z 三个方向的梯度线圈产生。由式（8.1）可知，当空间位置确定后，便可计算出该位置上梯度磁场的大小；反之，当某一空间位置所需要的梯度磁场大小确定后，也可以计算出所需梯度 G_x、G_y 和 G_z 的大小，从而确定磁共振谱仪的输出参数。

8.2.2 选层梯度及其作用

若在静磁场基础上施加选层梯度，则磁共振成像系统的磁场强度沿选层方向发生线性变化。假设选层方向为 z 方向，则磁场强度的大小为

$$B(z) = B_0 + G_z z \tag{8.2}$$

根据式（7.5）可知，处于磁共振成像系统中的原子核进动角频率为

$$\omega(z) = \gamma(B_0 + G_z z) \tag{8.3}$$

因此，如图 8-6（a）所示，施加选层梯度后，磁共振成像系统中 z 方向上的磁场强度发生了线性变化，使得原子核进动角频率与其所处 z 轴位置有关，即如图 8-6（b）所示，在 z 方向（静磁场方向）上，不同位置的原子核进动角频率不同。

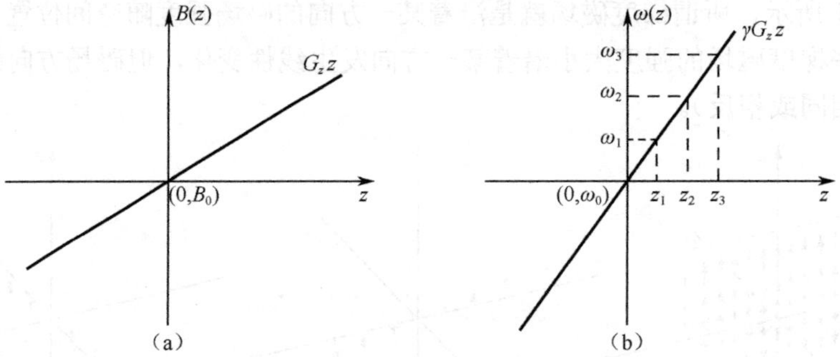

图 8-6　选层梯度及原子核进动角频率

根据核磁共振的条件，只有当射频脉冲的频率与原子核进动频率相等（即射频脉冲能量等于磁化后高、低能级原子核的能量差）时才能发生核磁共振。若要使 z 方向上某处的原子核发生共振，则需要施加频率与此位置原子核进动频率相同的射频脉冲。如图 8-7 所示，如果在施加梯度磁场的同时发射射频脉冲，当射频脉冲的频率 f 与某一位置（如 z_2）的原子核进动频率相同，则 z_2 层面上的原子核吸收射频脉冲能量，发生共振跃迁；其余层面的原子核因进动频率与射频脉冲频率不同，不能发生共振跃迁，丝毫不受射频脉冲的影响。

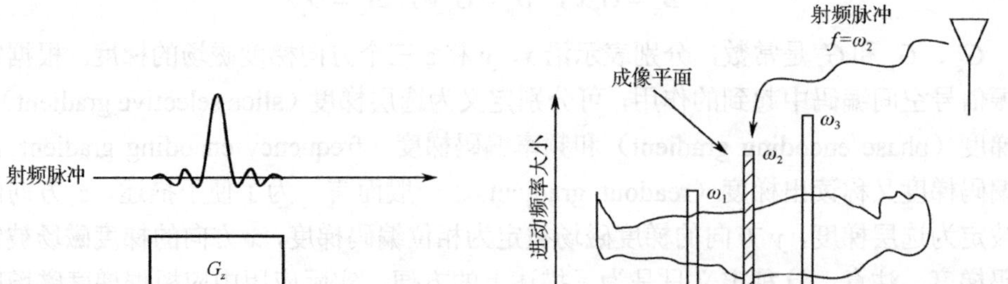

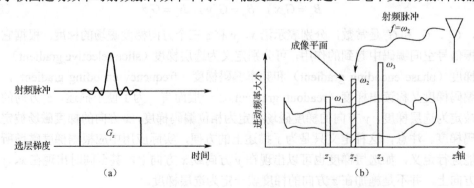

图 8-7　射频脉冲与选层梯度的共同作用实现成像平面的选取

由于施加的梯度磁场是已知的，激发任意层面原子核所需的射频脉冲频率可以通过式（7.6）精准地计算得到，因此通过梯度磁场与射频脉冲的配合就可以“选出”所要成像的层面，这就是梯度磁场被称为选层梯度的原因。从选层梯度的定义也可知，只有与射频脉冲同时施加的梯度磁场，才能称为选层梯度，所施加梯度磁场的方向并不局限于 z 方向，可以是空间中的任意方向。利用选层梯度“选出”成像平面的过程与音叉共振类似：在音叉实验中，有一系列共振频率不同的音叉，且这些音叉的共振频率是已知的，若要选出这一系列音叉中某一特定频率的音叉，只需要用同样特定频率的音叉去激发，这时待选的音叉发生共振，而其他音叉保持静止。

实际上，射频脉冲具有一定的带宽，即脉冲的频率具有一定的宽度，当要激发 z_2 层面时，射频脉冲实际发射的脉冲频率为

$$\omega = \omega_2 \pm \frac{\Delta\omega}{2} \tag{8.4}$$

式中，$\Delta\omega$ 为射频脉冲的带宽。这使得射频激发的层面具有一定厚度，记作 Δz，根据式（8.3）和式（8.4）可知

$$\Delta z = \frac{\Delta\omega}{\gamma G_z} \tag{8.5}$$

从式（8.5）可知，选层厚度与射频脉冲带宽成正比，与选层梯度成反比。如图 8-8 所示，射频脉冲的带宽 $\Delta\omega$ 越大，激发的层厚 Δz 越厚；反之越薄。而选层梯度越大，则层厚越薄；反之越厚。

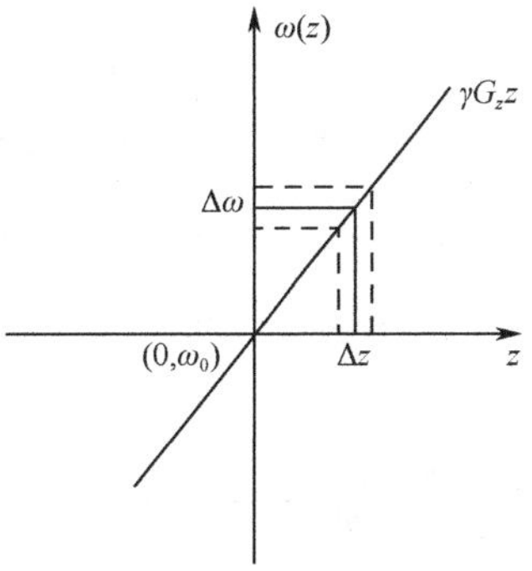

图 8-8　选层厚度与射频脉冲带宽、选层梯度大小的关系

例 8.1　已知在射频脉冲带宽一定的条件下，激发 5 mm 层厚需要梯度磁场的梯度大小为 10 mT/m，若射频脉冲带宽不变，求激发 1 mm 层厚所需梯度磁场的梯度大小。

分析与解答：根据式（8.5）可知

$$G_z = \frac{\Delta\omega}{\gamma\Delta z}$$

即

$$10\ \text{mT/m} = \frac{\Delta\omega}{\gamma \times 5\ \text{mm}}$$

$$G_z' = \frac{\Delta\omega}{\gamma \times 1\ \text{mm}}$$

联立以上两个方程，可求出激发 1 mm 层厚所需要梯度磁场的梯度大小为

$$G_z' = \frac{10\ \text{mT/m} \times 5\ \text{mm}}{1\ \text{mm}} = 50\ \text{mT/m}$$

在射频脉冲和选层梯度的共同作用下，成像层面上的原子核系统发生了核磁共振。假设将成像层面的原子核系统进行体素划分，每个体素对应图像上的一个像素，那么每个体素就包含无数个核磁矩，这些核磁矩宏观表现为在射频脉冲作用下产生了横向磁化强度矢量，这些横向磁化强度矢量在磁场作用下发生进动。由于各个体素所处的磁场大小相同，均为 $B_0 + G_z z$，因此所有体素的横向磁化强度矢量具有相同的进动频率和相位。如图 8-9 所示，选层

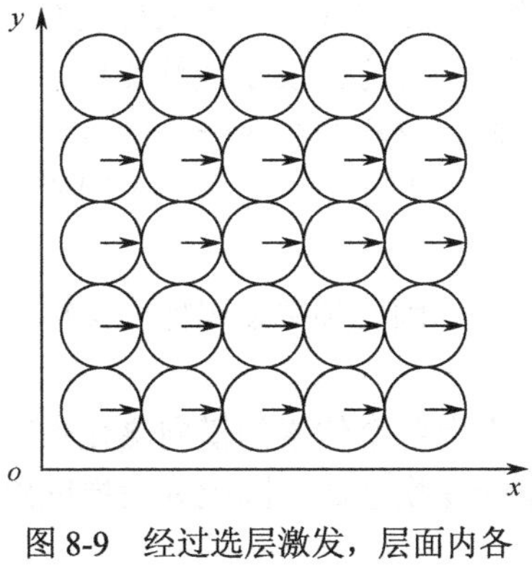

图 8-9　经过选层激发，层面内各体素的横向磁化强度矢量进动频率相同，相位也相同

梯度"选出"了所需成像层面，但层面内 5×5 个体素的横向磁化强度矢量具有相同的进动频率和相位，仅依靠选层梯度无法将层面内各体素区分开来，还需要分别施加相位编码梯度和频率编码梯度才能完成磁共振信号的空间编码。

8.2.3 相位编码梯度及其作用

如图 8-10 所示，相位编码梯度是在射频脉冲结束之后施加的 y 方向上的梯度 G_y，其目的是使磁场强度沿 y 方向发生线性变化，即

$$B(y) = B_0 + G_y y \tag{8.6}$$

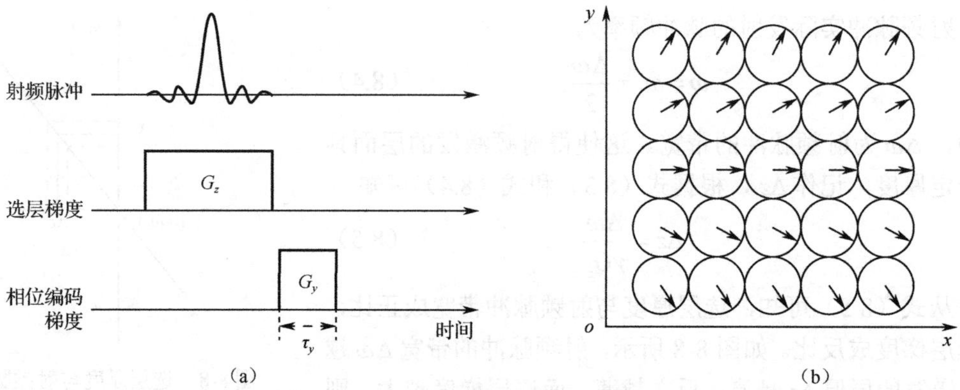

图 8-10 在选层梯度之后施加相位编码梯度，使体素沿 y 方向具有不同的初始相位

由于磁场强度沿着 y 方向发生线性变化，成像层面上的 y 方向上不同位置体素的横向磁化强度矢量的进动频率不同。而施加的梯度 G_y 在持续很短的时间 τ_y 后，结束该梯度磁场，如图 8-10（a）所示，此时在 y 方向上不同位置的体素获得了不同的初始相位$\Delta\varphi(y)$，即

$$\varphi(y) = \gamma(B_0 + G_y y)\tau_y = \varphi_0 + \Delta\varphi(y) \tag{8.7}$$

因此梯度 G_y 被称为相位编码梯度。利用相位编码梯度，可以使 y 方向上不同位置的体素获得不同的初始相位［见图 8-10（b）］，从而区分出 y 方向上不同位置体素的磁化强度矢量。

8.2.4 频率编码梯度及其作用

如图 8-11 所示，频率编码梯度是在相位编码梯度结束之后施加的 x 方向上的梯度 G_x，并在施加 G_x 的同时进行信号采集。该梯度的目的是使磁场强度沿 x 方向发生线性变化，使得 x 方向上不同位置体素的横向磁化强度矢量的进动频率不同，这样经过每一个信号点的采集间隔 τ_x，x 方向上不同位置的体素均具有不同的进动相位，从而将 x 方向上不同位置的体素区分开来。

由于在施加频率编码梯度的同时进行信号采集（数据读出），因此频率编码梯度又称为读出梯度。

在相位编码梯度和频率编码梯度的共同作用下，成像平面上各个体素的横向磁化强度矢量受梯度磁场的调制而存在一定差异，调制的权重为傅里叶变换系数，因此利用梯度磁场实现了磁共振信号的空间编码。

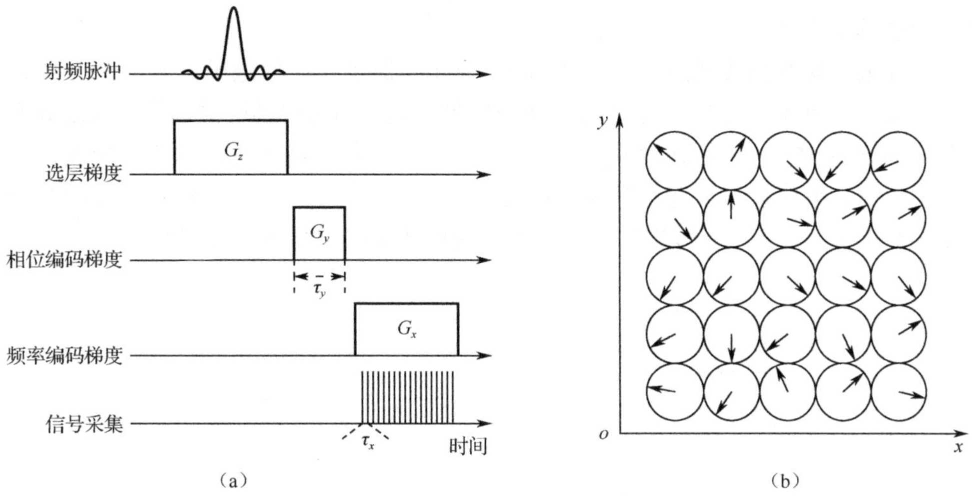

图 8-11　频率编码梯度使体素沿 x 方向具有不同的进动频率，从而区分出 x 方向上的信号

8.2.5　磁共振成像信号的数学表示

经过梯度磁场的空间编码后，某一采样时刻 t 的磁共振信号 $S(t)$ 可以表示为

$$S(t)=\iint \rho(x,y)\mathrm{e}^{-\mathrm{j}\Delta\varphi(x,y)}\mathrm{d}x\mathrm{d}y \tag{8.8}$$

式中，$\rho(x,y)$ 为需要重建的图像，与质子密度、T_1 和 T_2 等组织性质有关；$\Delta\varphi(x,y)$ 为在空间位置(x,y)体素的横向磁化强度矢量的进动相位；$\mathrm{e}^{-\mathrm{j}\Delta\varphi(x,y)}$ 为傅里叶变换系数。

进动相位 $\Delta\varphi(x,y)$ 与施加的相位编码梯度和读出梯度有关，可以将其分解表示为

$$\Delta\varphi(x,y)=\Delta\varphi(x)+\Delta\varphi(y) \tag{8.9}$$

结合式（7.5）和式（8.3），有

$$\Delta\varphi(x)=\gamma x\int_0^t G_x(t)\mathrm{d}t \tag{8.10}$$

$$\Delta\varphi(y)=\gamma y\int_0^t G_y(t)\mathrm{d}t \tag{8.11}$$

其中，$\Delta\varphi(x)$ 和 $\Delta\varphi(y)$ 分别为横向磁化强度矢量在 x 和 y 方向上的相位，γ 为旋磁比。令

$$k_x=\frac{\gamma}{2\pi}\int_0^t G_x(t)\mathrm{d}t \tag{8.12}$$

$$k_y=\frac{\gamma}{2\pi}\int_0^t G_y(t)\mathrm{d}t \tag{8.13}$$

则式（8.8）变为

$$S(k_x,k_y)=\iint \rho(x,y)\mathrm{e}^{-\mathrm{j}2\pi(k_x x+k_y y)}\mathrm{d}x\mathrm{d}y \tag{8.14}$$

从式（8.14）可知，采样信号 $S(k_x,k_y)$ 与重建图像 $\rho(x,y)$ 之间是傅里叶变换关系。

实际上，磁共振信号经过模数转换（analog-digital conversion，ADC）后得到的是离散数据。一次采集对应一个 $S(k_x,k_y)$ 数据点，两次采集的时间间隔为 τ_x，当采集足够的数据后，对采集的数据进行逆傅里叶变换就可以重建出扫描图像。

从式（8.14）可知，磁共振成像的原始数据 $S(k_x,k_y)$ 与 k_x、k_y 有关，因此称磁共振成像的数据空间 $\mathrm{C}^{k_x\times k_y}$ 为 k 空间，即数据 $S(k_x,k_y)$ 为 k 空间数据。k 空间是与图像域傅里叶变

换所对应的频率空间。

归纳起来，磁共振成像的过程如图 8-12 所示。原子核在静磁场 $\boldsymbol{B}_0$ 的作用下磁化产生宏观磁化强度矢量 $\boldsymbol{M}_0$，宏观磁化强度矢量 $\boldsymbol{M}_0$ 在射频场和选层梯度的作用下选出成像平面并产生横向分量 $\boldsymbol{M}_{xy}$，磁化强度矢量的横向分量 $\boldsymbol{M}_{xy}$ 在相位编码梯度和读出梯度的作用下实现空间编码，编码权重为傅里叶变换系数（$\mathrm{e}^{-\mathrm{j}2\pi(k_x x+k_y y)}$），编码信号经过采样后得到 k 空间数据 $S(k_x,k_y)$，对 k 空间数据进行逆傅里叶变换就可以重建出扫描图像。

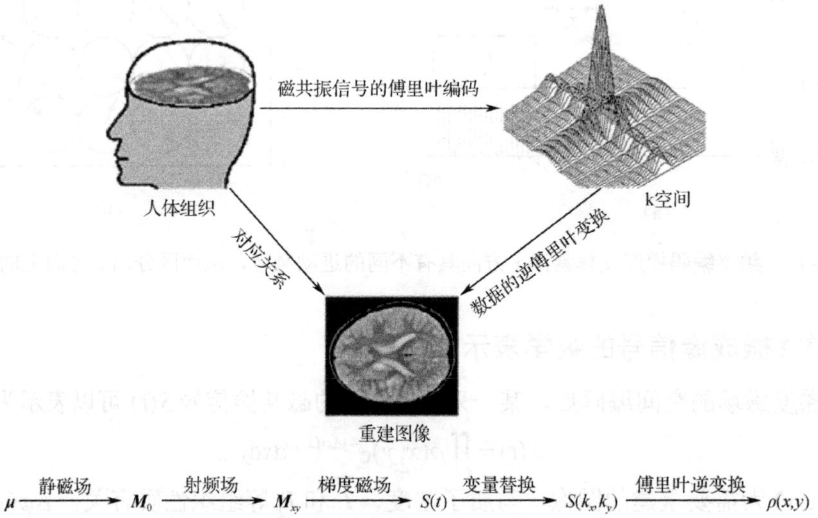

图 8-12　磁共振成像的过程及三种磁场所起到的作用

k 空间

8.2.6　k 空间及数据采集

如前所述，k 空间就是存储磁共振成像采样数据的数据空间。根据式（8.14）可知，重建图像与 k 空间数据之间是傅里叶变换对的关系。对于一幅二维磁共振图像，其傅里叶变换的结果就是该图像的 k 空间数据，这是一个二维的数据矩阵，矩阵大小与图像大小相同，处于与图像域相对应的频域；反过来，当采集到完整的 k 空间数据后，对该数据进行逆傅里叶变换，就可以重建出磁共振图像，如图 8-13 所示。

k 空间与磁共振图像之间的傅里叶变换关系决定了 k 空间数据矩阵与磁共振图像矩阵的数据点之间不是一一对应的。也就是说，k 空间中每一个数据点都包含了整个图像的信息，图像上的每一个数据点的值都来源于整个 k 空间数据的加权和，其权重就是傅里叶变换系数。因此，虽然 k 空间数据矩阵的大小与图像矩阵的大小相同，但 k 空间数据矩阵上某一点的值不是由图像矩阵上对应位置点的值决定的，而是由图像上所有像素点的值决定的。

k 空间的进一步理解

k 空间为与图像域相对应的频率空间，可以分为Ⅰ、Ⅱ、Ⅲ和Ⅳ四个象限，这四个象限的数据以原点为中心共轭对称。理论上，只需要知道某一象限的数据，数学上即可利用共轭对称性的关系将其他三个象限的数据推算出来。但实际上，因为采样的非对称性，很难准确得到对称中心（即原点）的位置，因此无法仅利用一个象限的数据来复原其他三个象限的数据。

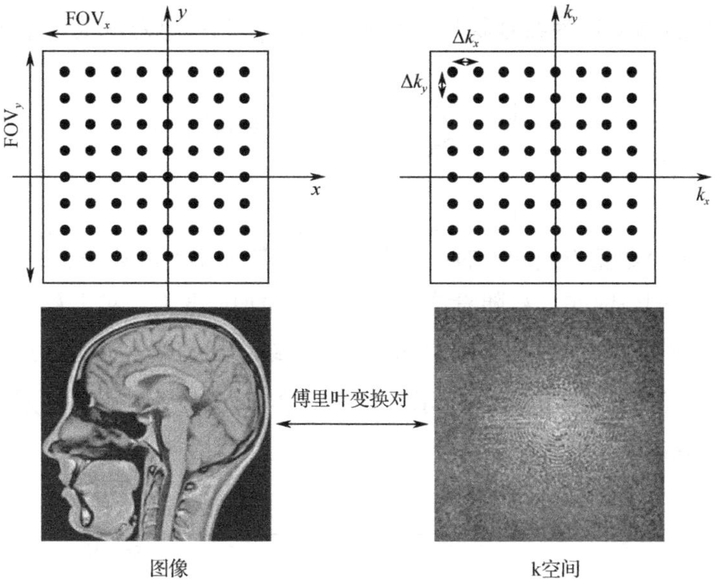

图 8-13 磁共振图像与 k 空间数据是傅里叶变换对的关系

如图 8-14 所示，k 空间中心部分的数据为低频分量，其信噪比高，主要反映图像对比度；而 k 空间边沿部分的数据为高频分量，其信噪比低，主要反映图像细节。利用 k 空间数据的分布特点，就可以按照临床需求设定 k 空间数据的采集顺序，如采用 k 空间中心相位编码线优先采集的顺序可以实现基于血流信号抑制准备脉冲的三维血管壁成像（详见附录 B）。

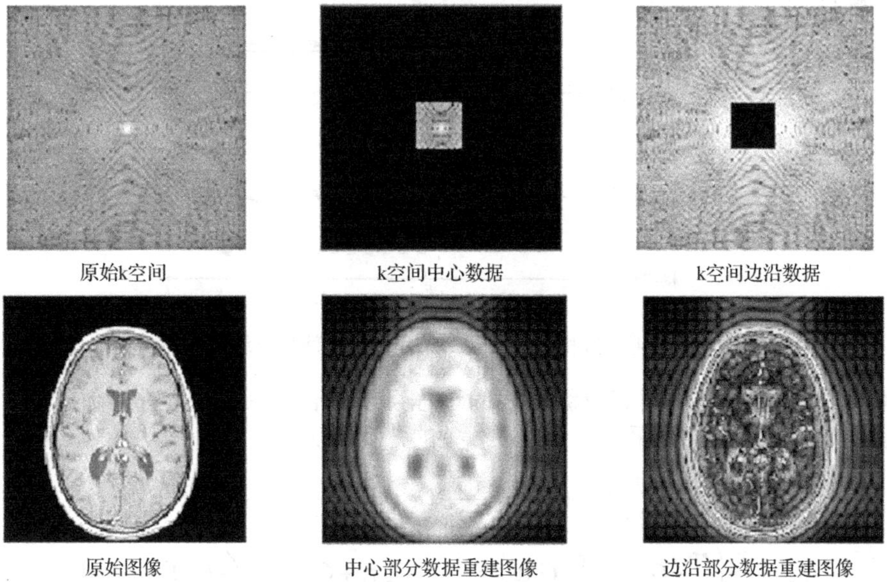

图 8-14 k 空间数据特性：中心部分数据反映图像对比度，边沿部分数据反映图像细节

为了获得磁共振成像所需的 k 空间数据，需要对磁共振信号进行空间编码及采样。磁共振信号的空间编码通过梯度磁场来实现，其编码和采样过程实际上就是利用梯度磁场来对扫描层面信号进行傅里叶编码（变换）的过程。但是，图 8-11（a）所示的序列图并没有采集到完整的四个象限的 k 空间数据，这可以结合式（8.12）和式（8.13）进行解释。具体如下：

由于所施加的梯度均为线性梯度，因此梯度 G_x 和 G_y 均为常数，根据式（8.12）和式（8.13）有

$$\begin{cases} k_x = \dfrac{\gamma}{2\pi} G_x(n\tau_x), \quad n\tau_x \in [0,T] \\ k_y = \dfrac{\gamma}{2\pi} G_y \tau_y \end{cases} \tag{8.15}$$

式中，τ_x 为相邻两个数据点之间的时间间隔，$n\tau_x$ 为第 n 个读出数据点经历的梯度时间，T 为数据读出的总时间。因此，k_x 随着读出数据点的增加而变大。对于 k_y，其大小由相位编码梯度面积 $G_y\tau_y$ 决定，每一个相位编码梯度对应一组读出数据，该组数据就称为 k 空间的一条相位编码线。因此，如图 8-15 所示，对应图 8-11（a）的序列只能采集到某一条相位编码线的一半，其中 $k_{max} = \dfrac{\gamma}{2\pi} G_x T$ 。

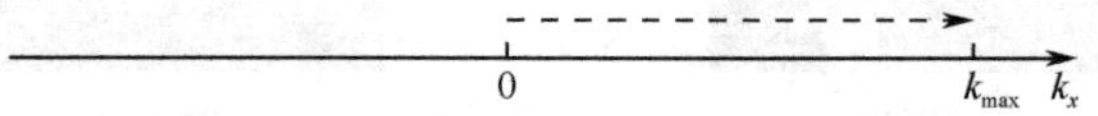

图 8-15　只采集到某一条 k 空间相位编码线的一半

要采集到一条完整的相位编码线，还需要在频率编码方向使用预散相梯度。如图 8-16 所示，预散相梯度是在读出梯度前施加一个方向相反、面积仅为读出梯度一半的梯度，即 $A' = A$。其目的是使信号能够在读出梯度的中心位置 b 点处形成回波，使在 b 点处采集到 $k_x = 0$ 的 k 空间数据，在 b 点之前采集到 $k_x \in [-k_{max}, 0)$ 内的 k 空间数据，在 b 点之后采集到 $k_x \in (0, k_{max}]$ 内的 k 空间数据，最终完成一条完整的 k 空间相位编码线的采集。

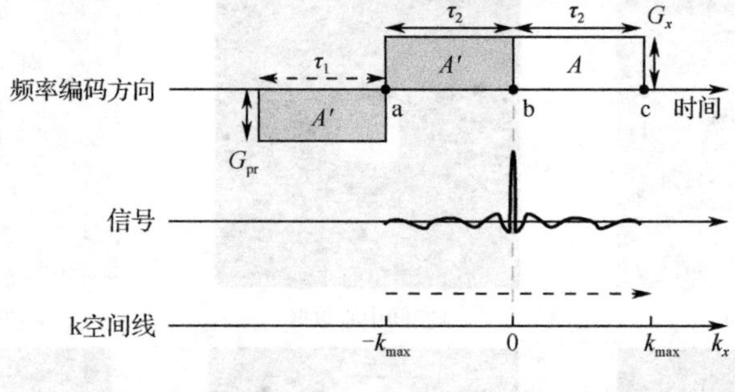

图 8-16　利用预散相梯度实现一条完整 k 空间相位编码线的采集

采集一条完整的 k 空间相位编码线的过程可以结合式（8.12）进行数学解释。根据式（8.12）有，在读出梯度采样点 a、b、c 处的 k_x 大小为

$$k_a = \frac{\gamma}{2\pi}\int_0^{\tau_1} -G_{pr}\mathrm{d}t = -\frac{\gamma}{2\pi}G_{pr}\tau_1 = -\frac{\gamma}{2\pi}A' = -\frac{\gamma}{2\pi}A$$

$$k_b = \frac{\gamma}{2\pi}\left(\int_0^{\tau_1} -G_{pr}\mathrm{d}t + \int_0^{\tau_2} G_x\mathrm{d}t\right) = \frac{\gamma}{2\pi}(-G_{pr}\tau_1 + G_x\tau_2) = \frac{\gamma}{2\pi}(-A' + A) = 0$$

$$k_c = \frac{\gamma}{2\pi}\left(\int_0^{\tau_1} -G_{pr}\mathrm{d}t + \int_0^{2\tau_2} G_x\mathrm{d}t\right) = \frac{\gamma}{2\pi}(-G_{pr}\tau_1 + 2G_x\tau_2) = \frac{\gamma}{2\pi}(-A' + 2A) = \frac{\gamma}{2\pi}A$$

相邻两个点的采样间隔 Δk_x 为

$$\Delta k_x = \frac{\gamma}{2\pi}G_x\tau_x$$

Δk_x 称为 k 空间读出方向的采样步长。由此可见，利用预散相梯度可以采集到一条在 $\left[-\frac{\gamma}{2\pi}A,\ \frac{\gamma}{2\pi}A\right]$ 区间内的完整相位线，其中 $\frac{\gamma}{2\pi}A$ 即为 $k_{\max}$。

由上述推导还可知，图 8-13 中 Δk_x 的大小由相邻两个采样点之间的梯度面积 $G_x\tau_x$ 决定，取决于读出方向扫描视野 FOV_x，表示为

$$\Delta k_x=\frac{1}{\text{FOV}_x} \tag{8.16}$$

对尚未采集到的其他 k 空间相位线，可以根据该相位线所在的 k 空间位置 k_y 对相位编码梯度面积 $G_y\tau_y$ 进行相应的调整，不断重复这个过程，即可实现完整 k 空间数据的采集。

可以采集完整 k 空间数据的序列结构如图 8-17 所示，相邻两条相位编码线之间的间距由相位编码梯度控制。与 Δk_x 类似，Δk_y 的大小由梯度面积 $G_y\tau_y$ 决定，取决于相位编码方向扫描视野，即 $\Delta k_y=\frac{1}{\text{FOV}_y}$，为 k 空间相位编码方向的采样步长。

图 8-17 中，TR 为脉冲重复时间（repetition time），是相邻两个激发脉冲之间的时间间隔；TE 为回波时间（echo time），是指激发脉冲到回波中心之间的时间间隔，它们是磁共振成像序列中可以调节的两个重要参数。

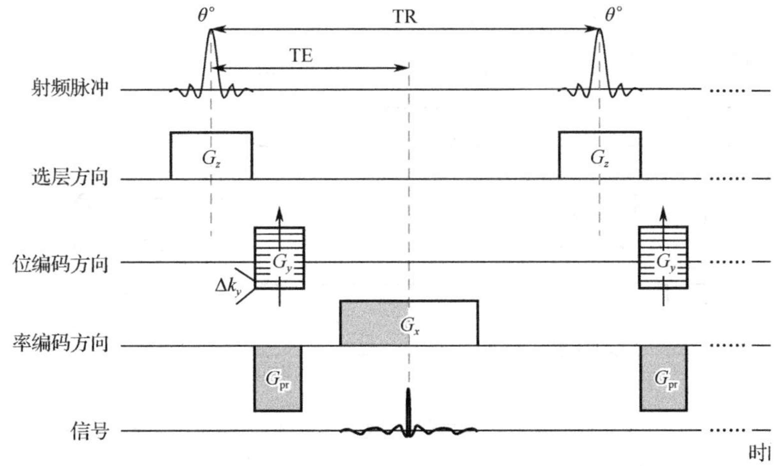

图 8-17　采集完整 k 空间数据的序列结构图

如果采集一个完整的 k 空间数据需要经过 N_y 次相位编码，则采集所需时间为

$$\text{总扫描时间} = N_y \times \text{TR} \tag{8.17}$$

当 TR = 1 s、相位编码数为 256 时，数据采集时间为 256 s，所以磁共振成像速度与 CT、超声相比要慢得多。为加快磁共振成像的扫描速度，科研人员已开发出如并行成像（parallel acquisition imaging）、部分傅里叶（partial Fourier）、匙孔成像（keyhole）等快速成像技术，这些技术可以在不降低图像质量的前提下减少相位编码数量，从而有效缩短扫描时间，已在临床中得到广泛应用。

例 8.2　在梯度回波序列中，如果脉冲重复时间 TR 为 3.0 ms，回波时间 TE 为 1.0 ms，采集的数据矩阵大小为 256×256，求数据采集所需时间。

分析与解答：采集数据矩阵的大小为 256×256，说明相位编码数 N_y = 256，每一条相位

编码线的读出点数 $N_x = 256$，根据式（8.17）可知，数据采集所需时间为

$$总扫描时间 = N_y \times \mathrm{TR} = 256 \times 3.0\ \mathrm{ms} = 768\ \mathrm{ms}$$

8.2.7 k 空间的采样轨迹

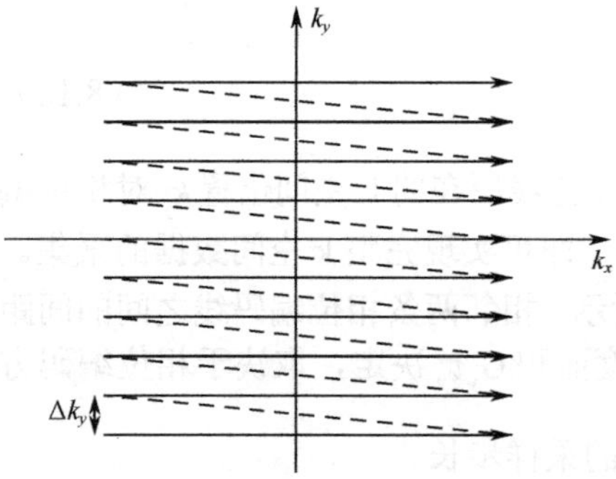

图 8-18 k 空间的笛卡儿轨迹填充

对应图 8-17 所示序列的 k 空间采样轨迹为笛卡儿采样，如图 8-18 所示。图 8-17 中相位编码梯度垂直向上的箭头表明相位编码线从 k 空间最下面开始填充，每个脉冲重复时间 TR 改变一次相位编码梯度，使采样遍历整个 k 空间。

对相位编码方向和频率编码方向的梯度进行调整，还可以实现径向轨迹、螺旋轨迹等采样方式。图 8-19 所示为径向轨迹采样序列及 k 空间的填充示意图。与笛卡儿采样的序列图相比，图 8-19 中的相位编码梯度实际上只代表 y 方向施加的梯度，其作用已经不是进行相位编码，而是数据读出。它与读出梯度重叠在一起，实现了绕原点“旋转”的径向 k 空间数据采集。

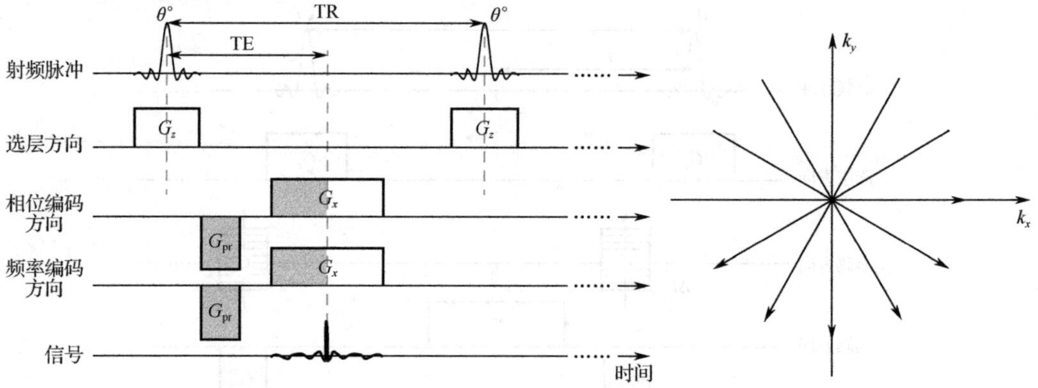

图 8-19 径向轨迹采样序列及 k 空间的填充示意图

相比笛卡儿采样，径向或螺旋轨迹采样方式在实际临床中应用得较少，主要原因是受系统梯度性能的限制，实际激发的梯度波形与理论设计波形可能不吻合，导致径向或螺旋采样轨迹不能绕原点旋转，重建图像容易出现条状伪影（striking artifacts）。

8.2.8 k 空间的采样间隔与成像视野之间的关系

k 空间的采样间隔与成像视野成反比，这可以通过将采样信号表达式（8-14）离散化并进行离散傅里叶变换得到。关于傅里叶变换及其基本性质可参考本书附录 A。

对式（8.14）进行离散化，令

$$\begin{cases} x_i = i\Delta x;\ y_j = j\Delta y, \quad i = 0,1,2,\cdots,M-1;\ j = 0,1,2,\cdots,N-1; \\ k_m = m\Delta k_x;\ k_n = n\Delta k_y, \quad m = 0,1,2,\cdots,M-1;\ n = 0,1,2,\cdots,N-1; \end{cases} \tag{8.18}$$

将式（8-18）代入式（8-14），有

$$S(k_m,k_n)=\sum_{i=0}^{M-1}\sum_{j=0}^{N-1}\rho(x_i,y_j)\mathrm{e}^{-\mathrm{j}2\pi(mi\Delta k_x\Delta x+nj\Delta k_y\Delta y)} \tag{8.19}$$

利用傅里叶变换的对称性，将式（8.19）改写为

$$\rho(x_i,y_j)=\frac{1}{NM}\sum_{m=0}^{M-1}\sum_{n=0}^{N-1}S(k_m,k_n)\mathrm{e}^{\mathrm{j}2\pi(mi\Delta k_x\Delta x+nj\Delta k_y\Delta y)} \tag{8.20}$$

由式（8.20）可知

$$\rho\left(x_i+\frac{1}{\Delta k_x},y_j+\frac{1}{\Delta k_y}\right)=\frac{1}{NM}\sum_{m=0}^{M-1}\sum_{n=0}^{N-1}S(k_m,k_n)\mathrm{e}^{\mathrm{j}2\pi\left[m\Delta k_x\left(i\Delta x+\frac{1}{\Delta k_x}\right)+n\Delta k_y\left(j\Delta y+\frac{1}{\Delta k_y}\right)\right]}=\rho(x_i,y_j) \tag{8.21}$$

所以重建图像会在 x、y 方向进行复制，要避免重建图像发生混叠伪影，需要

$$\frac{1}{\Delta k_x}\geqslant \mathrm{FOV}_x=M\Delta x;\quad \frac{1}{\Delta k_y}\geqslant \mathrm{FOV}_y=N\Delta y \tag{8.22}$$

式中，FOV_x 和 FOV_y 分别表示 x、y 方向的扫描范围，式（8.22）就是磁共振成像数据采样的奈奎斯特（Nyquist）判据，该判据指出了扫描视野、图像空间分辨率与 k 空间采样步长之间的关系。如图 8-20 所示，当 $\frac{1}{\Delta k_x}\geqslant \mathrm{FOV}_x$ 时，无混叠；而当 $\frac{1}{\Delta k_x}<\mathrm{FOV}_x$ 时，产生混叠伪影。$\frac{1}{\Delta k_x}$ 为扫描范围的复制周期，这就是为什么前面提到 Δk_x 和 Δk_y 分别取决于 x 和 y 方向的成像视野的原因。

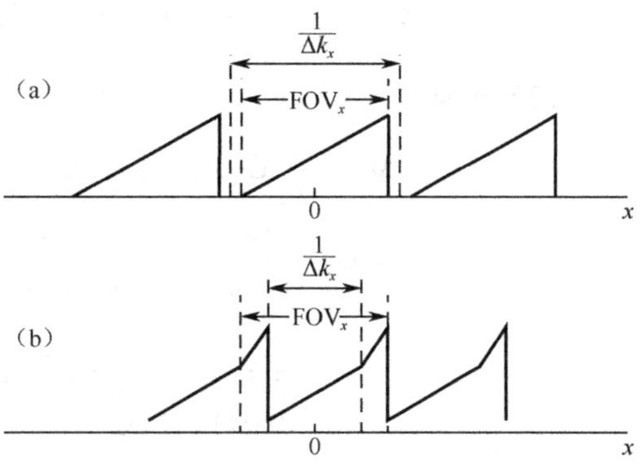

图 8-20　采样的奈奎斯特判据示意图

利用式（8.22），在已知扫描视野及图像空间分辨率的情况下，可以准确计算出 k 空间的采样步长，进而利用式（8.12）和式（8.13）推算出所要施加的相位编码梯度及读出梯度的大小和持续时间。

例 8.3　已知在磁共振成像中，扫描视野为 400 mm×400 mm，当数据采集矩阵大小为 128×256（N×M）时，为避免混叠伪影，求所需相位编码方向的最大采样步长 Δk_y 及其对应的梯度面积 A_G。

分析与解答：根据式（8-22）可知，当 $\Delta k_y\leqslant\frac{1}{\mathrm{FOV}_y}$ 时，图像不会发生混叠伪影，因此所需的相位编码最大采样步长为

$$\Delta k_y=\frac{1}{\mathrm{FOV}_y}=\frac{1}{400\ \mathrm{mm}\times10^{-2}\ \mathrm{m/mm}}=2.5\ \mathrm{m}^{-1}$$

根据式（8-13）有

$$\Delta k_y=\frac{\gamma}{2\pi}\int_0^{\tau}G_y(t)\,\mathrm{d}t=\bar{\gamma}\int_0^{\tau}G_y(t)\,\mathrm{d}t=\bar{\gamma}A_G$$

因此，

$$A_G=\frac{\Delta k_y}{\bar{\gamma}}=\frac{2.5\ \mathrm{m}^{-1}}{42.57\times10^{6}\ \mathrm{Hz/T}}=5.87\times10^{-8}\ \mathrm{T\cdot m^{-1}\cdot s}$$

由例 8.3 可知，磁共振成像 k 空间的采样步长只与扫描视野有关，与数据采集矩阵的大小无关。在扫描视野确定后，数据采集矩阵越大，空间分辨率越高，但 k 空间的采样步长不变。以 y 方向为例，空间分辨率 Δy 与 k 空间采样步长 Δk_y 之间的关系为

$$\Delta k_y=\frac{1}{\mathrm{FOV}_y}=\frac{1}{N\times\Delta y}$$

例 8.4 在磁共振成像中，已知成像扫描视野为 3.5 cm×3.5 cm，层厚为 2 mm，扫描矩阵大小为 64×64，相位编码梯度的时间为 1.6 ms，读出编码梯度的时间为 3.2 ms，射频脉冲的带宽为 1600 Hz。求：（1）接收带宽的大小（单位为 Hz）；（2）所施加的相位编码梯度和读出梯度（单位为 G/cm）；（3）选层梯度的大小（单位为 G/cm）。

分析与解答：（1）接收带宽$=\dfrac{\text{读出点数}}{\text{读出时间}}=\dfrac{64}{3.2\ \mathrm{ms}\times10^{-3}\ \mathrm{s/ms}}=20000\ \mathrm{Hz}$

（2）根据式（8.13）和式（8.22）有

$$\Delta k_y=\frac{\gamma}{2\pi}G_y\Delta t_y=\bar{\gamma}G_y\Delta t_y$$

$$\Rightarrow G_y=\frac{\Delta k_y}{\bar{\gamma}\Delta t_y}=\frac{1}{\mathrm{FOV}_y}\frac{1}{\bar{\gamma}\Delta t_y}$$

$$=\frac{1}{3.5\mathrm{cm}}\times\frac{1}{42.57\times10^{6}\ \mathrm{Hz/T}\times10^{-4}\ \mathrm{T/G}\times1.6\ \mathrm{ms}\times10^{-3}\ \mathrm{s/ms}}$$

$$=0.0419\ \mathrm{G/cm}$$

同理，可以求出

$$G_x=\frac{\Delta k_x}{\bar{\gamma}\Delta t_x}=\frac{1}{\mathrm{FOV}_x}\frac{1}{\bar{\gamma}\Delta t_x}$$

$$=\frac{1}{3.5\ \mathrm{cm}}\times\frac{1}{42.57\times10^{6}\ \mathrm{Hz/T}\times10^{-4}\ \mathrm{T/G}}\times\frac{1}{3.2\ \mathrm{ms}/64\times10^{-3}\ \mathrm{s/ms}}$$

$$=1.342\ \mathrm{G/cm}$$

（3）根据式（8.5）有

$$\Delta z=\frac{\Delta\omega}{\gamma G_z}$$

$$\Rightarrow G_z=\frac{\Delta\omega}{\gamma\Delta z}=\frac{2\pi\Delta f}{\gamma\Delta z}=\frac{\Delta f}{\bar{\gamma}\Delta z}$$

$$=\frac{1600\ \mathrm{Hz}}{42.57\times10^{6}\ \mathrm{Hz/T}\times10^{-4}\ \mathrm{T/G}\times2\ \mathrm{mm}\times10^{-1}\ \mathrm{cm/mm}}=1.879\ \mathrm{G/cm}$$

8.3 梯度磁场

利用梯度磁场实现了核磁共振信号的空间编码和 k 空间数据填充，但是梯度磁场的作用远不止这一点。首先，梯度磁场是由三个方向的梯度线圈分别提供的，磁场是矢量，通过对三个方向梯度磁场的矢量叠加就可以实现梯度磁场在任意方向的线性变化，使得磁共振成像可以对任意方位切面进行成像，而 CT 只能进行横断面扫描；其次，梯度磁场是在

静磁场基础上叠加随空间位置线性变化的磁场，这使得静磁场的均匀性被进一步破坏，从而加快自旋的散相或回聚。恰当地利用梯度磁场破坏静磁场的均匀性而加快自旋散相或回聚的功能，可以提高成像质量并实现磁共振成像的一些高级功能。本节将简要探讨磁共振成像序列设计中常见的梯度或梯度组合，具体包括回聚梯度（refocusing gradient）、预散相梯度（prephase gradient）、扰相梯度（spoiling gradient）和运动敏感梯度（motion sensitive gradient）。这些梯度的名称是以它们在序列中实现的功能命名的，理解和掌握相关梯度的原理及其作用，有助于掌握磁共振成像序列的原理和特点。

除了本节介绍的上述四种梯度，还有实现其他功能的梯度，如流动补偿梯度等，感兴趣的读者可以查阅其他相关书籍，依据本节分析的思路进行定性和定量分析。

8.3.1　回聚梯度

回聚梯度 G_{re} 施加于选层梯度之后，如图 8-21 所示，其方向与选层梯度恰好相反，作用是回聚因选层梯度导致的自旋散相。

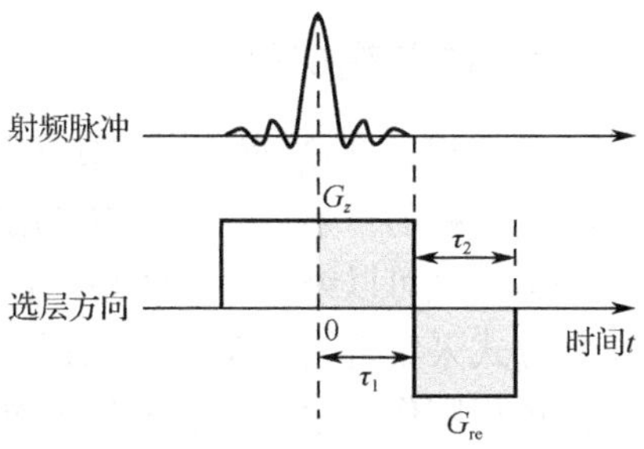

图 8-21　回聚梯度

射频激发脉冲与选层梯度共同作用，可以“选出”所需的成像层面。假设所施加的射频激发脉冲为对称脉冲，可以认为层面内的原子核在射频脉冲最高点，即对称中心 $t=0$ 时刻被瞬间激发而发生偏转，产生宏观的横向磁化强度矢量。由于 z 方向上不同位置选层梯度的磁场强度大小不同，其原子核的进动频率也不同，导致自旋散相，横向磁化强度矢量变小。

如图 8-22 所示，被激发的原子核系统产生横向磁化强度矢量，该横向磁化强度矢量是原子核系统的所有核磁矩 $\boldsymbol{\mu}_1$, $\boldsymbol{\mu}_2$, $\boldsymbol{\mu}_3$, $\boldsymbol{\mu}_4$, ⋯, $\boldsymbol{\mu}_n$ 在横向平面上的宏观表现。在选层梯度作用下，z 方向上不同位置的核磁矩 $\boldsymbol{\mu}_1$, $\boldsymbol{\mu}_2$, $\boldsymbol{\mu}_3$, $\boldsymbol{\mu}_4$, ⋯, $\boldsymbol{\mu}_n$ 感受到的磁场强度不同，使得原子核自旋的进动频率有快有慢，即发生了自旋散相，自旋散相的宏观表现就是横向磁化强度矢量变小，即信号衰减。

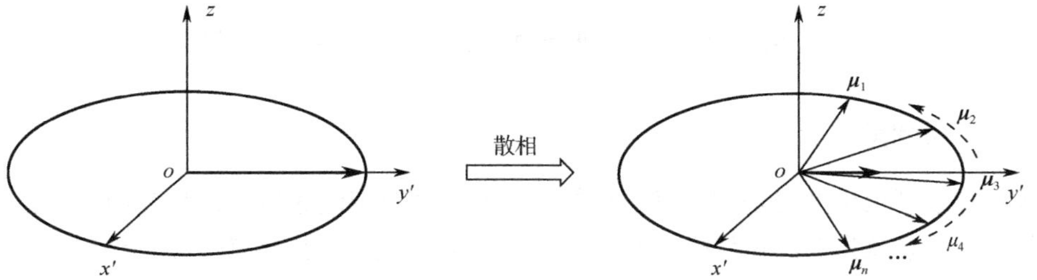

图 8-22　选层梯度作用下的自旋散相

这种因自旋散相导致的信号衰减可以通过施加一个方向相反、梯度面积等于选层梯度中阴影面积的回聚梯度来校正，即

$$G_{re}(z)\tau_2 = -G_z(z)\tau_1 \tag{8.23}$$

使得在回聚梯度结束时，任意位置上的原子核自旋因梯度导致的进动相位为零，即

$$\Delta\varphi(z) = \gamma G_z z\tau_1 + \gamma G_{re} z\tau_2 = 0 \tag{8.24}$$

如图 8-23 所示，在回聚梯度的作用下，因选层梯度导致的自旋散相得到了有效补偿，即自旋回聚，避免了因选层梯度导致的信号损失。

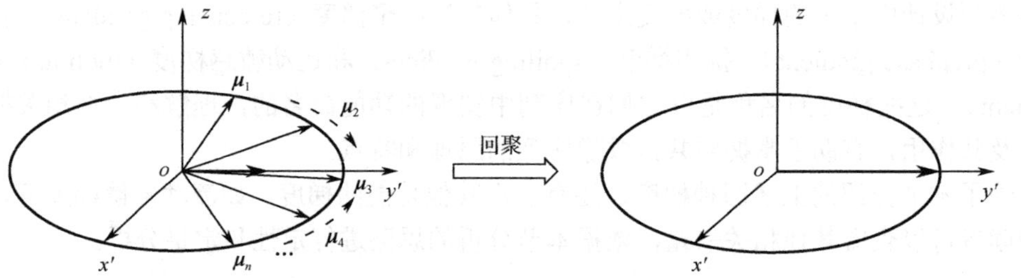

图 8-23　在回聚梯度作用下的自旋回聚

8.3.2　预散相梯度

预散相梯度 G_{pr} 曾在 8.2 节有所涉及。在实际应用中，预散相梯度的面积也可以小于读出梯度面积的一半，即临床中常用的非对称回波采集方式。如图 8-24 所示，这种非对称回波采集方式可以缩短回波间距，有助于缩短回波时间 TE 和脉冲重复时间 TR。非对称回波采集方式采集得到的 k 空间数据是不完整的，需要对未采集的数据补零或使用部分傅里叶方法进行图像重建。由于重建图像的质量和稳定性都比较好，因此这种非对称回波采样方式在临床上被广泛使用。

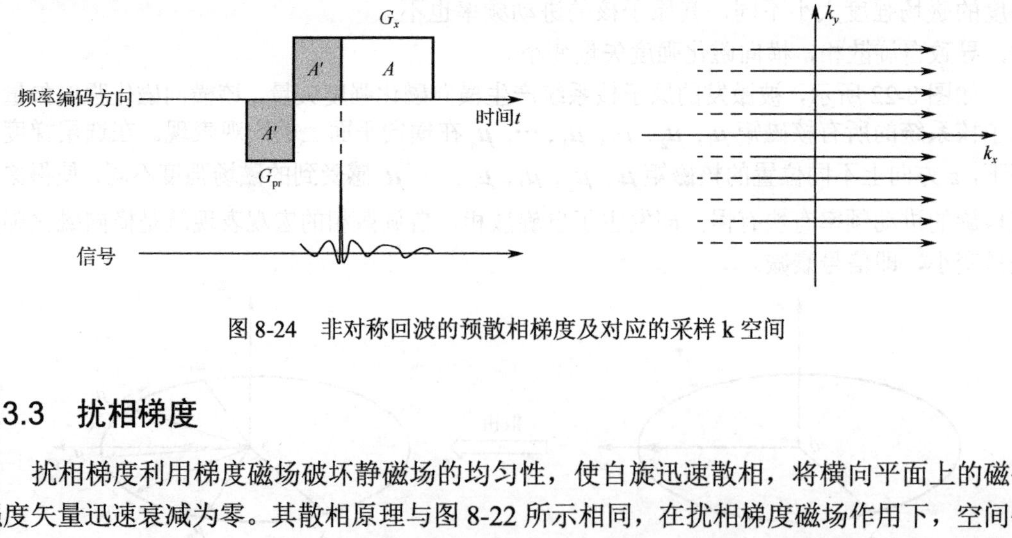

图 8-24　非对称回波的预散相梯度及对应的采样 k 空间

8.3.3　扰相梯度

扰相梯度利用梯度磁场破坏静磁场的均匀性，使自旋迅速散相，将横向平面上的磁化强度矢量迅速衰减为零。其散相原理与图 8-22 所示相同，在扰相梯度磁场作用下，空间位置上的自旋进动频率各不同，并在横向平面的各个方向均匀分布，使横向磁化强度矢量衰减为零。

扰相梯度一般用于准备脉冲或读出梯度之后，目的是避免残余的横向磁化强度矢量在图像上形成伪影。例如在梯度回波序列中，因为脉冲重复时间 TR 较短，在下一脉冲周期开始时仍残存有上一周期射频脉冲产生的横向磁化强度矢量，如果不将该残存的横向磁化强度矢量衰减为零，则该矢量会在下一周期中被再次编码和采集，可能会导致伪影的产生。因此在梯度回波序列中，通常会施加扰相梯度来消除残余的横向磁化强度矢量，以提高成像质量，具体应用可参见 8.7.1 节。

图 8-25（a）所示为饱和准备脉冲的序列结构图，也是扰相梯度在序列中的一种应用。饱和准备脉冲是指在 90°射频脉冲结束之后施加扰相梯度，实现非感兴趣（区域）信号的饱和，以降低非感兴趣（区域）组织的信号。图 8-25（b）是饱和准备脉冲在临床上的一种典型应用，通过饱和脊柱前面非感兴趣区域（虚线方框）的信号来减小呼吸、吞咽等运动对脊柱成像的影响，从而提高脊柱成像的质量。

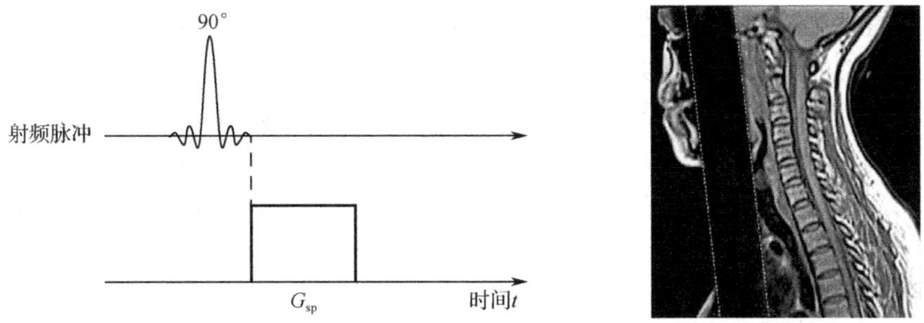

（a）饱和准备脉冲的序列结构图　　（b）典型应用

图 8-25　饱和准备脉冲序列结构及其临床典型应用

8.3.4　运动敏感梯度

运动敏感梯度的结构如图 8-26 所示，这是一对大小相等、方向相反的梯度组合。运动敏感梯度的特点是对静止组织不起作用，但对运动组织会产生散相，使静止组织信号不变，而运动组织信号降低。利用运动敏感梯度的特点可以实现临床上的一些特殊用途，例如用于扩散加权成像（diffusion weighted imaging，DWI）、相位对比成像（phase contrast MRI，PC-MRI）、血流信号抑制（black-blood preparation）等。

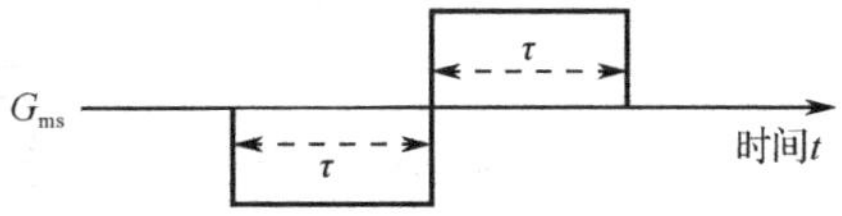

图 8-26　运动敏感梯度

对运动敏感梯度的讨论可以通过梯度引起的相位累积进行。运动敏感梯度产生的相位计算如下：

$$\Delta\phi = \gamma\int_0^{2\tau} G_{ms}(t)x(t)\mathrm{d}t = \gamma\int_0^{2\tau} G_{ms}(t)[x_0 + v(t)t]\mathrm{d}t \tag{8.25}$$

式中，$v(t)$ 为组织的运动速度，x_0 为组织的初始位置。

对于静止组织，$v(t)=0$，有

$$\Delta\phi = \gamma\int_0^{2\tau} G_{ms}(t)x_0\mathrm{d}t = 0$$

对于运动组织，$v(t)\neq 0$，有

$$\Delta\phi = \gamma\int_0^{2\tau} G_{ms}(t)v(t)\mathrm{d}t > 0$$

因此，运动敏感梯度对于静止组织中的自旋不产生额外相位，即运动敏感梯度中的第一个梯度引起的自旋散相被第二个梯度完全回聚，相当于运动敏感梯度对静止组织不起任何作用；但对于运动组织，由于自旋所处位置的改变，第二个梯度不能完全回聚第一个梯度导致的自旋散相，使横向磁化强度矢量变小，因此运动组织信号降低。

8.4 基本的磁共振成像序列

磁共振成像序列是根据物理、生理及磁共振信号演变规律，将射频脉冲、各种梯度磁场（选层梯度、相位编码梯度、频率编码梯度、回聚梯度、预散相梯度和扰相梯度等）按时间先后顺序排成有序队列，以获得临床所需对比度的磁共振图像。因此磁共振成像序列的基本元素是射频脉冲及各种梯度磁场，对这些基本元素进行适当的组合和排序，就可以得到具有不同功能和特点的磁共振成像序列。目前，临床上使用的磁共振成像序列已经达到几十甚至上百种。在众多不同的序列中，梯度回波序列（gradient recalled echo，GRE）、自旋回波序列（spin echo，SE）及平面回波成像序列（echo planner imaging，EPI）被认为是最基本的三种序列，其他序列可以认为是在这三种序列基础上演变和发展起来的。

8.4.1 梯度回波序列

梯度回波序列的结构如图 8-27 所示。与图 8-17 相比较，不同之处在于其在选层方向上使用了回聚梯度 G_{re}。结合 8.2 节和 8.3 节的知识，梯度回波序列中各个模块的功能已经非常清楚，这里不再赘述。

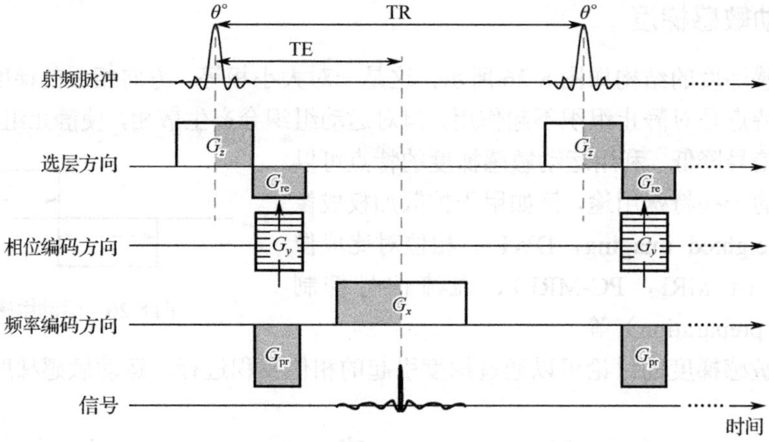

图 8-27 梯度回波序列的结构

梯度回波序列是 1986 年随着小角度激发技术的应用而出现的。如图 8-28 所示，小角度激发的优势在于可以使用一个小角度，在纵向磁化强度矢量损失较少的情况下便能获得较大的横向磁化强度矢量。这使得纵向磁化强度矢量能较快地恢复到平衡态，从而可以使用短 TR 进行成像。根据式（8.17），TR 时间越短，扫描所需要的时间越少，因此梯度回波序列的成像速度较快。

梯度回波序列的信号演变如图 8-29 所示。受磁场不均匀性影响，激发产生的横向磁化强度矢量按 T_2^* 衰减，预散相梯度使得横向磁化强度矢量失相位，信号衰减更快，随后，反向的读出梯度将信号回聚，并在梯度面积与预散相梯度面积相等的位置形成回波。该回波信号的强度受 T_2^* 衰减的调制。因此，在梯度回波序列中，在 TR 和翻转角不变的情况下，回波时间 TE 越长，采集信号的强度越弱，重建图像的信噪比也越低。

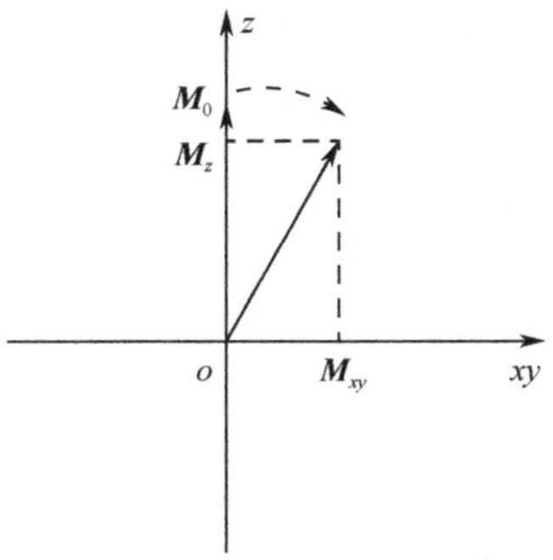

图 8-28　小角度激发引起的纵向和横向磁化强度矢量的变化

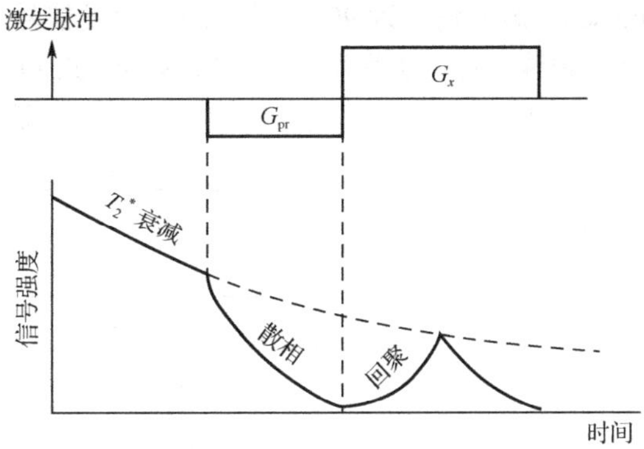

图 8-29　梯度回波序列的信号演变

利用布洛赫方程，可以推导出梯度回波序列达到稳态时的回波信号公式，即

$$S=\frac{M_0\sin\theta(1-\mathrm{e}^{-\mathrm{TR}/T_1})}{1-\cos\theta\mathrm{e}^{-\mathrm{TR}/T_1}}\mathrm{e}^{-\mathrm{TE}/T_2^*} \tag{8.26}$$

由式（8.26）看到，梯度回波序列的信号强度 S 既与样品组织自身的性质——质子密度（即 M_0 的大小）、纵向弛豫时间 T_1 和横向弛豫时间 T_2^* 的大小有关，也与序列参数翻转角 θ、脉冲重复时间 TR 和回波时间 TE 有关。因此，通过调节序列参数翻转角 θ、脉冲重复时间 TR 和回波时间 TE 的大小可以获得与组织自身性质相关的质子密度（proton density，Pd）加权、T_1 加权和 T_2^* 加权图像，但不能获得 T_2 加权图像。图 8-30 是在保持 TR 和 TE 不变的情况下，调节翻转角获得的不同加权图像，即当翻转角为 10°时，图像偏向 T_2^*，随着翻转角的增大，逐渐偏向 Pd 加权（40°）和 T_1 加权（70°）。

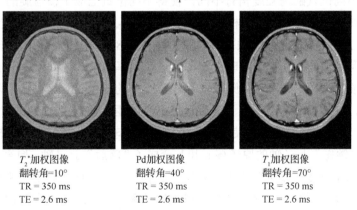

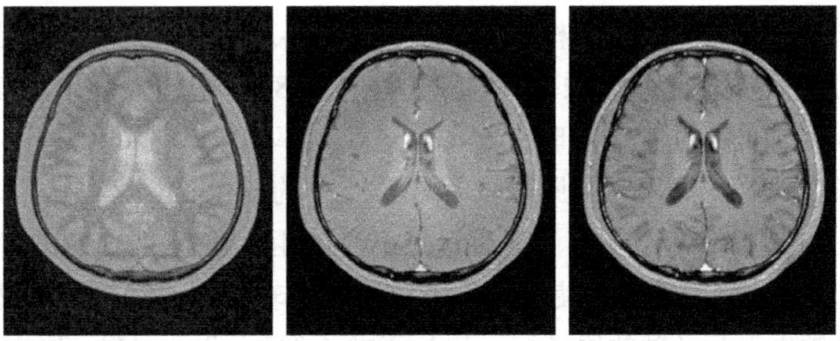

图 8-30　通过调节梯度回波序列中的翻转角获得不同加权图像

8.4.2　自旋回波序列

自旋回波序列

自旋回波序列的结构如图 8-31 所示。与梯度回波序列相比，自旋回波序列在一个脉冲重复时间 TR 内有两个射频脉冲，且射频脉冲的角度是固定的。自旋回波序列的第一个射频脉冲称为激发脉冲（excitation pulse），激发角度为 90°，其作用是激发信号，使纵向磁化强度矢量偏转至横向平面；第二个射频脉冲称为重聚脉冲（refocusing pulse），激发角度为 180°，处于激发脉冲与回波的中间，即 TE/2 处，其作用是回聚信号，并消除静磁场不均匀导致的自旋散相。

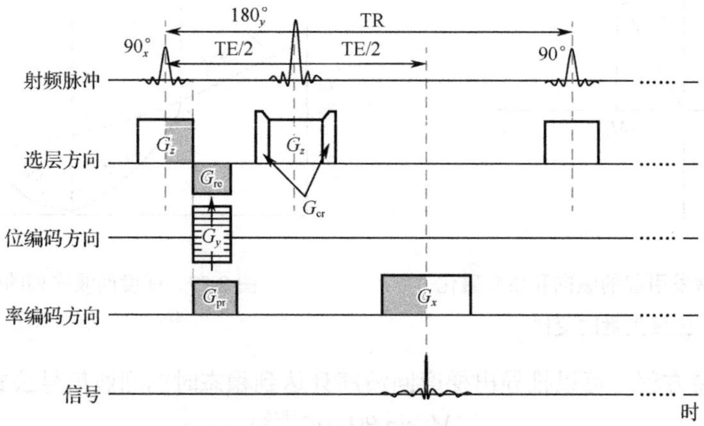

图 8-31　自旋回波序列的结构

为了方便讨论，先不考虑图 8-31 中各种梯度磁场的存在，仅考虑射频脉冲对磁化强度矢量的影响，以探讨 180° 重聚脉冲在序列中所起的关键作用。

如图 8-32 所示，我们在旋转坐标系下进行讨论，旋转坐标系的旋转频率与原子核的进动频率相同。在沿 x' 方向的 90° 激发脉冲（即 $\boldsymbol{B}_1$）的作用下，沿 z 轴正向、大小为 M_0 的初始磁化强度矢量从纵向翻转至横向平面的 y' 轴上，此时横向磁化强度矢量的大小为 M_0、方向为沿 y' 轴正向。受横向弛豫及静磁场的不均匀性影响，横向磁化强度矢量将按 T_2^* 进行指数衰减，且不同位置磁场强度稍有不同，使得不同位置上原子核自旋的进动频率存在差异。对于进动频率与共振频率正好相同的原子核（图 8-32 中的 c），在旋转坐标系下一直与 y' 轴重叠；对于进动频率比共振频率快的原子核（图 8-32 中的 a 和 b），在旋转坐标系下可以认为它们是在横向平面上做顺时针转动，进动频率越快，则“领先”于 y' 轴的距离越远；对于进动频率比共振频率慢的原子核（图 8-32 中的 e 和 d），可以认为是在横向平面上做逆时针转动，进动频率越慢，则“落后”于 y' 轴的距离越远。在 TE/2 时刻，沿 y' 轴正向施加 180° 的重聚脉冲，该脉冲使所有原子核沿着 y' 轴翻转 180° 并落在横向平面上，原来进动较快而“领先”于 y' 轴的原子核 a 和 b 变成了“落后”于 y' 轴，原来进动较慢而“落后”于 y' 轴的原子核 e 和 d 则变成了“领先”于 y' 轴。由于这些原子核所处位置不变，其感受到的磁场强度也不变，因此会继续着原来的频率和方向进动。进动频率较高的原子核 a 和 b 继续较快地进动，逐渐“追赶”上 y' 轴，而进动频率较低的原子核 e 和 d，进动速度较慢，逐渐被 y' 轴“追赶”上，在 TE 时刻，所有自旋正好在 y' 轴重聚，形成回波，从而消除了静磁场不均匀性导致的自旋散相。

上述讨论忽略了磁化强度矢量的横向弛豫，实际上在信号回聚时，因受到横向弛豫的影响，横向磁化强度矢量不可能恢复到初始值 M_0。自旋回波序列中的自旋散相、重聚及信号的最终表达可以根据布洛赫方程进行推导，推导过程如下。

① 90°脉冲前，横向磁化强度矢量 M_{xy} 为 0，即

$$M_{xy}=0 \tag{8.27}$$

② 90°脉冲激发后

$$M_{xy}=M_0 \tag{8.28}$$

③ 经过 TE/2 时间

$$M_{xy}=M_0 e^{-\frac{TE/2}{T_2}} e^{\gamma\Delta B(TE/2)} \tag{8.29}$$

式中，ΔB 代表静磁场的不均匀性，$e^{\gamma\Delta B(TE/2)}$ 为静磁场不均匀性在 TE/2 时刻导致的自旋散相。

④ 180°回聚脉冲后

$$M_{xy}=M_0 e^{-\frac{TE/2}{T_2}} e^{-\gamma\Delta B(TE/2)} \tag{8.30}$$

⑤ 再经过 TE/2 时间

$$M_{xy}=M_0 e^{-\frac{TE/2}{T_2}} e^{-\gamma\Delta B(TE/2)} e^{-\frac{TE/2}{T_2}} e^{\gamma\Delta B(TE/2)}=M_0 e^{-\frac{TE}{T_2}} \tag{8.31}$$

因此，在 TE/2 时刻的 180°重聚脉冲使自旋因静磁场不均匀性导致的相位反相，即从 $\gamma\Delta B(TE/2)$ 变为 $-\gamma\Delta B(TE/2)$，再经过 TE/2，自旋回聚，消除了静磁场不均匀性对回波信号的影响，使回波信号与 T_2 而非 T_2^* 有关。因此自旋回波序列可以获得 T_2 加权图像，而不是 T_2^* 加权图像。

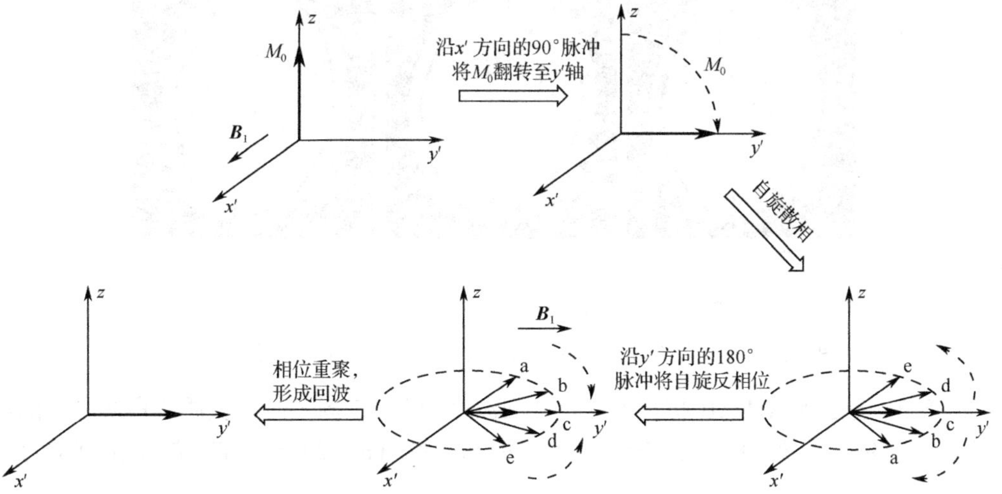

图 8-32　180°回聚脉冲的作用

在不考虑梯度磁场影响的情况下，自旋回波序列的信号演变如图 8-33 所示，90°激发脉冲后，横向磁化强度矢量按 T_2^* 指数衰减；180°重聚脉冲后，信号回聚，消除了磁场不均匀性导致的自旋散相，并在 TE 时刻形成回波。形成回波的信号受到的是横向弛豫时间 T_2 的调制，而非梯度回波序列中的 T_2^* 的调制，因此自旋回波序列测量到的信号强度比梯度回波序列的高，即获得的图像信噪比高。

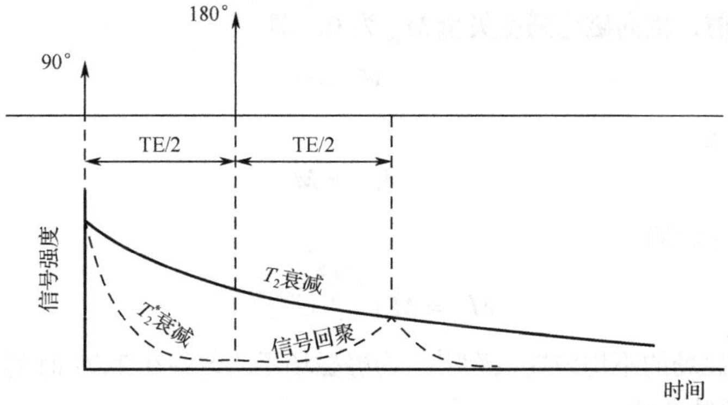

图 8-33　未考虑梯度磁场影响的情况下，自旋回波序列的信号演变

上述讨论仅考虑一个脉冲周期的情况，当有多个脉冲周期时，利用布洛赫方程同样可以推导出自旋回波序列到达稳态时的信号公式：

$$S = M_0(1-2e^{-(TR-TE/2)/T_1}+e^{-TR/T_1})e^{-TE/T_2} \tag{8.32}$$

从式（8.32）可知，自旋回波序列的回波信号强度既与样品组织自身的性质——质子密度 Pd（即 M_0 的大小）、纵向弛豫时间 T_1 和横向弛豫时间 T_2 的大小有关，也与序列参数脉冲重复时间 TR 和回波时间 TE 有关。因此，可以通过调节序列的 TR 和 TE 来获得 Pd 加权、T_1 加权和 T_2 加权图像，但不能获得 T_2^* 加权图像，如图 8-34 所示。

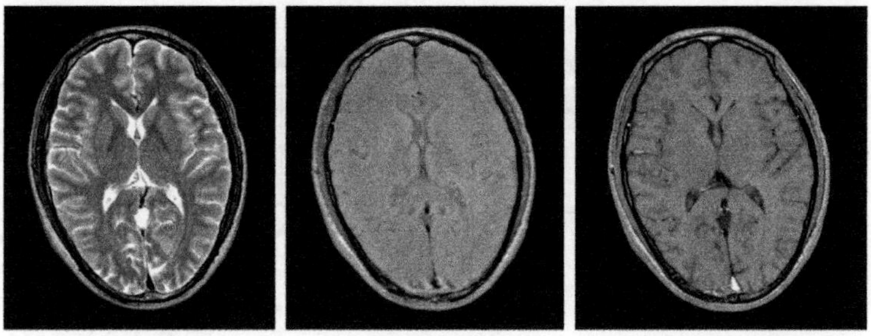

T_2加权图像　TR = 5000 ms　TE = 99 ms

Pd加权图像　TR = 3000 ms　TE = 11 ms

T_1加权图像　TR = 550 ms　TE = 911 ms

图 8-34　通过调节自旋回波序列中的 TR 和 TE 获得不同的加权图像

例 8.5　基于 MATLAB 仿真模拟自旋回波序列在 TE 固定时，灰质和白质之间的对比度在 3T 磁共振成像系统中随 TR 的变化情况。设 TE = 20 ms，TR 的变化范围为[600, 5000] ms。

分析与解答：根据表 7-1 可知，在 3T 磁共振成像系统中白质的 T_1 = 1084 ms，T_2 = 69 ms；灰质的 T_1 = 1820 ms，T_2 = 99 ms。将组织参数 T_1 和 T_2 及序列参数 TR 和 TE 代入式（8.32），即可得到仿真结果。从仿真结果可知，在 TR 较短时，得到的图像偏向 T_1 加权，白质的信号比灰质高；在 TR 较长时，逐渐向 Pd 加权图像转变，白质和灰质的信号逐渐接近，先是白质的信号略高于灰质，最终灰质的信号略高于白质。在仿真模拟中需要注意，初始磁化强度矢量 M_0 与质子密度有关，在信号仿真中可假设不同组织的质子密度相同，即灰质和白质的 M_0 取值均为 1。

MATLAB 程序示例：

```
clc; clear; close all;
M0 = 1;
%将毫秒变为秒
T1_GrayMatter = 1820 /1000;
T2_GrayMatter = 99 /1000;
T1_WhiteMatter = 1084 /1000;
T2_WhiteMatter = 69 /1000;
TR = [1000:10:5000] /1000;
TE = 20 /1000;
%句柄函数，便于列出式（8.32）
E1 = @(T1)exp(-TR./T1);
E2 = @(T2)exp(-TE./T2);
E3 = @(T1)exp(-(TR-TE)./T1);
%依据式（8.32）计算灰质和白质的信号强度
S_GrayMatter_SE = M0 .* (1-2 .* E3(T1_GrayMatter) + E1(T1_GrayMatter)) .* E2(T2_GrayMatter);
S_WhiteMatter_SE = M0 .* (1-2 .* E3(T1_WhiteMatter) + E1(T1_WhiteMatter)) .* E2(T2_WhiteMatter);
figure; hold on;
plot(TR*1000, S_GrayMatter_SE,'k');
plot(TR*1000, S_WhiteMatter_SE,'k--');
legend('GrayMatter', 'WhiteMatter');
```

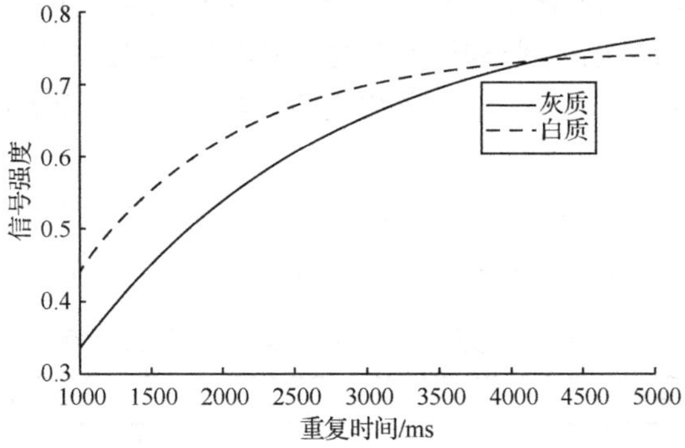

自旋回波序列信号仿真结果

接下来，我们讨论自旋回波序列中的各梯度磁场及其所起的作用。首先考虑频率编码方向上所施加的预散相梯度和读出梯度。对比图 8-31 中的自旋回波序列和图 8-27 中的梯度回波序列，会发现两者存在的差异：图 8-27 中梯度回波序列中的预散相梯度和读出梯度的方向是相反的，而图 8-31 中自旋回波序列中的二者是相同的。虽然它们看上去不同，但功能是一样的，即 G_{pr} 起到预散相作用，当 G_{pr} 的梯度面积是读出梯度 G_x 的一半时，可以使得回波出现在读出梯度 G_x 的中心位置。之所以存在这样的差异，原因在于自旋回波序列中的 180°重聚脉冲可以将该脉冲之前、90°激发脉冲之后梯度累积的相位反相，即施加在 90°激发脉冲和 180°重聚脉冲之间的梯度，等同于施加在 180°重聚脉冲之后面积相等、方向相反的梯度，如图 8-35 所示。图 8-35 与图 8-31 所示的是功能完全一样的自旋回波序列，但在自旋回波序列设计中，一般采用图 8-31 所示的结构，这有利于获得更短的回波时间 TE。

回聚脉冲对梯度的影响

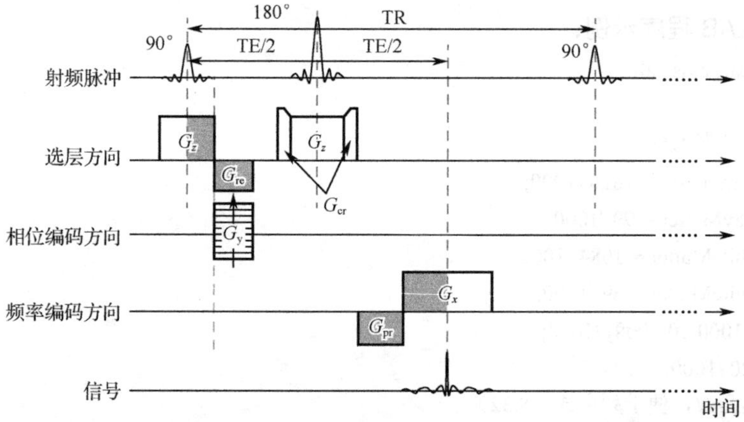

图 8-35　将预散相梯度放在 180°重聚脉冲之后的自旋回波序列结构

其次，考虑相位编码方向上施加的梯度，该梯度的功能是实现相位编码，因此该梯度是相位编码梯度。

最后，讨论选层方向上施加的梯度。对于 90°激发脉冲，与之配合的梯度有选层梯度和回聚梯度，其中选层梯度的作用是选出所需成像的层面，回聚梯度的作用是回聚因选层梯度导致的自旋散相。对于 180°重聚脉冲，与之配合的梯度有选层梯度 G_z 和一对损毁梯度（crushing gradient）G_{cr}。使用损毁梯度的原因在于：如果重聚脉冲激发的角度不是 180°，而是存在偏差（如 179°或 181°），则会在重聚脉冲之后产生横向磁化强度矢量，即产生 FID 信号，该 FID 信号与采集的回波信号叠加在一起，会对成像产生伪影。因此，在重聚脉冲结束之后马上使用一个 G_{cr} 以损毁该脉冲产生的横向磁化强度矢量，但是 G_{cr} 的施加会使回波信号在选层方向产生相位，为了消除该相位的影响，需要在重聚脉冲之前施加同样大小和方向的 G_{cr}。

表 8-1 对比了梯度回波序列和自旋回波序列的主要特点和差异。总体而言，自旋回波序列的信噪比相对较高，但成像速度慢；而梯度回波序列的信噪比相对较低，但成像速度快。

表 8-1　梯度回波序列和自旋回波序列的比较

自旋回波序列	梯度回波序列
可以补偿磁场不均匀性带来的信号损失，图像信噪比高	不能补偿磁场不均匀性带来的信号损失，图像信噪比低
得到 Pd 加权、T_1 加权和 T_2 加权图像，不能得到 T_2^* 加权图像	得到 Pd 加权、T_1 加权和 T_2^* 加权图像，不能得到 T_2 加权图像
翻转角大且不可调	翻转角小且可调
TR 较长，成像速度慢	TR 较短，成像速度快
图像对比度通过 TR 和 TE 进行调节	图像对比度通过翻转角 θ、TR 和 TE 进行调节

8.4.3　平面回波成像序列

平面回波成像序列被认为是扫描速度最快的磁共振成像序列。根据激发脉冲类型不同，可以分为基于梯度回波的平面回波成像（GRE-EPI）和基于自旋回波的平面回波成像（SE-EPI）两类，其序列结构分别如图 8-36 和图 8-37 所示。其中有效 TE 时间（TE_{eff}）为激发脉冲到采集 k 空间中心相位线（即相位编码梯度大小为 0）的回波中心的距离。

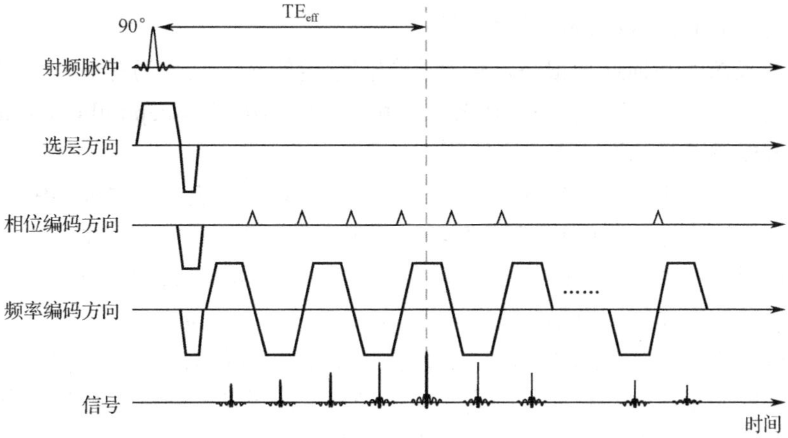

图 8-36 基于梯度回波的平面回波成像序列结构

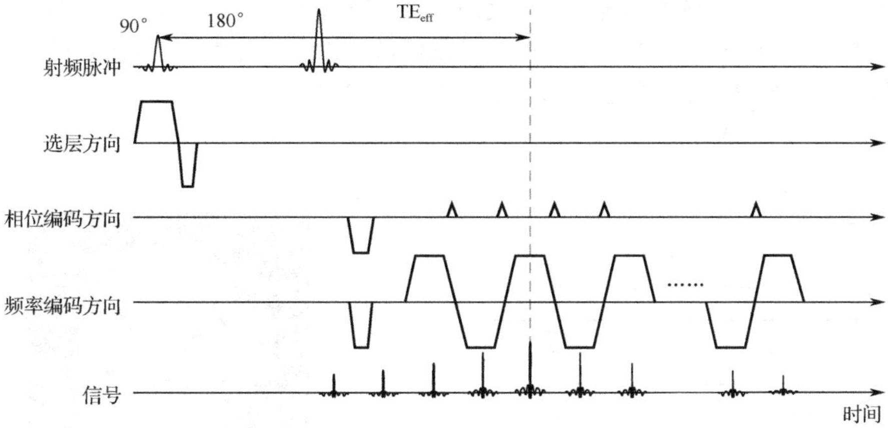

图 8-37 基于自旋回波的平面回波成像序列结构

平面回波成像序列的最大特点是一次激发就采集一个完整的 k 空间数据，因此平面回波成像序列的扫描时间由两个回波之间的间距（echo spacing）和回波个数（echo train length）决定，约为 100 ms，成像速度很快。

平面回波成像序列通过施加交替变化的读出梯度，并在相邻两个读出梯度切换的中间施加相位编码梯度来实现空间编码，其 k 空间的填充顺序如图 8-38 所示。影响平面回波成像序列图像对比度的因素有激发脉冲类型和有效 TE 时间（TE$_{eff}$），因为有效 TE 时间一般较长，所以平面回波成像获得的是 T_2 或 T_2^* 加权图像。具体而言，基于梯度回波的平面回波成像（GRE-EPI）获得的是 T_2^* 加权图像，基于自旋回波的平面回波成像（SE-EPI）获得的是 T_2 加权图像。

平面回波成像序列在实际应用中存在的问题之一是组织信号的 T_2 或 T_2^* 衰减。由于人体内组织信号的 T_2 时间较短，T_2^* 衰减更为迅速，一般在 120 ms 以后全部衰减完毕，因此要求读出梯度持续的时间足够短，这样才能采集到足够强的信号，所得图像的信噪比才不会过低。这就要求读出梯度幅度必须相当高，才能在很短的时间内得到足够大的梯度面积。但由于梯度幅度受硬件性能及人体表面神经刺激等因素的制约，梯度幅度有限，从而就制约了平面回波成像空间分辨率的提高，例如在脑功能成像中，平面回波成像的平面内空间分辨率一般为 3.0 mm × 3.0 mm，甚至更低。

平面回波成像的扫描速度很快，但存在的问题也较多，至今仍有很多关键技术难题需要克服和解决，如 1/2 鬼影（ghost artifacts）和磁敏感伪影（susceptibility artifacts）等。典型的平面回波成像结果如图 8-39 所示。

仔细观察本书中平面回波成像序列与梯度回波序列、自旋回波序列图中的梯度结构，会发现平面回波成像序列中的梯度以“梯形”的形式出现，而梯度回波序列和自旋回波序列中则以“矩形”形式出现。其实，“梯形”梯度才符合实际序列中所施加的梯度磁场。原因是梯度磁场从零增加到一定幅度需要一段爬升时间（ramp up time），从一定幅度下降到零也需要一段下降时间（ramp down time），因此线性梯度磁场都应该为“梯形”结构。“矩形”梯度在实际应用中并不存在，因为不可能把梯度磁场从零瞬间加载到一定的幅度。本书介绍梯度磁场时，在绝大部分序列图中使用“矩形”梯度只是为了方便序列原理的介绍，尤其是在介绍序列图中各梯度磁场之间的时间关系时，“矩形”梯度比“梯形”梯度更容易表述清楚。例如，射频脉冲只与选层梯度的平台区域重叠，不能与选层梯度的爬升或下降时间段重叠；而选层梯度的爬升或下降时间段可以与其他梯度重叠，如选层梯度的下降时间段可以与相位编码梯度和预散相梯度重叠以缩短 TE 时间。

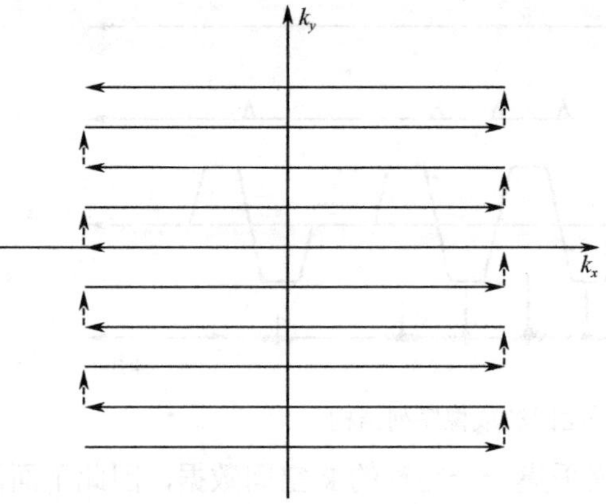

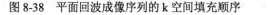

图 8-38　平面回波成像序列的 k 空间填充顺序

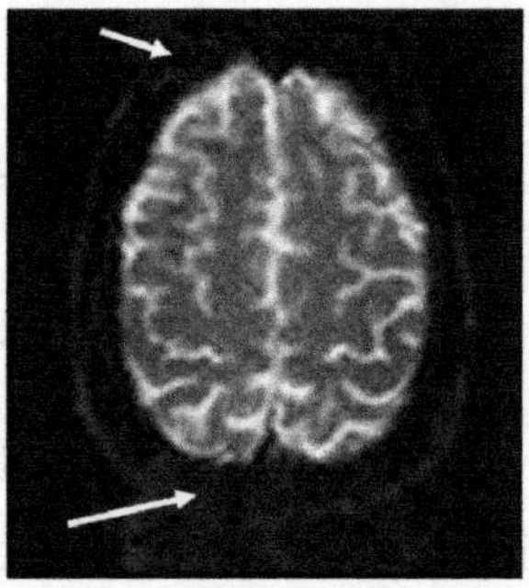

图 8-39　平面回波成像结果，可见典型的 1/2 鬼影（白色箭头所示）

8.4.4　三维磁共振成像

前面介绍的梯度回波序列、自旋回波序列和平面回波成像序列都只实现了二维磁共振成像，即每次只激发一个成像层面，重建出一幅二维图像。根据式（8.5），成像层面的厚度与射频脉冲的带宽及选层梯度的大小有关。成像层面越薄，要求射频带宽越小或选层梯度的幅度越大。然而，受射频线圈及梯度线圈性能限制，很难激发层厚很薄的层面，而且激发层面的层厚越薄，可提供成像信号的质子数量就越少，图像信噪比就越低。因此磁共振二维成像的扫描层厚较厚，临床中一般为 2～10 mm，远低于层面内的空间分辨率（约 1 mm）。由于选层方向的空间分辨率较低且存在层间距，因此磁共振成像无法像 CT 一样将扫描得到的二维图像进行拼叠来获得三维成像的效果。

三维磁共振成像是通过在选层方向上施加额外的相位编码梯度来实现的，该梯度称为第二相位编码梯度。原来位于相位编码方向的编码梯度称为第一相位编码梯度。如图 8-40

所示是基于梯度回波三维成像序列，与图 8-27 所示的二维成像序列相比，在选层方向上多了一组相位编码梯度 G_{p2}，该梯度就是第二相位编码梯度。与第一相位编码梯度的作用类似，第二相位编码梯度使在选层方向的成像体素获得初始相位，从而实现信号在选层方向的空间编码。

因为要遍历第一和第二相位编码梯度才能采集完整的三维 k 空间数据，因此磁共振成像的三维扫描时间较长。扫描所需时间的计算公式与式（8.15）类似，若第一相位编码次数为 N_y，第二相位编码次数为 N_z，则采集完整的三维 k 空间数据所需的时间为

$$总扫描时间 = N_y \times N_z \times \mathrm{TR} \tag{8.33}$$

因此，扫描一组三维磁共振图像所需时间是获得一幅二维图像的 N_z 倍。为了缩短采集时间，可以使用降采样或尽可能短的 TR 来成像。在实际序列设计中，根据磁场可叠加性质，第二相位编码梯度可以与回聚梯度桥接在一起，以缩短回波时间 TE，进而缩短 TR。

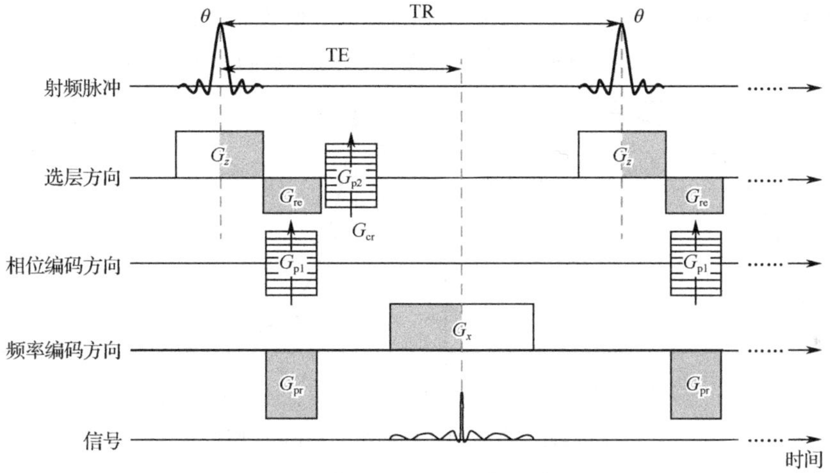

图 8-40　基于梯度回波的三维成像序列

与二维磁共振成像相比，三维磁共振成像的优势在于：①激发的层面更厚，可提供成像信号的质子数量更多，获得的图像信噪比更高；②选层方向的空间分辨率可以通过第二相位编码梯度的步长来调节，因此可以获得空间分辨率各向同性的三维图像，有助于扫描结束后，利用图像浏览和处理软件对成像组织进行任意切面观察和曲面重建。

8.5　磁共振图像的对比度

磁共振成像可以得到组织对比度差异很大的图像，是一种多对比成像技术。磁共振成像的对比度除了与组织特性有关，还与采集图像所使用的序列类型及序列参数有很大关系。

8.5.1　加权的概念

磁共振信号是由组织的 Pd、T_1 和 T_2 等多种性质共同决定的，因此获得的磁共振图像对比度也应由这些性质共同决定，但在影响磁共振图像对比度的组织性质中，只有某一种性质 X 起主要作用，其他性质起的作用很小，称反映这种 X 性质的磁共振成像为 X 加权成像，具有 X 性质的磁共振图像为 X 加权图像。因此人们经常使用“X 加权”这一概念来反

映获得的磁共振图像对比度，如 Pd 加权、T_1 加权和 T_2 加权等。

具体而言，Pd 加权成像所获得图像的对比度反映的是单位体积（像素）内的质子数量；T_1 加权成像所获得图像的对比度反映的是组织 T_1 值的大小，也就是组织纵向弛豫的快慢；T_2 加权成像所获得图像的信号强度反映的是组织 T_2 值的大小，也就是组织横向弛豫的快慢；T_2^* 加权成像所获得图像的信号强度反映的是组织 T_2^* 值的大小，也就是受静磁场不均匀性影响情况下组织横向弛豫的快慢。

8.5.2 组织的内在性质

人体的不同组织具有不同的纵向和横向弛豫时间、不同的质子密度及扩散系数等内在性质，这些组织自身具有的性质决定了它们在不同的加权图像上具有不同的信号表现。

以白质和灰质为例，在 3.0 T 磁共振成像系统中，白质的 T_1 和 T_2 值分别为 1084 ms 和 69 ms，而灰质的 T_1 和 T_2 值分别为 1820 ms 和 99 ms。假设它们的质子密度相同，被 90°射频脉冲激发后，白质和灰质的纵向和横向弛豫分别如图 8-41（a）、（b）所示。

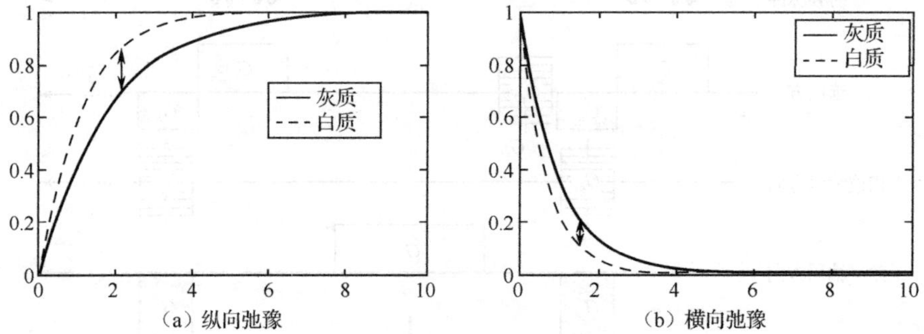

图 8-41　白质和灰质的纵向和横向弛豫

白质和灰质的横向和纵向磁化强度矢量在弛豫过程中均会产生差异，利用这种差异就可以获得不同的加权图像。如果采集信号反映的是纵向弛豫过程中白质和灰质存在的信号差异（即为 T_1 加权成像），由于白质的 T_1 值比灰质小，因此信号恢复快，在 T_1 加权图像上可以清楚地看到白质的信号比灰质的高。相反，如果采集信号反映的是横向弛豫过程中白质和灰质存在的信号差异（即 T_2 加权成像），由于白质的 T_2 值比灰质小，因此信号衰减快，在 T_2 加权图像上可以清楚地看到白质的信号比灰质的低，如图 8-42 所示。

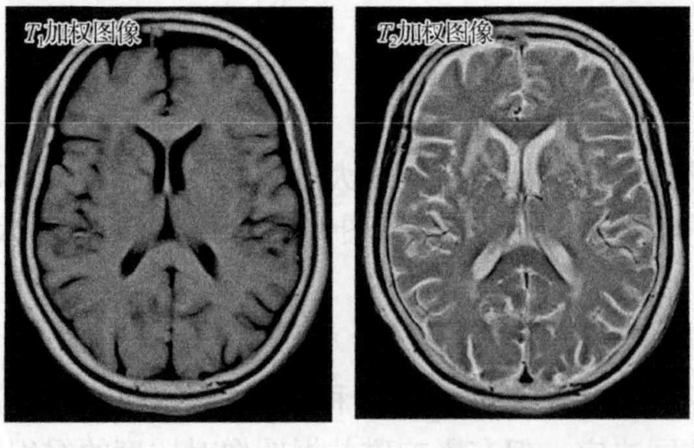

图 8-42　脑部的 T_1 加权成像和 T_2 加权成像，反映了白质和灰质弛豫过程中的信号差异

8.5.3　调节序列参数 TR 和 TE 获得不同加权图像

不管是梯度回波序列还是自旋回波序列，序列中两个参数 TR 和 TE 对图像的对比度都有较大影响。具体而言，使用不同的 TR 和 TE，可以得到不同的加权图像，具有如图 8-43 所示的规律。

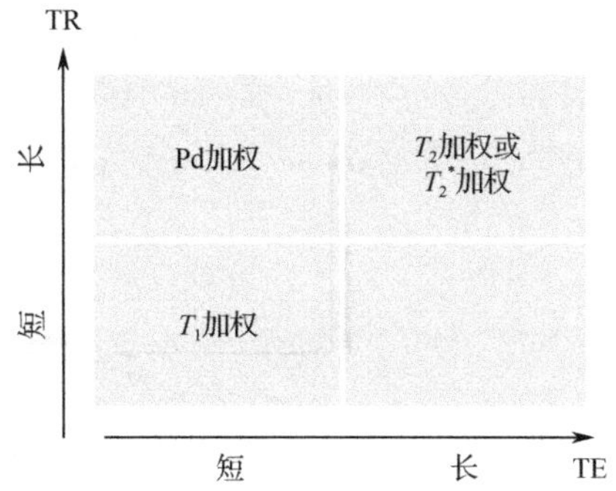

图 8-43　使用不同的 TR 和 TE，可以得到不同的加权图像

图 8-44 解释了为什么长 TR 和短 TE 可以获得 Pd 加权图像。假设使用的是 90°射频激发脉冲，且两种样品组织的磁化强度矢量分别用灰和黑两种颜色箭头表示。假设它们的质子密度相同，所以平衡态时两种组织的磁化强度矢量大小相等。由于 TR 很长，因此在每一次 90°脉冲前，可以认为所有组织的纵向磁化强度矢量恢复到初始状态，而横向磁化强度矢量衰减为零；在 90°脉冲后，纵向磁化强度矢量偏转至横向平面，并开始以 T_2^* 横向弛豫；在 TE 时刻采集信号，由于 TE 很短（如 2 ms），因横向弛豫导致两种组织的横向磁化强度矢量未发生明显变化，显示不出两种组织之间横向弛豫导致的差异，这时采集到的图像对比度主要由初始磁化强度矢量决定，也就是由质子密度决定，因此获得的是 Pd 加权图像。

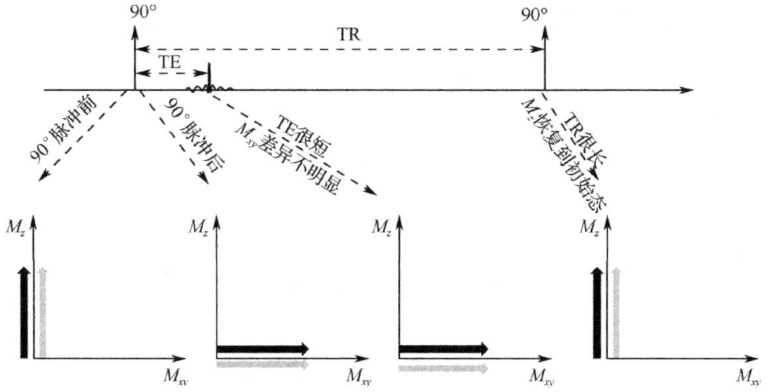

图 8-44　Pd 加权成像中纵向和横向磁化强度矢量的变化

图 8-45 解释了为什么长 TR 和长 TE 可以获得 T_2^* 加权图像。同样由于 TR 很长，因此在每一次 90°脉冲前，可以认为所有组织的纵向磁化强度矢量恢复到初始状态，而横向磁化强度矢量衰减为零；在 90°脉冲后，纵向磁化强度矢量偏转至横向平面，并开始以 T_2^* 的横向弛豫；在 TE 时刻采集信号，由于 TE 较长（如 50 ms），两种组织的横向磁化强度矢量已发生明显衰减，两种组织的横向磁化强度矢量存在明显差异，这时采集到的图像对比度主要由 T_2^* 指数衰减后的横向磁化强度矢量决定，也就是由 T_2^* 决定，因此获得的是 T_2^* 加权图像。如果在 90°激发脉冲和回波的中间存在 180°重聚脉冲，即自旋回波序列，则得到的是 T_2 加权图像。

值得注意的是，TE 较长，在回波时刻纵向磁化强度矢量已经有部分恢复（图 8-45 中的虚线箭头所示）。由于磁共振信号采集的是横向磁化强度矢量，因此即使此时的纵向磁化强度矢量不为零，也不影响采集信号的强度和图像对比度。

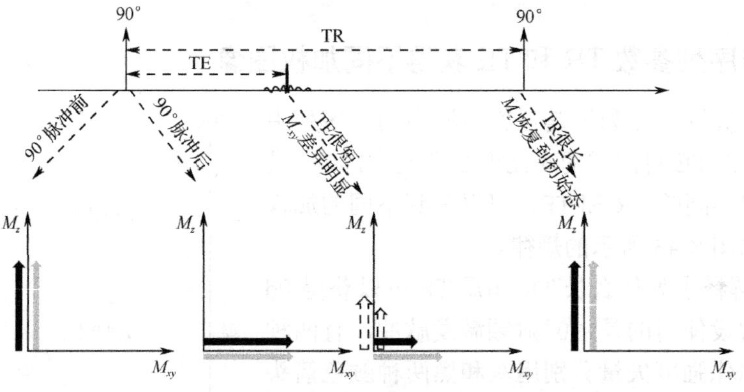

图 8-45　T_2^* 加权成像中纵向和横向磁化强度矢量的变化

图 8-46 解释了为什么短 TR 和短 TE 可以获得 T_1 加权图像。由于 TR 很短，因此在每一次 90°脉冲前，可以认为所有组织的纵向磁化强度矢量未能恢复到初始状态，导致 M_z 存在差异；而在 90°脉冲后，存在差异的 M_z 被偏转至横向平面；因为 TE 较短，两种组织的横向磁化强度矢量未发生明显衰减，它们的差异主要由 M_z 造成，这时采集到的图像对比度主要由恢复的纵向磁化强度矢量决定，也就是由 T_1 决定，所以获得的是 T_1 加权图像。

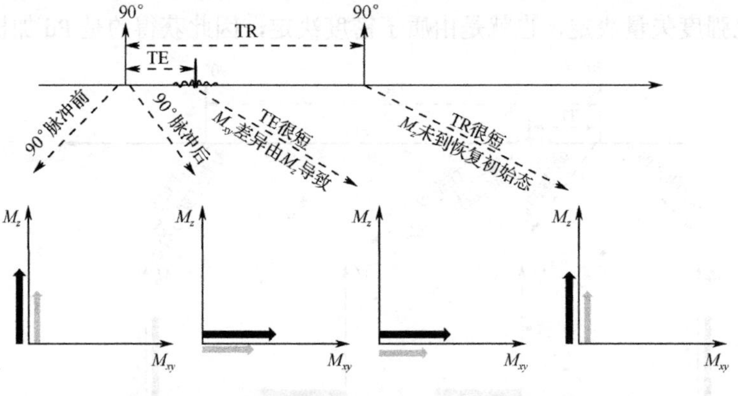

图 8-46　T_1 加权成像中纵向和横向磁化强度矢量的变化

通过调节 TR 和 TE 得到不同加权图像的示例如图 8-34 所示。其中 TR 和 TE 的长短是一个相对值，而不是绝对值，只要调节 TR 和 TE 得到的加权图像能满足临床诊断需求，所使用的 TR 和 TE 值即为“合适”的参数。

8.5.4　预脉冲的影响

预脉冲，即在采集图像数据前的准备脉冲，其目的是使采集图像能抑制或突出组织的某种特性，如脂肪信号抑制脉冲、血流信号抑制脉冲（也称黑血准备脉冲）、饱和脉冲、反转恢复脉冲和 T_2 准备脉冲等。

预脉冲是根据组织的内在特性进行设计的，不同的预脉冲实现的功能各不相同，实现手段也千变万化。这里以反转恢复脉冲的一个典型应用——脊液衰减反转恢复（fluid attenuated inversion recovery，FLAIR）序列为例进行说明。FLAIR 序列结构及信号演变如图 8-47 所示。在数据采集前施加 180°的反转脉冲，该反转脉冲将所有组织的纵向磁化强度矢量从正向全部反转至负向，随后被反转的纵向磁化强度矢量按各自的纵向弛豫时间常数 T_1 进行指数恢复，由于脑脊液的 T_1 较长，纵向磁化强度矢量恢复较慢，当脑脊液的纵向磁化强度矢量恢复过零点时，白质和灰质已恢复了大部分纵向磁化强度矢量，这时采集图像数据，得到的是脑脊液信号被抑制了的图像。图像的权重则由后续采样的序列及序列参数决定，一般为 T_1 加权或 T_2 加权图像。

图 8-48 所示为 FLAIR 序列的典型应用，其中左图为利用快速自旋回波序列采集得到的脑脊液信号未被抑制的 T_2 加权图像，右图为利用 FLAIR 序列采集得到的 T_2 加权图像。在利用 FLAIR 序列采集得到的图像中，脑脊液信号被 180°反转脉冲抑制，从而降低了脑脊液信号对诊断的干扰，使医生更容易诊断出病变组织。

在数据采集模块前施加的 180°脉冲通常被称为反转恢复脉冲或反转脉冲。反转脉冲利用信号恢复过零点采集图像，不仅可以用于抑制脑脊液的信号，还可用于抑制血液或脂肪等非感兴趣组织的信号对诊断的干扰，在磁共振成像中非常有用。

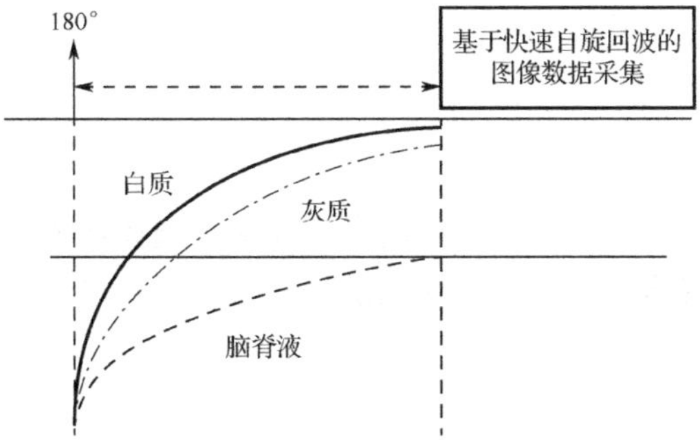

图 8-47　FLAIR 序列结构及信号演变示意图

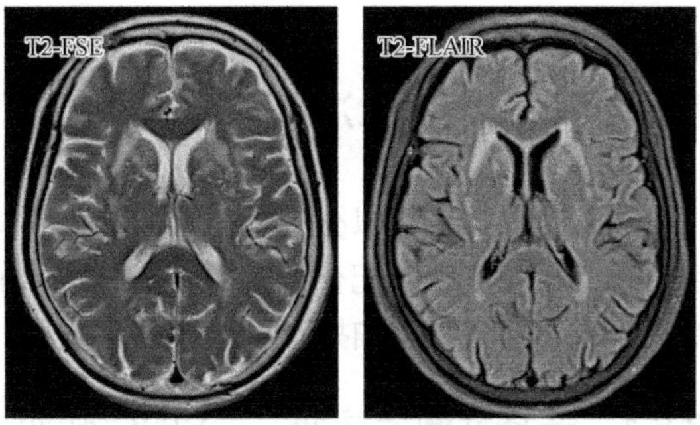

图 8-48　T2-FSE 和 T2-FLAIR 成像结果对比

8.5.5　梯度磁场的影响

利用梯度磁场的性质也可以改变图像权重，如扩散加权成像（diffusion weighted Imaging，DWI）。扩散加权成像序列是通过在常规的梯度回波或自旋回波序列中添加扩散加权梯度实现的，其中扩散加权梯度结构与运动敏感梯度结构相同，使扩散（运动）的水分子自旋散相，扩散程度越高，自旋散相越严重，信号也就越低。基于自旋回波的扩散加权成像序列结构如图 8-49 所示，扩散加权梯度由两个大小相同、方向相反（因 180°作用）的梯度组合而成。为了简单起见，图中已略去了常规序列中的选层梯度、相位编码梯度及读出梯度等模块。

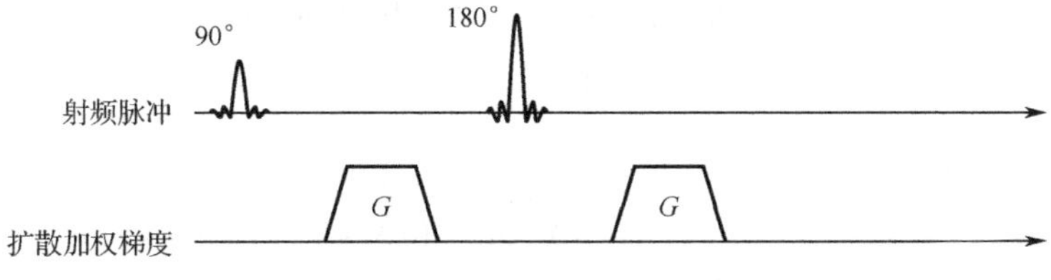

图 8-49　基于自旋回波的扩散加权成像序列结构

扩散（diffusion）是指分子的随机不规则运动，即布朗运动。在均质的水中，水分子扩散是一种完全随机的热运动，是自由扩散运动；而在人体组织中，水分子受周围介质约束，其扩散运动将受到一定程度的限制，并且可能在某一方向上活动较多，而在另一方向上活动较少，是限制性扩散运动。扩散加权成像反应的就是水分子在组织中的扩散现象。水分子受限越严重，受到扩散加权梯度的影响越小，在扩散加权图像中的信号越高。如图 8-50 所示为胼胝体压部、左侧侧脑室后角旁急性期脑梗死的不同加权图像，病灶区域水分子受限在扩散加权图像中呈现高信号，而该病灶是其他加权成像不容易发现的。

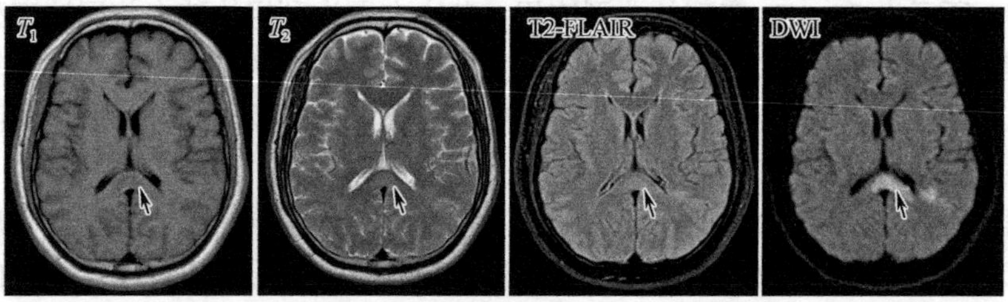

图 8-50　扩散加权成像可以发现其他加权成像难以发现的病灶

8.6　射频激发脉冲与选层

射频激发脉冲可以分为选择性激发脉冲和非选择性激发脉冲两类。其中，选择性激发脉冲与选层梯度相互配合选出所需成像的层面或体块，非选择性激发脉冲则不需要选层梯度的配合，可直接将扫描对象整体进行激发。

8.6.1　选择性激发脉冲——SINC 脉冲

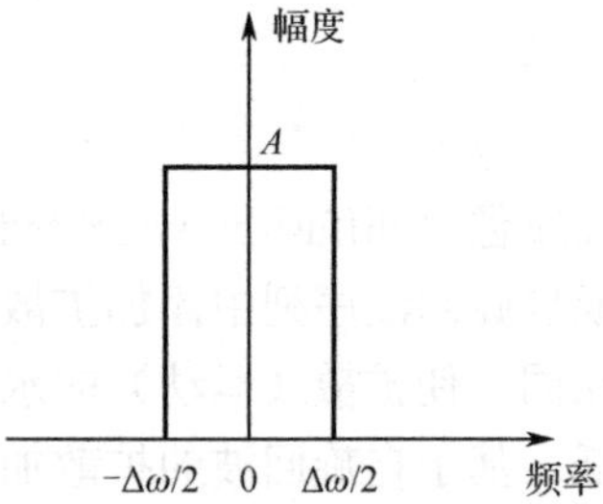

图 8-51　理想的选择性激发脉冲在频域的波形

理想的选择性激发脉冲在频域的波形如图 8-51 所示，为了选择出一定厚度的层面，需要激发脉冲频率具有一定带宽 $\Delta\omega$，且脉冲的幅度在该带宽范围内保持不变。

因此，理想的选择性激发脉冲在频域内的波形为方波，其对应的数学表达式为

$$B(\omega)\begin{cases} A, & 当|\omega| \leqslant \dfrac{\Delta\omega}{2} \\ 0, & 当|\omega| > \dfrac{\Delta\omega}{2} \end{cases} \tag{8.34}$$

对式（8.34）进行傅里叶变换，有

$$\begin{aligned} B(t) = \mathrm{FT}[B(\omega)] &= \int_{-\infty}^{+\infty} \mathrm{e}^{-\mathrm{i}2\pi\omega t} \cdot \mathrm{RECT}(\omega)\mathrm{d}\omega \\ &= \int_{-\Delta\omega/2}^{+\Delta\omega/2} \mathrm{e}^{-\mathrm{i}2\pi\omega t} \cdot A\mathrm{d}\omega \\ &= A\int_{-\Delta\omega/2}^{+\Delta\omega/2} \mathrm{e}^{-\mathrm{i}2\pi\omega t}\mathrm{d}\omega \\ &= A\Delta\omega \mathrm{SINC}(\pi\Delta\omega t), \quad -\infty < t < +\infty \end{aligned} \tag{8.35}$$

因此，理想的选择性激发脉冲为 SINC 脉冲，且激发时间无限长。然而在实际应用中，脉冲的施加时间是有限的，即使用截断 SINC 脉冲，如图 8-52 所示。

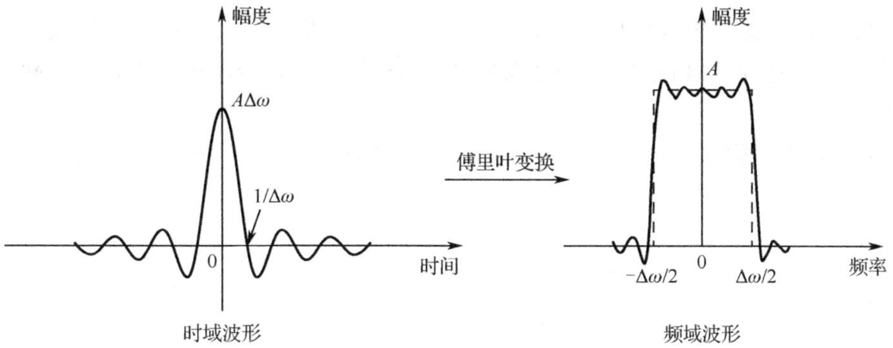

图 8-52　截断 SINC 脉冲及其对应的频域波形

图 8-52 中，射频脉冲在时域内和时间轴的第一个过零点与射频脉冲的频率宽度成反比，即射频带宽越大，SINC 的主瓣越窄；反之则越宽。截断 SINC 脉冲会在频域产生“振铃”效应，为了在有限时间内尽可能使激发脉冲在频域内接近方波，通常使用 Hamming 或 Hanning 滤波器对截断 SINC 脉冲进行滤波。

从选层激发角度考虑，由于截断伪影，成像层面附近的质子也会受到激励，这样就会造成相邻层面之间的信号相互影响，这种效应称为层间干扰或串扰（crosstalk）。层间干扰的结果往往是偶数层面的图像整体信号强度降低，如果不对层间干扰进行处理，则二维磁共振成像得到的图像会出现一层亮一层暗的现象。减少层间干扰伪影的对策包括：①设置一定的层间距；②采用间隔（interleaved）方式采集各层图像信号，例如总共有 10 层图像，先激发采集第 1、3、5、7、9 层，再激发采集第 2、4、6、8、10 层；③采用三维采集技术。

8.6.2　非选择性激发脉冲——矩形脉冲

由前面的分析可知，在时域内为矩形的射频脉冲（见图 8-53），其在频域内的波形为 SINC 波形。矩形脉冲的时间宽度 ΔT 与 SINC 波形的第一个过零点成反比，即在时域内的矩形脉冲越窄，其在频域内的 SINC 波形的主瓣越宽，因此利用矩形脉冲就可以得到带宽很大的激发脉冲。例如，当矩形脉冲的时间宽度 ΔT 为 100～500 μs 时，对应的射频带宽为 2～10 kHz，该频率宽度足以激发磁共振成像扫描区域内的所有自旋体。由于矩形脉冲在时域内较容易实现，而且可以得到足够的带宽激发扫描对象，因此矩形脉冲是磁共振成像中常用的非选择性激发脉冲。

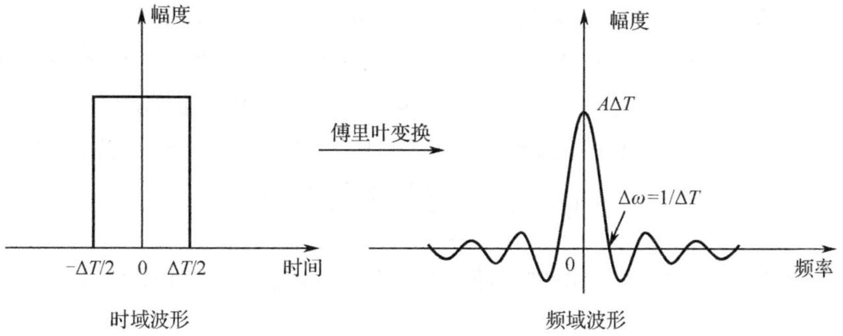

图 8-53　在时域内为矩形的射频脉冲及其对应激发频率波形

例 8.6 在一磁共振成像序列中，使用的是矩形激发脉冲，而磁共振成像系统可实现的最大射频磁场强度为 40 μT，当需要激发 90°的翻转角时，请计算所需要矩形脉冲的最短持续时间 τ。

分析与解答： 根据式（7.12），射频脉冲激发的翻转角与射频脉冲的磁场强度和持续时间有关，即

$$\theta = \gamma B_1 \tau$$

因此，有 $$\tau = \frac{\theta}{\gamma B_1} = \frac{90\times\pi/180(\text{Rad})}{2.67\times10^8(\text{Rad/s/T})\times40(\mu\text{T})} = 1.47\times10^{-4}\ \text{s} = 147\ \mu\text{s}$$

8.7 基于梯度回波的演变序列

梯度回波序列是磁共振成像的一种基本序列，该序列通过梯度回聚信号，具有脉冲重复时间 TR 短、成像速度快的显著优势，已在临床血管造影、心脏成像、功能成像等检查中得到广泛的应用。已有研究表明，当 TR 小于两倍的横向弛豫时间（$\text{TR} < 2T_2$）时，磁化强度矢量的纵向和横向弛豫都不完全，在射频脉冲的反复作用下，磁化强度矢量将到达稳态，这时图像信号强度、对比度与很多成像因素有关，尤其与如何处理信号编码结束（即读出梯度结束）后残余的横向磁化强度矢量有关。在读出梯度结束后，采用何种方式处理这些残余的横向磁化强度矢量，就演变出了多种梯度回波序列，并得到不同对比度的图像。本节简要介绍两种常见的梯度回波序列。

8.7.1 扰相梯度回波序列

扰相梯度回波序列是将残余的横向磁化强度矢量彻底消除，以防止残余的横向磁化强度矢量对下一周期的采集信号造成影响，从而消除图像伪影。

通过射频扰相和梯度扰相相结合，可以彻底消除残余的横向磁化强度矢量。扰相梯度是在信号采集结束后，添加同方向梯度以加速横向磁化强度矢量的衰减（如图 8-54 中的 G_{sp} 所示），扰相梯度的功能已经在 8.3 节中详细介绍过。射频扰相则是指序列中所使用射频脉冲的相位是依次增加的，即第 n 个射频脉冲相位为 $\varphi_n = n(n-1)\psi/2$，其中 ψ 为相位增加常数，一般为 50°或 117°，使得所有射频的相位非相关。射频扰相可产生与空间位置无关的自旋散相，进一步消除残余横向磁化强度矢量的影响。

扰相梯度回波序列在临床中得到了广泛的应用，不同的公司对该序列有不同的命名，西门子公司称之为 FLASH（Fast Low Angle Shot），GE 公司称之为 SPGR（Spoiled Gradient Recalled），飞利浦公司则称之为 T1-FFE（T1-weighted fast field echo）。扰相梯度回波序列的信号演变可根据布洛赫方程推导得到，当信号到达稳态时，其信号强度可以表示为

$$M_{xy} = \frac{M_0 \sin\theta(1-\text{e}^{-\text{TR}/T_1})}{(1-\cos\theta)\text{e}^{-\text{TR}/T_1}}\text{e}^{-\text{TE}/T_2^*} \tag{8.36}$$

根据式（8.36）可知，扰相梯度回波序列采集得到的图像对比度与 TR、TE 及射频脉冲的翻转角 θ 的大小有关。

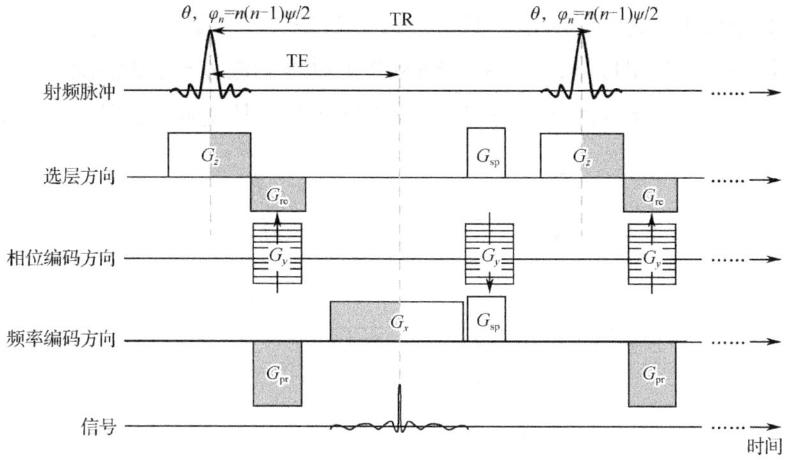

图 8-54 扰相梯度回波序列结构示意图

8.7.2 平衡稳态自由进动序列

平衡稳态自由进动（balanced steady state free precession，bSSFP）序列是将残余的横向磁化强度矢量利用起来，而不是将其消除掉，因此是一种信噪比非常高的梯度回波序列(注：也有学者从信号重聚的角度把 bSSFP 序列视为自旋回波序列类型，本书从残余横向磁化强度矢量是否被利用起来的角度将其归于梯度回波序列类型)。不同的公司对 bSSFP 序列也有不同的命名，西门子公司称之为 True FISP（true fast imaging with steady-state precession），GE 公司称之为 FIESSA（fast imaging employing steady-state acquisition），飞利浦公司则称之为 B-FFE（balance fast field echo）。

如图 8-55 所示，bSSFP 序列的特点是重复时间 TR 正好是回波时间 TE 的两倍，且选层方向、相位编码方向及频率编码方向的梯度都是平衡的（即每个方向上的正反梯度面积在一个射频周期内累加为零）。为了简单起见，这里仅讨论频率编码方向的梯度组合。在频率编码方向，首先施加的是预散相梯度，该梯度的面积为$-A$，会引起自旋散相，随后该自旋散相被正向的读出梯度回聚，当读出梯度运行到一半（即 TE 时刻）时，形成回波。TE 时刻后，剩余面积为 A 的读出梯度继续作用，引起新的自旋散相，这一散相随后被面积为 A 的负向梯度进行回聚，使磁化强度矢量在一个射频周期内的开始和结束时刻几乎不受梯度散相的影响，因此成像的信噪比非常高。

利用布洛赫方程可以推导出稳态时 bSSFP 序列信号的表达式，即其横向磁化强度矢量的大小是质子密度、T_1、T_2、TR 及翻转角 θ 的函数：

$$M_{xy}=M_0\frac{\sqrt{E_2(1-E_1)\sin\theta}}{1-(E_1-E_2)\cos\theta-E_1E_2} \tag{8.37}$$

式中，$E_1=\mathrm{e}^{-\mathrm{TR}/T_1}$，$E_2=\mathrm{e}^{-\mathrm{TE}/T_2}$。

当 $\mathrm{TR}\ll T_1$；$\mathrm{TR}\ll T_2$ 时，式（8.37）可以简化为

$$M_{xy}=M_0\frac{\sin\theta}{1+\cos\theta+(1-\cos\theta)(T_1/T_2)} \tag{8.38}$$

从式（8.38）可知，bSSFP 序列信号的强度与 T_2 与 T_1 的比值有关。与传统的自旋回波序列得

到的 T_2 加权图像相比，它得到的是类似 T_2 加权但却是 T_2/T_1 加权图像。由于液体成分（包括血液、脑脊髓、胆汁等）的 T_2 较长，因此 bSSFP 可以得到液体与软组织之间很好的对比度。如图 8-56 所示，与抗相梯度回波序列相比，bSSFP 的信噪比更高，呈现出类似 T_2 加权图像。

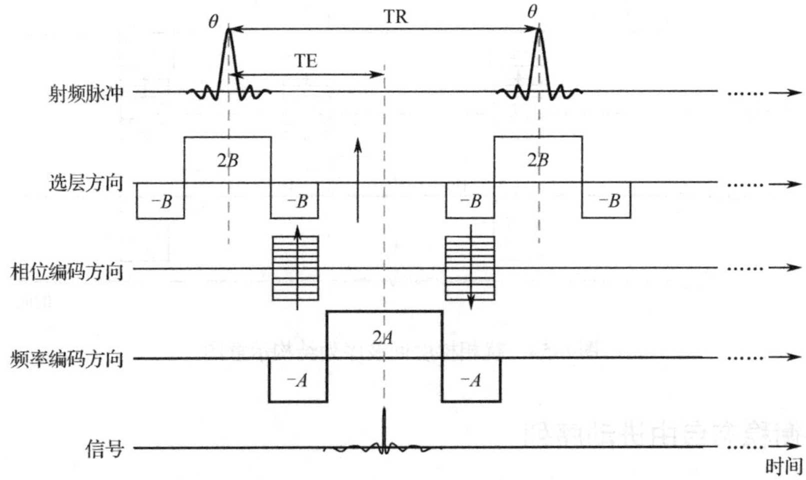

图 8-55　平衡稳态自由进动序列结构示意图

bSSFP 序列的缺点是对磁场均匀性要求较高，容易产生带状伪影（banding artifacts），如图 8-57 所示。为避免带状伪影的产生，应尽可能提高静磁场均匀性和缩短 TR。

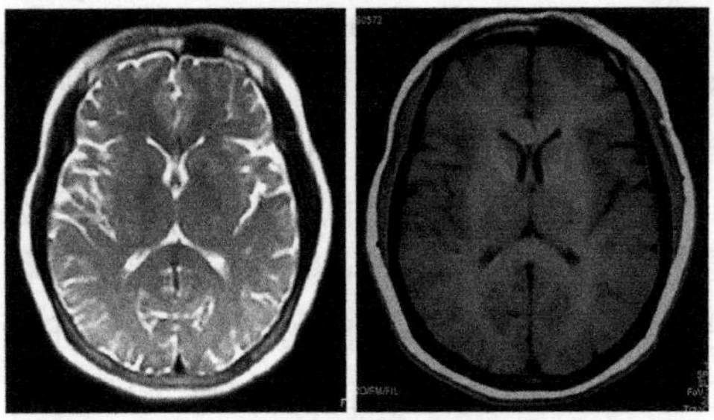

图 8-56　bSSFP 序列与扰相梯度回波序列的成像结果比较

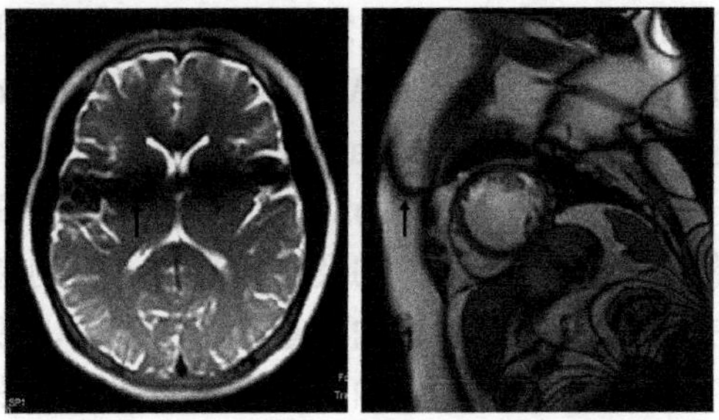

图 8-57　bSSFP 图像上的带状伪影（黑色箭头所示）

8.8　基于自旋回波的演变序列

自旋回波序列与梯度回波序列相比，具有信噪比高、图像质量好的优点，但其最大的缺点在于成像速度较慢。为了解决这一问题，研究人员开发出了多种基于自旋回波的演变序列，这些序列不仅继承了自旋回波的优点，而且加快了成像速度，已在临床中获得广泛应用。本节将介绍其中的快速自旋回波序列、单激发快速自旋回波序列及可变翻转角快速自旋回波序列三种演变序列。

8.8.1　快速自旋回波序列

快速自旋回波序列（fast spin echo，FSE）的结构如图 8-58 所示，在 90°激发脉冲后施加多个 180°重聚脉冲，在一个 TR 内采集多个回波数据，回波的个数称为回波链长度（echo train length，ETL）。在其他成像参数不变的情况下，ETL 越大，采集一幅图像所需要的 90°激发脉冲次数越少（即 TR 次数越少），扫描时间越短。当其他扫描参数完全相同时，快速自旋回波序列的数据采集时间仅为相应自旋回波序列的 1/ETL，成像速度提高了 ETL 倍。

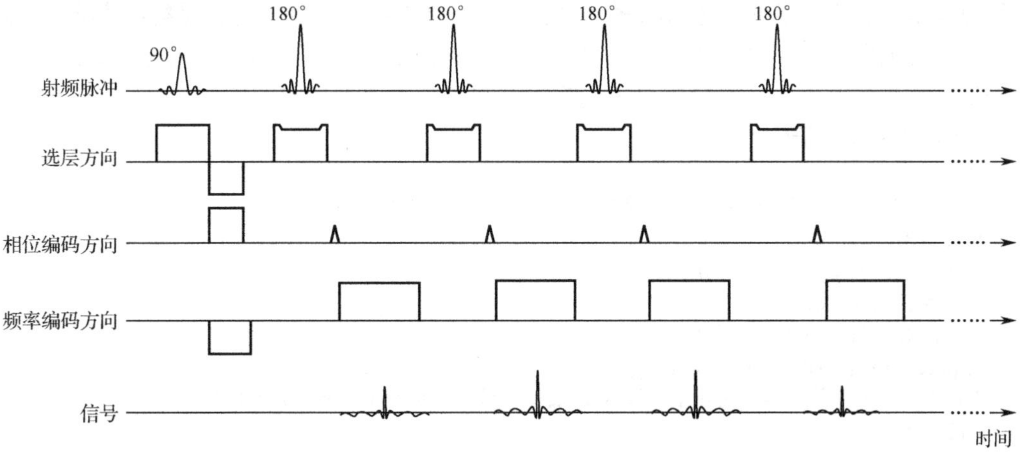

图 8-58　快速自旋回波序列结构示意图

快速自旋回波序列的 k 空间数据采取分段式填充方式。这种填充方式将 k 空间分为 ETL 段，每一个 TR 时间内采集的回波数据分布于这些分段中。如图 8-59 所示，以 ETL = 4 为例，每一个 TR 时间内采集 4 个回波数据，对应分布于 k 空间的 4 个分段中，重复 TR 直到将全部 k 空间数据采集完毕。采取 k 空间分段采集方式的原因在于，磁化强度矢量的横向弛豫使同一周期不同位置回波的信号强度不同，而不同周期同一位置回波的信号强度相同，采样受到 T_2 衰减的反复调制，这种调制是锯齿状的，对应的采样点扩散函数非常不理想，重建图像有伪影。而分段采集方式优化了采样点扩散函数，使采样受到 T_2 衰减的调制是阶梯状的，对应的采样点扩散函数较为理想，减轻了图像伪影，提高了图像重建质量。

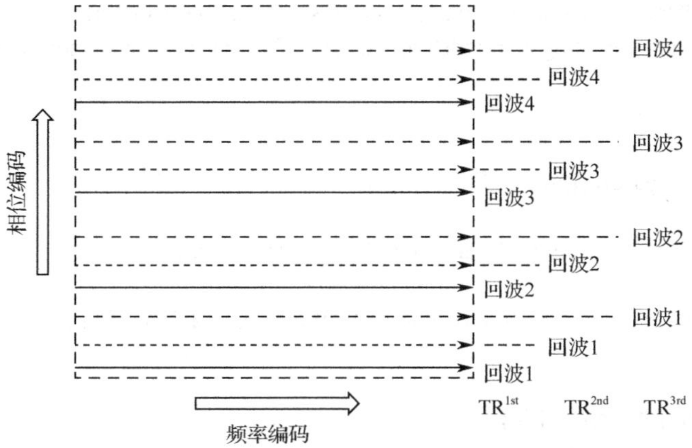

图 8-59　快速自旋回波序列的 k 空间分段式填充方式示意图

例 8.7　基于 MATLAB 仿真快速自旋回波序列中采集方式对成像结果的影响，假设回波链长度为 4，因横向弛豫的影响，4 个回波受到的 T_2 信号衰减调制权重分别为[1, 0.8, 0.5, 0.3]。

分析与解答：可以利用 MATLAB 自带的磁共振图像进行仿真。首先选择装载的某一幅图进行傅里叶变换，得到未经信号调制的原始 k 空间数据；在已知权重系数的情况下，将权重系数点乘原始 k 空间数据，即可得到受信号衰减调制后的 k 空间数据。考虑顺序采集和分段采集两种方式，对原始 k 空间数据按照填充方式进行调制，对调制后的 k 空间数据进行逆傅里叶变换，即可重建出顺序采集和分段采集两种方式的图像。观察重建结果可知，受横向弛豫的影响，不同位置回波的信号强度受到调制，如果使用顺序采样方式，则图像中产生较为明显的伪影，而使用分段采集方式则避免了这种伪影的产生。

MATLAB 程序示例：

```
clear; clc;
%装载 MATLAB 自带的磁共振图像并选取第 15 幅图像进行仿真
load MRI
Image = squeeze(D(:, :, 1, 15));
[Ny, Nx] = size(Image);
%获得对应图像的 k 空间数据
Kspace = ifftshift(fft2(fftshift(Image)));
%假设回波链个数为 4，这 4 个回波因 T2 衰减导致信号调制的权重为[1,0.8,0.5,0.3]
ETL = 4;
%顺序采集的权重
weight = [1; 0.8; 0.7; 0.6];
weight_sequential _sampling = repmat(weight, [Ny/ETL,Nx]);
%顺序采集的 k 空间数据及重建的图像
Kspace_sequential_sampling = Kspace .* weight_ sequential_sampling;
Image_sequential_sampling = abs(fftshift(ifft2(ifftshift(Kspace_sequential _sampling))));
 %分段采集的权重
weight_segmentation_sampling = zeros(Ny, Nx);
weight_segmentation_sampling(1:32, :)     = weight(1);
weight_segmentation_sampling(33:64, :)   = weight(2);
weight_segmentation_sampling(65:96, :)   = weight(3);
weight_segmentation_sampling(97:128, :) = weight(4);
%分段采集的 k 空间数据及重建的图像
Kspace_segmentation_sampling = Kspace .* weight_segmentation_sampling;
Image_segmentation_sampling = abs(fftshift(ifft2(ifftshift(Kspace_segmentation_sampling))));
%图像显示
figure
subplot(1,3,1)
imshow(log(abs(Kspace)),[]);title('原始 k 空间')
subplot(1,3,2)
imshow(log(abs(Kspace_sequential_sampling)),[]);title('顺序采集 k 空间')
subplot(1,3,3)
imshow(log(abs(Kspace_segmentation_sampling)),[]);title('分段采集 k 空间')
figure
subplot(1,3,1)
imshow(Image,[]);title('原始图像')
subplot(1,3,2)
imshow(Image_sequential_sampling,[]);title('顺序采集重建图像')
subplot(1,3,3)
imshow(Image_segmentation_sampling,[]);title('分段采集重建图像')
```

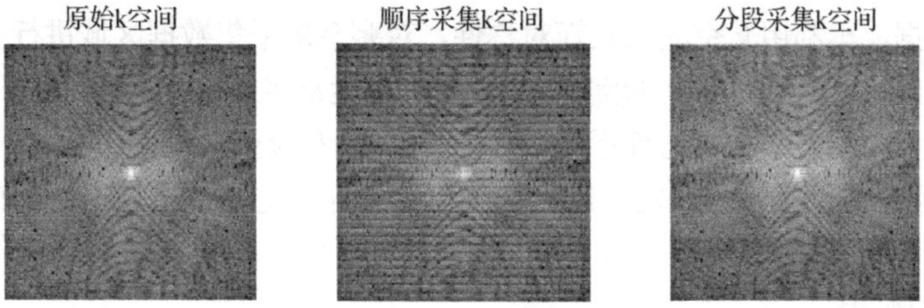

仿真模拟 k 空间图像显示

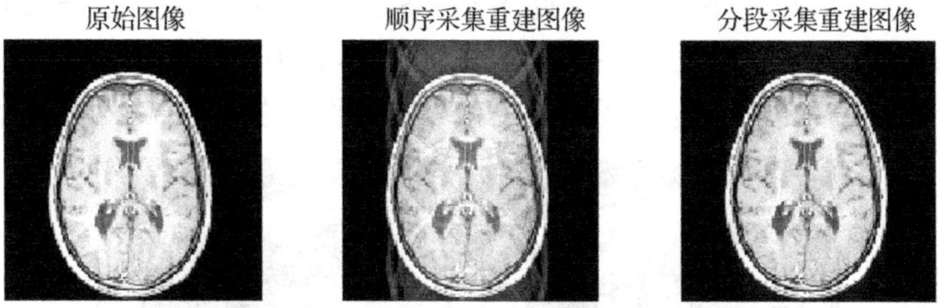

仿真模拟顺序采集和分段采集两种方式得到的图像比较

快速自旋回波序列是在自旋回波序列的基础上演变和发展起来的，几乎拥有了自旋回波序列的所有优点和缺点，通过调节 TR 和 TE_{eff} 也可以获得 Pd 加权、T_1 加权和 T_2 加权图像；而且快速自旋回波序列也是利用 180°重聚脉冲产生回波，180°重聚脉冲可以消除静磁场不均匀性导致的信号损失，其图像信噪比也较高。但是快速自旋回波序列是在一次激发后连续使用多个 180°重聚脉冲，使射频的特殊吸收率（specific absorption ratio，SAR）明显升高，这在高场磁共振成像系统中表现得更为突出。

快速自旋回波序列一次激发产生多个回波，对应地有多个回波时间（TE）。根据前文分析可知，k 空间的中心决定了图像的对比度，图像的权重也因此由采集 k 空间中心的回波来决定，该回波所对应的回波时间称为有效回波时间（TE_{eff}）。在快速自旋回波序列中，调节的 TE 参数就是有效回波时间。

8.8.2　单激发快速自旋回波序列

单激发快速自旋回波序列又称半傅里叶采集单次激发快速自旋回波（single shot fast spin echo，SS-FSE）序列。所谓半傅里叶采集，是利用 k 空间的共轭对称性原理对磁共振成像信号进行采集，该方法先采集一半的 k 空间数据行，再利用 k 空间的对称性对另一半的 k 空间数据进行计算和填补，从而使 k 空间的扫描数量约减少为原来的一半，采集时间也缩短约一半。在实际采集过程中，由于磁场的非均匀性及运动等因素的影响，获得的数据往往会发生一些相移，使得 k 空间数据并非绝对对称，通常需要采集超过 k 空间一半的数据，如 5/8、6/8 或 7/8 的全 k 空间数据。SS-FSE 采集的 k 空间数据如图 8-60 所示，其结合半傅里叶采集的优点，在一次 90°射频激发后连续施加多个 180°重聚脉冲产生回波链，采集略多于

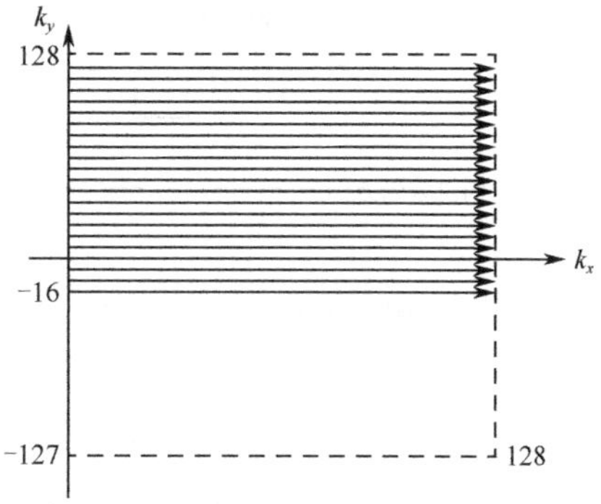

图 8-60　SS-FSE 采集的 k 空间数据填充

k 空间一半的数据，再利用 k 空间的共轭对称性，对剩余未采集数据区域进行插值。

SS-FSE 不仅成像速度极快，能够有效减少生理运动性伪影，而且保持了较好的空间分辨率，特别适用于危重和婴幼儿等不能配合扫描的患者检查。同时，由于 SS-FSE 中使用了大量的 180° 回波脉冲，且有效回波时间较长，相当于使用了长 TR、长 TE 的扫描参数，获得的是 T_2 加权图像，使得 SS-FSE 具有亮“水”作用，对囊肿、血管瘤等富含水的病灶产生信号增强的作用。

与快速自旋回波序列类似，SS-FSE 在一次激发后使用多个 180° 重聚脉冲，而且重聚脉冲的个数比快速自旋回波序列多，因此虽然 SS-FSE 有效缩短了扫描时间，但回波信号也会受到 T_2 衰减的影响，从而导致图像模糊，如图 8-61 所示。同时，由于 ETL 较长，尾部回波的信号已经显著变弱，为保证图像的信噪比，图像的分辨率不能过高。

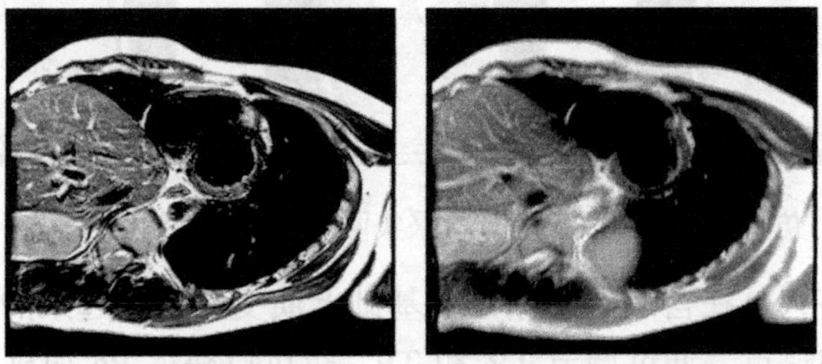

（a）快速自旋回波　　（b）单激发快速自旋回波

图 8-61　快速自旋回波和单激发快速自旋回波序列的心脏成像结果比较

8.8.3　可变翻转角快速自旋回波序列

可变翻转角快速自旋回波序列（variable flip angle fast spin echo，vf-FSE）是一种三维成像序列，其序列结构如图 8-62 所示，它基于快速自旋回波序列，在 90°激发脉冲过后，采用角度变化的重聚脉冲（$\theta_1, \theta_2, \theta_3, \cdots, \theta_n$）使回波信号出现一个平坦区域，在这个平台区域采集信号，不仅能够有效避免因采集受 T_2 衰减调制导致的图像模糊问题，而且可以在该区域采集很多个回波数据（大于 30），具有采集效率高、信噪比高和采样速度快等优点。

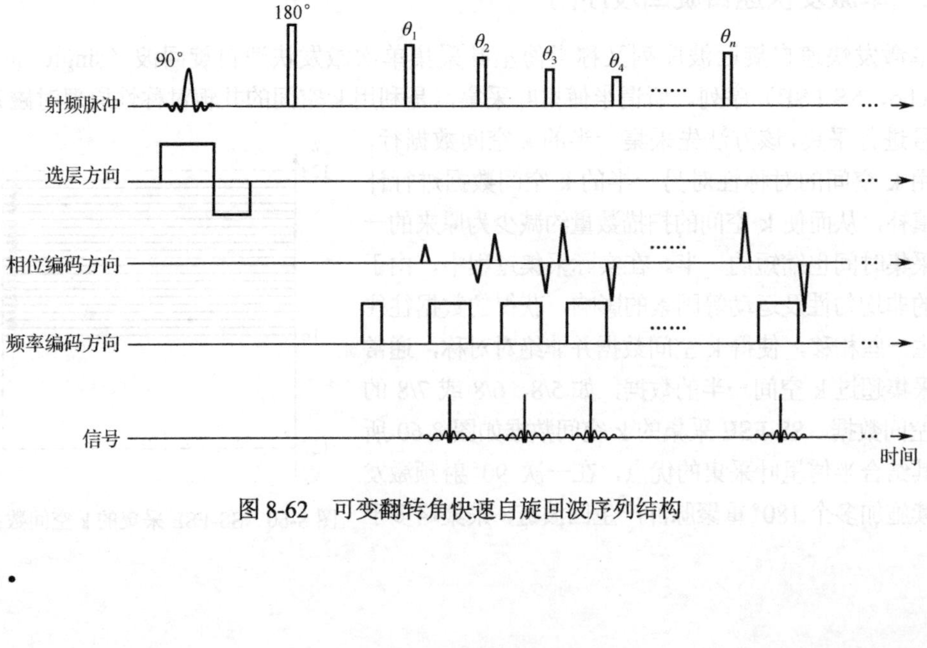

图 8-62　可变翻转角快速自旋回波序列结构

vf-FSE 序列的信号按照“既定回波信号演化”分为三部分：衰减、平坦、衰减（见图 8-63），根据设定的“既定回波信号演化”，利用布洛赫方程反推采集所使用的重聚脉冲角度和序列参数，成像的回波数据就在中间平坦区域采集。

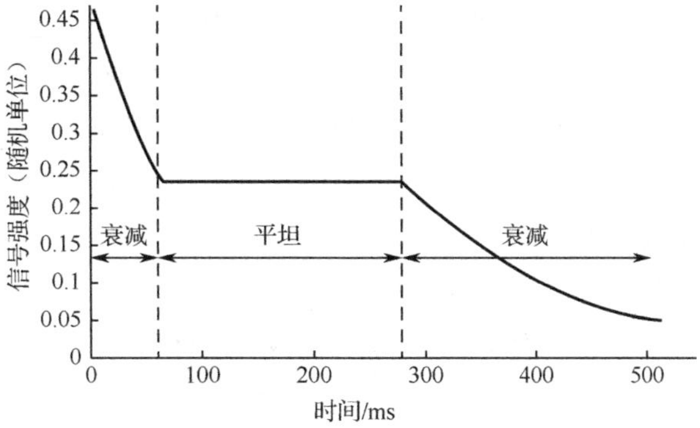

图 8-63　可变翻转角的快速自旋回波序列的信号演化

8.9　化学位移及其在磁共振成像中的应用

8.9.1　化学位移

在各种有机化合物中，质子受周围电子云的屏蔽效应程度不同，导致氢核的进动频率（即共振吸收峰位置）不同，这种现象称为化学位移（chemical shift）。由于电子云的屏蔽效应所造成的质子进动频率差异非常小，难以精确地测出其绝对值，因此通常用四甲基硅烷作为标准物质，并人为地将该标准物质的共振吸收峰出现的位置定为零。

化学位移值就是其他待测物质与标准物质（四甲基硅烷）相比较的值，计算公式为

$$\delta_x=\frac{v_x-v_s}{v_s}\times 10^6\ (\text{ppm}) \tag{8.39}$$

式中，δ_x 为待测物质 x 的化学位移值，v_s 为四甲基硅烷的质子共振频率，v_x 为待测物质的质子共振频率。

8.9.2　基于化学位移的同相位和反相位成像

因为化学位移的存在，所以脂肪和自由水中的质子进动频率是不同的，差别约为 3.5 ppm，且前者略低于后者。当磁场恒定时，这两种质子的进动频率差异也是恒定的。

磁共振信号检测的是组织磁化强度矢量的横向分量，即组织中所有核磁矩的横向分量矢量和。在射频脉冲激发后的瞬间，脂肪和水处于同一相位，紧接着脂肪和水以各自的拉莫尔频率进动。由于水的进动频率较快，因此其横向磁化强度矢量将在某一时刻领先脂肪 180°，这时两种组织磁化强度矢量的横向分量将相互抵消，信号强度降低。如果此时采集数据，得到的磁共振信号相当于这两种组织信号强度的差值，成像信号强度较低，对应的图像称为反相位图像。过了这一时刻后，水的横向磁化强度矢量又将逐渐追赶上脂肪，两者之间的相位差逐渐缩小，在某一时刻，水的进动正好超过脂肪一周，这时两种组织的相位完全重叠，此时采集到的磁共振信号为这两种组织信号的叠加，成像信号强度较高，对应的图像称为同相位图像。脂肪和水同相位及反相位示意图如图 8-64 所示。

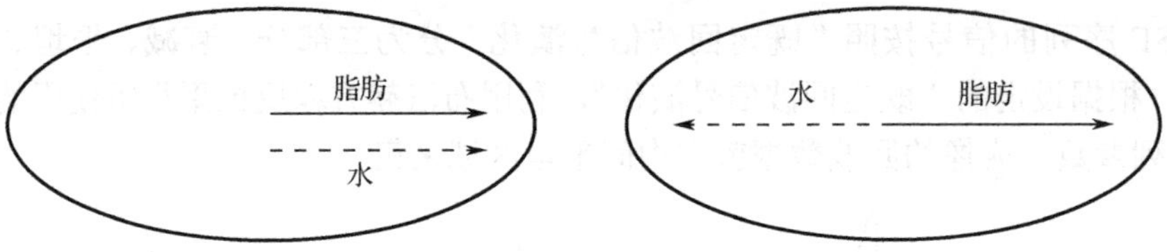

（a）脂肪和水同相位　　（b）脂肪和水反相位

图 8-64　脂肪和水同相位及反相位示意图

利用梯度回波序列可以很容易地获得反相位和同相位图像，所需要调节的参数仅仅是回波时间（TE）。计算过程如下。

在 TE 时刻，水和脂肪的进动相位分别为

$$\varphi_{\text{water}} = \omega_{\text{water}}\text{TE} = \gamma_{\text{water}}B_0\text{TE} \tag{8.40}$$

$$\varphi_{\text{fat}} = \omega_{\text{fat}}\text{TE} = \gamma_{\text{fat}}B_0\text{TE} \tag{8.41}$$

水和脂肪的进动相位差为

$$\Delta\varphi = \varphi_{\text{water}} - \varphi_{\text{fat}} = (\gamma_{\text{water}} - \gamma_{\text{fat}})B_0\text{TE} \tag{8.42}$$

当 $\Delta\varphi = \pi$ 时，即可计算出获得反相位图像所需的最短回波时间；同理，当 $\Delta\varphi = 2\pi$ 时，即可计算出获得同相位图像所需的最短回波时间。从式（8.42）可知，获得同相位或反相位图像所需的最短回波时间与静磁场强度成反比，场强越高，所需的 TE 越短。表 8-2 列出了不同静磁场强度下同相位和反相位图像所需的最短 TE 值。

表 8-2　不同静磁场强度下同（反）相位成像所需的最短 TE 值（单位：ms）

静磁场强度	反相位图像	同相位图像
3.0 T	1.1	2.3
2.0 T	1.7	3.4
1.5 T	2.3	4.5
1.0 T	3.4	6.8

临床上同相位和反相位成像技术多用于腹部脏器检查中，主要用途有：①肾上腺病变的鉴别诊断。因为肾上腺腺瘤中常含有脂质，在反相位图像上信号强度常有明显降低，利用同相位和反相位成像技术判断肾上腺结节是否为腺瘤的敏感性约为 70%～80%，特异性高达 90%～95%。②脂肪肝的诊断与鉴别诊断。对于脂肪肝的诊断敏感性超过 CT。③判断肝脏局灶病变是否存在脂肪变性。因为肝脏局灶病变中发生脂肪变性者多为肝细胞腺瘤或高分化肝细胞癌（见图 8-65）。④其他。利用同相位和反相位成像技术还有助于肾脏或肝脏血管平滑肌脂肪瘤的诊断和鉴别诊断。

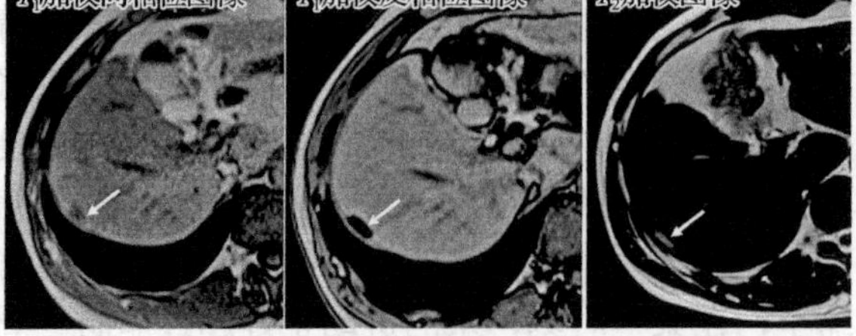

图 8-65　肝脏局灶病变内存在脂肪变性

8.9.3　磁共振波谱成像

磁共振波谱（magnetic resonance spectroscopy，MRS）将磁共振成像与化学位移结合在一起，实现原子核及其化合物的定量或半定量分析，从而无创地评估活体组织代谢生化改变。

化学位移表明不同化学组分的氢核在磁场中具有不同的进动频率，即化学位移 δ 是频率移动 $\Delta\omega$ 的函数，可表示为

$$\Delta\omega(\delta) = -\delta\omega_0 = -\delta\gamma B_0 \tag{8.43}$$

根据磁共振成像的空间编码过程，如果将化学位移 δ 作为一个新的成像维度，则成像的信号表达式相应地变为

$$S(\boldsymbol{k},t) = \int \rho(\boldsymbol{r},\delta)\,\mathrm{e}^{-\mathrm{i}2\pi(\boldsymbol{k}\cdot\boldsymbol{r}-\delta f_0 t)}\mathrm{d}\boldsymbol{r}\mathrm{d}\delta \tag{8.44}$$

与式（8.14）相比，式（8.44）中增加了无量纲、空间 $f_0 t$ 处的化学位移 δ 的傅里叶变换项。

为了采集到满足式（8.45）中化学位移 δ 的傅里叶变换的数据，需要在采样时对波谱方向进行“编码”，也就是沿时间轴读出数据，采集到只有在化学位移影响下磁化强度矢量随时间演变的数据，这就需要对传统的梯度回波或自旋回波序列进行一些修改。

基于自旋回波的二维磁共振波谱成像序列结构如图 8-66 所示，它是在传统二维自旋回波序列基础上的演变，在 k 空间的每一个数据点都采集一行化学位移数据，k 空间数据点的遍历通过改变相位编码及频率编码方向的梯度逐点进行，化学位移数据采集时不施加任何梯度。由于要逐点遍历 k 空间的所有数据点，因此磁共振波谱成像的扫描时间非常长。为了在临床可以接受的时间范围内结束扫描，磁共振波谱成像的空间分辨率通常较低，甚至进行单体素成像。

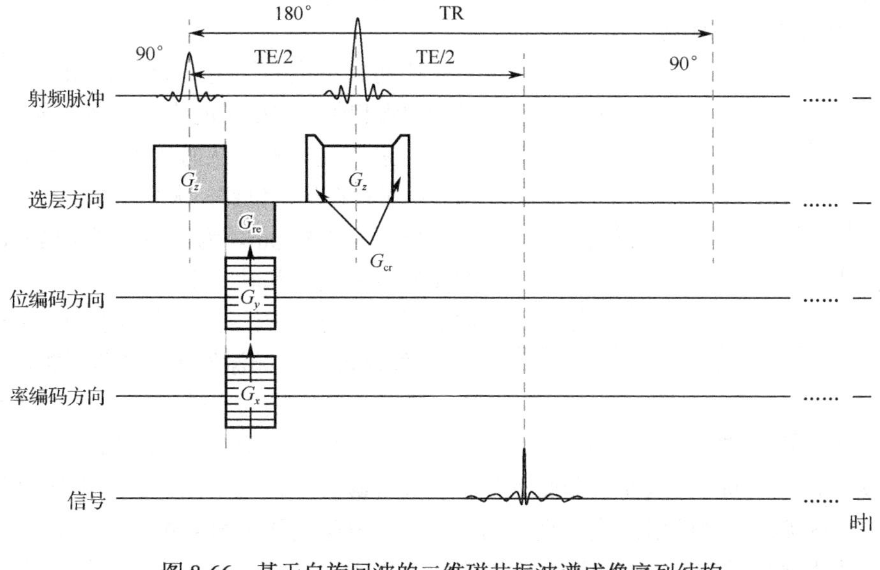

图 8-66　基于自旋回波的二维磁共振波谱成像序列结构

磁共振波谱成像技术的一个重要应用是对代谢产物进行定量分析。活体脑组织的波谱检查可显示脑组织代谢和生物化学改变。其中氢质子的磁共振波谱成像能检测脂肪、氨基

酸、酮体和乳酸等重要生物代谢物质。如图 8-67 所示，左图显示左侧额叶-基底节区占位出现异常乳酸双峰（提示缺氧状态），NAA 峰明显降低，胆碱峰（Cho）明显增高，提示恶性肿瘤波峰；而右图放射冠区 NAA 峰、胆碱峰（Cho）、乳酸峰未见升高或降低。

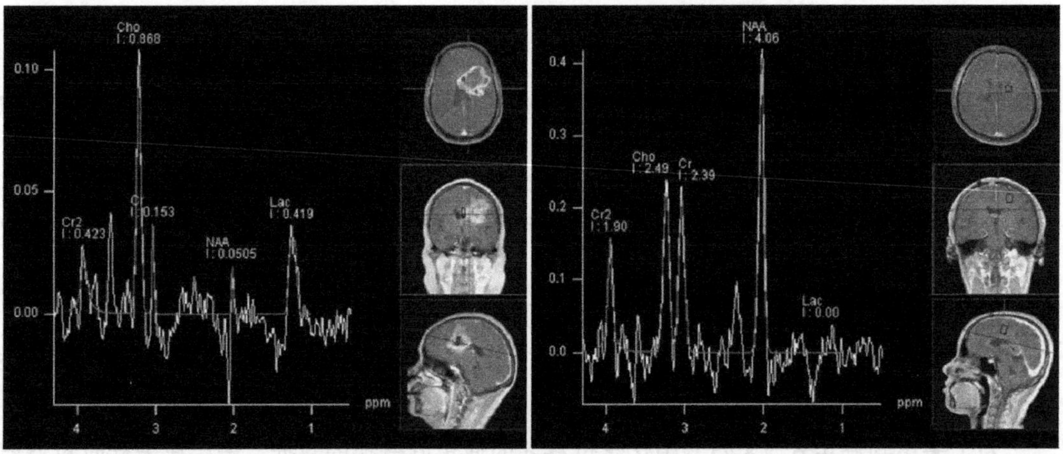

图 8-67　磁共振波谱成像技术的临床应用示例

8.9.4　脂肪信号抑制

与其他组织相比，正常脂肪组织的纵向弛豫时间 T_1 非常短，而横向弛豫时间 T_2 较长，在 T_1 加权和 T_2 加权图像中均呈现非常高的信号，会压低病灶与正常组织之间的对比度，影响疾病的诊断。因此，临床检查中需要在成像中抑制脂肪信号，相关的技术称为“压脂”技术。当前基于化学位移的压脂技术有很多，本书主要介绍临床中常见的三种：脂肪频率饱和抑制、水激发和脂肪频率反转恢复，它们的原理分别简述如下。

1）脂肪频率饱和抑制

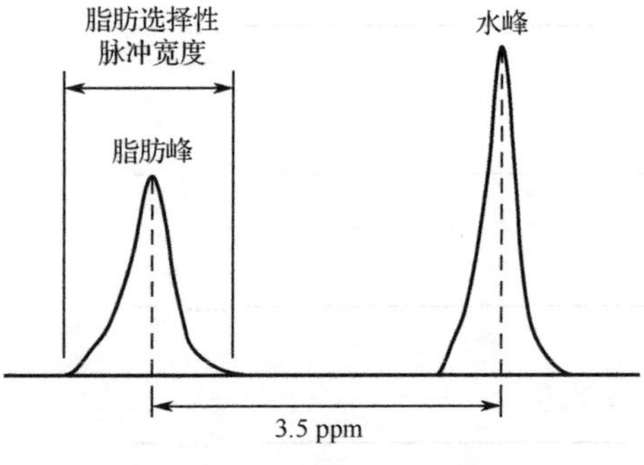

图 8-68　窄带宽的脂肪激发脉冲

脂肪频率饱和抑制（fat saturation，FatSat）是利用水和脂肪中质子的化学位移差异，通过将脂肪信号进行预饱和，从而达到抑制脂肪信号的目的。由于存在化学位移，水和脂肪中质子的进动频率差异约为 3.5 ppm。为了抑制脂肪信号，利用如图 8-25 所示的饱和脉冲序列结构，与常规的饱和脉冲的不同之处在于，脂肪频率饱和抑制技术中的 90°激发脉冲的射频激发频率（即脂肪峰）是以脂肪共振频率为中心的窄带宽脉冲（见图 8-68）。

脂肪信号饱和抑制的过程如图 8-69 所示，该脉冲的激发角度为 90°，从而将脂肪磁化强度矢量翻转至横向平面，翻转至横向平面的磁化强度矢量被扰相梯度作用而快速衰减为零，从而发生脂肪信号被饱和的现象。而水中的氢核由于进动频率不同，不受该激发脉冲影响，仍然保持纵向磁化强度矢量，此时立刻施加采集成像数据的激发脉冲，脂肪组织因已被饱和而不能产生信号，而水分子中的质子可被激发而产生信号，从而实现脂肪信号抑制的磁共振成像。

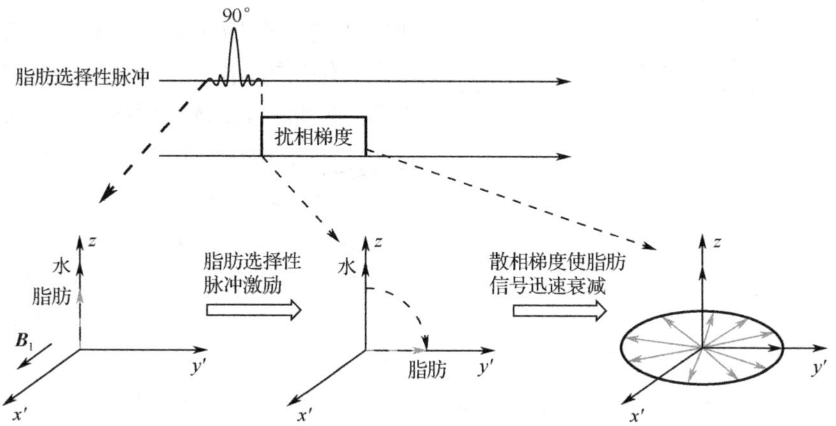

图 8-69　脂肪信号饱和抑制过程

2）水激发

水激发（water excitation，WE）的原理与脂肪频率饱和抑制技术类似，也是利用水和脂肪中氢核进动频率的差异。不同之处在于，脂肪频率饱和抑制是利用以脂肪共振频率为中心的窄带宽脉冲将脂肪信号饱和掉之后，才开始采集成像数据；而水激发则是利用带宽较大的射频脉冲同时激发水和脂肪中的氢核，再利用水和脂肪中氢核的进动频率（速度）不同，来实现对脂肪信号的抑制。水激发是通过使用两个或多个射频脉冲实现的，有多种组合形式。以最简单的两个射频脉冲组合为例（见图 8-70），第一个射频脉冲首先将磁化强度矢量翻转至所需翻转角的一半，由于水和脂肪的进动频率不同而产生相位差，当水和脂肪的进动相位相差 180°时，施加相同方向、相同角度的第二个射频脉冲，这时脂肪被翻转回纵轴，而水被翻转至所需要的角度，此时处于纵向的脂肪磁化强度矢量不产生磁共振信号，而被翻转至横向平面的水可以产生信号，从而实现了脂肪信号被抑制、只激发水的效果。

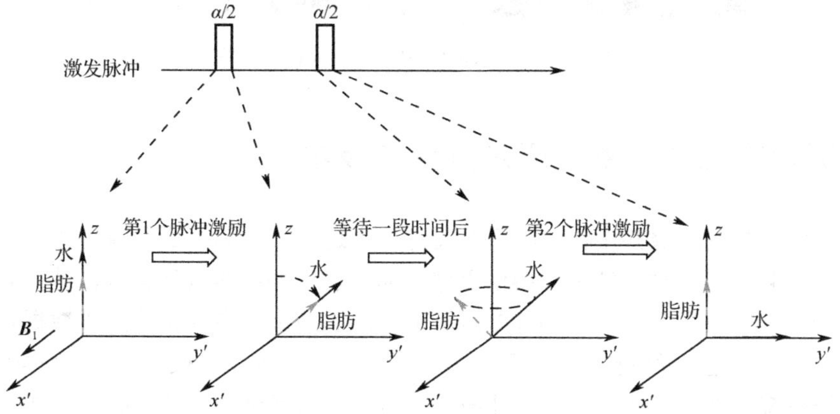

图 8-70　水激发的原理和过程

3）脂肪频率反转恢复

脂肪频率反转恢复（spectral attenuated inversion recovery，SPAIR）的原理如图 8-71 所示。该脉冲同样采用以脂肪共振频率为中心的窄带宽脉冲，该脉冲将脂肪组织翻转 180°，

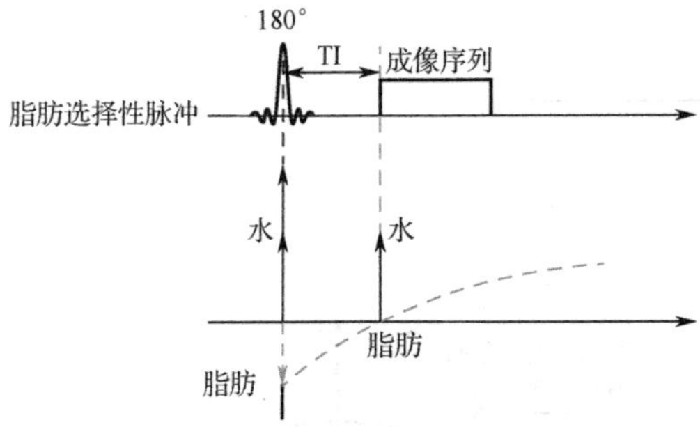

图 8-71　SPAIR 的原理

使脂肪的纵向磁化强度矢量从纵轴正方向翻转到纵轴反方向，其中纵轴正方向即为静磁场方向。被翻转到纵轴反方向的脂肪磁化强度矢量因纵向弛豫逐渐向初始状态的纵轴正方向恢复，经过适当的延时后，该磁化强度矢量刚好过零点，此时发射采集成像数据的激发脉冲，脂肪组织的磁化强度矢量为零，不能产生信号；而水的进动频率与脂肪的不同，不受 180°脉冲的影响，因此一直保持原有的纵向磁化强度矢量，该磁化强度矢量受到采集成像数据的激发脉冲作用而产生信号。180°脉冲与信号恢复过零时刻之间的时间间隔称为反转恢复时间（inversion time，TI），TI 与静磁场强度、脉冲重复时间 TR 等均有关系，临床检查中需要根据所使用的静磁场强度及序列参数进行调整，只有设置合适的 TI 才能获得较好的脂肪信号抑制效果。

上述三种压脂技术各有优缺点，临床中需要根据应用场景和扫描部位来选择使用不同的技术。一般而言，脂肪频率饱和抑制和 SPAIR 可以用于二维和三维磁共振成像，而水激发技术只用于三维磁共振成像。脂肪频率饱和抑制技术具有特异性好、图像信噪比基本不受影响、使用范围广等优点，但该技术对静磁场均匀性要求较高，且大视野成像脂肪抑制效果差；SPAIR 和水激发技术对静磁场均匀性要求相对较低，在大视野成像中脂肪抑制效果相对较好。图 8-72 给出了脂肪频率饱和抑制（Fat Sat）和水激发（WE）的压脂效果比较。

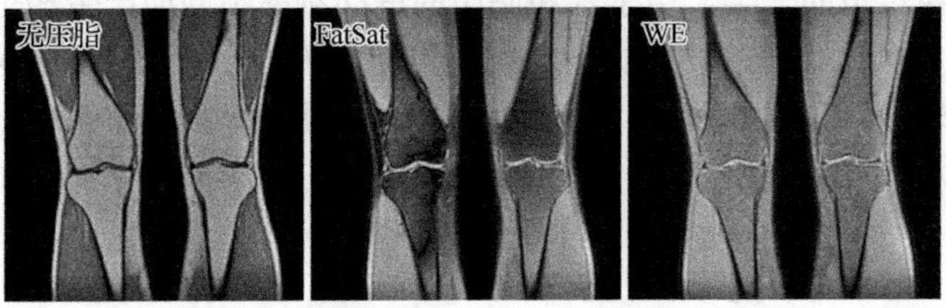

图 8-72　Fat Sat 和 WE 的压脂效果比较

8.10　部分傅里叶和多通道并行成像技术

成像速度慢是制约磁共振临床应用的关键因素之一。磁共振成像速度慢的原因是需要采集到完整的 k 空间数据才能进行图像重建，而要加快磁共振成像速度，就需要缩短采集每一条 k 空间相位线所需时间（即 TR 或回波间隔）或减少图像重建所需数据量。前者需要在硬件上进行改进，通过提高梯度磁场的梯度幅值、切换率等硬件性能以缩短 TR，然而提升磁共振系统的硬件性能并不是一件简单的事情；后者则通过信号处理方式实现在减少采样数据量的情况下仍能重建出高质量图像。目前，以减少采样数据量来加快磁共振成像速度的半傅里叶和多通道并行成像技术已发展成熟，成为当前临床磁共振成像检查中经常使用的快速成像技术，在心血管系统的实时成像、三维对比剂增强的磁共振血管造影等检查中有广泛的应用。本节就这两种常见的快速磁共振成像技术做简要介绍，这两种技术基于 MATLAB 平台的示例程序及仿真所需的真实采样数据可在本书配套教学资源中获取。

8.10.1　部分傅里叶成像技术

根据傅里叶变换原理，磁共振成像的 k 空间数据是共轭对称的。理论上只需采集一半甚至四分之一的 k 空间数据就能重建出完整图像。但在实际成像中，由于磁场不均匀性、梯度线圈提供的梯度波形非理想性及运动等因素引起的相位偏移，采集的 k 空间数据与理想的 k 空间数据之间存在额外的相位，这就需要采集 k 空间中心数据来估计相位信息，然后利用估计的相位信息来寻找对称中心并对未采样数据进行插值，最终得到重建图像，这就是部分傅里叶成像技术。

部分傅里叶成像技术的 k 空间采样有两种方式（见图 8-73）：一种沿着相位编码方向进行欠采样，另一种沿着频率编码方向进行欠采样（即非对称回波采样）。但无论哪种采样方式，均需要采集超过一半的 k 空间数据。为了获得整个 k 空间数据进行图像重建，最简单的方法是对欠采样数据进行填零处理，即将没有采集的成像数据用零填充，再经过傅里叶变换直接得到图像。这种方法适合于接近全采样的情况，当降采样因子较大时，这种方法重建出来的图像，会因为部分数据丢失而产生截断伪影。为了消除截断伪影，需要利用 k 空间的对称性来填补没有采集的成像数据，如相位校正共轭合成法及 Homodyne 方法等。

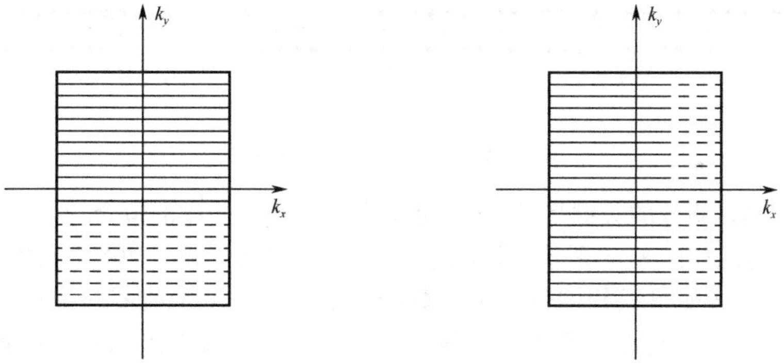

（a）相位编码方向欠采样　　（b）频率编码方向欠采样

图 8-73　部分傅里叶成像技术的 k 空间采样

8.10.2　多通道并行成像技术

在笛卡儿采样中，保持 k 空间的最大值不变，如果能间隔采样 k 空间的相位编码线，则可以减少 k 空间数据，从而缩短 k 空间的数据采集时间。然而，间隔采样变相地导致采样间距 Δk_y 变大，根据前面已介绍的奈奎斯特判据可知，Δk_y 决定了相位编码方向的扫描视野大小（FOV_y），Δk_y 越大，FOV_y 越小，当 FOV_y 小于物体相位编码方向的尺寸时，重建图像将会在相位编码方向发生混叠。如果相位编码方向的采样间距 Δk_y 增大至正常采样间距的 R 倍（R 称为加速因子或降采样因子），则重建图像在相位编码方向也将减少为原来的 $1/R$，图像产生严重的混叠伪影。

为了解决图像混叠伪影问题，研究人员提出了利用多通道线圈的空间敏感度信息进行图像重建的多通道并行成像技术。1987 年，Carlson 提出利用多通道线圈并行采集的方法对 k 空间进行扫描，并利用线圈的敏感度信息代替相位编码梯度，但这种方法可以获得的有效敏感度编码数有限，临床应用受到了一定的限制。直到 1997 年和 1999 年，SMASH 和 SENSE 两个关键并行成像技术的分别提出，才使得基于多通道线圈的 k 空间欠采样加速技术真正实现并应用于临床检查。基于这两种技术，目前多通道并行成像的图像重建算法主要有两类：一类是基于 k 空间域的重建，代表算法如 GRAPPA 技术；另一类是基于图像域的重建，代表算法如 SENSE 技术。本书只介绍 GRAPPA 技术以供参考，该技术被应用于西门子磁共振成像系统中。

图 8-74 是一种典型的加速因子为 2 的多通道并行成像采集方法，在相位编码方向进行加速，共 N 个线圈单元，每个线圈单元都采集到一组 k 空间数据。其中 k 空间中心附近的相位编码线全部采样（全采样），周围的相位编码线间隔采样（欠采样），中心全采样的相位编码相位线称为校准（autocalibration signal，ACS）线，用于估计拟合欠采样数据所需权重。

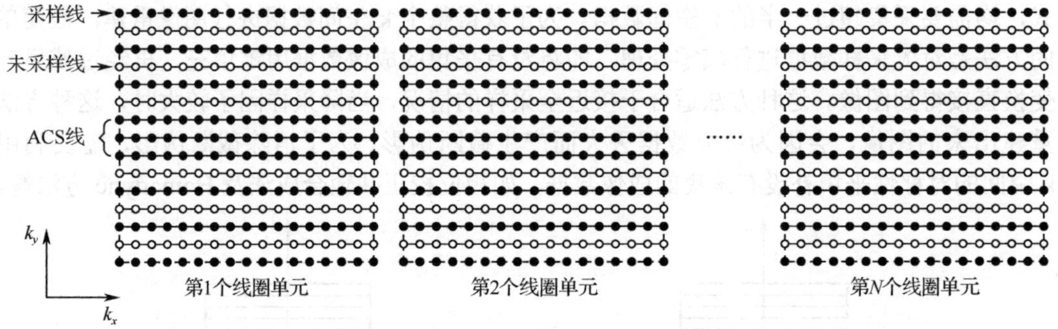

图 8-74　并行成像的 k 空间采样

GRAPPA 技术重建的关键是拟合权重的估计及欠采样数据的拟合，利用 ACS 线进行拟合权重估计的方法如图 8-75 所示。首先选择大小合适的拟合块，如图中灰色背景的方框所示；然后将各个线圈单元相同位置上的数据全部拟合到单个线圈的数据点中，如将图中所有线圈相同灰色圆点位置的数据线性拟合到单个线圈大黑色圆点位置的数据中，建立如下权重估计公式：

$$S_j(k_y + m\Delta k_y) = \sum_{l=1}^{N}\sum_{b=0}^{B-1} w(j,m,l,b) S_l(k_y + bR\Delta k_y) \tag{8.45}$$

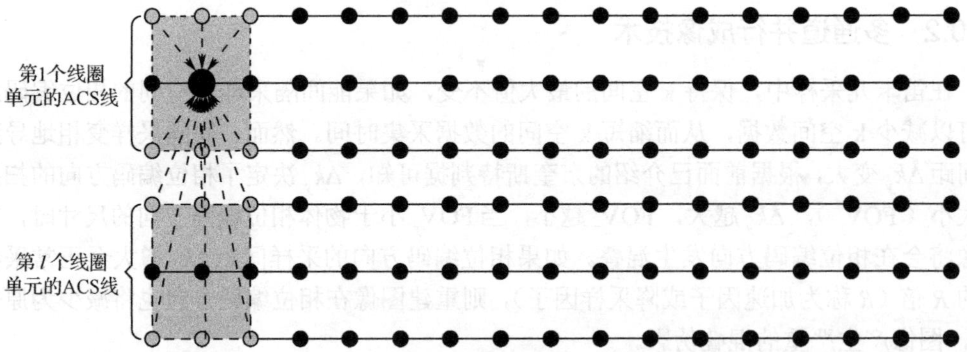

图 8-75　GRAPPA 的拟合权重估计示意图

式中，S_j 为要拟合的数据，S_l 为第 l 个线圈的采样信号，$w(j,m,l,b)$ 为要求解的拟合权重系数，B 为拟合块的个数，R 为降采样因子，Δk_y 为相位编码的步长，m 为对应的欠采样线间隔。式（8.45）中，对于 ACS 线的数据，只有权重系数 $w(j,m,l,b)$ 是未知量，利用最小二乘法求解线性方程组就可以求解出该权重系数。

反过来，当拟合权重系数已知时，根据线性移不变原理，将拟合权重系数应用于同样空间位置关系的欠采样数据，利用式（8.45）即可直接拟合出未采样的数据，如图 8-76 所示。

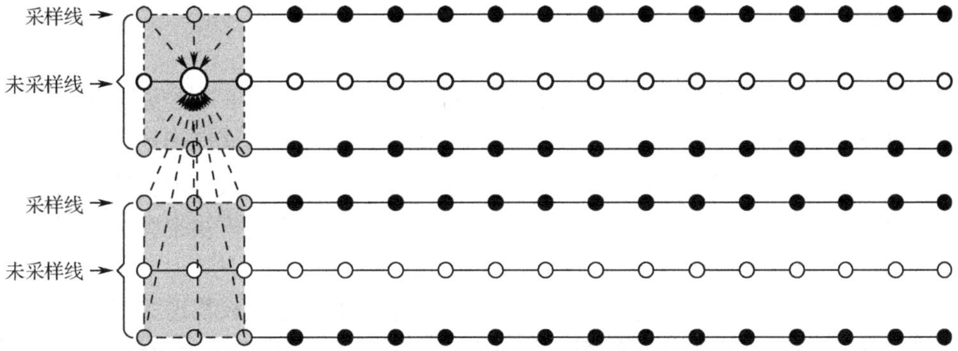

图 8-76　GRAPPA 的拟合数据示意图

经过拟合权重的估计及欠采样数据的拟合，就可以得到所有线圈单元的完整 k 空间数据，对每一个线圈单元的全 k 空间数据进行傅里叶逆变换，重建出每一个线圈单元的图像，再利用平方和（sum of square，SOS）方法将各线圈图像组合在一起，就得到最终的重建图像。

GRAPPA 技术重建图像的全部流程如图 8-77 所示，先计算出拟合权重系数，再利用拟合权重系数拟合出每个线圈的完整 k 空间数据，对每个线圈单元的 k 空间数据进行傅里叶逆变换，得到对应线圈单元的图像，再对线圈单元图像进行组合，即可重建出最终图像。

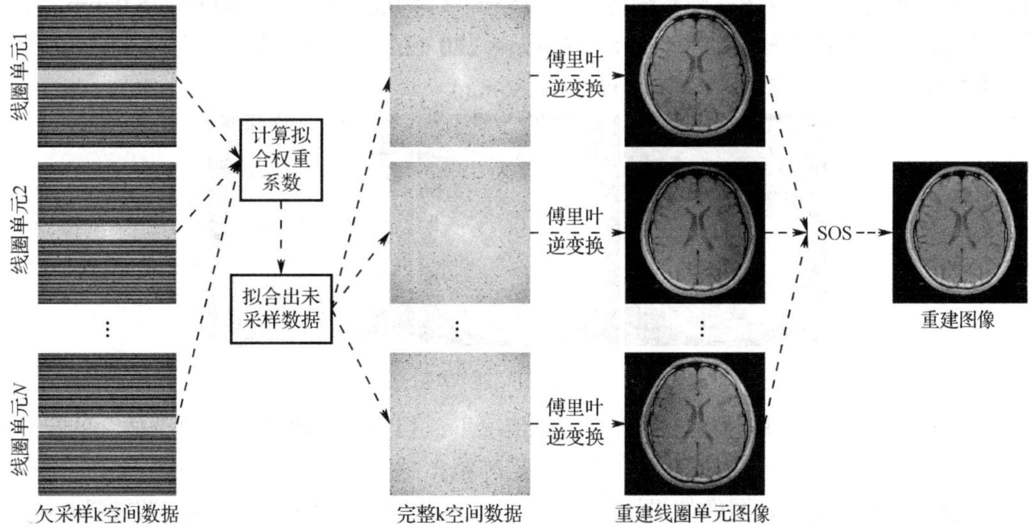

图 8-77　GRAPPA 技术重建图像的全部流程示意图

8.11　磁共振成像质量的主要评估指标

与其他成像技术类似，评估磁共振成像质量的主要指标包括对比度、空间分辨率、时间分辨率、信噪比及是否出现伪影等。这些指标在一定程度上是相互制约的关系，如空间分辨率的提高会导致时间分辨率和信噪比下降；如果信噪比过低，则可能导致不同组织的对比不清晰，影响诊断。因此，在磁共振成像中，需要仔细考虑不同指标对疾病诊断的作用和影响，利用合适的成像序列并调整相应的扫描参数，使不同指标之间达到最优的平衡，从而提高成像质量。

1）对比度

磁共振成像的优势之一在于可以得到不同对比度的图像，这些对比度包括最常见的 Pd 加权、T_1 加权、T_2 加权、T_2^* 加权及扩散加权等。磁共振成像的对比度由成像序列及扫描参数决定，反映了人体不同组织的弛豫时间、质子密度及水分子扩散等内在性质的差异。在进行磁共振成像序列设计时，也可以增加相应的射频脉冲或梯度模块来突出组织间某种内在特性的差异，以利于疾病诊断。

以前面介绍的扩散加权成像为例，通过在序列中添加扩散加权梯度来反映组织中水分子的扩散运动，对于肿瘤等病变组织，其组织结构较“硬”，水分子被束缚得较“紧”，运动敏感梯度对病变组织信号的衰减相对较弱；而对于正常组织，其组织结构较“软”，水分子运动相对“自由”，运动敏感梯度对其信号的衰减相对较强，因此在扩散加权成像中，病变组织会呈现较高信号（见图 8-50）。

2）空间分辨率

空间分辨率反映了对图像细节的分辨能力，一般指扫描的单个体素尺寸大小，图像的空间分辨率越高，体素尺寸越小，它由成像视野、扫描层厚及扫描矩阵的大小决定，如图 8-78 所示。例如对于脑部二维成像，其扫描视野一般为 220 mm × 220 mm，扫描层厚为 5.0 mm，扫描矩阵大小为 256 × 256，则其图像的空间分辨率为 0.86 mm × 0.86 mm × 5.0 mm。如果是三维成像，当扫描视野为 220 mm × 220 mm × 220 mm，扫描矩阵大小为 256 × 256 × 256 时，其空间分辨率为 0.86 mm × 0.86 mm × 0.86 mm。

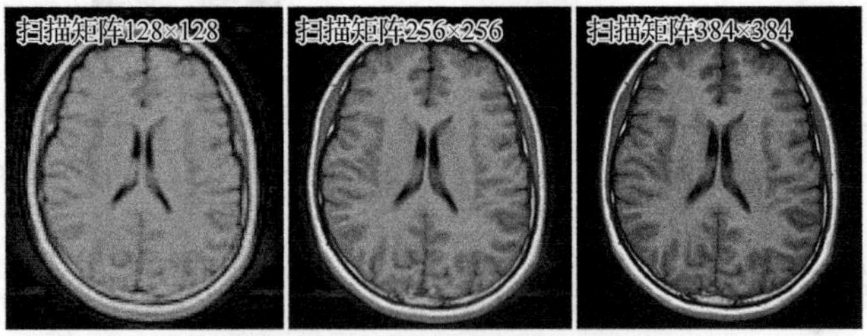

图 8-78　不同空间分辨率图像比较

对于同一序列，在其他扫描参数相同的情况下，扫描矩阵越大，则单个体素的尺寸越小，图像的空间分辨率越高。但并不是扫描矩阵越大越好，当空间分辨率过高时，每个体素包含的质子数量变少，图像信噪比会降低。当图像信噪比过低时，图像细节被噪声掩盖，其图像细节的分辨能力反而降低。

对于一些多回波序列，还需要考虑采样过程中横向弛豫导致的图像模糊问题。也就是说，扫描的空间分辨率相同，但不意味着对图像细节的分辨能力、图像清晰度和锐利度一定相同，还与所使用的成像序列及扫描参数有关。如图 8-61 所示，对于单激发快速自旋回波序列，其回波数量较多，采样过程中不同的回波信号受到 T_2 信号衰减调制，即使使用的扫描矩阵大小相同，其获得的图像与自旋回波或快速回波序列相比也更为模糊。

3）时间分辨率

时间分辨率是动态磁共振成像中用到的一个评价指标，其定义为在连续采集多幅图像的磁共振成像中，采集其中一幅（组）图像所需时间。以基于血氧水平依赖的脑功能成像为例，其时间分辨率为采集一组全脑图像所需时间，一般为 2～3 s。

一般而言，时间分辨率与空间分辨率是相互制约的关系。空间分辨率越高，需要采集的数据矩阵越大，相位编码的数量也就越多，使得采集时间越长，时间分辨率也就越低；反之，空间分辨率越低，时间分辨率越高。因此为了获得足够高的时间分辨率，有时就需要牺牲空间分辨率。

对于周期性运动的器官成像，如心脏电影成像，可以使用心电门控结合数据重排的方式，将不同心动周期相同运动相位的数据拼合成一组完整 k 空间图像，可以在不牺牲空间分辨率的情况下提高时间分辨率。这是一种以“时间”换“空间”的成像方式，虽然延长了扫描时间，但可以得到时间分辨率和空间分辨率都较高的成像结果。关于心脏成像技术的原理与细节可参见本书附录 B 及其他心脏磁共振成像相关书籍。

4）信噪比

信噪比指图像的信号与噪声的比值，是磁共振成像质量的一个重要评估指标。信噪比越高，图像质量越好。影响信噪比的因素包括成像的空间分辨率、时间分辨率、回波时间、重复时间、序列类型、静磁场强度、接收带宽及接收线圈类型等。

基于磁共振成像的原理，信噪比、空间分辨率和扫描时间之间存在相互制约的关系（见图 8-79）。一般而言，提高空间分辨率必然会降低信噪比，而增加扫描时间则可以弥补信噪比的损失。因此，要保证充足的信噪比，可以通过适当降低空间分辨率和/或延长扫描时间来实现。

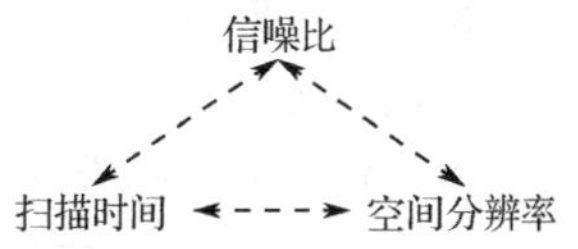

图 8-79　信噪比、空间分辨率和扫描时间之间的相互制约关系

5）成像伪影

成像伪影是检查对象本身并不存在，但却在重建图像上显示出来的影像。成像伪影不仅会导致图像质量下降，而且会干扰疾病的正确诊断，甚至导致漏诊、误诊，因此尽量避免伪影的产生或准确识别出伪影的类型就显得尤为重要。磁共振成像的伪影类型较多，包括与静磁场相关的伪影、与射频场相关的伪影、与患者生理活动相关的伪影，以及图像重建方法引起的伪影等。虽然磁共振成像的伪影类型较多，但均可以通过图像与 k 空间数据之间的傅里叶变换关系来解释和识别基于笛卡儿采样方式成像所获得图像上的所有类型伪影，有兴趣的读者可以参阅相关文献。

习题

8-1　以下对自旋回波序列特点的描述错误的是（　　）。（单选）

A．可补偿磁场不均匀性带来的信号损失　　B．图像信噪比高

C．可获得 T_1 加权和 Pd 加权图像　　D．可获得 T_2^* 加权图像

8-2　以下对梯度回波序列信号的描述正确的是（　　）。（单选）

A．信号按 T_2 衰减演变　　B．信号按 T_2^* 衰减演变

C．信号先按 T_2^* 衰减再按 T_2 衰减演变　　D．信号先按 T_2 衰减再按 T_2^* 衰减演变

8-3　以下哪种参数组合可以得到 T_1 加权图像？（　　）（单选）

A．长 TR，长 TE　　B．长 TR，短 TE

C．短 TR，长 TE　　D．短 TR，短 TE

8-4　以下哪种参数组合可以得到 T_2 加权图像？（　　）（单选）

A．长 TR，长 TE　　B．长 TR，短 TE

C．短 TR，长 TE　　D．短 TR，短 TE

8-5　以下哪种参数组合可以得到 Pd 加权图像？（　　）（单选）

A．长 TR，长 TE　　B．长 TR，短 TE

C．短 TR，长 TE　　D．短 TR，短 TE

8-6　自旋回波相比梯度回波所具有的优势是（　　）。（多选）

A．成像速度快　　B．信噪比高

C．可以得到 T_2 加权图像　　D．以上都不对

8-7　关于运动敏感梯度，说法正确的是（　　）。（多选）

A．可以降低运动组织的信号

B．可以降低静止组织的信号

C．可以抑制血流信号，用于血管壁成像

D．主要用于 TOF 血管造影

8-8　在脂肪信号抑制技术中，需要使用脂肪频率选择性脉冲的技术是（　　）。（多选）

A．FatSat　　B．SPAIR　　C．WE　　D．以上技术均是

8-9　关于扰相梯度回波序列和 bSSFP 序列的描述正确的是（　　）。（多选）

A．扰相梯度回波序列将每一个射频周期内残余的横向磁化矢量彻底消除

B．bSSFP 序列将每一个射频周期内残余的横向磁化矢量彻底消除

C．扰相梯度回波序列将每一个射频周期内残余的横向磁化矢量利用起来

D．bSSFP 序列将每一个射频周期内残余的横向磁化矢量利用起来

8-10　请指出磁共振成像系统中涉及的磁场及其作用。

8-11　梯度磁场的磁场方向分别沿着 x、y、z 三个方向，这种说法是否正确，为什么？

8-12　在选层梯度固定的情况下，请分析射频脉冲的带宽与选层厚度之间的关系。

8-13　在射频脉冲带宽固定的情况下，请分析选层梯度大小与选层厚度之间的关系。

8-14　相位编码梯度是否可以与选层梯度重叠？

8-15　相位编码梯度是否可以与预散相梯度重叠？

8-16　简要介绍二维磁共振成像中信号的空间编码过程。

8-17　在自旋回波序列中，TR = 2000 ms；TE = 20 ms，采集数据矩阵为 256 × 256 的图像需要多长时间？

8-18　k 空间数据是在时域上采集得到的，为什么其又是频域数据？

8-19　k 空间中的步长 Δk_x 和 Δk_y 的大小分别由扫描成像中的哪个参数决定？

8-20　在梯度回波序列成像中，扫描的成像视野为 256 mm × 192 mm，采集的数据矩阵为 192 × 192，则成像的图像空间分辨率为多少？

8-21　已知在磁共振成像中，扫描视野为 300 mm × 300 mm，当数据采集矩阵大小为 256 × 256（$N \times M$）时，为避免混叠伪影，求所需的最大相位编码步长 Δk_y 及其对应的梯度面积。

8-22　请解释回聚梯度、预散相梯度、扰相梯度在磁共振成像中的作用。

8-23　请解释运动敏感梯度的组成及特点。

8-24　在梯度回波序列中，可以调节哪些基本序列参数来改变图像对比度？

8-25　在自旋回波序列中，可以调节哪些基本序列参数来改变图像对比度？

8-26　在图 8-32 中，180°重聚脉冲施加在 y' 轴正向，信号在 y' 轴正向重聚。如果 180°脉冲施加在 x' 轴正向，则信号在哪个方向重聚？

8-27　简述损毁梯度的组成和作用。

8-28　为什么平面回波成像序列扫描速度很快，但成像的空间分辨率较低？

8-29　如何实现三维磁共振成像？

8-30　在三维磁共振成像中，第一相位编码数为 256，第二相位编码数为 100，TR = 5 ms，TE = 3 ms，求扫描所需的时间。

8-31　请解释磁共振成像中加权成像和加权图像的概念。

8-32　在自旋回波序列中，要得到 Pd 加权、T_1 加权和 T_2 加权，应该如何调节序列参数？

8-33　梯度回波序列是否可以采集得到 T_2 加权图像，为什么？

8-34　是否可以利用矩形脉冲进行选层激发，为什么？

8-35　在一磁共振成像序列中，使用的是矩形激发脉冲，而磁共振成像系统可实现的最大射频磁场强度为 40 μT，当需要激发 180°的翻转角时，请计算所需要矩形脉冲的最短持续时间 τ。

8-36　扰相梯度回波序列中为什么需要施加射频扰相和梯度扰相？

8-37　平衡稳态自由进动序列得到什么加权图像？

8-38　快速自旋回波序列是否可以采用顺序采集的 k 空间填充方式？为什么？

8-39　快速自旋回波序列可以采集到 T_2^* 加权图像吗？

8-40　简述同相位和反相位图像的特点。

8-41　基于非选择性（脂肪和水同时激发）180°反转恢复脉冲是否可以实现脂肪信号抑制？

8-42　请指出图 8-80 所示序列中的错误。

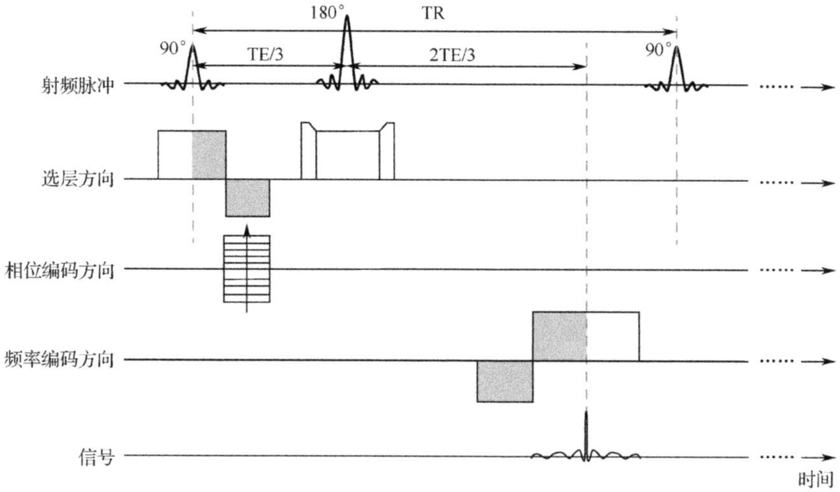

图 8-80　习题 8-42 图

8-43 请指出图 8-81 所示序列中的错误。

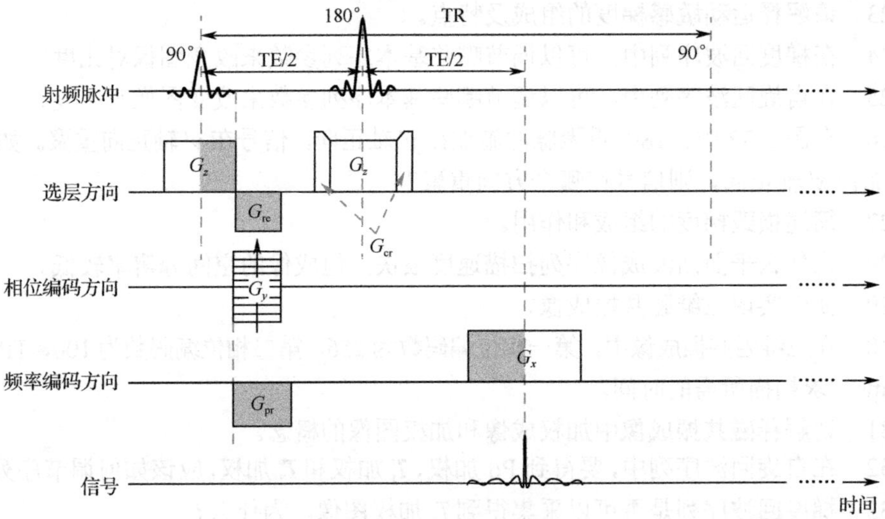

图 8-81 习题 8-43 图

第 9 章　核放射物理

1911 年，卢瑟福用一束 α 粒子轰击金属薄膜，发现 α 粒子产生了较大角度的散射。通过分析实验数据发现，原子的正中心存在一个带正电荷的核心，称为原子核。原子核的大小为 10^{-15} m 量级，大约只占原子大小的万分之一，但质量却达到整个原子的 99.9%以上。由于原子整体对外表现为电中性，因此原子核带有与核外电子等量但电性相反的电荷。对原子核进一步研究发现，不同的原子核又由不同数量的质子（proton）和中子（neutron）组成。质子和中子统称为核子（nucleon），其中质子带一个单位的正电荷，中子不带电，两者质量基本相等。这便是被广泛接受的现代原子模型，如图 9-1 所示。

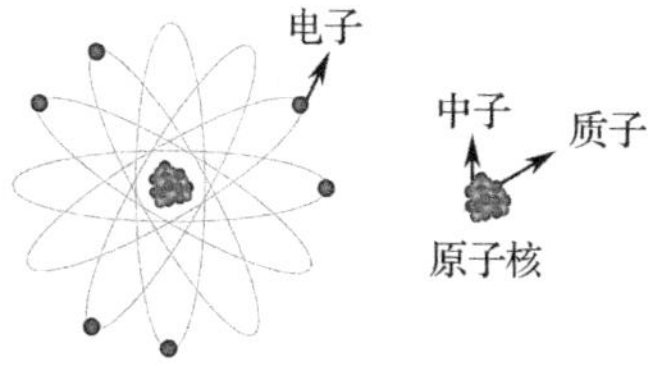

图 9-1　现代原子模型

为了对原子核的组成进行规范性描述，通常用 Z 表示质子数，用 N 表示中子数，用 A 表示质量数，$A = N + Z$，原子核 X 可以描述为 ${}_Z^A\text{X}$。由于原子整体表现为电中性，因而此处质子数 Z 与原子核外的电子数和原子序数相等。

质子数 Z 相同、中子数 N 不同的一类原子称为同位素，如 ${}_1^1\text{H}$、${}_1^2\text{H}$ 和 ${}_1^3\text{H}$ 是氢的同位素，${}_{92}^{235}\text{U}$、${}_{92}^{238}\text{U}$ 是铀的同位素。

中子数 N 相同、质子数 Z 不同的核素称为同中子素，或同中异位素，如 ${}_6^{14}\text{C}$、${}_7^{15}\text{N}$、${}_8^{16}\text{O}$ 等。

质量数 A 相同，质子数 Z 不同的核素称为同量异位素，如 ${}_6^{13}\text{C}$ 和 ${}_7^{13}\text{N}$。

质子数 Z 和质量数 A 都相同（中子数 N 也相同），但原子核能级不同的核素称为同质异能素，其表示方法是在质量数 A 后面加 m，表示这种核素的原子核处于激发态，如 ${}_{43}^{99m}\text{Tc}$。

具有相同质子数 Z 和中子数 N，同时原子核能级也相同的一类原子核称为同一种核素，三者只要有一个与其他二者不同，就不是同一种核素，如 ${}_{43}^{99}\text{Tc}$ 和 ${}_{43}^{99m}\text{Tc}$ 就是两种不同的核素。

9.1　原子核的稳定性

9.1.1　原子核的结合能

实验研究发现，对于原子序数为 Z、质量数为 A 的原子核，其总质量小于单独 Z 个质子和 $A-Z$ 个中子的质量之和，这一质量差异 Δm 称为质量亏损。根据爱因斯坦质能方程，减少的质量对应的能量 $\Delta E = \Delta mc^2$ 为原子核的结合能，其中 c 为光速。结合能的存在表明由自由核子结合成原子核时有能量释放出来。不同核素的结合能具有较大的差别。一般来说，质量数 A 大的原子核的结合能 ΔE 也大。为了更进一步分析不同核素之间结合能的相互关系，人们将原子核中平均每个核子的结合能定义为比结合能。根据比结合能的定义，有

$$\frac{\Delta E}{A} = \frac{\Delta mc^2}{A} = \frac{Zm_{\text{p}}c^2 + (A-Z)m_{\text{n}}c^2 - Mc^2}{A} \tag{9.1}$$

式中，A 为原子质量数，$m_p c^2$ 为质子静止能量，$m_n c^2$ 为中子静止能量，M 为原子核质量。比结合能反映了原子核结合的紧密程度，比结合能越大的原子核结合越紧密，比结合能较小的原子核结合相对较松。比结合能随元素质量数变化曲线如图 9-2 所示。

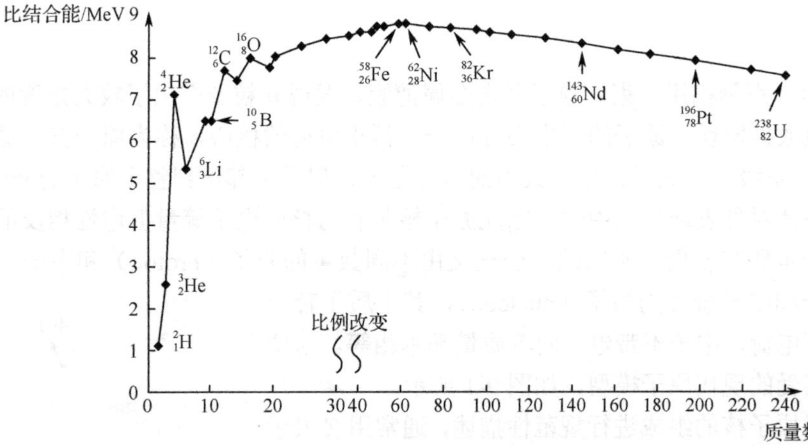

图 9-2　比结合能随元素质量数变化曲线

由图 9-2 可知：①$1 < A < 4$，原子核的比结合能急剧增加，这一阶段发生聚变释放的能量最高；②$4 < A < 28$，比结合能震荡上升，且存在极值，这些极值位于 A 为 4 的整数倍处，这些原子核的质子数和中子数相等，且都为偶数，表明轻核可能存在 α 粒子的集团结构；③$28 < A < 62$，比结合能逐渐上升到最大，变化过程相对平稳，比结合能随核子数目近似呈线性上升；与 A 很小时曲线的急剧变化不同，当 A 较大时，比结合能相对稳定，原子核整体的结合能近似与核子数目成正比；④$A > 62$，比结合能随核子数目的增加逐渐下降，整体上结合能曲线呈现出中间高两边低的趋势，即很轻的核与很重的核结合得比较松，而中等质量的核结合得较紧，据此物理学家预言了两种核能利用手段——重核的裂变和轻核的聚变。

9.1.2　原子核的稳定性

在天然及人工合成的 2000 多种核素中，只有约 300 种是稳定的，而大部分是不稳定的。不稳定的原子核可以通过衰变发射出 α、β、γ 射线，或者通过自发裂变等方式转化成稳定的原子核。

将原子核按照质子数和中子数绘制在 Z-N 平面上，可以发现稳定的原子核集中在一条狭长的区域内，通过这个稳定的区域可以作一条曲线，称为 β 稳定线（见图 9-3）。

β 稳定线上的核素质子数 Z 和质量数 A 之间存在以下经验公式：

$$Z = \frac{A}{1.98 + 0.0155A^{2/3}} \tag{9.2}$$

β 稳定线表示在原子核中质子和中子有对称相处的趋势，即质子数和中子数相等的核素，具有相对较大的稳定性，在轻核中这一特征尤为明显。对于重核，由于质子间的库仑作用属于长程作用，而中子间的强相互作用距离特别短，要构成稳定核素，就需要更多的中子来抵消质子间的库仑作用，因此随着质量数 A 的增大，稳定核素的中子质子比也逐渐增大。但并非中子越多越好，而是需要二者之间达到平衡，因此就形成了如图 9-3 所示的核素稳定性分布图，简称核素图。

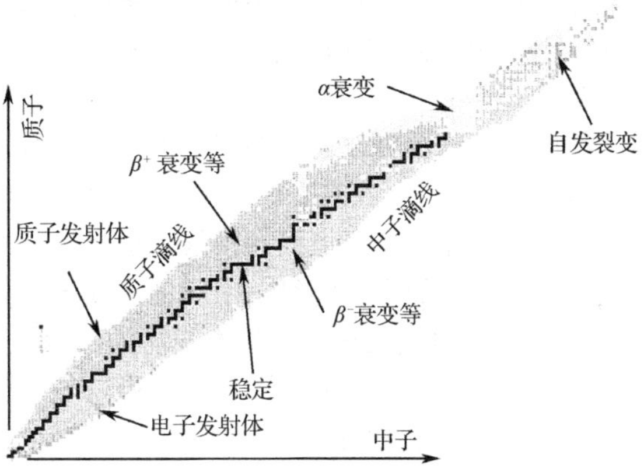

图 9-3　核素图

核素图

对于 β 稳定线上部的核素，质子相对较丰富，往往会通过发射质子、β^+衰变或电子俘获（Electron Capture，EC）减少 1 个质子而转化成稳定核素；在 β 稳定线下部的核素，其中子较为丰富，通过发射中子或 β^-衰变减少中子数，从而转化成稳定核素。对于较重的核素，往往会发生 α 衰变或自发裂变，这是由于重核的比结合能相对较小，核子之间结合得较松，不稳定的原子核通过 α 衰变和自发裂变成为相对较轻的稳定的原子核。自然界中存在的最重核素是 $^{235}_{92}U$、$^{238}_{92}U$ 和少量的 $^{244}_{94}Pu$，而它们都是不稳定的。

如上所述，原子核的稳定性与核的中子数 N 和质子数 Z 之比有关。对于 $A<40$ 的核，N 和 Z 大致相等时，原子核稳定；对于 $A>40$ 的核，$N/Z>1$ 时，原子核才稳定。以 $^{208}_{82}Pb$ 这样的重核为例，$N/Z\approx1.6$，所以 $^{208}_{82}Pb$ 是一种稳定的核素。实验研究发现，在近 300 种稳定的核素中，质子数和中子数都是偶数的原子核最多，表明原子核中的中子和质子有各自配对对称相处的趋势。实验还发现，当原子核中的中子数或质子数分别为 2、8、20、28、50、82、126 等数时，原子核显示出较大的稳定性，这些数值称为幻数。

9.2　原子核的衰变

如前所述，当原子核中质子和中子的对称平衡被打破时，原子核变得不稳定。不稳定的原子核会发生衰变，或者自发裂变成为稳定核素。原子核能够自发地发射各种射线的现象称为放射性，能够产生放射性的核素称为放射性核素，放射性核素通过发射射线变为另一种核素的过程称为原子核衰变，简称核衰变。实验研究表明，核衰变不受外部磁场、温度、压力等因素的影响，有其内在的特征和规律。

早在 1896 年，贝可勒尔在研究铀矿的荧光现象时发现，铀矿可以发射出具有很强穿透力并且能使胶片感光的射线。1897 年，卢瑟福和汤姆孙在磁场作用下对射线进行研究，发现其由三类成分组成：一种成分在磁场中的偏转方向与带正电荷的离子在磁场中的偏转方向相同；一种成分与带负电荷的离子流的偏转方向相同；最后一种成分不发生偏转，但具有很强的穿透力。这三种射线分别称为α、β和γ射线。α粒子是高速运动的氦原子核，其质子数为2，质量数为4，表示为^4_2He，具有较强的电离能力，但穿透能力较弱；β粒子为高速运动的正电子或负电子，电离能力较小，穿透能力较强；γ射线为波长很短的电磁波，穿透力和电离能力都较强。与三种射线相对应的，放射性核素的衰变主要有三种类型，分别为α衰变、β衰变和γ衰变。

衰变纲图

利用衰变纲图可以通过图形化的方式直观地表征放射性核素的衰变过程及相关信息。在衰变纲图中，横坐标为原子核中的质子数*Z*，纵坐标为原子核能量，最上面的横线表征母核能级，最下面的横线表征衰变后位于基态的子核能级，中间的横线表征处于激发态的原子核能级。α、β^-和β^+衰变过程由斜的直线箭头表示，原子核由激发态到基态发射γ射线由竖直的波浪箭头表示。通过衰变纲图可以获得以下信息：

① 从母核衰变到子核时可能的衰变途径；

② 衰变时产生的射线种类；

③ 衰变产生的射线能量和占比；

④ 衰变过程中各激发态的能量。

一个典型的衰变纲图（以β^-衰变为例）如图9-4所示。^{14}C全部通过β^-衰变，放出0.1565 MeV能量，变成^{14}N。

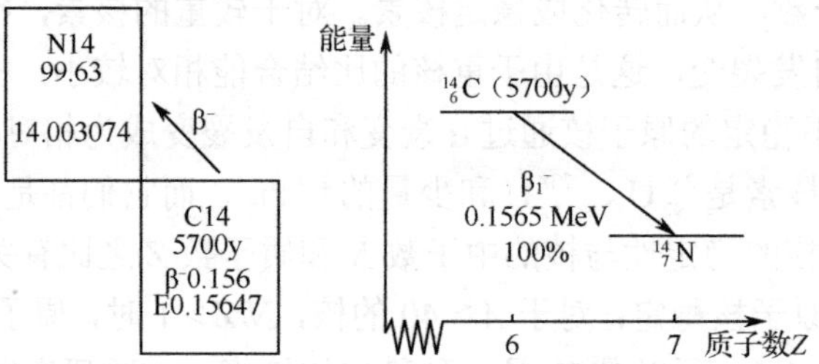

图9-4　^{14}C在核素表中的衰变过程及衰变纲图（含坐标轴）

有时为了方便，衰变纲图会略去坐标轴，但并不影响其含义，如图9-5所示。^{60}Co的β^-衰变有两种方式，一种放出0.3179 MeV能量，变成激发态的^{60m}Ni，占比为99.9%；另一种放出1.4909 MeV能量，变成另一种激发态的^{60m}Ni，占比为0.059%。高激发态的^{60m}Ni释放能量为1.1730 MeV的γ射线，变成低激发态的^{60m}Ni；继续释放能量为1.3330 MeV的γ射线，回到基态^{60}Ni。

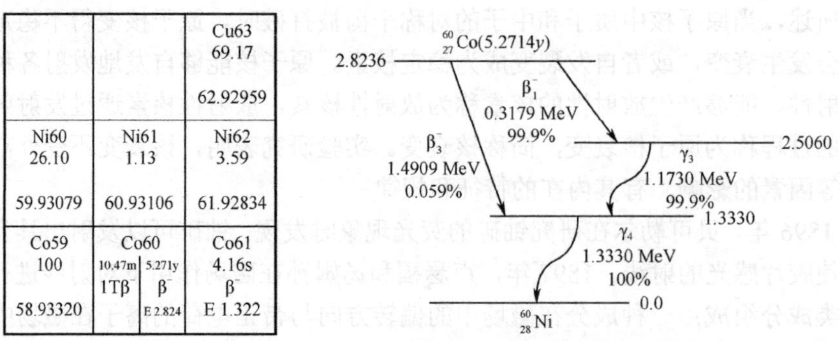

图9-5　^{60}Co在核素表中的衰变过程及衰变纲图（无坐标标轴）

9.2.1 α 衰变

α 衰变指不稳定母核释放出 He 核（又称 α 粒子），其携带 2 个正电荷，质量数为 4，子核质子数减少 2，质量数减少 4。用 ${}^{A}_{Z}X$ 代表母核、${}^{A-4}_{Z-2}Y$ 代表子核，则 α 衰变反应式为

$$ {}^{A}_{Z}X \rightarrow {}^{A-4}_{Z-2}Y + {}^{4}_{2}He + Q \tag{9.3} $$

质子数 Z 大于 83 的不稳定的重原子核，如 ${}^{238}U$、${}^{235}U$、${}^{232}Th$ 等天然重核和人工制造的超铀重核 ${}^{239}Pu$、${}^{241}Am$ 等需要通过衰变转化成较轻的稳定原子核，最有效的减少电荷和质量的途径为发射 α 粒子。发射出的 α 粒子较重，具有电离能力强、射程短、穿透能力较弱等特点。式中 Q 是衰变时所释放的衰变能量，只有 Q 为正时，这一反应才可以自发产生，释放出的能量在动量守恒和能量守恒原则下分配给衰变产生的子核和发射出的 α 粒子。由于 α 粒子具有较大的质量，衰变发射 α 粒子时对子核产生的反冲作用不再可以忽略，如图 9-6 所示。

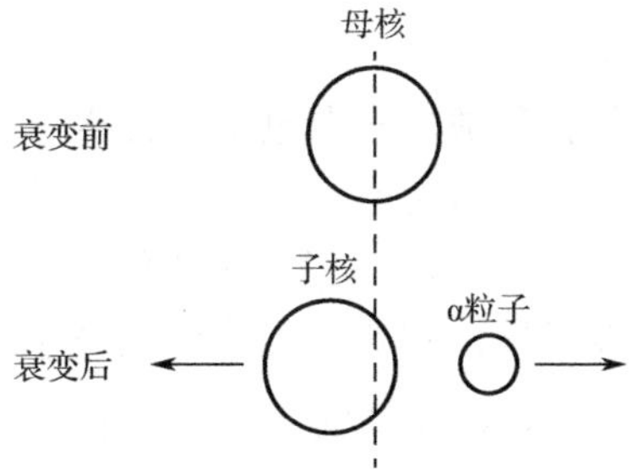

图 9-6 母核发生衰变发射出 α 粒子后，α 粒子对子核产生的反冲作用不再可以忽略

以 ${}^{226}_{88}Ra$ 为例，其衰变产生的能量为 4.87 MeV，94.6%的 α 粒子的能量为 4.78 MeV，其中的 0.09 MeV 能量给了衰变产生的子核 ${}^{222}Rn$，即

$$ {}^{226}_{88}Ra \rightarrow {}^{222}_{86}Rn + {}^{4}_{2}He + 4.87\ \text{MeV} \tag{9.4} $$

衰变过程如图 9-7 所示，在此过程中放射出两种不同能量的 α 粒子，并伴随有能量的释放。

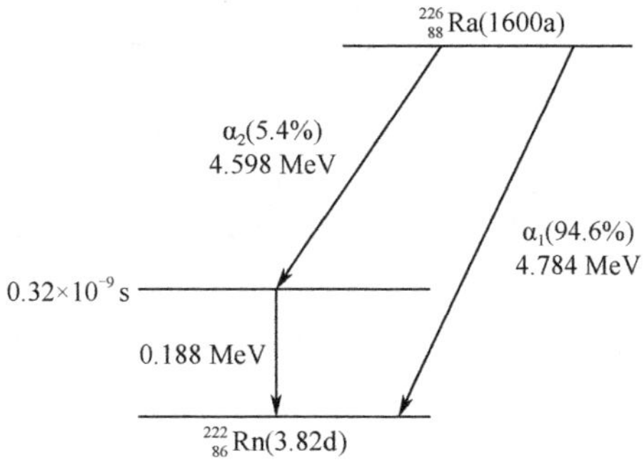

图 9-7 镭 ${}^{226}_{88}Ra$ 的 α 衰变过程

与 β 衰变不同的是，α 衰变发射的粒子能量是非连续分布的，且能量较高。如果不稳定的重核发生 α 衰变后，中子质子比仍然过高，则会发生 β 衰变，然后进一步发生 α 衰变，从而在核素图上形成“之字形”路径（见图 9-8）。

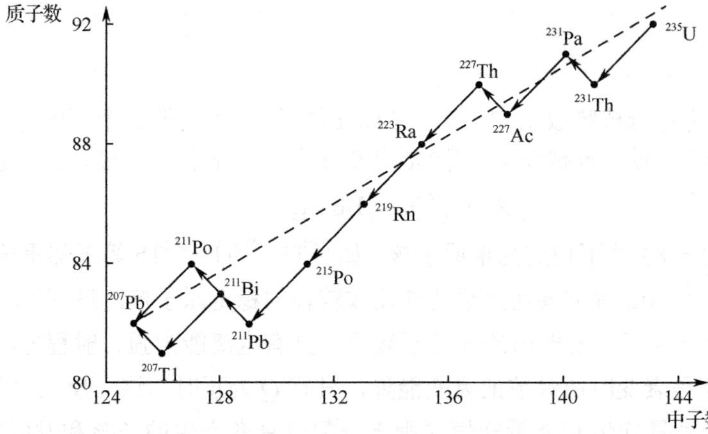

图 9-8　^{235}U 的衰变链

9.2.2　β^-衰变

β^-衰变过程中，富中子原子核释放出一个电子（又称 β^-粒子）和一个反电子中微子，子核减少一个中子，增加一个质子，从而使质子和中子达到对称平衡，形成稳定的原子核。

$$ {}_{Z}^{A}\mathrm{X} \rightarrow {}_{Z+1}^{A}\mathrm{Y} + e^- + \overline{\nu}_e \tag{9.5} $$

式中，${}_{Z}^{A}\mathrm{X}$ 代表母核，${}_{Z+1}^{A}\mathrm{Y}$ 代表子核，e^- 为放射出的负电子，$\overline{\nu}_e$ 为反电子中微子。子核与母核的质量数相同、质子数相差 1，是相邻的同量异位素。

由于衰变释放出的能量分给了电子和中微子，因此衰变产生的电子能谱为连续谱。以 ^{14}C 衰变成 ^{14}N 为例，释放出的电子最大能量为 0.156 MeV，但绝大部分电子能量小于该值，能谱如图 9-9 所示，其中相对产额表示产生的不同能量粒子数归一化值。

另一种常用的人工核素 ^{137}Cs 通过 β^-衰变转化成 ^{137}Ba，相应的衰变纲图如图 9-10 所示。

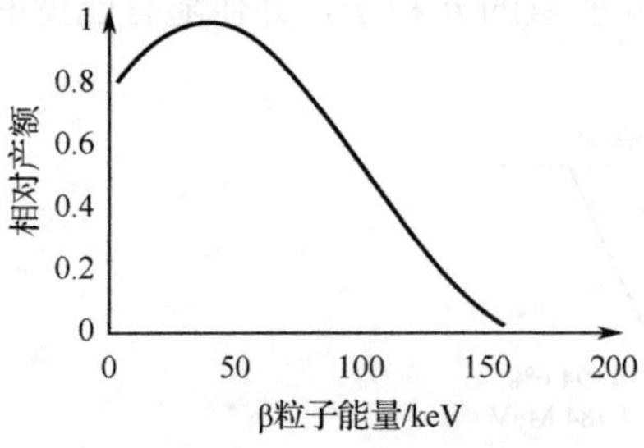

图 9-9　^{14}C 发生 β^-衰变发射的电子连续能谱

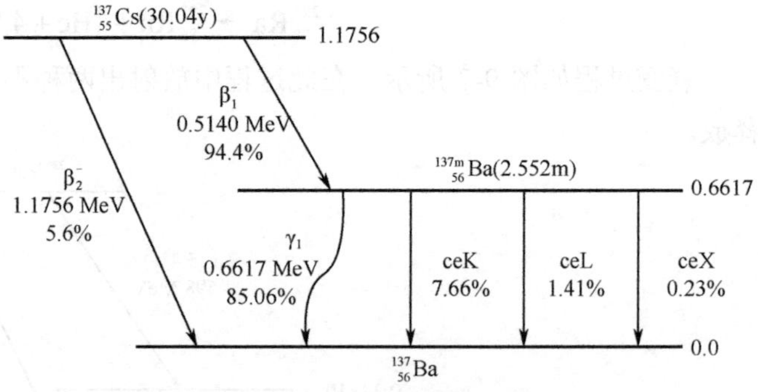

图 9-10　^{137}Cs 的衰变纲图

9.2.3　β^+衰变

富质子原子核由质子或氘核通过加速与稳定原子核作用产生，或在反应堆中通过（p, n）反应获得。富质子原子核由于质子相对较多，中子相对缺乏，质子和中子的对称结构被破坏，处于非稳态。此时原子核会发射出正电子，减少一个质子，增加一个中子，从而提高中子质子比，成为稳定原子核。放射出正电子的衰变，称为 β^+衰变，放射出的正电子也因此称为 β^+粒子。β^+衰变可以认为是母核中的一个质子转变成一个中子的过程。其衰变反应式为

$$ {}_{Z}^{A}X \rightarrow {}_{Z-1}^{A}Y + e^{+} + \nu_e \tag{9.6}$$

式中，${}_{Z}^{A}X$ 代表母核，${}_{Z-1}^{A}Y$ 代表子核，e^+为放射出的正电子，ν_e 是中微子，子核与母核是相邻的同量异位素。例如，临床 PET 成像最常用的 ^{18}F，通过 β^+衰变，变成稳定的 ^{18}O。

与 β^-衰变类似，β^+衰变产生的正电子能谱同样为连续谱。不同的是，母核衰变产生的正电子在子核静电作用下获得一定的能量，因此正电子最小能量不为零，这一点与 β^-衰变产生的电子能谱有明显区别，如图 9-11 所示，其中纵坐标表示能量为 E 的粒子数。

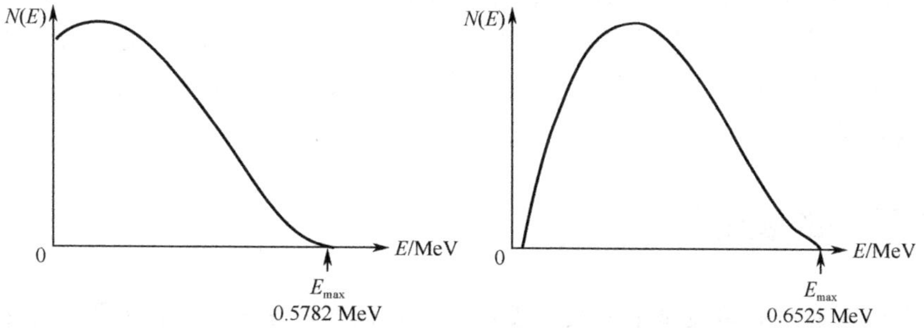

（a）^{64}Cu的β^-衰变产生的电子能谱　　（b）^{64}Cu的β^+衰变产生的电子能谱

图 9-11　^{64}Cu 的 β^-衰变和 β^+衰变产生的电子能谱

需要注意的是，自然界中很难发现正电子的存在。这是因为自然界中存在大量的负电子，放射性核素衰变产生的正电子很容易与其周围的负电子发生湮没反应而消失。根据爱因斯坦质能方程，正负电子湮没会产生一对能量大小相等、运动方向相反的 γ 光子，每个 γ 光子的能量为 0.511 MeV，正好与电子的静止质量相对应。

9.2.4　电子俘获

富质子原子核除了通过 β^+衰变降低质子数，还可以通过最内层 K 壳层的电子俘获，将一个质子变成中子，同时释放出中微子，从而形成稳定的核，如图 9-12 所示。

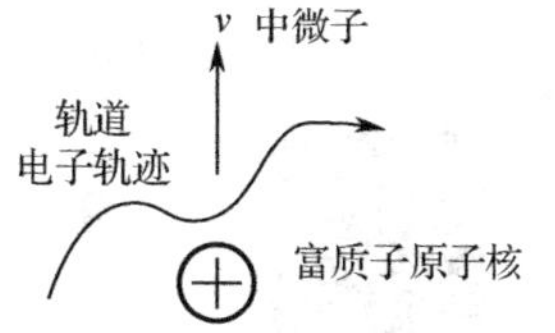

图 9-12　富质子原子核通过俘获内壳 K 层电子降低质子数

当 K 壳层电子被原子核俘获时，在 K 壳层形成了空穴，此时将由外层电子来填补内层上的空穴。由于电子从高能级向低能级跃迁，能量将以特征 X 射线的形式释放出来。这一能量也可能传递给更外层电子，使它成为自由电子发射出去，这个电子称为“俄歇电子”。轨道电子俘获的衰变反应式为

$$ {}_{-1}^{0}e + {}_{Z}^{A}X \rightarrow {}_{Z-1}^{A}Y + Q \tag{9.7}$$

式中，${}_{-1}^{0}e$ 为被俘获的轨道电子，${}_{Z}^{A}X$ 代表母核、${}_{Z-1}^{A}Y$ 代表子核。同样，子核与母核是相邻的同量异位素。

例如，^{55}Fe 衰变为 ^{55}Mn 的过程就是电子俘获，反应式为

$$ {}_{26}^{55}Fe + {}_{-1}^{0}e \rightarrow {}_{25}^{55}Mn + Q \tag{9.8}$$

9.2.5 γ 衰变

处于激发态的原子核是不稳定的，可以通过放射出 γ 射线而跃迁到基态或较低能态，这一过程称为 γ 衰变。严格意义上讲，γ 辐射不能算作衰变，因为这一过程只是原子核从激发态退激到基态，并不涉及原子核的改变，此处考虑到表述方便和上下文的一致性，仍用 γ 衰变来表示。如果用 ${}^{Am}_{Z}\mathrm{X}$ 表示核素 ${}^{A}_{Z}\mathrm{X}$ 的激发态，则 γ 衰变可表示为

$$ {}^{Am}_{Z}\mathrm{X} \rightarrow {}^{A}_{Z}\mathrm{X} + \gamma + \mathrm{Q} \tag{9.9} $$

γ 射线的穿透力很强，在核医学成像技术等应用领域占有重要地位。

有时处于激发态的核可以不辐射 γ 射线回到基态或较低能态，而是将能量直接传递给一个核外电子（主要是 K 层电子），使该电子电离出去，这种现象称为内转换，所释放的电子称为内转换电子。

9.3 原子核的衰变规律

放射性核素通过 α 衰变或 β 衰变后变成另一种核素，原有原子核的数目随之减少。各原子核的衰变独立不相关，单个原子核什么时候发生衰变、不同原子核发生衰变的先后次序完全是偶然事件，但对于大量的原子核的衰变，则表现出一定的统计学规律。

实验研究表明，对于大量的原子核衰变过程，原子核数目呈指数衰减分布。如果在时间 t 至 $t+\mathrm{d}t$ 内，有 $\mathrm{d}N$ 个原子核发生衰变，则 $\mathrm{d}N$ 与处于 t 时刻尚未衰变的原子数目 N 及时间间隔 $\mathrm{d}t$ 成正比，即

$$ \mathrm{d}N = -\lambda N \mathrm{d}t \tag{9.10} $$

式中，λ 为衰变常数，取负号的原因在于放射性核的数量 N 不断减少。对式（9.10）进行积分，并根据初始条件 $t=0$ 时，$N=N_0$，可以得到

$$ N = N_0 \mathrm{e}^{-\lambda t} \tag{9.11} $$

式（9.11）表明放射性核素是按照指数规律减少的。

衰变常数
与半衰期

9.3.1 衰变常数与半衰期

对式（9.10）进行变换，可知衰变常数 λ 的数学表达式为

$$ \lambda = \frac{-\mathrm{d}N/N}{\mathrm{d}t} \tag{9.12} $$

根据式（9.12）可知，衰变常数 λ 是单位时间内放射性核素衰变的数量与当时存在的数量之比，也就是放射性核素在单位时间内的衰变概率，表示放射性核素衰变快慢，其单位为 s^{-1}。

如果一种放射性核素同时发生多种类型的核衰变，且它们的衰变常数分别为 λ_1、λ_2、λ_3 等，则总的衰变常数 λ 等于各衰变常数之和，即

$$ \lambda = \lambda_1 + \lambda_2 + \lambda_3 + \cdots \tag{9.13} $$

人们还常用半衰期来衡量放射性核素衰变的快慢。所谓半衰期是指放射性核素数目衰变到原来的一半所需要的时间。当 $N=N_0/2$ 时，利用式（9.11）可知半衰期与衰变常数存

在如下关系：

$$T_{1/2}=\frac{\ln 2}{\lambda}=\frac{0.6931}{\lambda} \tag{9.14}$$

式中，$T_{1/2}$ 就是放射性核素的半衰期，λ 为衰变常数。

例 9.1　假如一种核素在一个小时内衰变了 40%，这种核素的半衰期是多少？

分析与解答： 衰变常数为 λ，半衰期为 $T_{1/2}$，则有

$$\lambda = 0.4/\text{h} = 0.693/T_{1/2}$$

因此

$$T_{1/2} = 0.693/0.4 = 1.73\text{h}$$

在核医学中，放射性核素被引入人体，人体中放射性核素的数目除了核素按照自身的衰变规律减少，还因人体的排泄、分泌等代谢活动而减少。假定由于人体代谢活动使得放射性核素的数量也按照指数规律减少，这样它也对应一个衰变常数，称为生物衰变常数，用 λ_b 表示。因此，放射性核素在体内的减少量由核素本身的衰变常数 λ_p 和生物衰变常数 λ_b 共同决定，即

$$\mathrm{d}N=-(\lambda_p+\lambda_b)N\mathrm{d}t=-\lambda_e N\mathrm{d}t \tag{9.15}$$

式中，λ_e 为有效衰变常数。根据式（9.15）和式（9.16），可知

$$\frac{1}{T_{1/2}^{e}}=\frac{1}{T_{1/2}^{p}}+\frac{1}{T_{1/2}^{b}} \tag{9.16}$$

式中，$T_{1/2}^{e}$、$T_{1/2}^{p}$ 和 $T_{1/2}^{b}$ 分别为放射性核素的有效半衰期、物理半衰期和生物半衰期。

9.3.2　放射性活度

一般情况下人们对有多少原子核不感兴趣，而感兴趣的是单位时间内有多少原子核发生了衰变，也就是放射性活度，它决定了核衰变放出射线的强弱。

放射性活度

具体而言，放射性活度是指某种放射性核素单位时间内发生衰变的次数，也称放射性强度，用 A 表示，即

$$A=\frac{\mathrm{d}N}{\mathrm{d}t}=\lambda N=\lambda N_0 \mathrm{e}^{-\lambda t} \tag{9.17}$$

放射性活度也是随时间按指数规律变化的，过去常用的单位为居里（Ci）及其衍生单位毫居里（mCi）和微居里（μCi）。1 居里指 1 克镭每秒发生衰变的次数，早期测量值为 3.7×10^{10}。随着测量精度的提高，这一数值不断发生变化，如今已普遍采用国际单位制贝可［勒尔］（Bq）来描述放射性活度。1Bq 表示每秒发生一次衰变。

从式（9.17）可知，当核素一定时，放射性活度 A 正比于核素的数量 N，即体外测量得到的放射性强度正比于体内对应投影位置的放射性核素数量。组织或器官对核素标记的化合物的摄取能力越强，则核素聚集的数目越多，测量得到的放射性强度越强；反之越弱。这就是核医学成像技术的基本物理原理。

从式（9.17）还可以进一步推测，当 A 一定时，且满足体外探测所需的一定放射性强度时，引入人体内的放射性核素半衰期越短，则所需注入的放射性核素数量越少，且放射性核素存在于体内的时间越短，对人体的伤害也就越低。这就是为什么临床上使用半衰期短（短寿命）的核素的原因。

例 9.2 已知 ^{131}I 的半衰期为 8.06 天，本周二测量某容器中 ^{131}I 的放射性活度为 80 mCi，下下周四再对该容器中的 ^{131}I 的放射性活度进行测量，则测量到的放射性活度约为多少？

分析与解答：下下周四距离本周二 16 天，约为 ^{131}I 半衰期的 2 倍，此时活度应衰变为本周二时的四分之一，即 20 mCi。

9.4 医用放射性核素及其生产方法

核放射产生的射线能量较高，对人体有电离辐射损伤，因此必须在考虑患者安全的前提下选用合适的放射性核素。具体而言，选用的放射性核素应具有以下几个特点：①具有合适的衰变类型和辐射能量以易于体外探测，当核素为纯 γ 发射体并用于 γ 照相机探测时，发射的 γ 射线能量以 100～250 keV 为宜；②具有合适的半衰期，在测定完毕时能使体内仍存有大约给入量的 70%较为合适；③核放射的纯度高，以减少附加射线给患者带来的额外照射并减小对测量的干扰；④化学状态合适、放化纯度高和毒性低。表 9-1 给出了部分临床上使用的放射性核素及其主要用途。

表 9-1　部分临床上使用的放射性核素及其主要用途

放射性核素	化合物及剂型	主 要 用 途
氟 18	2-氟脱氧葡萄糖溶液	葡萄糖代谢成像
磷 32	磷酸钠注射液	真性红细胞增多症治疗
	胶体磷酸铬注射液	注入腹腔做辐射治疗
铬 51	铬酸钠注射液	红细胞寿命及血容量测定
钴 57	氰钴氨素胶丸	恶性贫血诊断
镓 67	柠檬酸镓注射液	肿瘤成像定位
铟 111	铟标记血小板注射液	栓塞检查、副脾诊断
碘 123	碘化钠溶液	甲状腺疾病的诊断
	碘化钠溶液	甲状腺病症的诊断与治疗
碘 131	邻碘马尿酸钠注射液	肾功能检查
	玫瑰红钠盐注射液	肝、胆成像
氙 133	氙气注射液	脑血流量测定
		肺成像（吸入）
金 198	胶体金注射液	肝扫描
铊 201	氯化铊注射液	心肌成像

临床上使用的放射性核素通常通过核反应堆、核素发生装置及回旋加速器生产。

利用多用途研究型核反应堆生产的主要放射性核素有 30 多种，其中医学上用得最多的是 ^{99}Mo、^{99m}Tc、^{131}I、^{125}I 等。核反应堆产生的核素多为富中子核素，以 β 和 γ 衰变为主。

核素发生装置生产核素的过程是，定期从较长半衰期的放射性母体核素中分离出衰变产生的较短半衰期的子体放射性核素，因此该装置又称为“母牛装置”；根据母子体系分离方法的不同，可分为色谱发生器、萃取发生器和升华发生器。^{99}Mo-^{99m}Tc 发生器应用得最为普遍，其“衰变–生长”关系如图 9-13 所示。^{99}Mo-^{99m}Tc 发生器属于色谱柱型发生器。母体 ^{99}Mo 经 β^-衰变后产生子体 ^{99m}Tc，^{99m}Tc 以同质异能跃迁或 γ 跃迁的方式衰变，发射出 140 keV 的 γ 射线。三氧化二铝（吸附柱）对母体核素 ^{99}Mo 有很强的亲和力，子体核素 ^{99m}Tc 则几乎不被吸附，故用生理盐水（淋洗液）仅洗出 ^{99m}Tc。

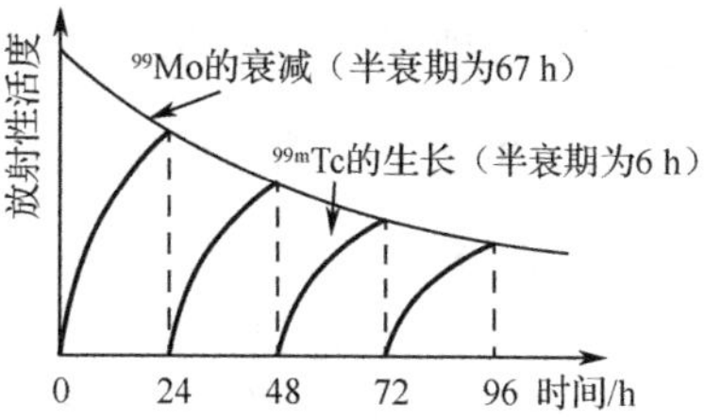

图 9-13　^{99}Mo-^{99m}Tc 发生器中的“衰变–生长”关系

^{99}Mo 和 ^{99m}Tc 的衰变反应可以由式（9.18）更清楚地表示出来，即

$$^{99}_{42}\mathrm{Mo} \xrightarrow{\lambda_1} {}^{99m}_{43}\mathrm{Tc} + \beta^- \xrightarrow{\lambda_2} {}^{99}_{43}\mathrm{Tc} + \gamma \tag{9.18}$$

利用式（9.12），可以推导出生成的 ^{99m}Tc 数量 N_2 与衰变的 ^{99}Mo 数量 N_1 之间的关系为

$$N_2 = \frac{\lambda_2 N_1}{\lambda_2 - \lambda_1}(\mathrm{e}^{-\lambda_1 t} - \mathrm{e}^{-\lambda_2 t}) \tag{9.19}$$

PET 成像所用的发射正电子核素主要通过回旋加速器制备。常用的 PET 显像剂大多使用 ^{11}C、^{13}N、^{15}O 和 ^{18}F 等正电子核素进行标记，这些核素的半衰期都较短，需要用小型回旋加速器实时生产，并在较短的时间内制备出合适的显像剂。

在使用回旋加速器生产 PET 成像所需的核素时，首先要选择适当的核反应，并根据所需的放射性来决定粒子束流的能量、强度和轰击时间。粒子束流能够达到的最高能量由回旋加速器的设计和建造时决定，粒子束流的强度和轰击靶的时间可以通过设定回旋加速器的工作参数来控制。在相同的时间，用同样能量的粒子轰击同一靶物质，粒子束流强度越高，正电子核素的产额越高；在相同的粒子束流强度下，用同样能量的粒子轰击同一靶物质，轰击时间一般要求在该核素的 1～2 个半衰期内进行，在该时间内延长轰击时间可以提高核素产额；当轰击时间进一步延长，由于核素的衰变抵消掉了部分核素增加的产额，核素产额不再增加，甚至增加速度赶不上衰变速度，核素产量反而降低。

用一定能量的粒子轰击原子核产生新的原子核的过程称为核反应。核反应是生产放射性核素的重要途径，但核反应需要借助外在作用使轰击粒子与靶核的距离足够小才能发生。核反应可以表示为如下形式：

$$\mathrm{A} + \mathrm{a} \rightarrow \mathrm{B} + \mathrm{b} \tag{9.20}$$

通常可以简写为 A（a, b）B 或（a, b）。式中，a 为入射粒子，称为轰击粒子，轰击粒子可以是 α 粒子（α）、质子（p）、中子（n）、光子（γ）、氘核（d）或重离子（HI）等。A 为轰击的对象，称为靶核，b 为反应后的出射粒子，B 为产物核。

在某些情况下，反应后的出射粒子可能有两个或两个以上。例如，^{14}N（α, p）^{17}O 表示用 α 粒子轰击 ^{14}N，生成 ^{17}O，并发射粒子 p（质子）；^{60}Ni（α, pn）^{62}Cu 表示用 α 粒子轰击 ^{60}Ni，生成 ^{62}Cu，并发射粒子 p 和 n。

下面对生成 PET 成像常用的正电子核素的核反应做简要介绍。

1. 生成 ^{18}F 的核反应

（1）^{18}O（p, n）^{18}F，轰击粒子为质子，靶核为 ^{18}O，出射粒子为中子，生成的核为 ^{18}F。

核反应使用的是质子回旋加速器，靶物质为 $^{18}O\text{-}H_2O$，这种方法产额较高，但靶材料 $^{18}O\text{-}H_2O$ 较贵。

（2）^{20}Ne（d, α）^{18}F，轰击粒子为氘核，靶核为 ^{20}Ne，出射粒子为 α 粒子，生成的核为 ^{18}F。这种方法靶材料便宜，但需要加速氘核。

2．生成 ^{15}O 的核反应

（1）^{14}N（d, n）^{15}O，轰击粒子氘核，靶核为 ^{14}N，出射粒子为中子，生成的核为 ^{15}O。这种方法的优点是靶材料 ^{14}N 便宜，但需要加速氘核。

（2）^{15}N（p, n）^{15}O，轰击粒子为质子，靶核为 ^{15}N，出射粒子为中子，生成的核为 ^{15}O。这种方法使用质子回旋加速器，靶材料 ^{15}N 较贵。

3．生成 ^{13}N 的核反应

^{16}O（p, α）^{13}N，轰击粒子为质子，靶核为 ^{16}O，出射粒子为 α 粒子，生成的核为 ^{13}N。这种方法的优点是靶材料便宜（普通的水），但需要高能质子，反应截面小。

4．生成 ^{11}C 的核反应

^{14}N（p, α）^{11}C，轰击粒子为质子，靶核为 ^{14}N，出射粒子为 α 粒子，生成的核为 ^{11}C。这种方法为生产 ^{11}C 常用的方法，靶材料便宜，并且使用质子回旋加速器。

表 9-2 给出了部分临床用放射性核素的半衰期、衰变方式及生成核反应。

表 9-2　部分临床用放射性核素的半衰期、衰变方式及生成核反应

放射性核素	半衰期（$T_{1/2}$）	衰变方式	生成核反应
^{11}C	20.38min	β^+	^{14}N (p, α) ^{11}C
^{13}N	9.96min	β^+	^{16}O (p, α) ^{13}N
^{15}O	122s	β^+	^{15}N (p, n) ^{15}O
^{18}F	109.8min	β^+	^{18}O (p, n) ^{18}F
^{67}Ga	78.3h	EC	^{66}Zn (d, n) ^{67}Ga
			^{67}Zn (p, n) ^{67}Ga
			^{68}Zn (p, 2n) ^{67}Ga
^{111}In	2.83d	EC	^{111}Cd (p, n) ^{111}In
^{123}I	13.0h	EC	^{124}Te (p, 2n) ^{123}I
			^{127}I (p, 5n) $^{123}Xe \to {}^{123}I$
			^{124}Xe (p, pn) $^{123}Xe \to {}^{123}I$
^{201}Tl	74h	EC	Hg (d, xn) $^{201}Pb \to {}^{201}Tl$
			^{203}Tl (p, 3n) $^{201}Pb \to {}^{201}Tl$
^{125}I	60.1d	EC	^{124}Xe (n, γ) ^{125}I
^{131}I	8.04d	β^-	裂变产物、^{130}Te
^{198}Au	2.30d	β^-	^{197}Au (n, γ) ^{198}Au

习题

9-1　原子核发生衰变主要取决于什么？（　　）（单选）

A．大气压力　　B．环境温度

C．核内质子与中子比率及核能态　　D．环境 pH 值

9-2　不稳定的核素通过发射粒子或光子、释放能量变成另一种核素的过程称为（　　）。（单选）

A．裂变　　B．散射　　C．衰变　　D．聚变

9-3　原子核俘获本原子的一个核外轨道电子，与核内的一个质子结合，形成一个中子的过程称为（　　）。（单选）

A．β^-衰变　　B．电子俘获　　C．γ 衰变　　D．β^+衰变

9-4　单位时间内衰变的核的数目占当时放射性核的数目的比例称为（　　）。（单选）

A．放射性活度　B．衰变常数　　C．半衰期　　D．比活度

9-5　SPECT 中常用的放射性钼锝发生器所达到的平衡是（　　）。（单选）

A．暂态平衡　　B．长期平衡　　C．永久平衡　　D．动态平衡

9-6　PET 中常用的 Ge-Ga 放射源所达到的平衡是（　　）。（单选）

A．暂态平衡　　B．长期平衡　　C．永久平衡　　D．动态平衡

9-7　^{210}Po（半衰期为 138 天）从 4Ci 衰变到 1Ci 需要多长时间？

9-8　一个放射性核素样品，第一次测量时探测器测到的计数率为 9500 cpm，3 h 后在完全相同的条件下测得的计数率为 2500 cpm，计算该核素的半衰期。

9-9　一安瓿内 ^{18}F-FDG 在早上 8:00 时的活度为 25 mCi，在下午 2:30 时的活度为多少？（已知 ^{18}F 的半衰期为 110 min。）

9-10　用户需要活度为 20 mCi 的 ^{18}F-FDG，生产场地与客户的距离为 3h 车程，需要配送多大活度的 ^{18}F-FDG 才能满足客户要求？（已知 ^{18}F 的半衰期为 110 min。）

9-11　假设 ^{18}F-FDG 在人体内的生理半衰期为 10 h，物理半衰期为 110 min，请计算其在人体内的有效半衰期。

9-12　在一容器中有 23 ml 的 ^{99m}Tc 溶液，上午 9:00 时的活度为 140 mCi，在下午 3:00 时需要抽取活度为 5 mCi 的 ^{99m}Tc 溶液，需要抽取的体积为多少？

9-13　一份 ^{24}Na（半衰期为 15 h）样品重 48 g，经过多长时间该样品中 ^{24}Na 的重量降低到 9 g？

9-14　^{226}Ra 的半衰期近似为 1600 a（年），那么 1 g ^{226}Ra 的放射性活度是多少？（阿伏伽德罗常数近似为 6.022×10^{23}。）

9-15　已知 ^{201}Tl 的半衰期为 3.04 d（天），请计算 10 mCi 的 ^{201}Tl 原子数目和重量。

9-16　原子核的衰变包含哪几种类型？

9-17　请列举出 2～3 种可发生 α 衰变的核素。

9-18　为什么正电子湮没反应产生的两个 γ 光子的能量为 511 keV？

9-19　γ 射线与 X 射线的主要区别是什么？

9-20　什么情况下会发生 β^+衰变？什么情况下会发生 β^-衰变？

第 10 章　核医学成像

核素示踪技术是以放射性核素或由放射性核素标记的化合物作为示踪剂，通过探测放射性核素在体内衰变发出的射线来获取放射性药物在体内分布信息的技术。通过核素示踪技术可以研究被标记化合物在生物体内的分布和变化规律。核医学成像技术是以核素示踪技术为基础，以获取成像对象体内放射性药物分布及代谢特征为目标的临床诊断成像技术，是核技术与现代医学影像方法相结合的产物。核医学成像技术主要包括 γ 相机成像技术、单光子发射计算机断层成像（SPECT）技术、正电子发射断层成像（PET）技术等。随着多模态成像技术的发展，可同时获取功能和解剖结构信息的 PET/CT、SPECT/CT 等已经广泛应用于临床，并有逐步取代单一的功能成像技术和设备的趋势。核医学成像技术的发展历史概述如下：

- 1896 年贝可勒尔（Becquerel）从铀中发现“神秘射线”；
- 1897 年玛丽·居里（Marie Curie）将这种神秘射线称为“radioactivity”（放射性）；
- 1962 年发明了发射断层成像技术，这种技术就是后来的 SPECT 和 PET；
- 1983 年第一次成功地利用 PET 技术对神经受体（neuroreceptor）进行成像；
- 1996 年可以“合法”地开展脑部 PET 检查。

下面分别对 γ 相机、SPECT（SPECT/CT）和 PET（PET/CT）的基本原理及主要临床应用领域进行简要介绍。

10.1　γ 相机

10.1.1　概述

γ 相机（γ camera）是一种单光子成像技术，用于获取单光子放射性核素在人体全身或部分器官组织中的分布情况，形成静态、动态的平面图像，是最早开发并被广泛应用于临床的核医学成像技术，在早期的临床诊断和新药研究中发挥了重要作用，目前仍广泛应用于骨扫描成像、肾动态成像和甲状腺功能成像等领域。但受成像原理所限，γ 相机成像模式中前后组织重叠，图像对比度低，深部病灶易被掩盖。

10.1.2　发展历史

早在 20 世纪 40 年代，科学家就采用单个晶体耦合单个光电倍增管的探测器在围绕人脑的不同位置上产生空间分辨率非常低的脑图像。1958 年，安格（Hal O. Anger）采用单个 NaI（Tl）晶体耦合 7 个光电倍增管开发出“Anger camera”（见图 10-1），也就是现在常说的 γ 相机。γ 相机是核医学最基本的成像设备。

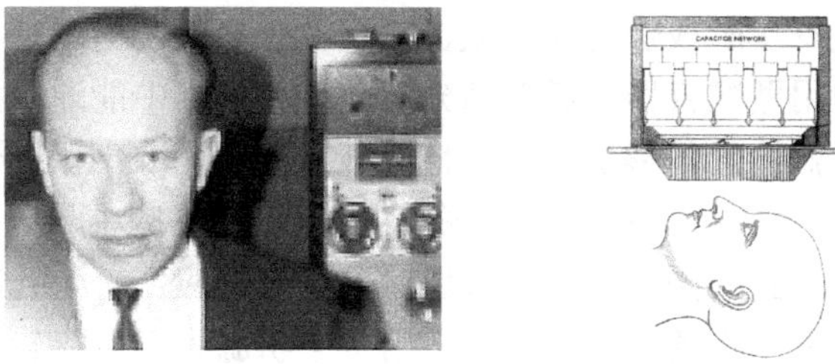

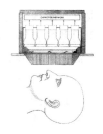

图 10-1　Anger 与“Anger camera”

1976 年我国自行研制成功可供临床使用的 γ 相机。常规的 γ 相机体积较大，只适于在医院的固定位置使用，观察范围为 25～40 cm。后来基于半导体探测器技术的高空间分辨率和高能量分辨率的 γ 相机虽然试制成功，但由于造价昂贵，未能得到普及。尽管能够提供三维功能影像信息的单光子发射计算机断层成像（SPECT、SPECT/CT）和正电子发射断层成像（PET、PET/CT）技术已经逐渐普及，但 γ 相机仍然在一些诊断领域发挥重要作用，特别是在 PET/CT 和 SPECT/CT 配置受限制的基层医院。

10.1.3　γ 相机结构与工作原理

γ 相机通常由机架、准直器、探测器、数据采集与处理工作站、患者支撑装置等组成。其中，准直器用来限定由患者体内发出并入射到探测器表面的 γ 射线的方向；探测器用来将 γ 射线转换成电信号，并用于进一步的处理和分析。探测器又可以进一步分解为闪烁晶体、光导、光电转换器件和前端电子学等部分（最新发展起来的基于半导体探测器技术的 γ 相机与此不同）。准直器和探测器等构成可单独运动的部分，称为探头，是 γ 相机的核心，如图 10-2 所示。

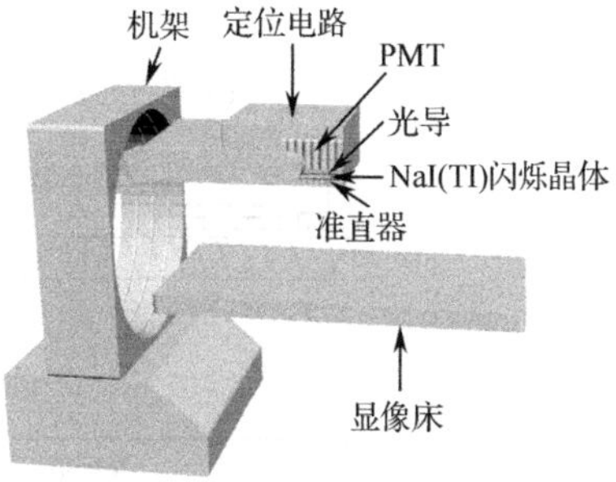

图 10-2　γ 相机结构示意图

γ 相机的基本工作原理是：患者体内的示踪剂发射出的 γ 射线通过准直孔入射到闪烁晶体产生闪烁光，闪烁光经过光导被光电转换器件接收。闪烁光的产额与入射 γ 射线的能量成正比，不同能量的 γ 射线产生的闪烁光子数目不同，因此形成的电脉冲信号幅度存在差异。定位电路根据各光电转换器件输出的电脉冲信号幅度定位出闪烁中心所在的位置，能量电路则对各光电转换器件的输出信号进行累加，并由脉冲幅度甄别器进行分析和处理，以确定 γ 射线的能量，并根据能量范围对光子进行选择与剔除。对于一定能量范围内的 γ 射线，探测器每探测到一个光子，数据采集和处理计算机就根据该光子的位置坐标和能量甄别信息将相应的图像索引位置的计数加 1。通过一段时间的采集获得大量的 γ 射线后，图像矩阵中的计数就可以在一定程度上反映出放射性药物在体内的分布情况（沿着准直孔方向的放射性药物累积情况）。

准直器是 γ 相机设备中的一个重要部件。准直器主要由铅、钨等重金属合金制作而成，目的是只允许能通过准直孔的射线入射到闪烁晶体上。准直器的性能在很大程度上决定了整个探头的性能。准直器开孔数、准直孔的长径比（孔长与孔径之比）及孔间隔的厚度决定了准直器的空间分辨率、灵敏度和适用的能量范围。

临床应用中需要根据实际成像对象、成像模式及核素的能量选择不同的准直器。准直器的主要类型有低能通用型准直器、低能高分辨型准直器、中能通用型准直器、高能通用型准直器等。根据准直器的几何形状，又可将其分为平行孔准直器、聚焦孔准直器、扩散孔准直器和针孔准直器，如图 10-3 所示。平行孔准直器是临床中最为常用的准直器，由于其准直孔为平行结构，得到的图像大小与成像对象完全对应；聚焦孔准直器的焦点位于准直器前方，成像过程具有一定的放大作用，适用于甲状腺、心脏等较小的脏器，在空间分辨率和噪声之间可以取得较好的平衡；扩散孔准直器获得的图像小于成像对象，可用于探测器面积较小、成像对象较大的场景，图像分辨率和信噪比兼顾性差，临床应用较少；针孔准直器在放大较大时可以取得较高的空间分辨率，但探测效率大幅度降低，常用于小动物成像研究。采用多针孔结构可以弥补针孔准直器探测效率低的缺陷，在一定程度上平衡了空间分辨率和探测效率。

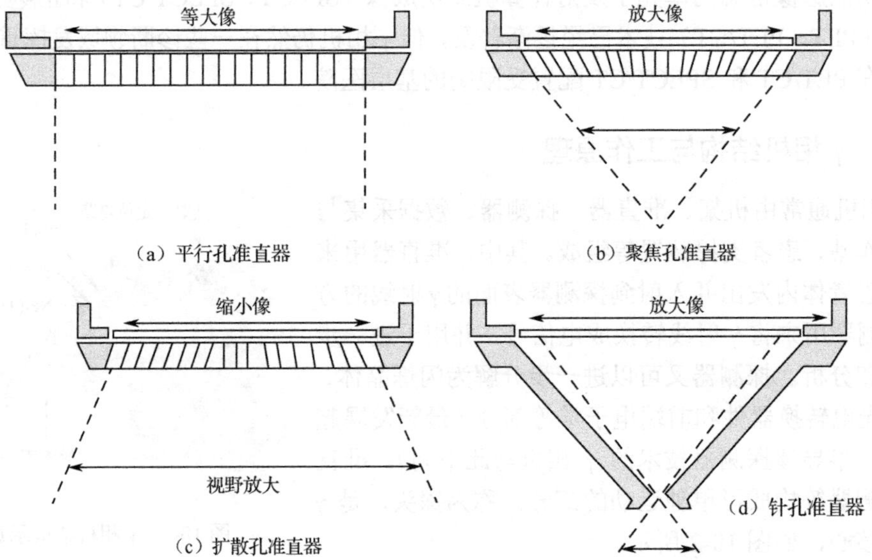

图 10-3　准直器几何形状分类

γ 射线的探测过程

如前所述，探测器又可以进一步分解为闪烁晶体、光导、光电转换器件和前端电子学等部分。其中，闪烁晶体将 γ 射线转换成闪烁光，并通过光导将闪烁光传输至光电转换器件（一般为光电倍增管，PMT）。γ 射线转换成闪烁光的过程如下：首先，γ 射线在闪烁晶体内通过光电效应、康普顿散射等将能量传递给电子，使其成为自由电子；然后，自由电子在晶体内运动过程中使其产生电离或激发，在退激发过程中形成闪烁光。产生的闪烁光直接或在晶体内经过多次反射最终传输至 PMT。为了增加 PMT 表面接收到的闪烁光子数目，闪烁晶体四周往往会增加高反射率材料，而且大多数情况下光导与闪烁晶体及光电倍增管之间涂有硅油作为光耦合介质，以减少光通过两者界面时的损失。闪烁光入射到 PMT 光阴极后，通过电子倍增获得一定幅度的电信号，其工作原理如图 10-4 所示：闪烁光入射到光阴极后，通过光电效应产生自由电子，自由电子在光阴极和聚焦电场的作用下加速并撞击倍增电极，产生二次电子而将电信号放大，每个倍增电极的放大倍数为 6～10 倍，在一个 PMT 中可能会有 10 个左右的倍增电极，从而将开始时极其微弱的电信号放大到可测量的量级。

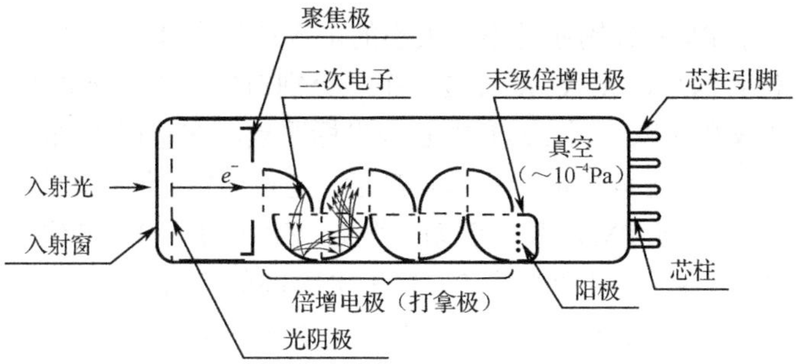

图 10-4　光电倍增管工作原理示意图

γ 射线与闪烁晶体作用后产生的闪烁光被 PMT 转换成电信号，再经过放大、滤波后，通过模数转换将模拟信号转换成数字信号，然后用于 Anger 定位和射线能量的计算。Anger 定位原理如图 10-5 所示，对应的计算方法与质心计算方法类似，即

$$X_{\mathrm{c}}=\frac{\sum X_i \cdot S_i}{\sum S_i} \tag{10.1}$$

Anger 定位原理

式中，X_{c} 为需要计算的事件发生位置坐标，S_i 为第 i 个 PMT 信号强度，X_i 为第 i 个 PMT 位置坐标，通常情况下 X_i 通过电阻或电容大小反映。

如图 10-5 所示，γ 射线与闪烁晶体作用后产生的闪烁光被闪烁晶体后端的 7 个 PMT 探测到，每个 PMT 输出的信号强度与该 PMT 至发光点的距离成反比。图中 3 号 PMT 距离发光点最近，输出信号强度最大；7 号 PMT 距离发光点最远，输出信号强度最小。按照质心计算方法，各 PMT 信号的“质心”位于 3 号 PMT 左侧位置，其定位精度要明显高于 PMT 的宽度。

实际应用中，Anger 定位的位置信息往往通过电容或电阻的组合来反映。以 γ 相机中最常用的六角密排结构为例来说明。为了便于理解，在不失其物理核心思想的情况下，对 Anger 定位模型进行高度近似和简化，其中六角密排结构如图 10-6 所示，由 7 个 PMT 按六角结构组合在一起。

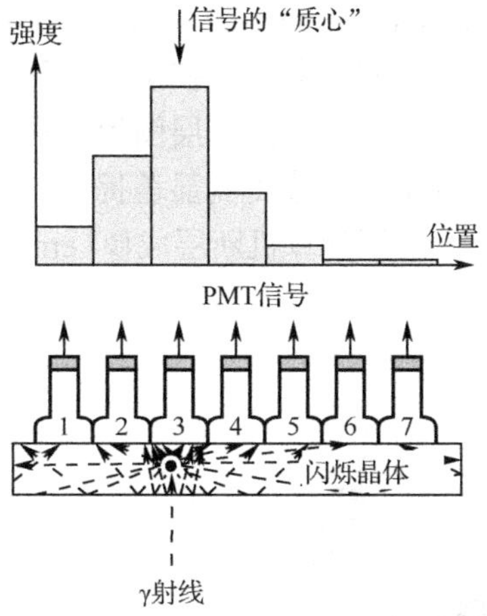

图 10-5　闪烁晶体定位原理示意图

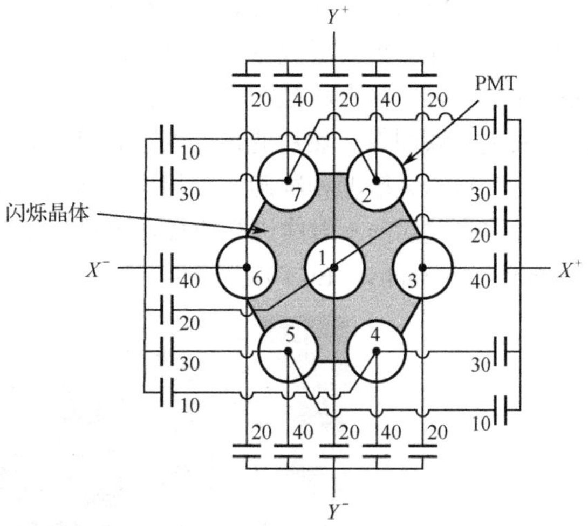

图 10-6　7 个 PMT 组成六角密排结构对 γ 光子与闪烁晶体的作用点定位

图 10-6 中，7 个 PMT 分别通过不同大小的电容连接到 4 路输出信号，电容的大小组合反映了 PMT 的位置信息，X^-、X^+、Y^-和Y^+分别对应水平和竖直的正、负两个方向上 PMT 信号的位置加权和（以 1 号 PMT 中心为坐标原点，在本例中同时也是闪烁晶体的中心）。其中，PMT 沿着 X^- 方向距离坐标原点越远，连接 X^- 方向引脚的电容越大，连接 X^+ 方向引脚的电容越小，其他 PMT 情况可以此类推。例如，1 号 PMT 位于正中心，4 路信号分别连接大小相等的电容，2 号和 7 号 PMT 在 Y 方向的位置相同，沿着Y^+方向距离坐标原点也最远，因此连接到 Y 方向的电容大小相同（Y^+ 方向为 40，Y^- 方向为 0）。这两个 PMT 在 X 方向的位置对称，因此 X^- 和 X^+ 两个方向连接的电容大小分别为(10, 30)和(30, 10)，其他 PMT 连接的电容大小与此类似。此时，当 γ 射线与闪烁晶体作用位置如图 10-6 所示时，7 号 PMT 输出信号强度最大，其他各 PMT 信号强度大小与其距离作用点的远近成反比例关系。获取各路信号后，即可通过与式（10.1）类似的计算方法获得作用点的位置。在本例中，相应的计算公式为

$$
\begin{aligned}
x &= \frac{X^+ - X^-}{X^- + X^+ + Y^- + Y^+} \\
y &= \frac{Y^+ - Y^-}{X^- + X^+ + Y^- + Y^+}
\end{aligned}
\qquad (10.2)
$$

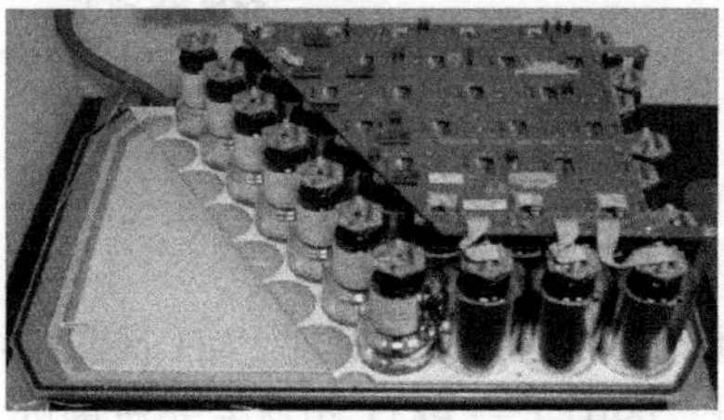

图 10-7　γ 相机内部结构图

图 10-7 所示为 γ 相机内部结构的实物照片，从图中可以看到 γ 相机内部的闪烁晶体、光导、光电倍增管、光电倍增管的磁屏蔽及前端电子学器件等。

10.2　SPECT 成像

10.2.1　SPECT 成像基本概念

得益于 20 世纪 70 年代 CT 技术的迅速发展，1976 年 Keyes 发明了第一台基于 γ 相机的单光子发射计算机断层成像（single photon emission computed tomography，SPECT）系统（见图 10-8）。它实际上就是一个探测器围绕患者进行 360°旋转的 γ 相机，在旋转时每隔一定角度采集一帧图像，然后通过图像重建获得示踪剂在患者体内分布的断层图像，从而极大地提高诊断的灵敏度和准确性。相比 γ 相机，SPECT 图像的对比度得到显著提升。由于是对患者体内发射的 γ 射线进行成像，因此 SPECT 也称为发射型计算机断层成像（emission computed tomography，ECT）。

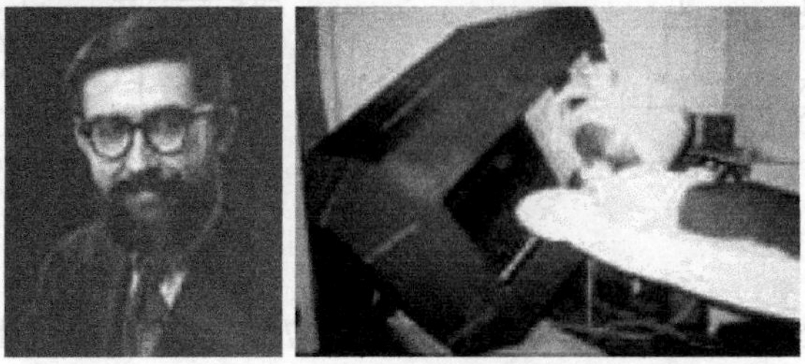

图 10-8　Keyes 及其发明的第一台 SPECT 系统

10.2.2　SPECT 成像原理

SPECT 是在 γ 相机的基础上发展起来的核医学成像设备。它的基本工作原理如图 10-9 所示。

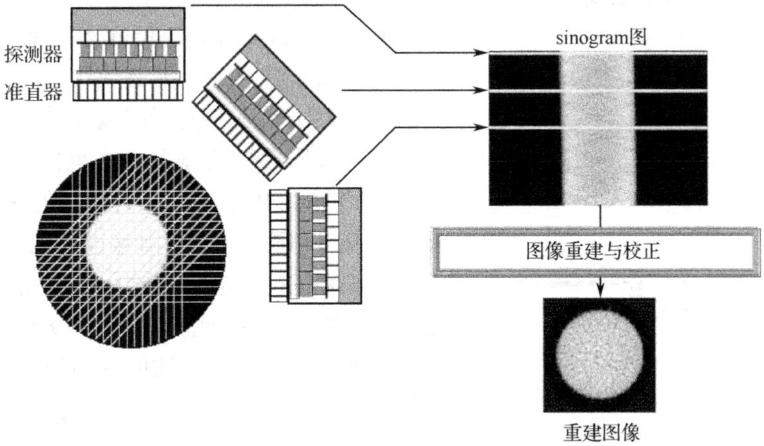

图 10-9　SPECT 基本工作原理示意图

在每一个单独的角度下，SPECT 探测过程与 γ 相机完全一致，每一个角度探测的数据称为该角度下的投影。如前所述，该投影反映了沿准直孔方向的放射性药物累积情况。通过多个角度的探测可以获得一系列投影，按照射束与旋转中心偏移的距离和旋转角度构建二维数组，将同一横断面内各个角度的投影提取出来，即可构成与该横断面对应的 sinogram 数据。SPECT 数据采集与 sinogram 数据组织原理示意图如图 10-10 所示。

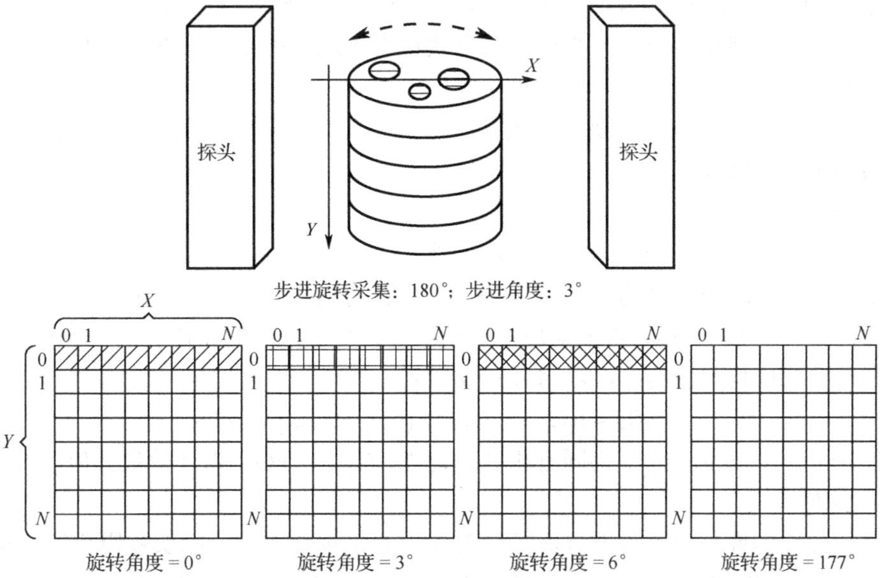

图 10-10　SPECT 数据采集与 sinogram 数据组织原理示意图

实际应用中为了提高探测效率、加快扫描速度，往往采用多个探头（如图 10-11 所示双探头 SPECT 系统）进行投影数据采集。在获取了多个角度的投影数据之后即可通过图像重建计算出该断层的图像。图像重建将采集到的间接、抽象的数据转换成直观、具体的图像，是 SPECT 和 PET（见 10.3 节）系统整个影像链中衔接设备和医生的重要环节。广义上讲，图像重建包含了数据采集完成之后到最终产生反映示踪剂分布的图像中的各个步骤。

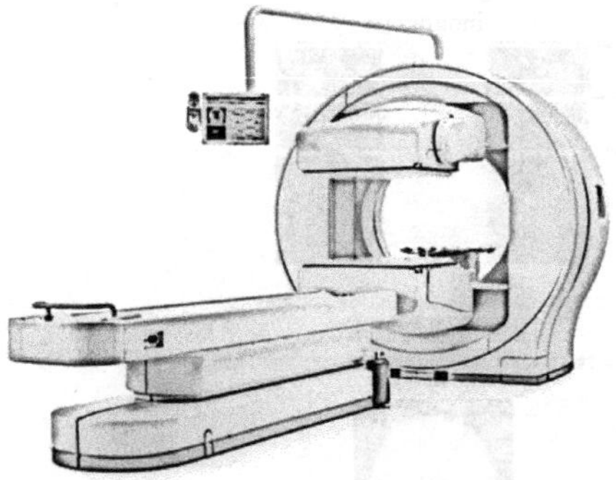
图 10-11　双探头 SPECT 系统示意图

20 世纪 60 年代早期，以 Kuhl 和 Edwards 为代表的研究人员尝试建立一种能够应用于 SPECT 的重建方法，虽然不是真正的断层重建技术，但他们首次引入了反投影叠加的概念。20 世纪 70 年代，David Chesler 等人提出了现在广为流行的 FBP 算法，但最早应用于工程技术上的重建方法却是迭代法。Cormack 和 Hounsfield 将迭代法应用于他们发明的第一台 CT 上，并由此获得了 1979 年的诺贝尔医学奖。至此，图像重建方法的发展使核医学成像技术真正进入断层图像时代。

主要性能指标

10.2.3　主要性能指标

从物理本质上讲，SPECT 其实是由 γ 相机旋转而成的，因此 SPECT 系统的主要性能是以 γ 相机的性能为基础，再加上 SEPCT 的断层成像性能构成的。其中，γ 相机的性能又进一步分为固有性能和系统性能。固有性能为不带准直器时 γ 相机探头的性能；系统性能为装上准直器后 γ 相机的性能，受到准直器性能的影响。根据成像视野范围的不同，同一性能又有中心视野（central field of view，CFOV）和有效视野（useful field of view，UFOV）之分，其中有效视野为探头用于 γ 射线成像的范围，该范围的尺寸由制造商给出；中心视野为有效视野每边向中心方向收缩 12.5%的区域，如图 10-12 所示。

影响 γ 相机成像性能的主要指标包括：均匀性、空间分辨率、空间线性、固有最大计数率和系统平面灵敏度等。

1）均匀性

均匀性又可以进一步分为固有积分均匀性和固有微分均匀性。其中，固有积分均匀性是指不带准直器时均匀入射的 γ 射线在整个探头视野内给定的大面积上计数的最大变化，用均匀照射条件下整个 FOV 内像素最大值和像素最小值之间的差值表示，反映了系统对均匀射线照射的响应均匀性情况，可用公式表示为

$$IU = [(C_{max} - C_{min}) / (C_{max}+C_{min})] \times 100\% \tag{10.3}$$

式中，IU（intrinsic uniformity）为固有积分均匀性，C_{max} 为 FOV 内计数最大值，C_{min} 为 FOV 内计数最小值。

固有微分均匀性是指不带准直器时均匀入射的 γ 射线在整个探头视野内微小区间内计数的最大变化。固有微分均匀性需要逐像素遍历整个 UFOV，计算全部指定大小邻域内像素值差异的最大值，最终报道结果为所有邻域中差值最大的一组，如图 10-13 所示。固有积分和微分均匀性都需要同时对 UFOV 和 CFOV 进行测量。

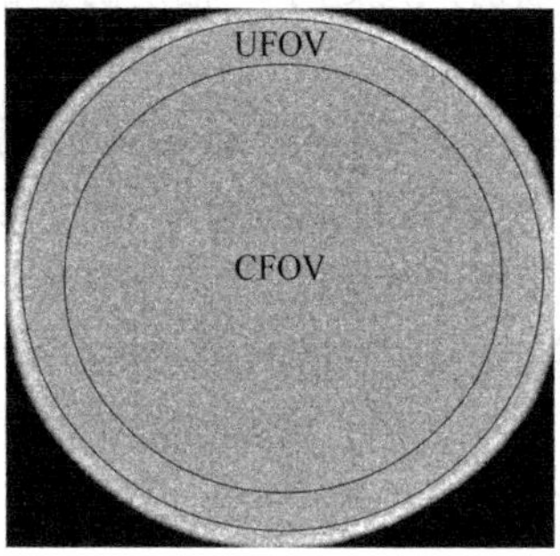

图 10-12　γ 相机的有效视野和中心视野

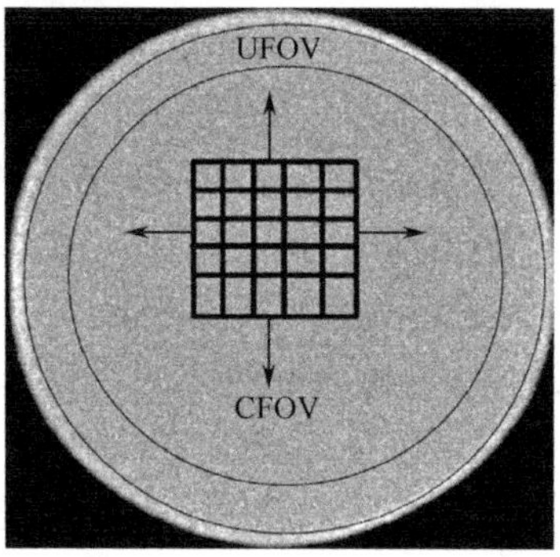

图 10-13　固有微分均匀性反映了均匀照射下小区间内计数变化

2）空间分辨率

空间分辨率反映了成像设备精确分开空间上两个放射性点源的能力，用点源或线源扩展函数的半高宽（full width at half maximum，FWHM）表示。半高宽是指点扩展函数或线扩展函数峰值两侧一半峰值大小间的距离。一般情况下，采样点对应的强度不会恰巧为峰值大小的一半，往往通过对一半峰值大小处的前后相邻两个采样点线性插值获得。该值的量纲为 mm。

对于 SPECT，空间分辨率包括固有空间分辨率、系统空间分辨率和断层空间分辨率。其中，固有空间分辨率是指 γ 相机模式下不带准直器时测得的空间分辨率；系统空间分辨率为安装准直器后 γ 相机的空间分辨率；断层空间分辨率为 SPECT 工作模式下系统断层成像的空间分辨率。

3）空间线性

空间线性反映了 γ 成像模式下所成图像的位置畸变程度。空间线性分为绝对线性和微分线性。绝对线性由 X、Y 方向上线扩展函数峰值与线源实际位置偏离的距离表示，微分线性用这两个方向上线扩展函数峰值偏离距离的标准差表示。由于难以获得活度和线度合适的线源，此处线源成像实际为铅栅模体图像上狭缝的位置，可用同一条狭缝上若干线扩展函数峰位的拟合曲线位置代替。绝对线性和微分线性的值越小，线性程度越好，图像空间畸变也越小。

4）固有最大计数率

固有最大计数率指 γ 相机在无准直器的情况下能够测量到的最大计数率，通过计数率特性曲线来描述 γ 相机测量到的计数率随视野内放射性活度的变化规律。当视野中放射性活度较低时，γ 相机测量到的计数随着活度的增加而线性增加，当活度增加到一定程度后，由于死时间效应的存在，实际测量到的计数率随着放射性活度的增加而减小。

5）系统平面灵敏度

系统平面灵敏度反映了在安装准直器的条件下 γ 相机对视野内放射源的探测效率，通过测定平行于探头放置的特定面源的单位活度、单位时间内的计数来表示。系统平面灵敏度与准直器类型、能窗的窗宽及面源种类等参数有关。在临床应用中，注射到患者体内的放射性药物剂量不可能太大，计数率有限是核医学成像技术面临的最大困难，因而系统平面灵敏度是核医学成像设备的关键指标之一。在满足一定的信噪比要求时，灵敏度越高，在同样的药物剂量下采集时间就越短，成像速度越快，能有效提高患者流通率；也就是说，同样的采集时长，需要的药物剂量越小，患者和医生所受的辐射风险越小，辐射防护的成本也相应降低。

除了 γ 相机的基本性能，SPECT 断层图像均匀性和断层空间分辨率也是 SPECT 系统的重要指标。断层图像均匀性是指均匀模体所成的断层图像中放射性分布的均匀性，反映了 SPECT 图像能否真实重现核素在体内三维分布特征的能力。断层图像均匀性与 γ 相机均匀性、重建算法及每个投影测量到的计数等因素相关。断层空间分辨率指的是 SPECT 断层图像的空间分辨率，包括 X、Y、Z 或径向、切向和轴向三个方向，用点源或线源的扩展函数在不同断层中的半高宽来表示。半高宽越小，系统的断层空间分辨率越高。

10.2.4 主要临床应用

1）内分泌系统成像

甲状腺、甲状旁腺、肾上腺等是人体内重要的内分泌腺体，参与调节机体多种重要的生理功能和活动，维持体内环境稳定。甲状腺碘摄取率测定在甲状腺功能亢进（简称甲亢）、甲状腺炎症的鉴别诊断和抗甲状腺药物治疗评价方面有较高的临床应用价值。通过 ^{131}I、^{123}I 的 SPECT 成像评价甲状腺的位置、大小、形态及放射性分布状态，可用于异位甲状腺诊断、甲状腺结节功能评估、甲状腺癌转移灶定位、甲状旁腺功能诊断、肾上腺髓质成像等。

2）神经系统成像

采用脑血流灌注示踪剂成像可以反映脑局部血流情况，有助于脑神经疾病、精神疾病和脑功能的诊断及研究。主要临床应用场景包括：缺血性脑血管病的诊断和评估、癫痫灶的定位诊断、痴呆的诊断、脑外伤辅助诊断和预后评估、脑认知功能研究等。临床常用的脑血流灌注显像剂为 ^{99m}Tc-双半胱乙酯（ECD）。

3）循环系统成像

核医学在心血管系统中的应用也称为核心脏病学（nuclear cardiology），是临床核医学不可或缺的重要组成部分，在心血管疾病的精准鉴别诊断、指导治疗方案的制定和评估预后方面发挥着重要作用。

静脉注射 ^{99m}Tc-MIBI 对比剂后，随血流进入冠状动脉，被正常心肌细胞选择性地摄取，摄取的量与心肌局部血流量成正比。因此可以通过 SPECT 进行心肌血流灌注成像来判断心肌血液供应是否正常，进一步可与心肌 PET 代谢成像相结合，判断心肌细胞存活情况，从而达到对冠心病鉴别诊断、危险分层、疗效评价及预后评估的目的。

采用 ^{99m}Tc-RBC 进行门控心脏血池成像可以观察心脏及大血管的形态、大小、功能，以及在负荷试验下左、右心室心功能的变化；还可以评价冠心病患者心功能状态、累及的范围及程度，可在药物或手术治疗的疗效评估与预后判断等领域发挥重要作用。

4）骨髓系统成像

放射性核素骨成像是核医学成像应用频率最高的领域之一，在恶性肿瘤骨转移的诊断、疗效评价和随访等方面有重要价值。此外，对于原发性骨肿瘤、骨良性病变（如代谢性骨病和骨创伤等）的诊断也有独特价值。

主要临床应用场景包括原发性骨肿瘤及骨肿瘤肺转移的早期诊断，不明原因骨痛、淋巴瘤、乳腺癌、肺癌等肿瘤的术前分期和手术方案指导，骨骼炎性病变的诊断和随访等。

5）呼吸系统成像

核医学成像在了解肺的解剖结构，评价气道、肺泡和胸廓间的机制方面取得了较大的进展，常用的呼吸系统核医学成像方法包括肺通气成像和肺灌注成像。

肺通气成像所用的显像剂主要有放射性气溶胶和放射性气体两大类。放射性气溶胶主要采用 ^{99m}Tc-DTPA，由雾化器将放射性药物进行雾化而成。放射性气溶胶肺通气成像可以反映肺吸气阶段放射性药物分布，但不能获得呼气阶段放射性核素清除的影像。而放射性气体成像采用 ^{133}Xe、^{127}Xe 和 ^{81m}Kr 等惰性气体，从呼吸道吸入，分流于全肺，并通过呼气排出体外。这些放射性惰性气体的分布浓度与通气量成正比，在呼气阶段排出体外时，局部清除率与换气量相关。

6）消化系统成像

消化系统成像主要包括唾液腺成像、消化道出血成像、异位胃黏膜成像、肝胆动态成像等。可用于唾液腺功能判断、唾液腺占位性病变诊断、无创性消化道出血部位和范围判断、小儿肠重复畸形及慢性腹痛诊断、肝胆系统的形态和功能评估、急性胆囊炎诊断等。

10.3　PET 成像

10.3.1　PET 成像基本概念

正电子发射断层成像（PET）是一种重要的核医学成像技术，其主要原理是将标记了正电子核素的药物注入人或动物体内，示踪原子核发生衰变时发射出的正电子在飞行一段距离后与体内电子发生湮没反应，产生两个方向相反、能量均为 511 keV 的 γ 光子，这两个光子被探测器探测到，并通过时间符合判选等方式来判断这两个光子是否来自同一次湮没反应。一次这样的湮没反应称为一个事例，在获得大量的事例后，通过一系列的数据校正和图像重建，可以获得放射性药物在人或动物体内的分布情况。如果能按照时间顺序将放射性药物的分布情况记录下来，再经过适当的数学处理，可以得到血流状况、新陈代谢率等反映不同器官功能的参数，为一系列重大疾病的早期诊断及疗效评估提供有用信息。

10.3.2　PET 成像发展历史

1951 年美国麻省总医院的 William Sweet 和麻省理工学院的 Gordon L. Brownell 建成了第一台用于脑成像的双探头正电子发射扫描仪，同年 Wrenn 等人采用正电子湮没反应探测技术对脑部肿瘤进行定位，并将研究成果发表在 Science 杂志上。这两项相互独立的研究代表了人们将正电子湮没反应探测技术应用于医学领域的首次尝试。20 世纪 60 年代，Brownell 和他的同事们又研发出了一台具有层析成像功能的多排探测器正电子发射成像系统，这是第一台具有三维成像功能的正电子发射成像系统。20 世纪 70 年代初，第一台真正意义上的正电子发射断层扫描仪（PC-Ⅰ）诞生了。1973 年，Brookhaven 国家实验室的 Roberston 等人建造了第一台具有典型环状结构的正电子发射断层扫描仪，但由于当时无法做衰减校正等，也没有找到一种合适的重建方法，最终并没有获得一幅好的重建图像。同样在 1973 年，Phelps 在华盛顿大学研制出了第一台 PET 扫描仪（PETT Ⅰ），如图 10-14 所示。同样，它在图像重建方面并不成功，但是它成功地使用了一种基于傅里叶变换的重建算法。随后，

Phelps 和 Hoffman 等人在 ORTEC 公司的支持下，致力于 PET 成像设备的不断完善，1974 年后期研制成功了用于人体成像研究的 PET Ⅲ，并第一次完成了人体成像。在 PETT Ⅲ研制成功后，ORTEC 公司与 Phelps、Hoffman 进一步合作，研制了商业版 PET Ⅲ，并命名为 ECAT（Emission Computed Axial Tomograph），这是第一台商业化的 PET 扫描仪，为全球开展 PET 研究提供了一个有力的工具。

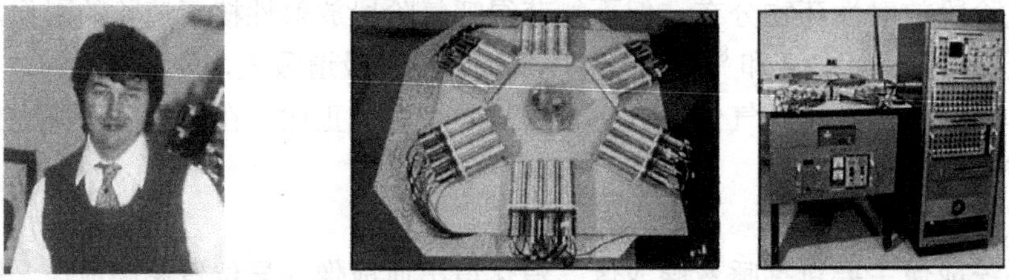

图 10-14　Phelps 与其研制的 Positron Emission Transaxial Tomography（PETT Ⅰ）

20 世纪 70 年代中期，Rockmore 和 Macovski 提出了将基于泊松统计的最大似然方法用于正电子发射断层图像重建的建议，1982 年 Shepp 和 Vardi 正式提出了基于泊松统计的最大似然最大期望值法（MLEM），该方法很快引起了广泛关注。但 MLEM 方法收敛速度慢，重建时间长，针对这一问题，1994 年 Hudson 和 Larkin 提出了基于分块技术的改进方案，即有序子集最大期望值法，该方法成为后来最为经典和广为流传的迭代重建方法。1997 年 OSEM 方法用于商用正电子发射断层扫描仪，而三维（3D）模式下的 OSEM 重建方法则在 21 世纪初才得到广泛的应用。

10.3.3　PET 系统基本构成及原理

从功能结构上划分，PET 系统主要由以下几个部分组成：

① 探测器系统，主要用于探测正电子湮没产生的 γ 光子，并将其转换成电信号；

② 电子学系统，主要用于对探测器所输出的信号进行处理，提取 γ 光子入射位置信息、能量信息和时间信息，并进行符合判选；

③ 控制系统，主要用于对检查床和机架等部件进行控制；

④ 软件系统，主要用于数据采集、图像重建及图像分析等。

PET 成像物理过程及基本构成如图 10-15 所示。

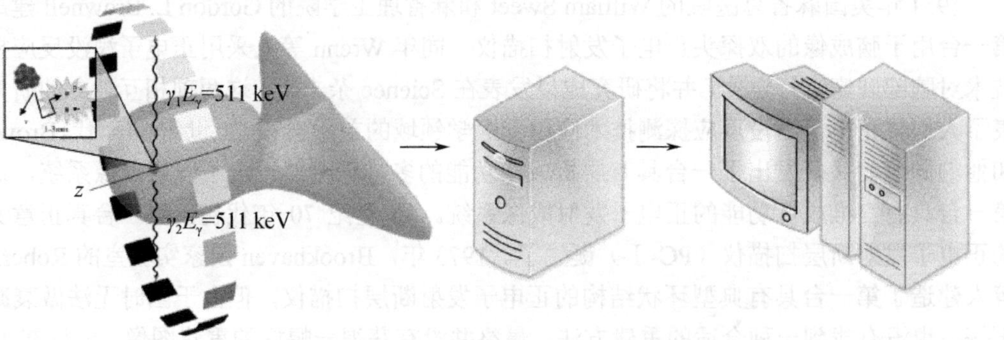

图 10-15　PET 成像物理过程及基本构成

在 PET 系统数据采集过程中，湮没反应产生的两个光子分别被相对的两个晶体条探测到，这两个晶体条之间的连线构成一条 LOR（line of response）。一条 LOR 可以探测到其穿过的区域内大量的湮没事例，在探测到大量的湮没事例后，即可通过一定的数学方法获得正电子湮没反应发生的分布图像，进而反映出放射性示踪剂的分布。

PET 数据的组织方式

在数据采集过程中，可以通过 list mode（见图 10-16）和 sinogram（见图 10-17）的形式将数据进行记录。list mode 数据格式按照时间顺序依次将每个符合事例相应的两个 γ 光子信息记录下来，这些信息包括光子能量、入射晶体条编号、入射时间等。其中，能量信息可以用于散射校正；入射晶体条编号可以确定事例所在 LOR，用于图像重建；而时间信息则可以获得光子在入射到晶体条时的飞行时间差，理论上根据这一时间差及湮没事例所在 LOR 信息即可精确得到湮没事例所处位置。基于飞行时间的 TOF（time of flight）PET 就是根据这一原理设计制造的。

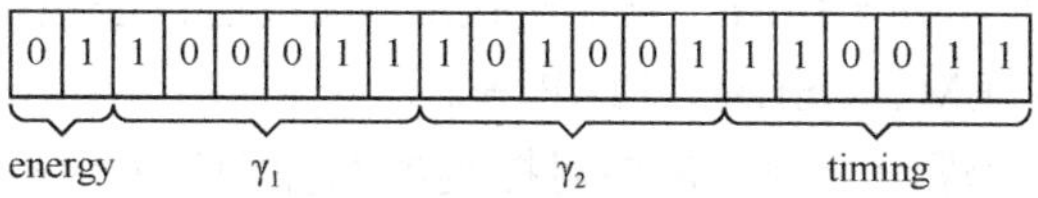

图 10-16　list mode 数据示意图

将所有的 LOR 按照一定的规则排列成以（s, φ）为索引的矩阵形式，其中 φ 为湮没事例所在 LOR 的垂线与平面内 x 轴的夹角，s 为 LOR 与坐标原点的距离。按照这一规则，每条 LOR 都有唯一的一对（s, φ）与其对应。每探测到一个符合事例就按照所在 LOR 编号将相应的矩阵元素加 1，这样获得的是每个 LOR 上探测到的所有事例的累积，这就是现在最为广泛采用的 sinogram 形式。图 10-17 所示为直角坐标系下的 LOR 定位示意图，sinogram 数据即为以 s、φ 为坐标的数组，数组中的元素值即为对应 LOR 上探测到的湮没事例数。

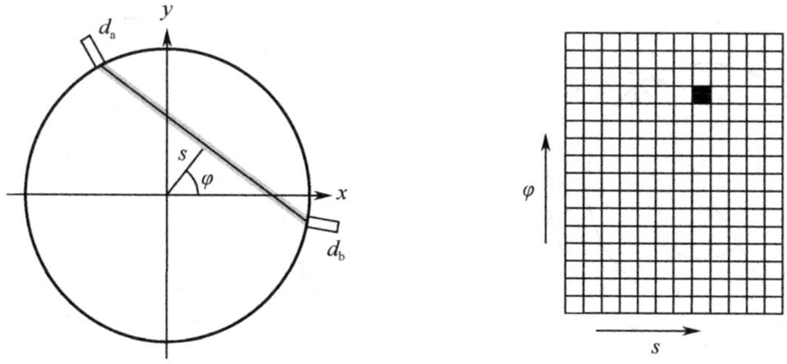

（a）环形内几何结构　　（b）sinogram数据组织示意图

图 10-17　sinogram 数据示意图

例 10.1　sinogram 数据中某一单元对应的 s 为 6 cm，φ 为 30°，图像空间中哪些像素对该单元中的计数有贡献？

分析与解答：根据 sinogram 的定义，$6 = x\cos30° + y\sin30°$，此时图像空间中的像素坐标满足 $0.866x + 0.5y = 6$，即为与 sinogram 数据中的（6 cm, 30°）单元对应的 LOR 所满足的直线方程。

根据 PET 成像的物理过程，并结合上文所述的数据组织方式可知，sinogram 数据从几何结构与数学模型的近似角度可以看作 LOR 穿过区域内的湮没事例的积分值。通过大量的不同角度的 LOR 测量可以获得一组数据，对应着被检者体内的放射性示踪剂在不同位置沿着不同角度的线积分。通过对这样一组数据在不同角度、不同位置的“回抹”（与 CT 图像重建中的反投影类似），可以得到一个粗略的放射性示踪剂的分布图像。

$$d(L)=\int_L f(x)\,\mathrm{d}x \tag{10.4}$$

以上过程可以用 Radon 变换与逆变换来描述。根据 Radon 变换原理，可以通过反投影或滤波反投影获得重建图像。解析法重建速度快，只需要对全部数据操作一次即可完成重建，但解析法将图像空间和探测数据都当作连续函数处理，投影过程则认为是理想的线性积分，实际测量中这些条件都难以满足，而且受探测器结构的限制，采集到的数据是非等间距离散采样，这些因素都会给解析法带来误差。迭代法则可以通过离散化的方式将图像空间中的像素和 LOR 连接起来，通过对像素与 LOR 之间关系的精确描述获得较高质量的重建图像。迭代法又分为代数迭代法和统计迭代法，代数迭代法包括 ART、MART、SMART 等；统计迭代法包括 MLEM、OSEM、MAP 等。

为了探测正负电子的湮没事例，需要对探测器的探测信号进行符合探测。符合探测的原理如图 10-18 所示，按时间先后顺序，探测器 2、10、8 和 14 依次探测到 γ 光子，并产生大小相等、宽度为 τ 的信号。为了方便理解，在此直接将 4 路信号的幅度相加，通过判断相加后的信号是否大于单独一路信号来判断是否产生了符合。由图 10-18 可知，在 2 号探测器与 10 号探测器信号之间有交叠，相加后信号大小超过了设定的阈值（单独一路信号的大小），由此可知 2 号和 10 号探测器的信号形成符合，而其他各路之间未形成符合信号。

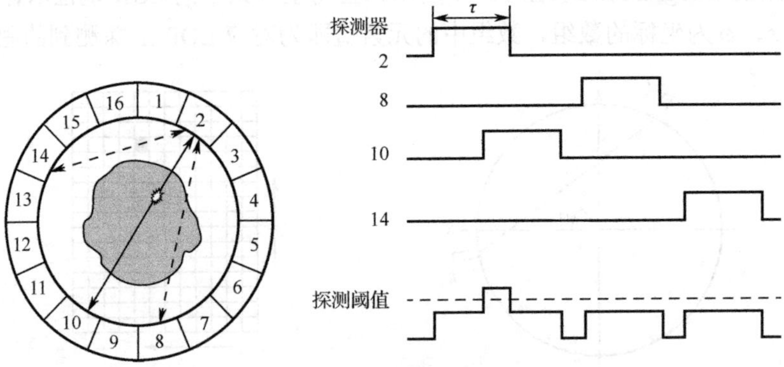

图 10-18　正负电子湮没的符合探测原理图

在早期的 PET 系统中，研究人员通过在不同的探测器环之间加入铅或钨等重金属制成的隔板，来减少散射和偶然符合事例，同时也减轻电子学系统的压力。此时只允许同一个环或相邻环内的晶体条发生符合，环差较大时由于受到隔板的阻挡，光子无法穿透，只能进行二维（2D）数据采集，相应地探测灵敏度也不高。根据这一方式，重建只需采取 2D 方法，重建图像的信噪比也较低。随着探测器性能的进步及电子学系统处理速度的提高，现代 PET 系统采用 3D 采集模式，可大大提高探测灵敏度，降低药物辐射剂量，缩短扫描时间，相应的图像重建方法也由 2D 转向 3D，如图 10-19 所示。

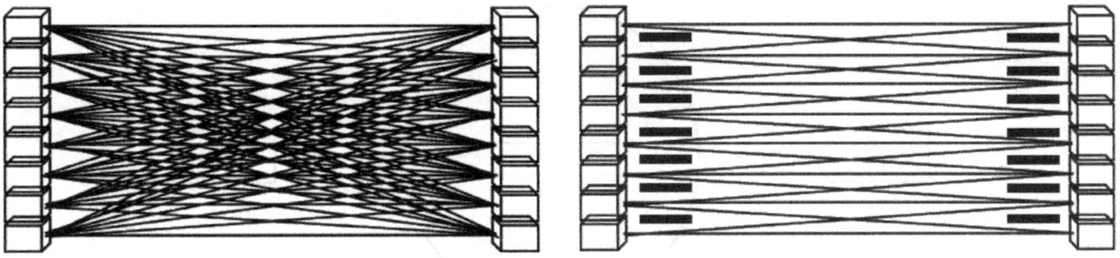

图 10-19　完全 3D 采集与带隔板的 2D 采集

在 PET 成像过程中，偶然符合、光子的散射和衰减、探测器的死时间效应和探测效率不一致性等因素会对 PET 图像质量产生影响。

影响 PET 图像质量的物理因素

1）偶然符合

在对湮没反应产生的 γ 光子进行时间符合判选时，考虑到系统结构、系统时间分辨率等因素，符合时间窗往往设置为一定的宽度，此时当两个不相关的湮没事例产生的光子被探测到的时间间隔小于这一符合时间窗宽时，即会被误认为是同一个湮没事例所产生的，从而造成 LOR 定位错误，如图 10-20 所示。

2）散射

当光子在被检者体内传播时其中的一个或两个发生康普顿散射，能量和传播方向发生改变（见图 10-21），这时记录到的符合事例所在 LOR 已经偏离了正电子湮没所在的位置，会造成图像分辨率和对比度下降。

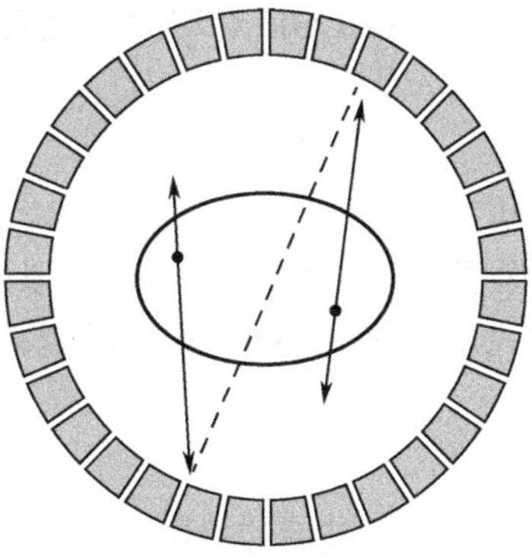

图 10-20　偶然符合示意图

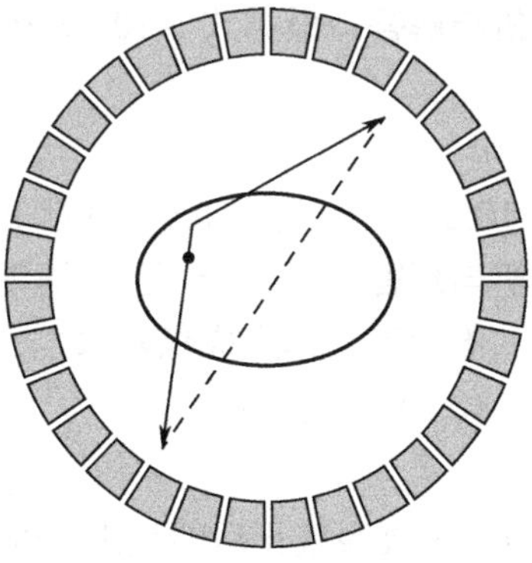

图 10-21　散射原理示意图

3）衰减

正电子湮没产生的光子在到达探测器之前要与组织原子发生作用，造成光子被吸收或被散射，从而无法被全部探测到，宏观上表现为衰减。由于符合探测中光子被探测到的概率是由两个光子在介质中穿过的路径之和决定的，也就是说，同一条 LOR 上的衰减效应都是一样的，如图 10-22 及式（10.5）所示，这就为衰减校正提供了便利条件。

$$P = \mathrm{e}^{-\mu a}\mathrm{e}^{-\mu b} = \mathrm{e}^{-\mu(a+b)} = \mathrm{e}^{-\mu(c+d)} \tag{10.5}$$

式中，μ 为衰减系数，a、b、c、d 分别为同一条 LOR 上的两个湮没点与成像对象外侧边缘的距离。由图 10-22 可以看出，越靠近图像中心衰减越严重，若不进行衰减校正，则会导致图像强度由边缘向中心逐渐减弱；进行衰减校正后，图像均匀性显著改善。

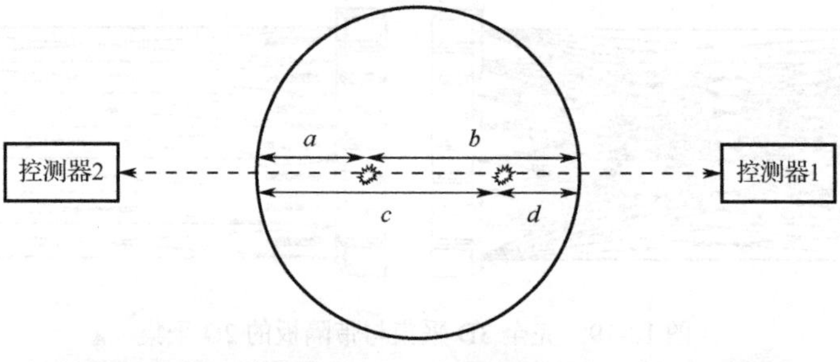

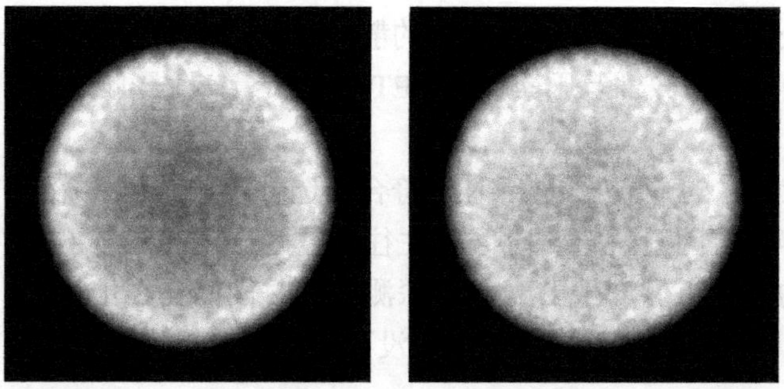

图 10-22 湮没反应产生的γ光子在到达探测器前衰减示意图及衰减校正前后圆柱形模体断层图像

例 10.2 假设骨骼和软组织对 511 keV 的 γ 射线的线性衰减系数分别为 0.17 cm^{-1} 和 0.096 cm^{-1}，当某条 LOR 穿过 2 cm 的骨骼和 30 cm 的软组织时，求此 LOR 对应的线性衰减校正因子。

分析与解答：根据式（10.5）PET 中 γ 射线衰减规律，此 LOR 对应的线性衰减校正因子为

$$e^{0.17\times2}e^{0.096\times30}=25$$

例 10.3 基于式（10.5）进行 PET 成像衰减校正仿真。

分析与解答：为了便于直观、清晰地理解衰减对图像强度分布的影响，本仿真以图 10-22 所示的二维圆形物体为成像对象，采用平行束采集模式。与式（10.5）相应的衰减校正过程为式（10.5）的逆过程，即

$$\text{Proj}=\text{Proj}_{\text{att}}*e^{\mu*(c+d)}$$

式中，Proj 为衰减校正后的投影，Proj_{att} 为实际测量到的经过衰减后的投影，$e^{\mu*(c+d)}$ 为衰减校正因子。

MATLAB 程序示例：

```
clc; clear; close all
%初始化图像参数和图像数组
ImgSize = 256;
R = 80;
R_2 = 80^2;
Img = zeros(ImgSize);

%生成二维圆形图像，作为成像对象
ImgCent = floor((size(Img)+1)/2);
for i = 1:ImgSize
    for j = 1:ImgSize
        if (i-ImgCent(1))^2 + (j-ImgCent(2))^2 < R_2
```

```
            Img(i,j) = 1;
        end
    end
end

%生成平行束投影数据
theta = 0:359;
[Proj,xp] = radon(Img,theta);

%生成衰减系数参数，平行束条件下为圆形的弦长
%穿过中心时对应图中的 a+b 和 c+d
BinNum = size(xp,1);
Proj_line = zeros(BinNum,1);
for i = 1:BinNum
    bin = xp(i);
    if abs(bin) < R
        StrLen = sqrt(R_2 - bin^2) *2;
    else
        StrLen = 0;
    end
    Proj_line(i) = StrLen;
end

%生成与投影数据匹配的衰减系数矩阵
Att = repmat(Proj_line,[1 size(theta,2)]) * 0.0096;

%生成衰减后的投影
Proj_att = Proj .* exp(-Att);
%衰减校正过程为 Proj = Proj_att   .*   exp(Att);

%分别对衰减和非衰减条件下的投影数据进行重建
Img_recon = iradon(Proj,theta);%对应校正后图像
Img_att =   iradon(Proj_att,theta);

%对衰减校正前后图像进行显示
figure, imshow(Img_att, [])
figure, imshow(Img_recon, [])
```

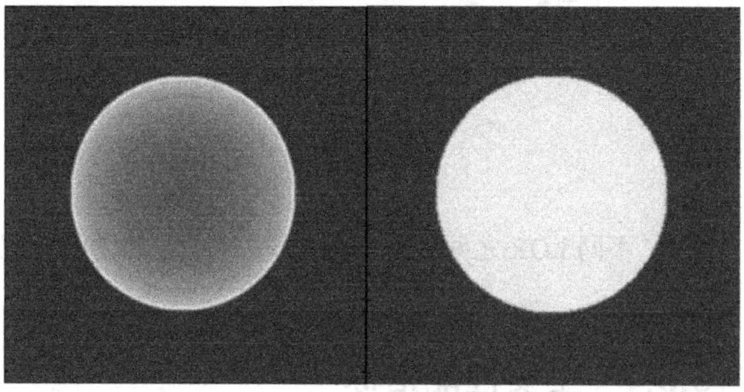

衰减校正仿真结果：左图为校正前图像，右图为校正后图像

4）死时间效应

当两个光子到达同一晶体条的时间非常接近时，这两个光子产生的信号重叠在一起，使记录的光子能量超过了设定的能窗上限（见图 10-23）从而予以剔除，造成计数丢失；或者 PET 系统探测到一个光子后，电子学系统需要一定的时间来处理，在这一时间段内系统无法有效探测其他光子，从而造成事例丢失。在实际操作中，特别是在事例率较高时，总有以上两种情况之一发生，造成计数率下降，这就是死时间效应。死时间效应造成系统无法正确有效地采集数据，严重影响重建图像质量。

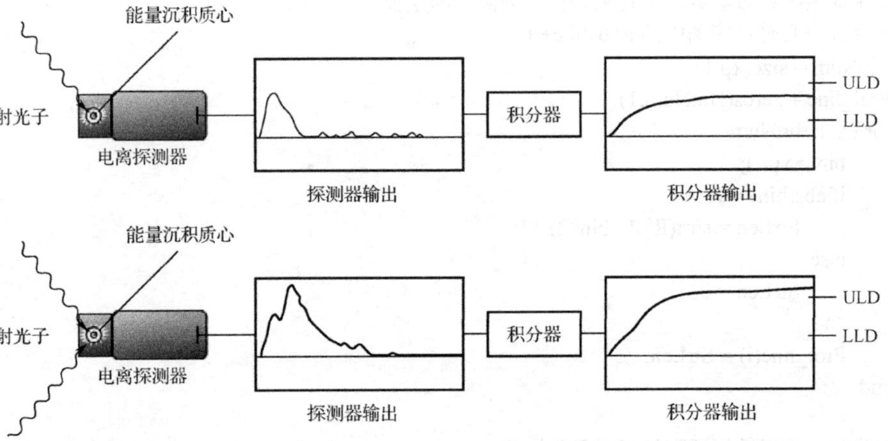

图 10-23　死时间效应产生原理示意图

5）探测效率不一致性

由于闪烁晶体与光电倍增管的性能差异、探测器结构及探测器对放射源所张立体角不同等因素（见图 10-24），使得同样活度放射源在不同的探测器上得到的计数率各不相同，这样测量到的结果造成图像均匀性差，从而影响最终图像分析结果。

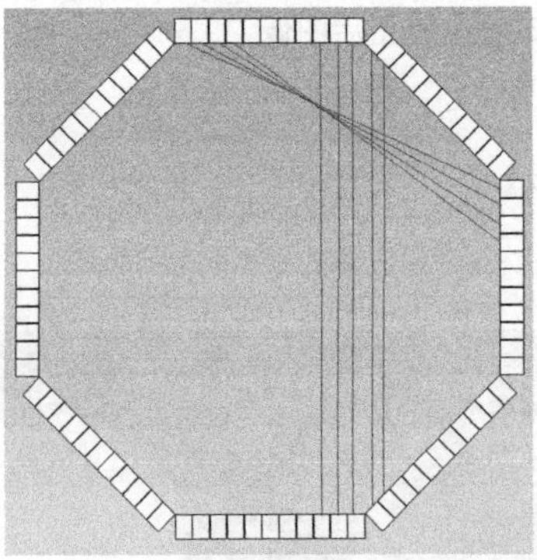

图 10-24　不同 LOR 之间几何探测效率差异及入射角度示意图

核医学图像质量评价

10.3.4　主要性能指标

1）空间分辨率

成像系统的空间分辨率反映了系统对成像对象空间细节的呈现能

力，可直观地理解为系统能够分辨的重建图像中两个点源之间的最小距离，为了测量和表示方便，通常用点（线）扩展函数的半高宽表示。PET 系统的空间分辨率通常通过对空气中的点（线）源进行断层成像，以获取其不同方向上的扩展函数（扩展函数半高宽的计算方法与 SPECT 相同）。尽管无法代表临床患者的实际成像条件，但该方法能够相对客观、公平地反映出设备的极限空间分辨率，尽量避免不同的生产厂商针对临床应用场景特殊设计的图像重建算法给空间分辨率测试带来影响。

2）能量分辨率

如前所述，正电子湮没产生的 γ 光子在到达探测器前可能会发生散射，其能量和传播方向发生改变，造成 LOR 定位错误，图像质量下降。因此，PET 探测器具有较高的能量分辨率是 PET 系统的一个重要性能要求，可以较好地剔除散射事例。影响 PET 探测器能量分辨率的主要因素包括：闪烁晶体材料光产额、闪烁晶体厚度、光电倍增管量子效率、闪烁晶体与光电倍增管的耦合方式、探测器的封装工艺、信号的读出方式等。

3）计数率特性与噪声等效计数

与 γ 相机和 SPECT 类似，PET 系统的计数率特性反映了系统能够探测到的计数率随视野内放射性活度的变化规律。与前两者不同的是，PET 系统通过符合探测实现对湮没事例的测量，因此符合判选的方式也会影响系统计数率特性。在所有探测到的事例中还包含散射事例和偶然符合事例，这些都会影响最终图像的对比度和信噪比，因此在 PET 中引入噪声等效计数率（noise equivalent count rate，NECR）的概念来反映这些因素的影响。NECR 定义为

$$\mathrm{NECR}=\frac{R_{\mathrm{t}}^{2}}{R_{\mathrm{TOT}}} \tag{10.6}$$

式中，R_{t} 为真实计数率，R_{TOT} 为总计数率，该式的含义是将总计数中的散射计数和偶然符合计数所带来的噪声等效为泊松分布条件下的统计噪声所对应的计数率。

4）系统灵敏度

系统灵敏度反映了在给定放射性活度条件下单位时间内测量到的真实符合事例。与 SPECT 一样，系统灵敏度也是 PET 系统的一个重要指标。除前文 SPECT 部分所述特点外，PET 中常用的动态采集模式对系统灵敏度也有较高的要求。因为示踪剂在刚刚注入人或动物体内时的分布随时间变化剧烈，每一帧的采集时间必须很短，才能有足够的采样点来反映药物代谢变化规律。探测器所覆盖的立体角是决定 PET 系统灵敏度的最主要因素，探测器闪烁晶体厚度、湮没事例的符合判选方式等也对系统灵敏度产生明显的影响。

5）图像质量

作为一个成像系统，最终的目标是获得令使用者满意的图像。由于临床应用场景的复杂性和设备使用者的主观认知差异，难以建立一套通用的临床图像质量评价方法。在对 PET 系统进行性能测试时，通常在近似临床药物剂量和散射干扰条件下对图像质量模体的成像指标进行评价，该模体结构示意图如图 10-25 所示。

该模体包含 6 个内径分别为 10 mm、13 mm、17 mm、22 mm、28 mm 与 37 mm 的填充球，其中 2 个最大的球填充水，用于冷区成像；4 个小球填充 ^{18}F 溶液用于热区成像，据此来模拟临床不同的病灶性质。在对该模体进行成像后，通过计算不同大小球体的对比度复原系数来反映对不同大小病灶的呈现能力。每个热球 j 的对比度复原系数计算如下：

$$Q_{H,j} = \frac{C_{H,j}/C_{B,j} - 1}{a_{H,j}/a_{B,j} - 1} \times 100\% \tag{10.7}$$

式中，在每个热球与冷球体画出相应的感兴趣区（ROI）。所画圆形 ROI 的直径应等于被测球体的内径。在球的中心层对应的模体本底上画出与热球和冷球上所画 ROI 相同尺寸的 ROI。$C_{H,j}$ 为球体 j 上 ROI 内计数的平均值，$C_{B,j}$ 为球体 j 本底 ROI 内计数的平均值，a_H 为热球体内放射性活度密度，a_B 为本底放射性活度密度。

每个冷球 j 的对比度复原系数计算如下：

$$Q_{C,j} = \left(1 - \frac{C_{C,j}}{C_{B,j}}\right) \times 100\% \tag{10.8}$$

式中，$C_{C,j}$ 为球体 j 上 ROI 内计数的平均值；$C_{B,j}$ 为球体 j 对应的 60 个本底 ROI 计数的平均值。

对比度复原系数反映了系统对不同大小病灶药物摄取的呈现能力。

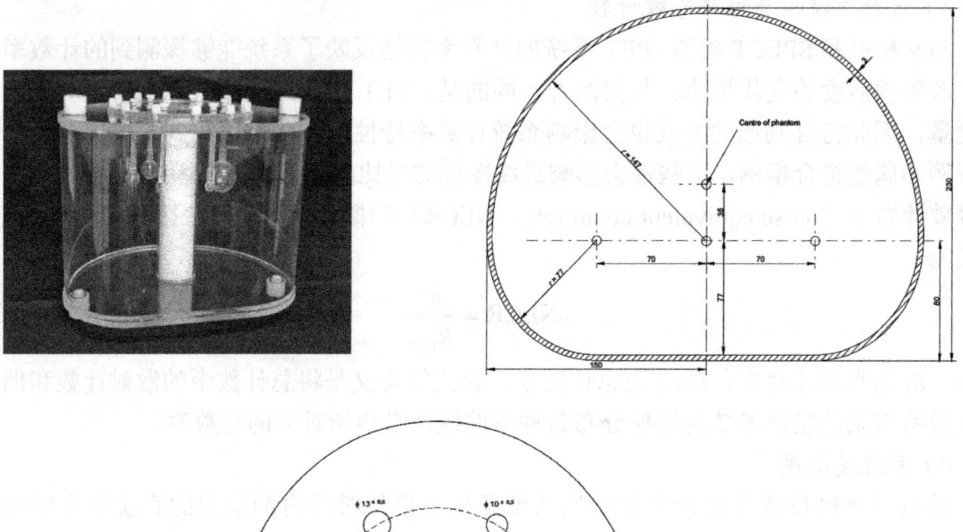

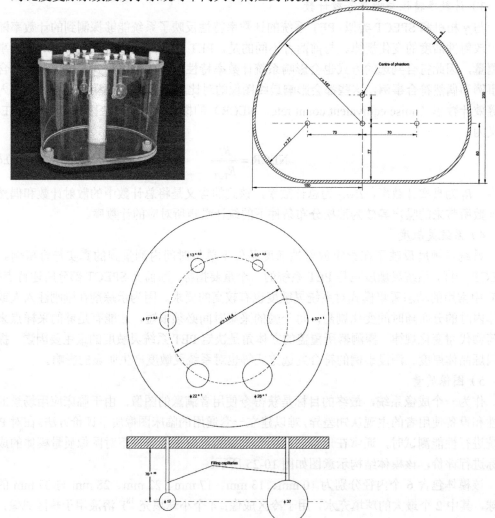

图 10-25　NEMA-NU2 图像质量模体及内部结构示意图

10.3.5　主要临床应用

1）肿瘤诊断与分期

PET 检查 90%以上用于肿瘤检查。因为大部分恶性肿瘤葡萄糖摄取高，^{18}F-FDG 作为与葡萄糖结构相似的化合物，静脉注射后会在恶性肿瘤细胞内积聚，所以 PET 能够鉴别恶性肿瘤与良性肿瘤及正常组织，同时也可对复发的肿瘤与周围坏死及瘢痕组织加以区分，现多用于肺癌、乳腺癌、大肠癌、卵巢癌、淋巴瘤、黑色素瘤等的检查。这种检查通过影像的方式展示肿瘤是否发生了转移，以及转移的部位。这对肿瘤诊断的分期、是否需要手术和手术切除的范围起到重要的指导作用。此外，PET 检查在肿瘤治疗效果评价及指导下一步治疗方案的制定方面也发挥着重要作用。

2）神经系统疾病和精神疾病的诊断

葡萄糖是脑组织最主要的能量来源。^{18}F-FDG 是葡萄糖类似物，通过 ^{18}F-FDG 脑 PET 成像可用于癫痫灶定位和术前评价、阿尔茨海默病早期诊断与鉴别、脑肿瘤恶性程度分级及疗效评估、脑外伤和脑血管病等脑功能评价，以及脑生理和脑认知功能的研究等。脑 PET 检查在精神病的病理诊断和治疗效果评价方面已经显示出独特的优势，并有望在不久的将来取得突破性进展。

3）PET/CT ^{18}F-FDG 心肌代谢成像

临床上 ^{18}F-FDG 心肌葡萄糖代谢成像与心肌灌注成像相结合，已经成为存活心肌检测的金标准。一般以“灌注-代谢”不匹配作为存活心肌判断的标准，即心肌灌注表现为局部有灌注缺损，但代谢成像的相应部位无明显异常，此时心肌细胞代谢活动正常，仍然存活。而对于已经坏死或已经形成心肌瘢痕的区域一般既无血流灌注，也无葡萄糖代谢。心肌代谢成像在指导冠心病和心衰患者治疗方案的制定和预后评估方面有重要价值。近年来，采用 PET 成像对冠状动脉血流储备能力进行评价，在心血管微循环障碍诊断方面表现出显著的优势，有望得到进一步的临床应用和推广。

习题

10-1　反映脏器或组织的生理、生化水平变化的影像称为（　　）。（单选）

A．解剖影像　　B．结构影像　　C．功能影像　　D．分子影像

10-2　哪一种准直器对应的成像过程有缩小的作用？（　　）（单选）

A．平行孔准直器　　B．聚焦孔准直器　　C．扩散孔准直器　　D．针孔准直器

10-3　γ 相机中光电倍增管的作用是（　　）。（单选）

A．将 γ 射线转换成闪烁光　　B．将闪烁光转换成电信号

C．信号成型　　D．信号幅度分析

10-4　平行孔准直器的 γ 相机所成的图像大小随着准直器与患者之间距离的增加而（　　）。（单选）

A．增大　　B．减小　　C．保持不变

10-5　下列哪一项不是决定平行孔准直器分辨率和灵敏度的参数？（　　）（单选）

A．准直器的孔长　　B．准直器的孔径

C．准直器孔壁厚度　　　　　　　　　　D．准直器的孔型

10-6　平行孔准直器与图像质量的关系是什么？（　　）（单选）

A．孔径越大灵敏度越高，空间分辨率越高

B．孔径越大灵敏度越高，空间分辨率越低

C．孔径越小灵敏度越高，空间分辨率越高

D．孔径越小灵敏度越低，空间分辨率越低

10-7　以下因素中对 PET 空间分辨率影响最大的是（　　）。（单选）

A．探测器结构　　B．康普顿散射　　C．偶然符合　　D．符合时间窗

10-8　以下关于偶然符合说法正确的是（　　）。（单选）

A．同时探测到两个γ光子，这两个γ光子来自同一个湮没事例

B．同时探测到两个γ光子，这两个γ光子来自不同的湮没事例

C．同时探测到两个γ光子，这两个γ光子来自同一个湮没事例，但其中的一个光子在入射到闪烁晶体之前发生了散射

D．以上都不是

10-9　PET/CT 中 CT 的主要作用是（　　）。（单选）

A．判断病灶大小　　　　　　　　　　B．反映病灶密度

C．帮助病灶定位　　　　　　　　　　D．提高病灶的分辨率

10-10　目前应用最多的 PET 成像是（　　）。（单选）

A．肿瘤成像　　B．神经系统成像　　C．循环系统成像　　D. 消化系统成像

10-11　γ相机中准直器的作用是什么？制作准直器对材料有哪些要求？

10-12　γ相机包含哪几个主要部分？

10-13　影响γ成像分辨率的因素有哪些？这些因素对探测效率有哪些影响？

10-14　简述 Anger 定位的基本原理。

10-15　在对γ相机进行均匀性测量时，为什么既要测量积分均匀性又要测量微分均匀性？

10-16　SPECT 的性能指标主要有哪些？

10-17　在 SPECT 成像中采用多针孔准直器有哪些优缺点？

10-18　如果用 SPECT 对多种核素进行成像，对成像设备有哪些要求？

10-19　与单独的 PET 相比，PET/CT 的优势有哪些？

10-20　正电子湮没反应产生的γ射线的夹角是否一定为 180°？为什么？

10-21　影响 PET 图像质量的主要物理因素有哪些？

10-22　简要描述 PET 中常用的两种数据组织方式。

10-23　PET 成像系统由哪几部分构成？

10-24　PET 成像中的衰减校正有什么特点？

10-25　偶然符合和散射对 PET 图像质量产生怎样的影响？

10-26　^{13}N 和 ^{82}Rb 都可以用于心肌灌注成像，同样条件下哪种核素成像质量好？为什么？

10-27　在 PET 成像过程中，判断两个γ光子是否来自同一个湮没事例，通常采用什么方法进行判选？是否还可以利用其他信息来提高判选精度？

10-28　SPECT 和 PET 成像系统的主要临床应用分别有哪些？

第 11 章　光学物理基础

X 射线摄影、CT、MRI、超声成像和核医学成像等技术的成像深度大、成像范围广，通常被称为大影像技术。而在显微解剖和微创介入的临床诊疗中，需要对局部组织进行成像，并且对成像分辨率要求非常高，满足这些要求的成像技术通常被称为小影像技术。小影像技术的类型较多，其中生物医学光学成像技术占据主导地位。本章将介绍生物医学光学成像技术的物理基础。

11.1　光的基本知识

本节概述光的基本特性，包括波动特性、频谱特性、偏振特性、相干特性、量子特性。掌握光的这些特性对于理解光如何与生物组织相互作用非常重要。

11.1.1　光的波动特性

光是一种电磁波，而电磁波是能量在空间中传播的众多方式之一。燃烧的火焰产生的光、太阳发出的光、检查使用的 X 射线及在微波炉中烹饪食物所使用的微波都是电磁波。虽然这些能量形式看起来不同，但它们都表现出波动特性。

如图 11-1 所示，波由波峰和波谷构成，波峰的尖端和波中心轴之间的垂直距离称为振幅，它描述的是波的强度特性。两个连续的波谷或波峰之间的水平距离称为波长。波的频率是指每秒通过空间中一个给定点的完整波长的数量。频率的单位是赫兹（Hz），$1\ \text{Hz}=1\ \text{s}^{-1}$。波长和频率成反比，也就是说，波长越短，频率越高；反之亦然。波长与频率的关系式为$c=\lambda f$，其中λ为波长（单位：m），f为频率（单位：Hz），c为光速（$c=3\times10^8$ m/s）。

波的周期是一个波长通过空间中一个给定点所需的时间长度。数学上周期（T）是波频率（f）的倒数（$T=1/f$），其单位为 s。

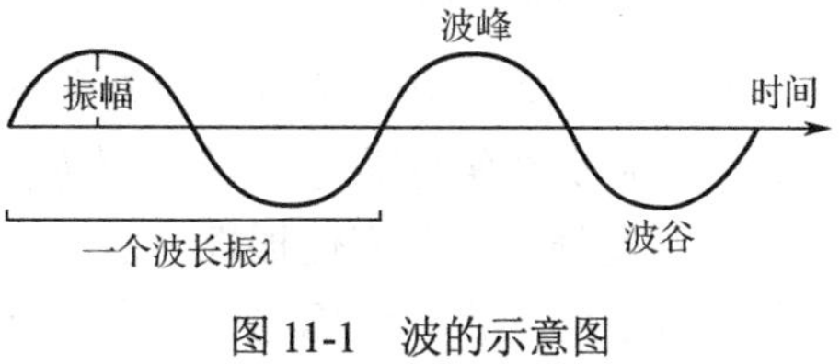

图 11-1　波的示意图

在非色散介质中，沿着 x 方向传输的平面光波，若其电场的振动在 y 方向上，则该平面波可以写为

$$E_y=E_{y0}\cos[2\pi(x/\lambda-t/T)] \tag{11.1}$$

式中，t为时间，E_{y0}为电场的幅度，λ为光的波长，f为光的频率。引入波矢量$k=2\pi/\lambda$及角频率$\omega=2\pi f$，则式（11-1）的复指数形式为$E_y=E_{y0}\mathrm{e}^{\mathrm{i}(kx-\omega t)}$。

11.1.2　光的频谱特性

光是一种电磁波，电磁波可以根据其不同的波长或频率进行分类和排列，这种分类称为电磁波谱。图 11-2 展示了已知所有类型的电磁波谱，其中可见光谱处于红外线（infrared radiation，IR）和紫外线（ultraviolet，UV）之间。

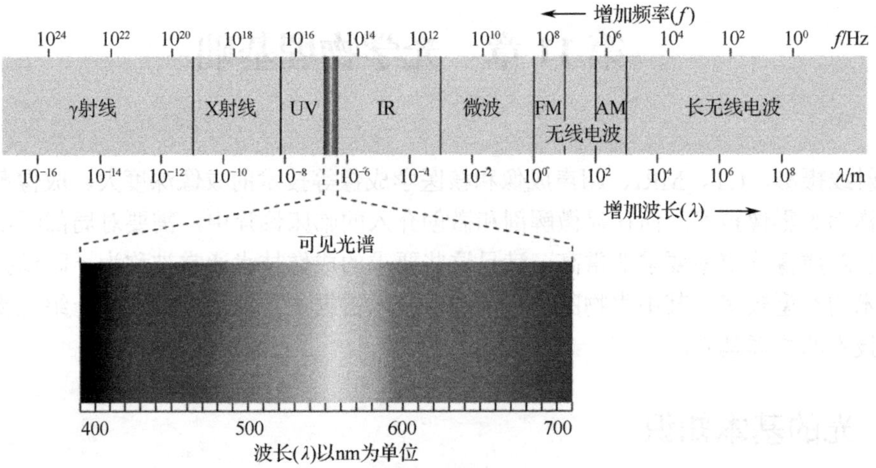

图 11-2　电磁波谱

可见光谱是可以用人眼看到的光，只在电磁波谱上占一小部分，其波长范围为 770～350 nm，其中 770～622 nm 为红色，622～597 nm 为橙色，597～577 nm 为黄色，577～492 nm 为绿色，492～455 nm 为蓝色，455～350 nm 为紫色。人们在可见光谱的右边发现了比可见光的频率更低的电磁波：红外线、微波和无线电波等。这些类型的电磁波是我们身边常见的，也是无害的，因为它们的频率很低，而低频波的能量较低，所以对人的健康没有危害。

在可见光谱的左边是紫外线、X 射线和 γ 射线。这些类型的辐射对人体有害，因为它们的频率极高，能量也较高。正是因为这个原因，人们在海滩上会涂防晒霜（以阻挡阳光下的紫外线），X 射线摄影人员会在患者身上放置铅防护罩，以防止 X 射线穿透身体成像区域以外的其他部位。γ 射线是频率和能量最高的电磁波，其破坏性最大。但幸运的是，地球的大气层吸收了来自外太空的 γ 射线，从而保护人体免受伤害。

11.1.3　光的偏振特性

振动方向对于传播方向的不对称性称为偏振，它是横波区别于纵波的一个最明显的标志，只有横波才有偏振现象。作为电磁波，光波的电矢量 $\boldsymbol{E}$ 和磁矢量 $\boldsymbol{H}$ 都与传播方向垂直，因此光波是横波，具有偏振性。由于光波对物质的磁场作用远比电场作用弱，因此讨论光场振动性质时通常只考虑电矢量，并将电矢量称为光矢量。

光波根据偏振特性可以分为自然光、完全偏振光和部分偏振光。普通光源发出的光，其光矢量的振动在垂直于光的传播方向上做无规则取向，从统计平均来说，在空间所有方向上光矢量的分布可看作是机会均等的，与光的传播方向是对称的，即光矢量具有轴对称性，均匀分布且沿方向振动的振幅相同，这种光称为自然光。

完全偏振光包含：①线偏振光，光矢量端点的轨迹为直线，即光矢量只沿着一个确定的方向振动，其大小随相位变化，但方向不变；②椭圆偏振光，光矢量端点的轨迹为一椭圆，即光矢量不断旋转，其大小和方向都随时间有规律地变化；③圆偏振光，光矢量端点的轨迹为一圆，即光矢量不断旋转，其大小不变，但方向随时间有规律地变化。

部分偏振光是指在垂直于光传播方向的平面上含有各种振动方向的光矢量，但光振动在某一方向上更显著。不难看出，部分偏振光是自然光和完全偏振光的叠加。如图 11-3 所示，自然光经过起偏器（如偏振片）之后可以转变为偏振光。

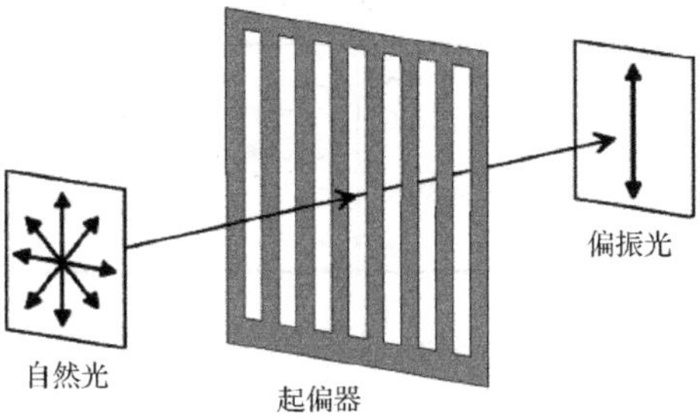

图 11-3　自然光和偏振光的转换过程

11.1.4　光的相干特性

两束满足相干条件的光称为相干光。如果两束光在相遇区域：①振动方向相同；②振动频率相同；③相位相同或相位差保持恒定，那么在两束光相遇的区域内就会产生干涉现象。

获得相干光源有三种方法：①波阵面分割法，将同一光源上同一点或极小区域（可视为点光源）发出的一束光分成两束，让它们经过不同的传播路径后，再使它们相遇，这时，这一对由同一光束分出来的光的频率和振动方向相同，在相遇点的相位差也是恒定的，因而是相干光，如杨氏双缝干涉实验；②振幅分割法，一束光线经过介质薄膜的反射与折射，形成的两束光线产生干涉，如薄膜干涉；③采用激光光源，激光光源的频率、位相、振动方向和传播方向都相同。如图 11-4 所示，相干光源（如激光）发出的光波其形状是相同的，而非相干光源（如 LED）发出的光波是无规则和杂乱的。

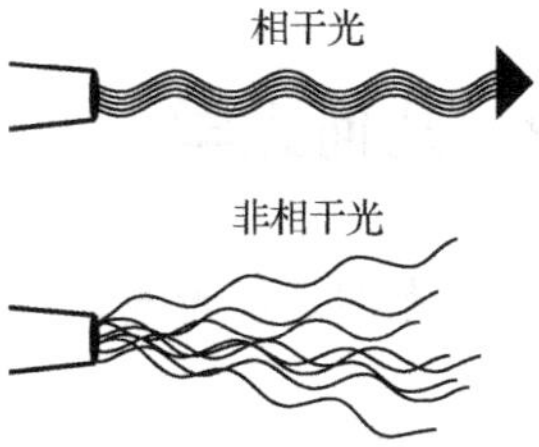

图 11-4　相干光和非相干光示意图

11.1.5　光的量子特性

光子是一种基本粒子，其静止质量为零。如同其他微观粒子，光子具有波粒二象性，即能够展现出波动性与粒子性。例如，它既能在双缝实验里展现出波动性，也能在光电效应实验里展现出粒子性。光子的能量与频率相关，即 $E = h\nu$，其中 h 是普朗克常数，为 $6.62607015 \times 10^{-34}$ J·s，ν 为频率。

光的量子特性的一个重要应用是解释了受激辐射，即处于激发态的发光原子在外来辐射场的作用下向低能态或基态跃迁时辐射光子的现象。此时，外来辐射的能量必须恰好是原子两能级的能量差。如图 11-5（a）所示，受激辐射发出的光子和外来光子的频率、相位、传播方向及偏振状态全相同，受激辐射是产生激光的必要条件。同时，光的量子特性也可用于解释荧光效应。当光照射到某些原子时，光的能量使原子核周围的一些电子由原来的轨道跃迁到能量更高的轨道，即从基态跃迁到第一激发单线态或第二激发单线态等。第一激发单线态或第二激发单线态等是不稳定的，原子还会恢复到基态，当电

荧光效应

子由第一激发单线态恢复到基态时，能量会以光的形式释放，即荧光。

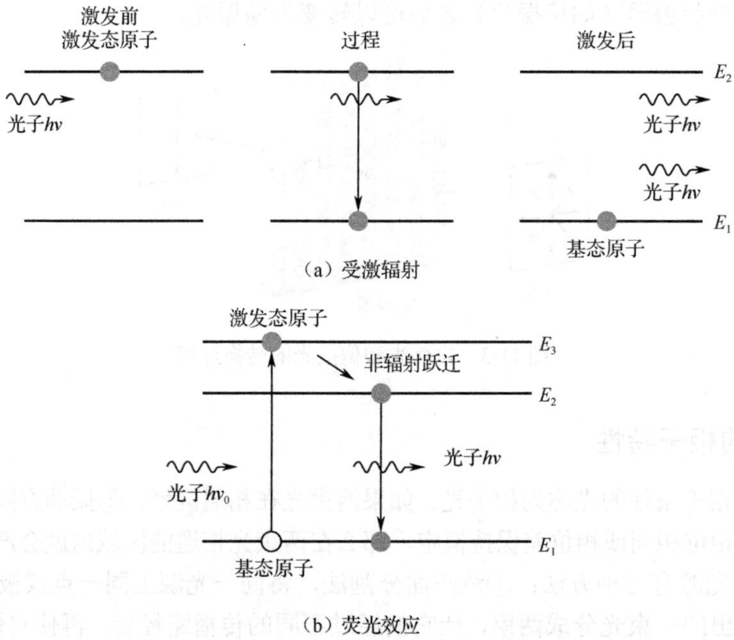

图 11-5　受激辐射和荧光效应示意图

11.2　几何光学

几何光学是以光线为基础，研究光传播和成像规律的一个重要的实用性分支学科。

11.2.1　光路

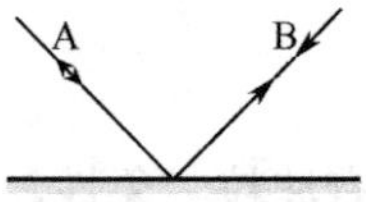

图 11-6　光路可逆原理说明

光路是指光的传播路径，光路存在可逆性。在几何光学中，把组成物体的物点看作几何点，把它所发出的光束看作无数几何光线的集合，光线的方向代表光能的传播方向。如图 11-6 所示，光能以一条路径从 A 点出发到达终点 B，从终点 B 以入射方向回射，那么这条光线也一定会以完全反向的同一路径到达 A 点。光程等于介质折射率乘以光在介质中传播的路程，它是一个折合量，可理解为在相同时间内光线在真空中传播的距离。

11.2.2　光的反射和折射

当光照射到两种不同介质的分界面上时，由于介质的折射率不同（见表 11-1），部分光从分界面射回原介质中的现象称为光的反射。平行光线照射到光滑表面上时，反射光线也是平行的，这种反射称为镜面反射。平行光线照射到凹凸不平的表面上，反射光线射向各个方向，这种反射称为漫反射。

反射定律：反射光线与入射光线、法线在同一平面上，反射光线和入射光线分居在法线的两侧，反射角等于入射角。

表 11-1　常见材料的光学折射率

物质名称	分子式或符号	折射率	物质名称	分子式或符号	折射率
丙酮	CH_3COCH_3	1.3593	萤石	CaF_2	1.43381
甲醇	CH_3OH	1.3290	冕牌玻璃	K6	1.51110
乙醇	C_2H_5OH	1.3618		K8	1.51590
苯	C_6H_6	1.5012		K9	1.51630
二硫化碳	CS_2	1.6276	重冕玻璃	ZK6	1.61263
四氯化碳	CCl_4	1.4607		ZK8	1.61400
三氯甲烷	$CHCl_3$	1.4467	钡冕玻璃	BaK2	1.53988
乙醚	$C_2H_5OC_2H_5$	1.3538	火石玻璃	F1	1.60328
甘油	$C_3H_8O_3$	1.4730	钡火石玻璃	BaF8	1.62590
水	H_2O	1.3330	重火石玻璃	ZF1	1.64752
熔凝石英	SiO_2	1.45843		ZF5	1.73977
氯化钠	NaCl	1.54427		ZF6	1.75496
氯化钾	KCl	1.49044			

一般来说，在两种介质的分界面上，除了一部分光反射回原介质，还有一部分光射入另一种介质，这种光线在不同介质的分界面发生偏折的现象称为光的折射，如图 11-7 所示。

折射定律：折射光线、入射光线、法线在同一平面内，折射光线和入射光线分居法线两侧，折射角的正弦与入射角的正弦之比为常数，即

$$n_1 \sin\theta_1 = n_2 \sin\theta_2 \tag{11.2}$$

全反射

当光线从较大折射率的介质进入较小折射率的介质时，当入射角大于某一临界角 θ_c 时，折射光线将会消失，所有的入射光线将被反射而不进入低折射率的介质，这种光学现象称为全反射，如图 11-8 所示，临界角 θ_c 为折射角 θ_2 等于 90°时入射角 θ_1 的取值。

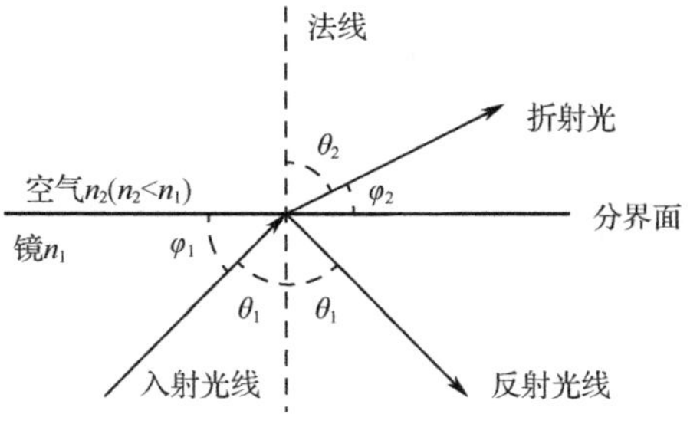

图 11-7　光的反射和折射

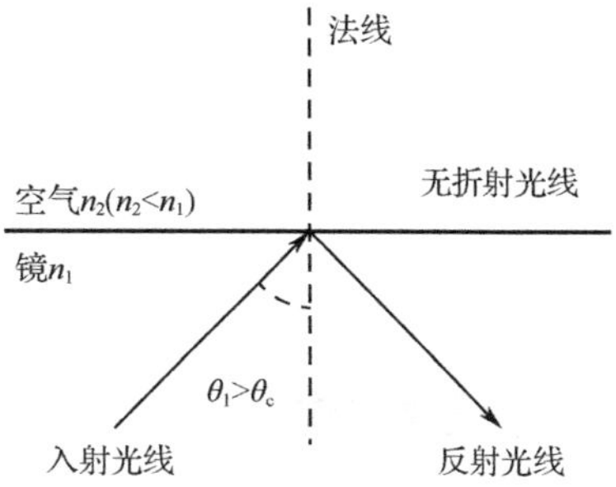

图 11-8　全反射

11.2.3　光的散射

光的散射是指光通过不均匀介质时，一部分光偏离原方向传播的现象。偏离原方向的光称为散射光。散射光波长不发生改变的散射有瑞利散射、米氏散射等；散射光波长发生改变散射有拉曼散射、布里渊散射等。

如图 11-9 所示，当大气中粒子的直径与辐射的波长相当时所发生的散射称为米氏散射。这种散射主要由大气中的微粒（如烟、尘埃、小水滴及气溶胶等）引起。米氏散射的散射强度与频率的平方成正比（$I \propto f^2$），并且沿入射方向的散射光强度比其他方向的强，方向性较明显。当粒子尺度远小于入射光波长（小于波长的十分之一）时，其各方向上的散射光强度是不同的，该强度与入射光波长的四次方成反比（$I \propto f^{-4}$），这种现象称为瑞利散射，又称分子散射。

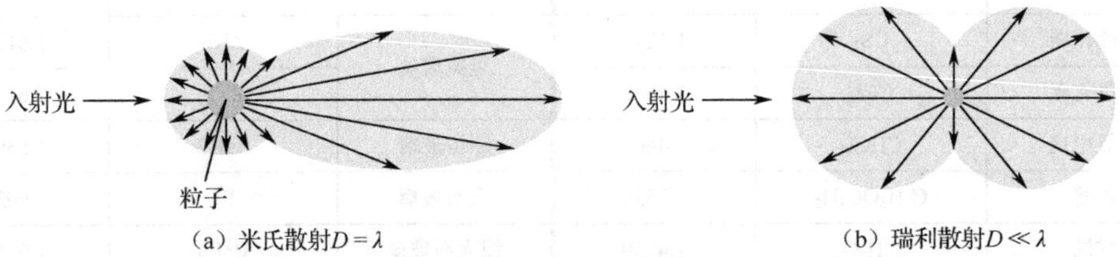

图 11-9　米氏散射和瑞利散射

拉曼散射

拉曼散射是 1928 年由印度物理学家拉曼发现的，指光波在被散射后频率发生变化的现象。一定频率的激光照射到样品表面时，物质中的分子与光子发生能量转移，振动态（如原子的摆动和扭动、化学键的摆动和振动）发生不同方式和程度的改变，然后散射出不同频率的光，如图 11-10 所示。频率的变化取决于散射物质的特性，不同种类的原子团振动的方式是唯一的，因此可以产生与入射光频率有特定差值的散射光，其光谱称为指纹光谱，可以依据此原理鉴别出组成物质的分子种类。

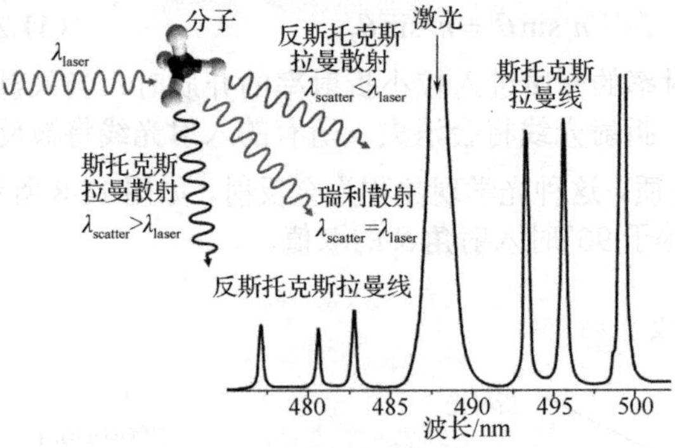

图 11-10　拉曼散射

11.2.4　透镜成像

在光学中，由实际光线会聚成的像称为实像，实像能用光屏承接；而实际光线的反向延长线会聚成的像称为虚像，不能被光屏承接。一种区分实像和虚像的方法是：实像都是倒立的，而虚像都是正立的。所谓正立和倒立，是相对原物体而言的。

光线通过凹透镜成正立的虚像，而通过凸透镜成倒立的实像，实像可在光屏上显现出来。薄透镜成像时，物体上每一点发出的照到透镜上的光线都成像在同一个位置，挡住一部分，并不影响射向透镜的其他光线的成像，所以仍然可以看到完整的像，但是由于照射到像上的光线减少，因此光屏上像的亮度会变暗。

如图 11-11 所示，薄透镜成像满足透镜成像公式

$$\frac{1}{U}+\frac{1}{V}=\frac{1}{F} \tag{11.3}$$

式中，U 为物距，V 为像距，F 为透镜焦距。

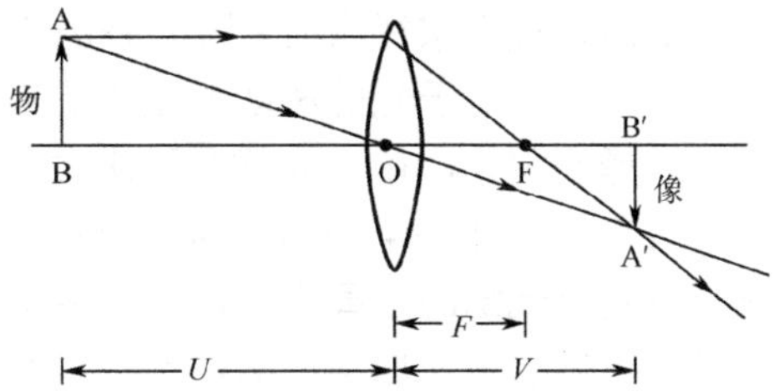

图 11-11　透镜成像示意图

显微镜和放大镜起着相同的作用，即把近处的微小物体成一放大的像，只是显微镜比放大镜具有更高的放大率，如图 11-12 所示。显微镜的光学技术参数包括数值孔径、分辨率、放大率、焦深、工作距离等。这些参数并非越高越好，它们之间是相互联系又相互制约的，使用时应根据显微镜检查（简称镜检）的目的和实际情况来协调参数间的关系。

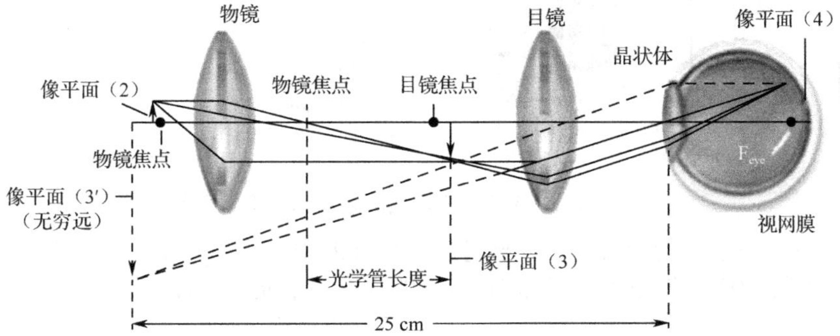

图 11-12　典型的光学显微镜光路

11.3　波动光学

波动光学是光学中非常重要的组成部分，内容包括光的干涉、光的衍射等，其理论在光学成像研究中占有重要地位。

11.3.1　光的干涉

两列或两列以上的光波在空间中重叠时发生叠加，引起光的强度重新分布，从而形成新波形的现象称为干涉。可解释为两列波在同一介质中传播发生重叠，重叠范围内介质的质点同时受到两列波的作用，此时重叠范围内介质质点的振动位移等于各个波动所造成的位移的矢量和。如图 11-13 所示，若两波的波峰（或波谷）同时抵达同一地点，则称两波在该点同相，干涉波会产生最大的振幅，称为相长干涉；若其中一列波的波峰与另一列波的波谷同时抵达同一地点，则称两波在该点反相，干涉波会产生最小的振幅，称为相消干涉。

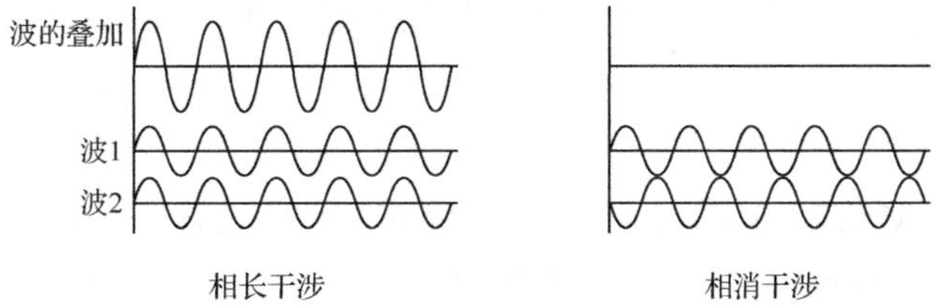

图 11-13　光的干涉

英国物理学家托马斯·杨于 1801 年通过实验实现光的干涉演示，该实验称为杨氏双缝实验。该实验对于光的波动说提供了有力支持。由于实验观测到的干涉条纹是光的粒子说无法解释的现象，杨氏双缝实验使大多数物理学家从此逐渐接受了光的波动说。杨氏双缝实验装置如图 11-14 所示，从一个点光源出射的单色波传播到一面有两条狭缝的挡板，两条狭缝到点光源的距离相等，并且两条狭缝间的距离很小。由于点光源到两条狭缝的距离相等，根据惠更斯原理，这两条狭缝就成为同相位的次级单色点光源，从它们出射的相干光发生干涉，因此可以在远距离的观察屏上得到干涉条纹。

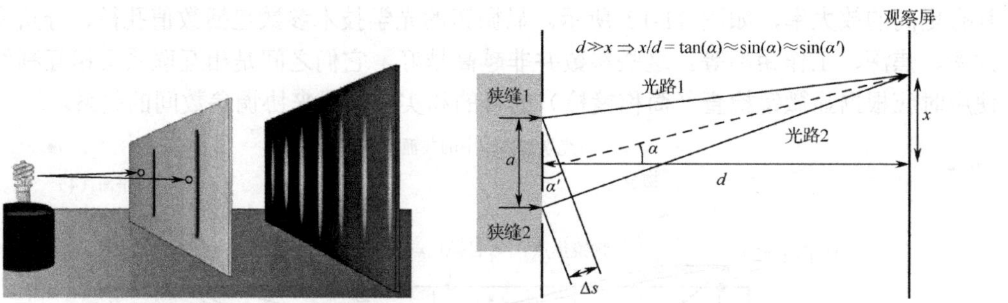

（a）实验装置　　（b）实验原理

图 11-14　杨氏双缝干涉实验装置和原理示意图

如果两条狭缝之间的距离为a，狭缝到观察屏的垂直距离为d，则根据几何关系，在观察屏上以对称中心点为原点，坐标为(x, y)处两束相干光的光程分别为

$$L_1 = \sqrt{d^2 + y^2 + \left(x - \frac{a}{2}\right)^2} \tag{11.4}$$

$$L_2 = \sqrt{d^2 + y^2 + \left(x + \frac{a}{2}\right)^2} \tag{11.5}$$

当狭缝到观察屏的垂直距离d远大于x时，这两个光程的差值可以近似在图上表示为，从狭缝 1 向光路 2 作垂线所构成的直角三角形中，角α'所对的直角边Δs。而根据几何近似，这段差值为

$$\Delta s = a\sin\alpha' \approx a\frac{x}{d} \tag{11.6}$$

如果实验在真空或空气中进行，则认为介质折射率等于 1，从而有光程差$\Delta L = \Delta s = a\dfrac{x}{d}$，相位差$\delta = \dfrac{2\pi}{\lambda}a\dfrac{x}{d}$。当相位差$\delta = 2m\pi$，$|m| = 0,1,2,\cdots$时，光强有极大值，从而当$x = \dfrac{mdy}{a}$，$|m| = 0,1,2,\cdots$时有极大值；当相位差$\delta = 2m\pi$，$|m| = \dfrac{1}{2},\dfrac{3}{2},\dfrac{5}{2},\cdots$时，光强有极小值，从而当$x = \dfrac{mdy}{a}$，$|m| = \dfrac{1}{2},\dfrac{3}{2},\dfrac{5}{2},\cdots$时有极小值。因此杨氏双缝干涉会形成等间距的明暗交替条纹，间隔为$\dfrac{d\lambda}{a}$。

例 11.1　基于 MATLAB 模拟杨氏双缝干涉实验。假设采用 632.8 nm 的氦氖激光器作为相干光源，双缝间隙为 0.08 mm，观察屏到双缝所在平面的距离为 1 m，观察屏大小为 0.1 m × 0.1 m。

分析与解答：根据平面波的复指数形式波动方程，可以写出双缝对应光的波动方程；根据式（11.4）和式（11.5）可知狭缝到观察屏上的坐标（$y, 0$），从而计算出干涉光在观察屏上的强度。

MATLAB 程序示例：

```
clear; close all;
lambda = 632.8e-9;                %氦氖激光波长 632.8 nm
a = 0.08e-3;                      %双缝间隙，单位为 m
d = 1;                            %观察屏与双缝间距，单位为 m
H = 0.1;                          %观察屏尺寸，单位为 m

%%
x01 = a/2;                        %第一个狭缝位置
x02 = -a/2;                       %第二个狭缝位置

y = linspace(-H/2, H/2, 501);     %屏的横坐标
x = linspace(-H/2, H/2, 501);     %屏的纵坐标
[X Y] = meshgrid(x,y);
I2 = zeros(size(X));

L1 = sqrt((y-x01).^2 + d^2);      %坐标（y, 0）到第一个狭缝的光程
L2 = sqrt((y-x02).^2 + d^2);      %坐标（y, 0）到第二个狭缝的光程

A1 = exp(1i*2*pi/lambda*L1);      %第一个狭缝光在（y, 0）处的波动方程
A2 = exp(1i*2*pi/lambda*L2);      %第二个狭缝光在（y, 0）处的波动方程

I = (A1+A2).*conj(A1+A2);         %双缝干涉光在（y, 0）处的强度
I = I/max(I);

for k = 1:length(y);
    I2(:,k) = I(k);
end

figure
imshow(I2);
title('Intensity pattern on the screen');
```

杨氏双缝干涉实验的模拟结果

如图 11-15 所示，迈克耳孙干涉仪是典型的波幅分割干涉仪，干涉仪的基本构造如下。从光源到光探测器之间有两条光路，一束光被分束器（如半透半反镜）反射后入射到上方的平面镜（称为动镜）再反射回分束器，之后透射过分束器被观察屏接收；另一束光透射

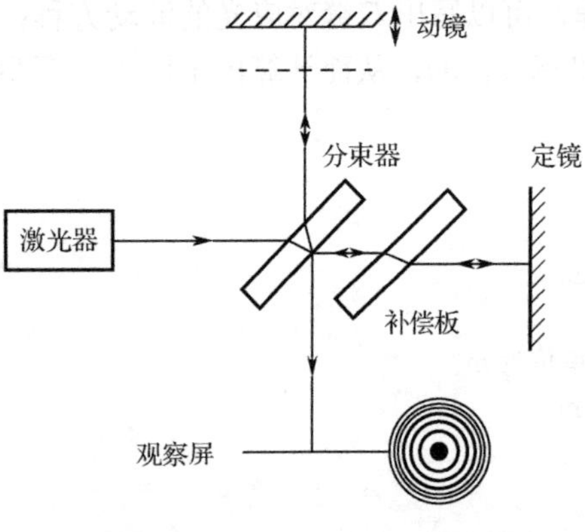

图 11-15　迈克耳孙干涉仪

过分束器后入射到右侧的平面镜（称为定镜），之后反射回分束器后再次被反射到观察屏上。通过调节平面镜的前后位置，可以对两束光的光程差进行调节。注意，被分束器反射的那一束光前后共 3 次通过分束器，而透射的那一束光只通过 1 次。对于单色光而言，只需调节平面镜的位置即可消除这一光程差；但对于复色光而言，在分束器介质内不同波长的色光会发生色散，因此需要在透射光的光路中放置一块材料和厚度与分束器完全相同的玻璃板，称为补偿板，如此可消除色散影响。

当两面平面镜严格垂直时，单色光源会形成同心圆的等倾干涉条纹，并且条纹定域在无穷远处。如果调节其中一个平面镜使两束光的光程差逐渐减小，则条纹会向中心亮纹收缩，直到两者光程差为零，干涉条纹消失。若两个平面镜不严格垂直且光程差很小，则光源会形成定域的等厚干涉条纹，等价于劈尖干涉的等距直条纹。

11.3.2　光的衍射

光在传播过程中遇到障碍物或小孔、窄缝时，会发生离开直线路径绕到障碍物阴影里去的现象，这种现象称为光的衍射。衍射是一切波所共有的传播行为，日常生活中声波的衍射、水波的衍射、广播段无线电波的衍射是随时随地发生的，易为人觉察。但光的衍射却不易为人所觉察，这是因为光的波长很短，而且普通光源是非相干的面光源。观察衍射现象需要由光源、衍射孔和接收屏组成一个衍射系统。通常根据衍射系统中三者相互距离的大小将衍射现象分为两类，一类称为菲涅耳衍射，另一类称为夫琅和费衍射。

设 a 为衍射孔的尺寸，L 为衍射孔与观察屏之间的距离，λ 为入射波的波长。如果满足 $\frac{a^2}{L\lambda} \geqslant 1$，则称为菲涅耳衍射，它是衍射的近场近似；如果满足 $\frac{a^2}{L\lambda} \ll 1$，则称为夫琅和费衍射，它是衍射的远场近似。

狭缝的缝宽之间均匀分布着大量点光源，衍射图样是这些点光源共同作用的结果。为了简化对该过程的分析，限定入射光具有单一的波长，均为单色光（频率相同），并且在波源位置具有相同的初始相位。在狭缝后面的区域中任意位置的光是上述所有点光源的“次光波”在某给定点的叠加结果。因为次光波从狭缝的每个点光源到给定点所经过的路径不同，即它们的光程不同，所以它们在给定点的相位也不同。如图 11-16 所示，对于狭缝间任意两个点光源，假如分别来自它们的次光波在观察屏给定点的相对相位为 2π，则这两个次光波

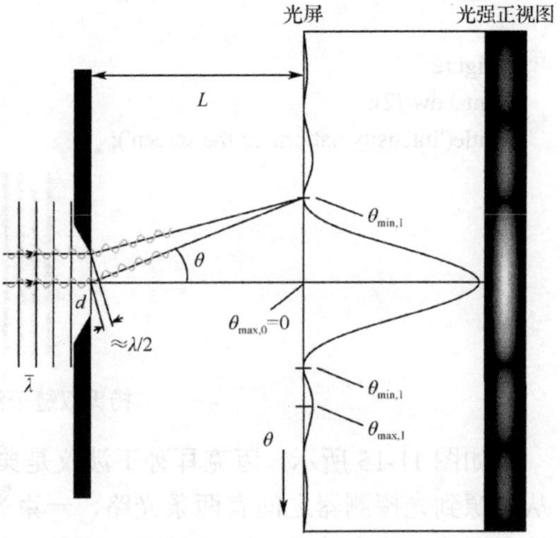

图 11-16　单缝衍射

会干涉相长；假如相对相位为 π，则这两个次光波会干涉相消。根据这一原理，可以找到衍射光强的极大值或极小值。在衍射图样中，它们分别表现为明、暗条纹。

由于衍射的限制，光学系统成像不可能得到理想的像点，而是得到一个衍射像。因为一般光学系统的口径都是圆形的，衍射像即为所谓的艾里斑。如图 11-17 所示，每个物点的像就是一个弥散斑，两个弥散斑靠近后不易区分，从而限制了系统的分辨率，斑越大，分辨率越低。在光学成像系统中，分辨率用于衡量分开相邻两个物点的像的能力，可通过瑞利判据进行评估。一个透镜成像系统的分辨率遵守 $\sin\theta = 1.22\lambda/D$，其中 θ 为角分辨率，λ 为波长，D 为透镜的直径。当 θ 很小时，$\sin\theta \approx \theta \approx d/f$，其中 d 为最小分辨尺寸，f 为焦距。

瑞利判据

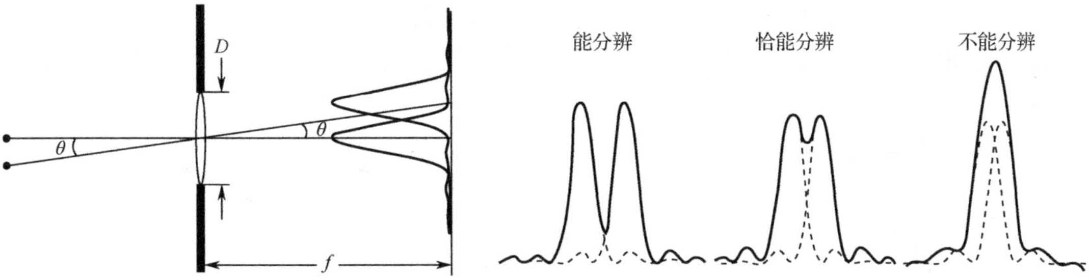

图 11-17　瑞利判据

11.4　光学元件

光学元件是光学系统的基本组成单元，是光学成像所必需的，如光源、透镜和光电传感器等。

11.4.1　光源

能够自己发光而且正在发光的物体称为光源。光源可分为自然光源和人造光源。根据光的传播方向，光源还可分为点光源和平行光源。

光源的产生包括：热效应产生的光，如太阳光、蜡烛光等，此类光随着温度的变化会改变颜色；原子跃迁发光，如荧光灯灯管内壁涂抹的荧光物质被电磁波能量激发而产生的光；物质内部带电粒子加速运动时产生的光，如同步加速器工作时发出的同步辐射光。

照明光源是以照明为目的，辐射出主要为人眼视觉范围内的可见光谱（波长 350～770 nm）的电光源。其规格品种繁多，功率从 0.1 W 到 20 kW，产量占电光源总产量的 95%以上。照明光源品种很多，按发光形式分为热辐射光源、气体放电光源和电致发光光源三类。不以照明为目的，能辐射大量紫外光谱（1～380 nm）和红外光谱（780～1×10^6 nm）的电光源，包括紫外光源、红外光源和非照明用的可见光源。

通过激发态粒子在受激辐射作用下发光，输出光波波长从短波紫外到远红外，这种光源称为激光光源。

11.4.2 透镜和光栅

透镜是一种将光线聚合或分散的设备，通常由一片玻璃构成；用于其他电磁辐射的类似设备通常也称为透镜，例如，由石蜡制成的微波透镜，用玻璃、树脂或水晶等透明材料制成的放大镜、眼镜等。透镜有两类：中间厚、边缘薄的称为凸透镜；中间薄、边缘厚的称为凹透镜。比球面半径小得多的透镜称为薄透镜，薄透镜的几何中心称为透镜的镜心。透镜并不一定是固定形状的，使用满足要求的材料来制作可以改变形状的透镜能够其提高清晰度和景深，通过使用镜头组也能达到相同的效果。平行光束经过凸透镜会产生会聚的效果，与之相反，平行光束经过凹透镜会发散，如图 11-18 所示。透镜依据两个光学表面的曲度来分类：双凸透镜（或凸透镜）的两面都是突起的，而两面都凹陷的透镜称为双凹透镜（或凹透镜）；如果透镜的一个表面是平坦的，则称为平凸透镜或平凹透镜（由另一个表面的曲度决定）；如果透镜的一个表面凸起，另一个表面凹陷，则称为凸凹透镜或新月透镜。

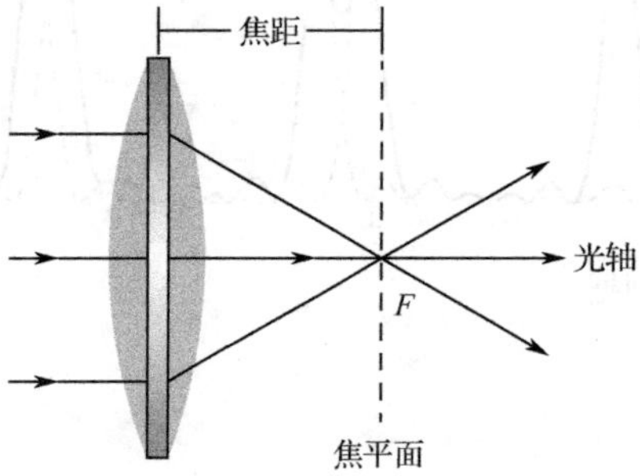

（a）凸透镜

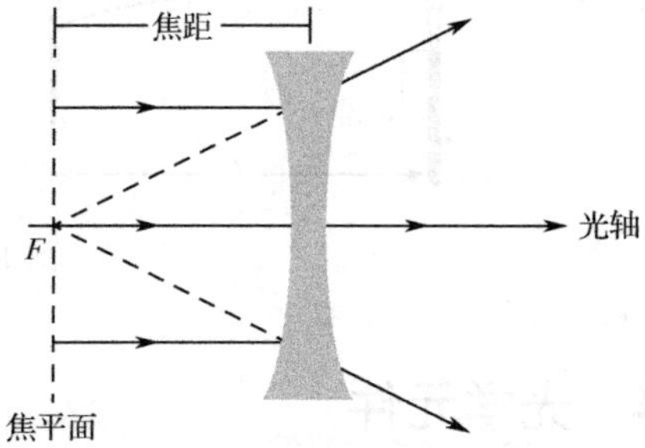

（b）凹透镜

图 11-18　凸透镜和凹透镜对光的改变

由大量等宽、等间距的平行狭缝构成的光学元件称为光栅。光栅也称衍射光栅，是利用多缝衍射原理使光发生色散（分解为光谱）的光学元件。光栅是一块刻有大量平行等宽、等距狭缝（刻线）的平面玻璃或金属片。光栅的狭缝数量很大，一般为每毫米几十至几千条。常用的光栅是在玻璃片上刻出大量平行刻痕而制成的，刻痕为不透光部分，两刻痕之间的光滑部分可以透光，相当于一狭缝。精制的光栅在 1 cm 宽度内刻有几千条乃至上万条刻痕，这种利用透射光衍射的光栅称为透射光栅。此外，还有利用两刻痕间的反射光衍射的光栅，如在镀有金属层的表面上刻出许多平行刻痕，两刻痕间的光滑金属面可以反射光，这种光栅称为反射光栅。

单色平行光通过光栅每个缝的衍射和各缝间的干涉，形成暗条纹很宽、明条纹很细的图样，这些锐细而明亮的条纹称为谱线。谱线的位置随波长而异，当复色光通过光栅后，不同波长的谱线在不同的位置出现从而形成光谱，如图 11-19 所示。光通过光栅形成光谱是单缝衍射和多缝干涉的共同结果。

衍射光栅在屏幕上产生的光谱线的位置可用公式表示为

$$(a+b)(\sin\beta \pm \sin\alpha) = m\lambda \tag{11.7}$$

式中，a 为狭缝宽度，b 为狭缝间距，β 为衍射角，α 为光的入射方向与光栅平面法线之间的夹角，m 为明条纹光谱级数（$m=0,\pm1,\pm2,\cdots$），λ 为波长，$a+b$ 称为光栅常数。用此式可以计算光波波长。光栅产生的条纹的特点是：明条纹很亮、很窄，相邻明条纹间的暗区很宽，衍射图样十分清晰。因此，利用光栅衍射可以精确地测定波长。

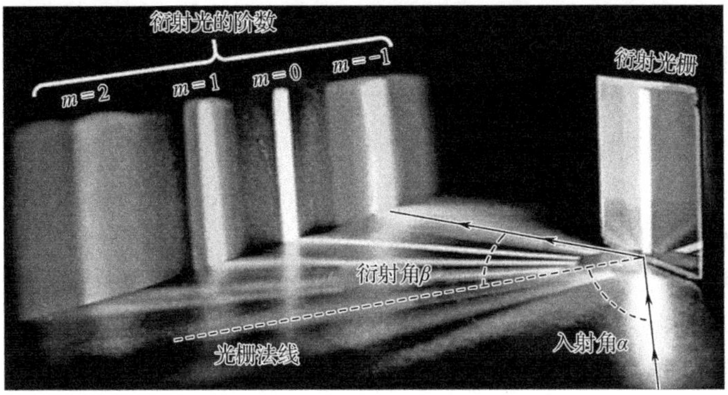

图 11-19　光栅的分光示意图

11.4.3　光电探测器

光电效应是指光束照射物体时会使其发射出电子的物理效应。发射出的电子称为光电子。光束里的光子所具有的能量与光的频率成正比。假如金属里的电子吸收了一个光子的能量，而该能量大于或等于某个与金属相关的能量阈值（称为这种金属的逸出功），则此电子因为具有了足够的能量，能够从金属中逃逸出来，成为光电子；若能量不足以使其逃逸，则电子会释放出能量，能量重新成为光子离开，而电子的能量恢复到吸收之前。增加光束的辐照度（光束的强度）会增加光束里光子的密度，在同一段时间内激发出更多的电子，但不会使得每一个受激发的电子因吸收更多的光子而获得更多的能量。换言之，光电子的能量与辐照度无关，只与光子的能量、频率有关。

光电倍增效应

光电倍增管（PMT）是将微弱光信号转换成电信号的真空电子器件。光电倍增管用在光学测量仪器和光谱分析仪器中。它能在低能级光度学和光谱学方面测量波长为 200～1200 nm 的极微弱辐射功率。闪烁计数器的出现扩大了光电倍增管的应用范围。激光检测仪器的发展与采用光电倍增管作为有效接收器密切相关。光电倍增管广泛地应用在冶金、电子、机械、化工、地质、医疗、核工业、天文和宇宙空间研究等领域。光电倍增管建立在外光电效应、二次电子发射和电子光学理论基础上，结合了高增益、低噪声、高频率响应和大信号接收区等特征，是一种具有极高灵敏度和超快时间响应的光敏电真空器件，可以工作在紫外、可见和近红外光谱区。

电荷耦合器件（CCD）是一种集成电路，其上有许多排列整齐的电容，能感应光线，一旦完成曝光的动作，控制电路会使电容单元上的电荷传到相邻的下一个单元，到达边缘最后一个单元时，电信号传入放大器，转换成电位。如此周而复始，直到整个影像都转换成电位，采样并数字化之后存入存储器。

习题

11-1　光波根据偏振特性可以分为（　　）。（多选）

A．自然光　　B．完全偏振光　　C．部分偏振光　　D．非偏振光

11-2　相干光的主要特征是（　　）。（多选）

A．振动方向相同　　B．振动频率相同　　C．相位相同　　D．相位差保持恒定

11-3　获得相干光的方法有（　　）。（多选）

A．振幅分割法　　B．采用激光光源

C．波阵面分割法　　D．采用卤素灯光源

11-4　显微镜的光学技术参数包括（　　）。（多选）

A．数值孔径　　B．分辨率　　C．放大率　　D．焦深

11-5　自然光如何变成偏振光？

11-6　某一单色光波长为500 nm，在可见光谱上表现为什么颜色？该光波的频率是多少？

11-7　某一单色光源的波长为500 nm，离开光源单位距离处的光强为50 V/m，写出该光源的波动方程。

11-8　电磁波谱是根据什么分类的？光波在电磁波谱中排位如何？

11-9　写出可见光谱的颜色与波长的对应关系。

11-10　光波能够产生偏振的原因是什么？光波的传播矢量由哪两部分构成？

11-11　某一单色光源的波长为500 nm，该光的单光子能量是多少？

11-12　符合什么条件的光子可以使原子核周围的一些电子由原来的轨道跃迁到能量更高的轨道，即从基态跃迁到第一激发单线态或第二激发单线态？

11-13　小明和朋友在玩捉迷藏，如果他恰巧通过窗玻璃看到了藏在角落的小刚，那么小刚能否看到小明？这是基于什么原理？

11-14　激光器的出光口通常会有一块倾斜放置的玻璃封口，除可以防尘防潮外，其倾斜放置的目的是什么？其原理是什么？

11-15　潜望镜是利用两块平行的反射镜制作而成的一种工具，潜艇里的人可以在不上浮的前提下观察海面的情况，请简述其光路结构。

11-16　空气的折射率为 $n_1 = 1.0$，透明材料的折射率为 $n_2 = 1.3$，当光线以 60° 的入射角从空气射入玻璃时，光线会发生什么现象？

11-17　拉曼散射是弹性散射还是非弹性散射，其发生的原因是什么？

11-18　拉曼散射中光子能量增加的现象称为什么？光子的波长会发生什么样的变化？

11-19　透镜成像中存在实像和虚像的说法，区分两者最简单的方法是什么？

11-20　写出透镜成像公式。

11-21　杨氏双缝干涉实验和迈克耳孙干涉实验获取相干光的原理有什么区别？

11-22　杨氏双缝干涉图样和单缝衍射图样的共同点和区别分别是什么？

11-23　请列举几种常见的光源，并说明它们的发光原理。

11-24　光栅的作用是什么？其工作原理是什么？

11-25　简述 PMT 和 CCD 各自的特点和优势。

第 12 章　生物医学光学成像

生物医学光学成像利用光学的探测手段对细胞、组织甚至生物体进行成像，来获得其中的生物学信息。依据探测方式的不同，生物医学光学成像可分为光声成像、光学相干断层成像、荧光成像、拉曼显微成像等。生物医学光学成像因其检测仪器发展成熟、灵敏度高、对比度高、分辨率高、成像直观、成像速度快和无损探测等优点而被广泛应用，在探寻疾病的发病机理、临床表现、基因病变，以及了解相应的生理学信息、病理学信息、疾病诊断、新的医疗手段开发等方面具有重要实践意义和应用前景。

12.1　光声成像

光声成像主要利用组织光学吸收的差异和光声的能量转化，是近些年发展起来的一种无损医学成像方法。它结合了纯光学成像的高对比度特性和由光能转化成的超声所具有的高穿透深度特性，可以提供高分辨率和高对比度的组织成像。基于光声效应的时域光声谱技术将光学和声学有机地结合起来，在一定限度上克服了光在组织中传输时组织强散射效应的影响，因此光声技术具有比近红外技术更好的生物组织穿透性，同时还具有分辨率高、无副作用等特点，正逐步成为生物组织无损检测技术领域的一个研究热点。它能够有效地进行生物组织结构和功能成像，为研究生物组织的形态结构、生理特征、病理特征和代谢功能等提供重要手段。

12.1.1　光声效应原理

如图 12-1 所示，光声成像是一种基于光声效应的混合模式生物医学成像方法。一般来说，光声成像需要用脉冲激光照射成像部位，一部分被吸收的光能转化为热能，使附近的组织发生热弹性膨胀，从而形成宽带（MHz 级）的超声波发射。这一超声波可以用超声换能器探测，而超声换能器正是一般超声造影中所用的主要探测器。但不同于超声造影的是，光声成像利用了体内不同组分吸收性质的不同。例如，血红蛋白浓度的大小、组织血氧饱和度的高低等均会影响组织的光吸收能力，从而改变超声波信号的强度。换言之，超声换能器探测到的（二维或三维）超声强度空间分布，实际上反映了样品内与光吸收相关的病理学信息。

对光声效应的数学物理解释基于热传导方程：

$$\rho C_{\mathrm{p}}\frac{\partial}{\partial t}T(\vec{r},t)=\lambda\nabla^2 T(\vec{r},t)+H(\vec{r},t) \tag{12.1}$$

式中，ρ 为密度；C_{p} 为比热容；$T(\vec{r},t)$ 为吸收光能产生的温升；λ 为介质的传热系数；$H(\vec{r},t)$ 定义为单位面积、单位时间吸收的光能量，其中 $\vec{r}$ 为光激发空间的某一处位置，t 为某一光激发时刻。如果激发光源的脉宽较小（小于 μs 量级），且小于热扩散时间，则热扩散可以忽略，热传导方程可写成

$$\rho C_{\mathrm{p}} \frac{\partial}{\partial t} T(\vec{r},t) = H(\vec{r},t) \tag{12.2}$$

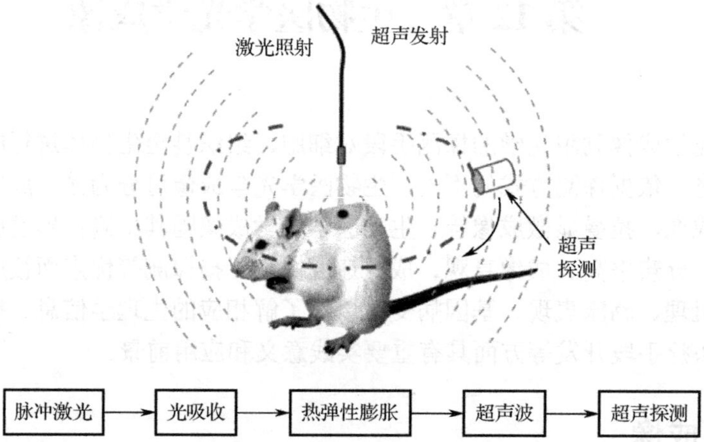

图 12-1　光声效应原理

对于非黏滞介质，光声压和位移满足以下两个关系式：

$$\rho \frac{\partial^2}{\partial t^2} U(\vec{r},t) = -\nabla p(\vec{r},t) \tag{12.3}$$

$$\nabla \cdot U(\vec{r},t) = -\frac{p(\vec{r},t)}{\rho c^2} + \beta T(\vec{r},t) \tag{12.4}$$

式中，$U(\vec{r},t)$ 为介质位移，$p(\vec{r},t)$ 为光声压，c 为声速，β 为等压膨胀系数，ρ 和 $T(\vec{r},t)$ 的定义与式（12.1）相同。由式（12.2）、式（12.3）和式（12.4）可得

$$\nabla^2 p(\vec{r},t) - \frac{1}{c^2}\frac{\partial^2}{\partial t^2} p(\vec{r},t) = -\frac{\beta}{C_{\mathrm{p}}}\frac{\partial}{\partial t} H(\vec{r},t) \tag{12.5}$$

上式为格林函数，其解可写为

$$p(\vec{r},t) = \frac{\beta}{4\pi C_{\mathrm{p}}} \iiint \frac{\mathrm{d}r'}{|\vec{r}-\vec{r}'|} \left.\frac{\partial H(\vec{r}',t')}{\partial t'}\right|_{t'=t-\frac{|\vec{r}-\vec{r}'|}{c}} \tag{12.6}$$

式中，$\vec{r}$ 和 $\vec{r}'$ 分别为场点（超声换能器）和源点（光声压信号发射点）的位置。

假设介质内光强是均匀分布的，则 $H(\vec{r},t)$ 可写为

$$H(\vec{r},t) = A(\vec{r})I(t) \tag{12.7}$$

式中，$A(\vec{r})$ 为介质的光吸收系数分布，$I(t)$ 为入射激光的时间分布函数。将式（12.7）代入式（12.6），整理可得

$$p(\vec{r},t) = \frac{\beta}{4\pi C_{\mathrm{p}}} \iiint \frac{\mathrm{d}\vec{r}'}{|\vec{r}-\vec{r}'|} A(\vec{r}')I'(t') \tag{12.8}$$

式中，$I'(t') = \mathrm{d}I(t')/\mathrm{d}t'$，$t' = t - \frac{|\vec{r}-\vec{r}'|}{c}$，对 $I(t)$ 的不同近似处理，可以得到不同的 $p(\vec{r},t)$ 表达式，并对应不同的成像算法。光声断层成像的图像重建是利用超声换能器接收的光声压信号 $p(\vec{r},t)$ 求解出样品内部光吸收分布系数 $A(\vec{r})$ 的过程。

例 12.1　推导光吸收 $H(\vec{r},t)$ 导致光声压信号 $p(\vec{r},t)$ 的关系式，即由式(12.2)、式(12.3)

和式（12.4）推导出式（12.5）。

分析与解答：对式（12.3）两边同时取散度，即

$$\nabla\cdot\left[\rho\frac{\partial^2}{\partial t^2}U(\vec{r},t)\right]=\nabla\cdot[-\nabla p(\vec{r},t)]=-\nabla^2 p(\vec{r},t)$$

上式的左边根据式（12.4）有

$$\nabla\cdot\left[\rho\frac{\partial^2}{\partial t^2}U(\vec{r},t)\right]=\rho\frac{\partial^2}{\partial t^2}[\nabla\cdot U(\vec{r},t)]=\rho\frac{\partial^2}{\partial t^2}\left[-\frac{p(\vec{r},t)}{\rho c^2}+\beta T(\vec{r},t)\right]$$

根据式（12.2），上式可变为

$$\rho\frac{\partial^2}{\partial t^2}\left[-\frac{p(\vec{r},t)}{\rho c^2}+\beta T(\vec{r},t)\right]=-\frac{1}{c^2}\frac{\partial^2}{\partial t^2}p(\vec{r},t)+\frac{\beta}{C_\mathrm{p}}\frac{\partial}{\partial t}H(\vec{r},t)$$

因此，有

$$-\frac{1}{c^2}\frac{\partial^2}{\partial t^2}p(\vec{r},t)+\frac{\beta}{C_\mathrm{p}}\frac{\partial}{\partial t}H(\vec{r},t)=-\nabla^2 p(\vec{r},t)$$

即

$$\nabla^2 p(\vec{r},t)-\frac{1}{c^2}\frac{\partial^2}{\partial t^2}p(\vec{r},t)=-\frac{\beta}{C_\mathrm{p}}\frac{\partial}{\partial t}H(\vec{r},t)$$

12.1.2　光声断层成像的滤波反投影算法

光声断层成像的图像重建采用类似 CT 重建的滤波反投影算法。单个激光脉冲激励一个固定位置产生超声波，它被记录下来并转换成一维的具有深度分辨力的 A-line 光声压信号。使用光学扫描或机械扫描方法，360°旋转扫描整个样本，得到一系列 A-line 光声压信号。光声图像的重建过程是光声压信号采集过程的逆过程，具体来说是将所有的 A-line 光声压信号按扫描方式反投影组合起来获得三维光声图像。

下面以基于样品和点源光声压信号逆卷积的光声重建方法为例，从理论上给出样品光吸收分布投影和源光声压信号的关系。利用这种方法，可以通过样品光声压信号和点源光声压信号的逆卷积直接计算出样品光吸收分布的投影，而不需要考虑超声换能器的脉冲响应。

为了方便起见，取超声换能器的位置为坐标原点，在球坐标系中，令 $t'=r/c$，即激光开始照射的时间定为时间零点，光吸收 $H(\vec{r},t)$ 导致的光声压 $p(\vec{r},t)$ 遵守以下方程：

$$\nabla^2 p(\vec{r},t)-\frac{1}{c^2}\frac{\partial^2}{\partial t^2}p(\vec{r},t)=-\frac{\beta}{C_\mathrm{p}}\frac{\partial}{\partial t}H(\vec{r},t) \tag{12.9}$$

式中，β 为热膨胀系数，C_p 为比热容。这里选择超声换能器位置作为坐标原点，因此超声换能器探测到的光声压力可以表示为

$$p(t)=\frac{\beta}{4\pi C_\mathrm{p}}\iiint\frac{\mathrm{d}\vec{r}}{r}\frac{\partial H(\vec{r},t')}{\partial t'}\bigg|_{t'=t-\frac{r}{c}} \tag{12.10}$$

式中，$r=|\vec{r}|$，光吸收可以表示为 $H(\vec{r},t)=A(\vec{r})I(t)$，其中 $A(\vec{r})$ 为吸收系数分布，$I(t)$ 为照射时间。因此式（12.10）可以改写为

$$p(t)=\frac{\beta}{4\pi C_{\mathrm{p}}}\iiint\frac{\mathrm{d}\vec{r}}{r}A(\vec{r})I'\left(t-\frac{r}{c}\right) \tag{12.11}$$

式中，$I'(t)=\mathrm{d}I(t)/\mathrm{d}t$，在极坐标下式（12.11）可以改写为

$$p(t)=\frac{\beta}{4\pi C_{\mathrm{p}}}\int\left(\frac{1}{r}\iint A(r,\theta,\phi)(r)^2\sin\theta\mathrm{d}\theta\mathrm{d}\phi\right)I'\left(t-\frac{r}{c}\right)\mathrm{d}r \tag{12.12}$$

假设$t'=r/c$，式（12.12）可以改写为

$$p(t)=\frac{\beta}{4\pi C_{\mathrm{p}}}\int\left(\frac{1}{t'}\iint A(ct',\theta,\phi)(ct')^2\sin\theta\mathrm{d}\theta\mathrm{d}\phi\right)I'(t-t')\mathrm{d}t' \tag{12.13}$$

根据卷积的定义，式（12.13）可以写为

$$p(t)=\frac{\beta}{4\pi C_{\mathrm{p}}}\left(\left(\frac{1}{t}\right)\oint\int_{|\vec{r}|=ct}A(\vec{r})\mathrm{d}S\right)*I'(t) \tag{12.14}$$

式中，“”表示卷积运算，假定一个点吸收体产生的声压$P_{\mathrm{point}}(t)$为

$$P_{\mathrm{point}}(t)=k\frac{1}{r_0}I'\left(t-\frac{r_0}{c}\right) \tag{12.15}$$

式中，r_0为点源到场点之间的距离，τ为由点源的吸收及入射激光参数确定的系数。令

$$p_0(t)=p_{\mathrm{point}}\left(t+\frac{r_0}{c}\right)=k\frac{1}{r_0}I'(t) \tag{12.16}$$

则式（12.14）可写为

$$p(t)=\left(\frac{r_0}{kt}\iint A(ct,\theta,\phi)(ct)^2\sin\theta\mathrm{d}\theta\mathrm{d}\phi\right)*p_0(t) \tag{12.17}$$

在以激光开始照射的时间定为时间零点的情况下，$r=ct$，$\iint A(ct,\theta,\phi)(ct)^2\sin\theta\mathrm{d}\theta\mathrm{d}\phi$可写为$\iint A(r)\,\mathrm{d}S\Big|_{|r|=ct}$，其中，$\iint A(r)\,\mathrm{d}s\Big|_{|r|=ct}$为以$P$点为球心，以$r=ct$为半径的球面上吸收系数的积分；对于二维情况，将$c$改写为$\iint A(r)\,\mathrm{d}S\Big|_{|r|=ct}$，即为以$P$点为圆心，以$r=ct$为半径的圆弧上吸收系数的积分。在图像重建中，这样沿某个方向的积分称为沿这个方向的投影。

式（12.17）中$\iint A(ct,\theta,\phi)(ct)^2\sin\theta\mathrm{d}\theta\mathrm{d}\phi$的意义如图 12-2 所示，$P$点表示超声换能器的位置，$\iint A(ct,\theta,\phi)(ct)^2\sin\theta\mathrm{d}\theta\mathrm{d}\phi$表示吸收分布$A(ct,\theta,\phi)$在以超声换能器为球心、半径为$ct$的球面上的投影。

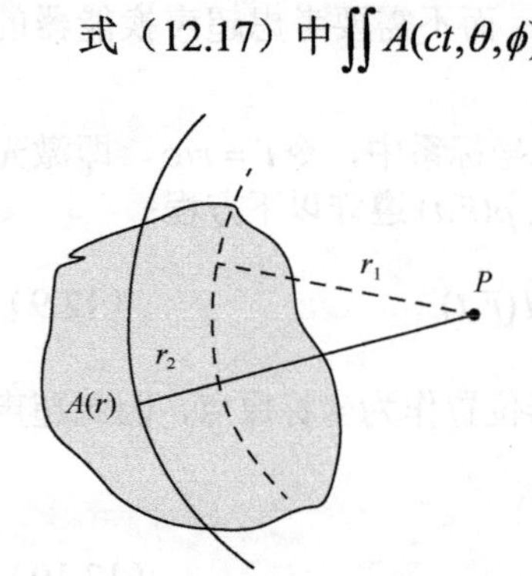

图 12-2　光吸收分布的投影示意图

式（12.12）给出了样品光声压、点源光声压及样品光吸收投影之间的关系。该式表明，一个吸收体可以看作点吸收体的集合，样品产生的光声压是这些点吸收体光声压的线性叠加。在图 12-2 中，半径为r_2、宽度为$\mathrm{d}r$的圆弧上的吸收体可以看作许多点源的叠加，各个点源产生的光声压到P点的传播时间相同，它们的和就等于光声压在$t=r_1/c$时刻的值。

为去除超声换能器的脉冲响应，设超声换能器的脉冲响应为$h(t)$，假定超声换能器探测到的光声压信号为$p_{\mathrm{d}}(t)$，有

$$p_{\mathrm{d}}(t)=p_{\mathrm{d}}(t)*h(t)=\left(\frac{r_0}{kt}\iint A(ct,\theta,\phi)(ct)^2\sin\theta\mathrm{d}\theta\mathrm{d}\phi\right)*p_0(t)*h(t) \qquad (12.18)$$

如果用同样的超声换能器探测一个点源发出的光声压信号，则探测到的电信号为 $p_0(t)*h(t)$，令

$$p_{\mathrm{d0}}(t)=p_0(t)*h(t) \qquad (12.19)$$

则

$$p_{\mathrm{d}}(t)=\left(\frac{r_0}{kt}\iint A(ct,\theta,\phi)(ct)^2\sin\theta\mathrm{d}\theta\mathrm{d}\phi\right)*p_{\mathrm{d0}}(t) \qquad (12.20)$$

式（12.20）表明，超声换能器探测到的样品光声压信号等于用同样超声换能器探测到的点源光声压信号与样品光吸收分布投影的卷积。同时，一个吸收体可以看作点吸收体的集合，即样品产生的光声压信号是这些点吸收体光声压信号的线性叠加，这是因为超声换能器是线性时不变系统。

由式（12.20）可知，可以用样品光声压信号和点源光声压信号的逆卷积直接计算样品光吸收的投影 $\iint A(r)\mathrm{d}s\Big|_{|r|=ct}$，而不需要知道超声换能器的脉冲响应。但是我们必须测量一个由点源产生的光声压信号 $p_{\mathrm{d0}}(t)$。由聚焦入射激光产生一个点源吸收体，可直接测量 $p_{\mathrm{d}}(t)$，再根据点源到超声换能器的距离 r_0，进行时间平移即可得到 $p_{\mathrm{d0}}(t)$，经逆卷积可求得光吸收投影。另外，也可经傅里叶逆变换求得 $\iint A(r)\mathrm{d}s\Big|_{|r|=ct}$。

$$\oiint_{|r|=v_0t} A(r)\mathrm{d}r=\mathrm{FT}^{-1}\left(\frac{P_{\mathrm{d}}(\omega)W(\omega)}{P_0(\omega)}\right)\frac{tk}{r_0}=\iint A(ct,\theta,\phi)(ct)^2\sin\theta\mathrm{d}\theta\mathrm{d}\phi \qquad (12.21)$$

式中，FT^{-1} 表示快速傅里叶逆变换；$P_{\mathrm{d}}(\omega)$ 和 $P_0(\omega)$ 分别是 $p_{\mathrm{d}}(t)$ 和 $p_{\mathrm{d0}}(t)$ 的傅里叶变换；$W(\omega)$ 是窗函数，使截断处缓慢变为零，以避免产生 Gibbs 振荡。这里采用 Hanning 窗，Hanning 窗的函数表达式如下：

$$W(\omega)=\frac{1}{2}\left(1+\cos\left(\frac{2\pi n}{N}\right)\right),\quad n=0,\pm1,\pm2,\cdots,N \qquad (12.22)$$

12.1.3　典型光声成像系统和成像结果

根据成像方式的不同，光声成像系统可以分为两种不同类型：光声断层成像（photoacoustic tomography，PAT）和光声显微术（photoacoustic microscopy，PAM）。其中，PAT 利用非聚焦的超声换能器，360°扫描获得超声波信号，再通过类似 CT 重建的滤波反投影方法求解光声方程，重构出信号源的三维空间分布；而 PAM 是沿着 x 和 y 方向扫描采集光声信号，一般采用最大值投影来获得光声图像，不涉及图像重建问题。因此，12.1.2 节介绍的滤波反投影算法仅适用于 PAT 系统。PAT 的优势在于高穿透深度和三维成像能力；PAM 的优势则在于低穿透深度下的高空间分辨率。

光声成像案例

如图 12-3 所示的典型的光声成像系统，其采用的激光通过扩束，弥散地照射在整个成像区域。目标部位光声信号强度与该部位的光吸收强度成正比，并由超声换能器探测。PAT 的优点是成像范围和成像深度（约 10 cm）都很大，其成像分辨率取决于超声换能器的频

率（30～300 μm），且易于与超声成像结合，因此非常适合开展器官级别的成像。

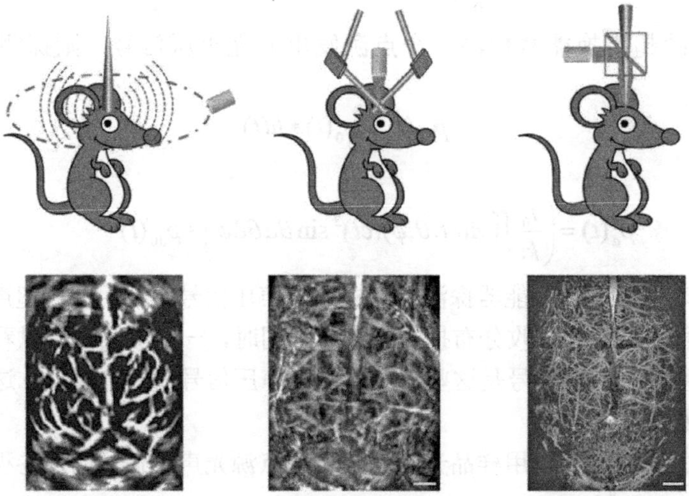

（a）光声断层成像（PAT）（b）声学分辨率光声显微术（AR-PAM）（c）光学分辨率光声显微术（OR-PAM）

图 12-3 典型的光声成像系统

PAM 有两种代表性的结构，分别是声学分辨率光声显微术（acoustic resolution-PAM，AR-PAM）和光学分辨率光声显微术（optical resolution-PAM，OR-PAM）。两种 PAM 的不同之处，其一是 AR-PAM 通常采用大功率的激光器（10～20 Hz）以实现大的（～1 cm）成像深度，但限制了成像速度，而 OR-PAM 会采用高重复频率（1～100 KHz）的激光器以实现快速成像；其二是 AR-PAM 的激发光的聚焦程度较低，而 OR-PAM 采用显微物镜尽可能获得完美的光斑焦点，但高度聚焦限制了 OR-PAM 的成像深度（～50 μm）；其三是 AR-PAM 通常采用高频聚焦超声换能器，因此其分辨率主要取决于超声的焦点大小（10～100 μm），而 OR-PAM 通常采用非聚焦超声换能器，其分辨率由光焦斑大小（～1 μm）决定。基于以上特点可以发现，AR-PAM 的成像性能介于 PAT 和 OR-PAM 之间，适用于脑肿瘤等肿瘤成像，而 OR-PAM 分辨率高的优点非常适合开展微循环或细胞成像。

生物组织的光学吸收既可能产生于内源性分子，还可能产生于外源性引入的各种造影剂。如图 12-4 所示，其中图 12-4（a）为肿瘤区域内的微血管系统和早期肿瘤的血氧降低；图 12-4（b）为血红蛋白和脂质光声双波长成像；图 12-4（c）为富脂斑块的血管内光声计算机断层扫描；图 12-4（d）为酪氨酸酶标记的异种移植物对周围血管系统的光声成像；图 12-4（e）为纳米材料标记肠的光声成像；图 12-4（f）为纳米材料靶向的肿瘤的光声和超声成像；图 12-4（g）为纳米材料靶向的脑瘤“光声-磁共振”双模成像。因此，基于内源性的血红蛋白，在成像血管结构的同时还可以实现血氧成像、血流速度成像。基于对脂肪的特异性光谱成像，可以定量可视化动脉粥样化斑块内的脂质核心。得益于纳米技术，外源性光声造影剂发展迅速，它们通常具有生物稳定性好、光吸收能力强、光热转化效率高的特点。近年来，传统物质（如亚甲基蓝和叶绿素）、新型的纳米材料（如金纳米棒、金纳米颗粒、聚合物等）都被用于光声增强成像，并由此诞生了光声分子成像技术，这一新技术在肿瘤检测方面取得了一系列重要的研究成果。

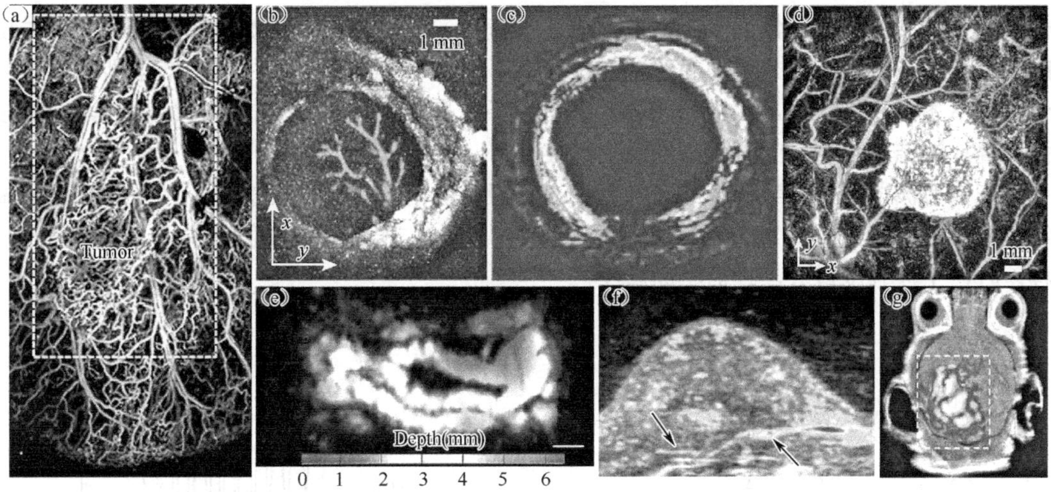

图 12-4　多种内源性和外源性对比剂的光声成像

12.2　光学相干断层成像

光学相干断层成像（optical coherence tomography，OCT），是一种光学信号获取与处理的方式。它可以对光学散射介质（如生物组织等）进行扫描，获得的三维图像分辨率可以达到微米级。OCT 技术利用了低相干光的干涉原理，通常采用近红外光进行扫描。由于选取的光波长较长，因此可以穿过扫描介质的一定深度。OCT 的分辨率较高，选用宽带光源甚至可以达到亚微米级的分辨率。OCT 起源于早期白光干涉引起的光学相干域反射仪，在此基础上外加探测光束对样品的横向扫描，发展出了二维甚至三维的成像模式，即如今的 OCT 技术。目前 OCT 已从时域系统发展到了频域系统，成像的速度和质量都得到了大幅提升，已经在视网膜成像、动脉粥样硬化斑块成像等临床和基础研究中得到了广泛应用。

12.2.1　白光干涉原理

所谓白光是相对于理想单色光的一个概念，是指具有一定谱宽、相干长度较短的低相干光源。相干长度是与光源的时间相干性相关的一个概念，表明光源发出的一束光被延迟后的部分与未被延迟的光束本身在干涉场中相叠加发生干涉的能力。对一准单色光，从干涉条纹最清晰到消失所对应的光程差变化长度称为相干长度，表示为

$$L_c = \frac{\lambda_0^2}{\Delta\lambda} \tag{12.23}$$

式中，λ_0 为中心波长，$\Delta\lambda$ 为光谱的半高全宽。如图 12-5 所示，当光程差大于相干长度时，条纹可见度迅速趋近于零。

白光干涉原理是利用白光同调性短、不易产生干涉的特性，即频率与振幅相近的光波可以形成低同调性白光干涉波包。低相干光源与单色光源不同，单色光源的条纹对比度在任意光程差内是不变的，因此其动态范围被限制在 2 π 相位内；而低相干光源谱宽 $\Delta\lambda$ 内的每一条谱线都各自形成一组干涉条纹，除零光程差位置外，相互有偏移，叠加的效果使整体条纹可见度随光程差的增大而减小，大于相干长度时，干涉现象消失，成为简单的光强

叠加。光场的时间相干性源于光源的有限光谱宽度。具有有限光谱宽度的光源，它所发出的光可看作许多不同波长的单色光成分的组合，每个单色光成分产生各自的干涉图样。当光程差从零开始增大时，因波长不同，各单色条纹图样之间的相对位移不断增大，它们按强度叠加的结果使合成的干涉条纹的对比度下降。

在光频波段里，通常认为$\Delta\lambda$在约 1 nm 量级时的谱线单色性较差；$\Delta\lambda$在约 0.01 nm 量级时的单色性较好。图 12-6 所示为白光干涉时光程差与干涉强度之间的关系，可见在零光程差时，干涉强度最大，之后不断减小。

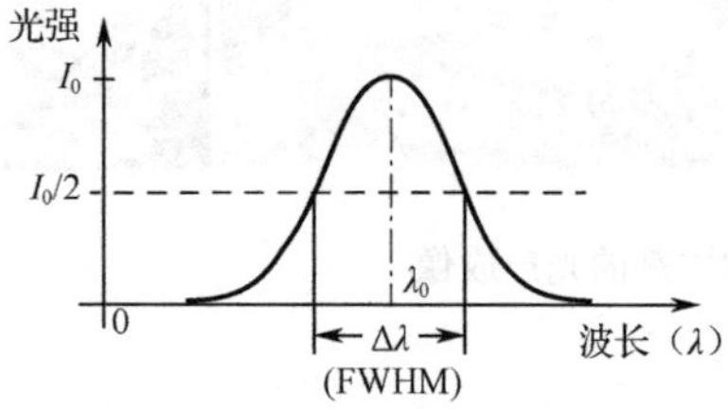

图 12-5　典型低相干光源光谱分布

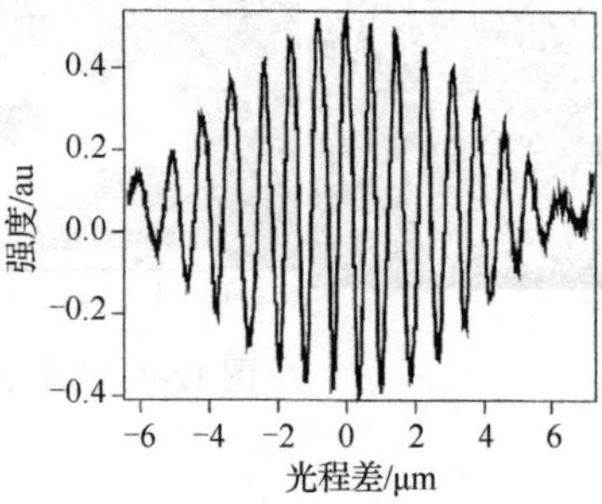

图 12-6　白光干涉时光程差与干涉强度之间的关系

OCT 系统的核心是如图 12-7（a）所示的迈克耳孙干涉仪。在干涉仪中，补偿板 G_2 的作用是消除分光板分出的两束光Ⅰ和Ⅱ的不对称性。不加 G_2 时，光束Ⅰ经过 G_1 三次，而光束Ⅱ经过一次。由于 G_1 具有一定厚度，导致Ⅰ与Ⅱ有一附加光程差。加入 G_2 后，光束Ⅱ也三次经过同样的玻璃板，因而得到了补偿。

假设符合相干条件的两束平面波的波函数为

$$E_1(r,t)=E_{10}\exp[\mathrm{j}(k\cdot r_1-\omega t+\varphi_{10})] \tag{12.24}$$

$$E_2(r,t)=E_{20}\exp[\mathrm{j}(k\cdot r_2-\omega t+\varphi_{20})] \tag{12.25}$$

得到两个平面波干涉的强度公式为

$$\begin{aligned}I(r)&=I_1+I_2+E_{10}\cdot E_{20}\cos[k\cdot(r_1-r_2)+(\varphi_{20}-\varphi_{10})]\\&=I_1+I_2+2\sqrt{I_1I_2}\cos([k\cdot(r_1-r_2)+(\varphi_{20}-\varphi_{10})])\end{aligned} \tag{12.26}$$

式中，I_1 和 I_2 分别表示两个平面波单独存在时 $P(r)$ 处的强度，第三项余弦函数项即为干涉项。图 12-7（b）所示为利用白光 LED 光作为光源进行迈克耳孙干涉时 P 点的干涉图。

例 12.2　基于 MATLAB 的七色光仿真白光干涉实验。设七色光的波长为[660, 610, 570, 550, 460, 440, 410] nm；七色光对应的颜色显示 RGB 值为[1, 0, 0；1, 0.5, 0；1, 1, 0；0, 1, 0；0, 1, 1；0, 0, 1；0.67, 0, 1]；光栅常数为 4×10^{-5} m，可调节的透光缝宽默认值为 8×10^{-6} m，光栅单元数默认值为 18，仿真光屏的矩阵大小为 150 × 1048。

分析与解答：仿真主要包括以下几个步骤：①设置固定参数并赋值，设置可调参数并赋默认值；②设置仿真光屏参数；③计算各色光干涉或衍射的光强及其对应的 RGB 值矩阵数据；④依据红、绿、蓝三基色加性混合法则，把各色光的 RGB 值矩阵数据计入仿真结果 RGB 值图像矩阵中；⑤显示仿真结果。为了便于观察仿真结果，设置图像亮度调节系数 Bright。

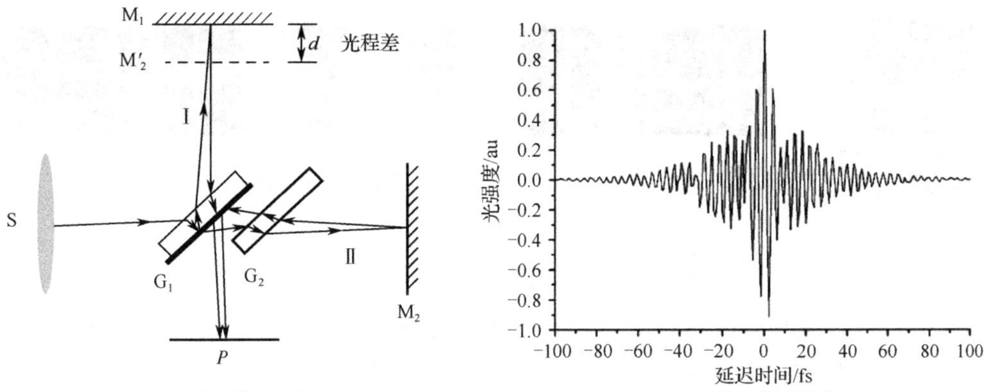

（a）迈克耳孙干涉仪　　（b）P点干涉图

图 12-7　迈克耳孙干涉仪原理图和 P 点干涉图

MATLAB 程序示例：

```
clear; clc;
%设置固定参数
lamda=[660, 610, 570, 550, 460, 440, 410]*1e-9; %七色光的波长，单位米
RGB=[1, 0, 0; 1, 0.5, 0; 1, 1, 0; 0, 1, 0; 0, 1, 1; 0, 0, 1; 0.67, 0, 1]; %七色光的 RGB 值
d=4e-5; %光栅常数
%设置可调参数
b=8e-6; N=18; %透光缝宽及光栅单元数
Bright=80; %亮度调节系数
%设置仿真光屏参数
Irgb=zeros(150, 1048, 3); %仿真光屏矩阵（仿真结果 RGB 值图像矩阵，初值置零）
Iw=zeros(150, 1048, 3); %用于记录各色光衍射结果的 RGB 值矩阵（初值置零）
%计算白光光栅衍射的光强及对应的 RGB 值矩阵数据
%计算各色光光栅衍射光强分布
for k=1:7
    theta=linspace(-0.015*pi, 0.015*pi, 1048); %衍射角度的变化范围
    phi=2*pi*d*sin(theta)/lamda(k);
    alpha=pi*b*sin(theta)/lamda(k);
    Idf=(sinc(alpha)).^2; %单缝衍射的相对光强
    Idgs=(sin(N*phi/2)./sin(phi/2)).^2; %多光束干涉的相对光强
    I=Idf.*Idgs; %光栅衍射的相对光强
    %计算与各色光衍射光强对应的 RGB 值矩阵数据
    for i=1:150
        Iw(i, :, 1)=I*RGB(k, 1); %把红基色代码计入 Iw 矩阵红维度
        Iw(i, :, 2)=I*RGB(k, 2); %把绿基色代码计入 Iw 矩阵绿维度
        Iw(i, :, 3)=I*RGB(k, 3); %把蓝基色代码计入 Iw 矩阵蓝维度
    end
    %计算白光光栅衍射 RGB 值图像矩阵数据
    Irgb=Irgb+Iw; %把各色光衍射的 RGB 值矩阵计入仿真结果 RGB 值图像矩阵中
    Iw=[];
end
%显示白光光栅衍射实验仿真结果
Br=1/max(max(max(Irgb))); %调整 Irgb 矩阵元素的最大值为 1 的系数
II=Irgb*Br*Bright; %调节仿真图像亮度
imshow(II); %显示仿真结果
```

白光干涉实验的模拟结果彩图

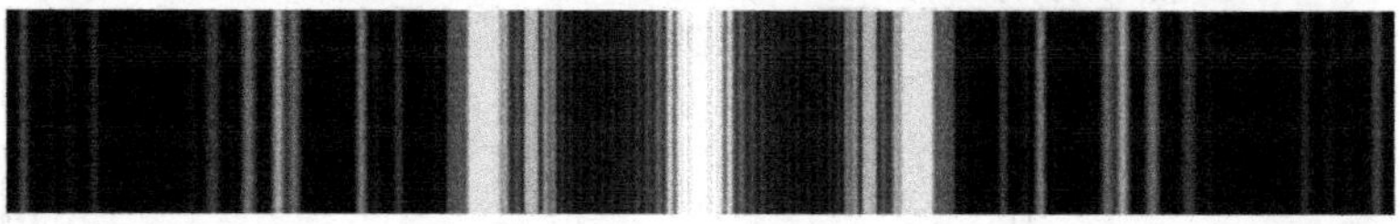

白光干涉实验的模拟结果

12.2.2 典型 OCT 系统及其应用介绍

OCT 包括时域和频域两种类型，其核心都是迈克耳孙干涉仪。图 12-8 为时域 OCT 系统结构示意图，该系统的成像原理是：干涉仪将低相干光源的入射光分成两部分，分别进入参考臂和样品臂，经过两臂中的反射面反射后，分别形成参考光 $E_r(t_r)$ 和信号光 $E_s(t_s)$，并且在光电探测器表面进行干涉，其中 t_r 和 t_s 分别表示参考臂和样品臂中的时间延迟，光电探测器表面的光电场 E_d 可以表示为

光学相干断层成像案例

$$E_d = E_r(t_r) + E_s(t_s) \tag{12.27}$$

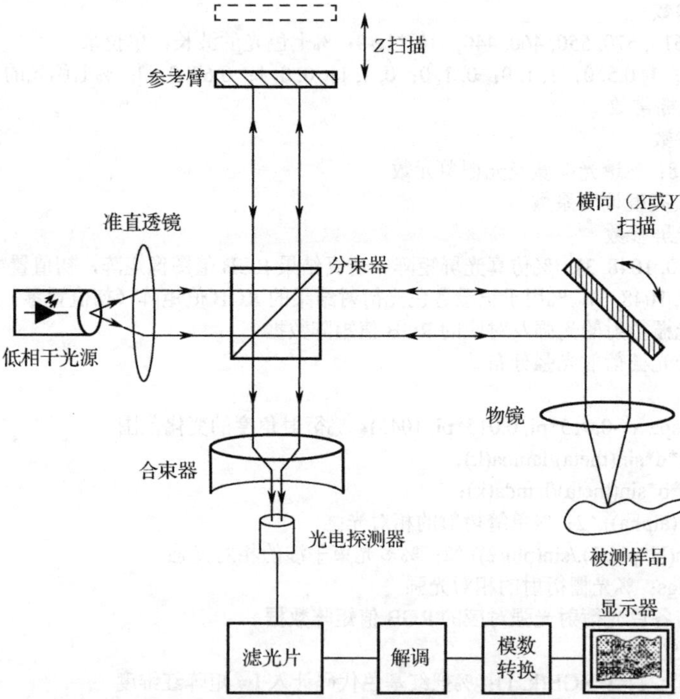

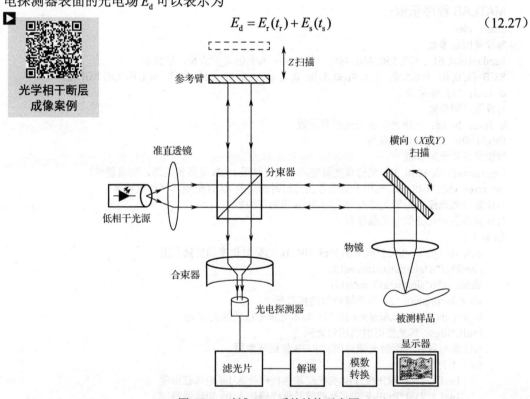

图 12-8　时域 OCT 系统结构示意图

假定光电探测器的响应是对照射其的光强的无穷长的时间间隔求平均，同时，假定两束光有相同的偏振态，则入射到光电探测器上的光强 I_d 可以表示为

$$\begin{aligned} I_d &= \left\langle \left| E_d \right|^2 \right\rangle \\ &= \left\langle \left| E_r \right|^2 \right\rangle + \left\langle \left| E_s \right|^2 \right\rangle + 2\mathrm{Re}\left\{ \left\langle E_r^*(t_r) E_s(t_s) \right\rangle \right\} \\ &= (I_r + R_s I_s) + 2\mathrm{Re}\left\{ \left\langle E_r^*(t_r) E_s(t_s) \right\rangle \right\} \end{aligned} \tag{12.28}$$

式中，由于参考臂的反射镜反射率近似为 1，而样品臂中的反射率为 R_s，I_r 和 I_s 分别表示

参考臂和样品臂的入射光平均光强，尖括号表示时间平均，因此式（12.28）可简化成

$$I_{\mathrm{d}} = I_{\mathrm{dc}} + \tilde{R}_{\mathrm{rs}}(\tau) \tag{12.29}$$

式中，$I_{\mathrm{dc}} = I_{\mathrm{r}} + R_{\mathrm{s}} I_{\mathrm{s}}$ 表示干涉信号中的直流分量；$\tau = t_{\mathrm{r}} - t_{\mathrm{s}}$ 表示参考臂和样品臂之间的时间延迟之差；$\tilde{R}_{\mathrm{rs}}(\tau)$ 表示干涉信号中的互相关分量，可以写成

$$\begin{aligned}\tilde{R}_{\mathrm{rs}}(\tau) &= \mathrm{Re}\left\{\left\langle E_{\mathrm{r}}^{*}(t_{\mathrm{r}}) E_{\mathrm{s}}(t_{\mathrm{s}})\right\rangle\right\} \\ &= \sqrt{I_{\mathrm{r}} I_{\mathrm{s}}}\sqrt{R_{\mathrm{s}}}\left|g(\tau)\right|\cos[2\pi\nu_0\tau + \phi(\tau)]\end{aligned} \tag{12.30}$$

式中，ν_0 表示光源的中心频率，$g(\tau)$ 表示时间复相干度。根据维纳-辛钦理论，$g(\tau)$ 与光源的归一化功率谱密度 $S(\nu)$ 有如下关系：

$$g(\tau) = \int_0^{\infty} S(\nu)\exp(-\mathrm{j}2\pi\nu\tau)\mathrm{d}\nu \tag{12.31}$$

对于光谱是高斯线型的光源，其归一化功率谱密度可以表示为

$$S(\nu) = \frac{2\sqrt{\ln 2/\pi}}{\Delta\nu}\exp\left[-4\ln 2\left(\frac{\nu - \nu_0}{\Delta\nu}\right)^2\right] \tag{12.32}$$

式中，$\Delta\nu$ 表示光源在频域的全半高带宽。将式（12.32）代入式（12.31）可以得到

$$g(\tau) = \exp\left[-\left(\frac{\pi\Delta\nu\tau}{2\sqrt{\ln 2}}\right)^2\right]\exp(-\mathrm{j}2\pi\nu\tau) \tag{12.33}$$

光源的相干时间 τ_{c} 可以定义为式（12.33）在时间上的全半高宽度，而相干长度 L_{c} 可以表示为 τ_{c} 与光速 c 的乘积

$$L_{\mathrm{c}} = c\tau_{\mathrm{c}} = \frac{4\ln 2}{\pi}\left(\frac{\lambda_0^2}{\Delta\lambda}\right) \tag{12.34}$$

可见，光谱宽度越宽，相干长度越短。

假设初始状态时，参考臂与样品臂的光程差为 l_0，现在参考臂中的反射镜以恒定的速度 V 向缩短光程的方向平移，则参考臂和样品臂的光程差 $\Delta l = l_0 - 2Vt = c\tau$，其中 t 表示扫描的时间，用 $f_0 = 2V/\lambda_0$ 表示参考臂扫描引入的多普勒频移，则式（12.30）可以改写成

$$\tilde{R}_{\mathrm{rs}}(t) = \sqrt{I_{\mathrm{r}} I_{\mathrm{s}}}\sqrt{R_{\mathrm{s}}}\left|g\left(\frac{l_0 - 2Vt}{c}\right)\right|\cos[2\pi f_0 t + \phi(t)] \tag{12.35}$$

可见，干涉项互相关分量 $\tilde{R}_{\mathrm{rs}}(t)$ 的幅度随着参考臂平移的时间而变化，整个信号的中心频率位于两路信号的差频 f_0 处，该信号可以通过普通的光电探测器进行探测，该过程即所谓的光学外差探测。利用光学外差探测，通过后续的电路设计将互相关分量 $\tilde{R}_{\mathrm{rs}}(t)$ 在 f_0 处解调后得到其包络信号

$$R_{\mathrm{rs}}(t) = \sqrt{I_{\mathrm{r}} I_{\mathrm{s}}}\sqrt{R_{\mathrm{s}}}\left|g\left(\frac{l_0 - 2Vt}{c}\right)\right| \tag{12.36}$$

可以看出，在参考臂的反射镜平移至零光程差时，$R_{\mathrm{rs}}(t)$ 得到最大值。换言之，从信号 $R_{\mathrm{rs}}(t)$ 为最大值所对应的时间可以确定样品臂中反射面的相对位置。而包络信号的宽度由光源的相干时间决定，相干时间越短，信号包络越窄，得到的样品臂反射面的位置也就越精确。

OCT 的纵向分辨率取决于光源的相干长度 L_{c}，假设样品中存在两个反射面，其物理间隔为 Δz，对应的光程差为 $2\Delta z$，当光程差小于光源的相干长度时，这两个反射面无法分辨，

因此可以把 $\Delta z = L_c/2$ 视为 OCT 系统的纵向分辨率，对于高斯线型的光源，其纵向分辨率可以表示为

$$\Delta z = (2\ln 2/\pi)(\lambda_0^2/\Delta\lambda) \tag{12.37}$$

式中，$\Delta\lambda$ 和 λ_0 分别表示光源功率谱的全半高宽度和光源的中心波长。可见，光源的光谱宽度越宽，OCT 纵向分辨率越高。

如图 12-9 所示为频域 OCT 系统结构图，其样品臂不需要进行机械扫描就可以获得被检测组织的深度信息，衍射光栅后的干涉信息由相机记录，该信息包含了光束沿着各反射层的分布情况。将采集到的数据进行傅里叶变换，可以得到纵向方面的深度信息，即测试获得了一维图像，通过样品臂进行 *XY* 空间扫描后，即可获得一个样品的三维 OCT 图像。

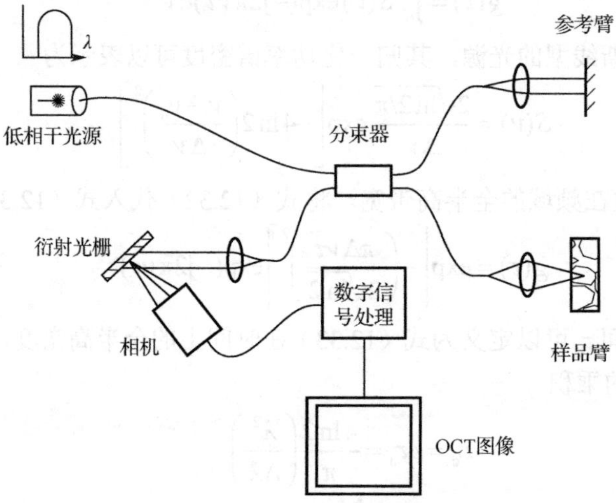

图 12-9　频域 OCT 系统结构图

频域 OCT 技术也是基于光的干涉理论，低相干光源发出的一束光经光纤耦合器后分为两束，一束穿透物体，从物体中第 n 层的散射中心（散射系数 $\alpha_n(\nu)$）返回的光波振幅 μ_n 可以表示为

$$\begin{aligned}\mu_n &= \mu(t+2\tau_n)\\ &= \int_{-\infty}^{+\infty} S_0(\nu)\sqrt{\alpha_n(\nu)}\exp[-2\pi \mathrm{j}\,\nu(t+2\tau_n)]\mathrm{d}\nu\end{aligned} \tag{12.38}$$

式中，$S_0(\nu)$ 为光源的频谱分布。从参考臂返回的光波振幅 μ_r 可以表示为

$$\begin{aligned}\mu_r &= \mu(t+2\tau_r)\\ &= \int_{-\infty}^{+\infty} S_0(\nu)\sqrt{\alpha_r(\nu)}\exp[-2\pi \mathrm{j}\,\nu(t+2\tau_r)]\mathrm{d}\nu\end{aligned} \tag{12.39}$$

式中，α_r 为反射系数。$2\tau_n$ 和 $2\tau_r$ 分别为光纤耦合器到第 n 层散射中心和耦合器到参考臂反射镜引起的时间延迟。因此，干涉信号是一个以频谱为自变量的函数，可以表示为

$$\begin{aligned}G_{EE}(\nu) = G_{rr}(\nu) + \sum_m G_{mm}(\nu) + 2\mathrm{Re}\left\{\sum_{m\neq n} G_{mn}(\nu)\exp(-4\pi \mathrm{j}\,\nu(\tau_m-\tau_n))\right\}\\ + 2\mathrm{Re}\left\{\sum_m G_{mr}(\nu)\exp(-4\pi \mathrm{j}\,\nu(\tau_m-\tau_r))\right\}\end{aligned} \tag{12.40}$$

其中，$G_{mn}(\nu)=\lim_{T\to\infty}\left[\frac{U_m(\nu)\times U_n^*(\nu)}{2T}\right]$是样品不同层之间的谱密度函数。

$$\begin{aligned}|G_{mn}(\nu)|&=S_0(\nu)S_0^*(\nu)\sqrt{\alpha_m(\nu)\alpha_n(\nu)}\\&=I(\nu)\sqrt{\alpha_n(\nu)\alpha_m(\nu)}\end{aligned} \tag{12.41}$$

$$U_m(\nu)=\mathrm{FT}[\mu(t+\tau_m)]=S_0(\nu)\sqrt{\alpha_m(\nu)}\exp(-2\pi\mathrm{j}\,\nu\tau_m) \tag{12.42}$$

式中，$U_m(\nu)$是样品第 m 层的光谱分布，每个模块的光谱密度函数等于经过反射或散射后光源的谱密度。

谱密度函数 $G_{\mathrm{EE}}(\nu)$ 的傅里叶变换可以表示为

$$\begin{aligned}\mathrm{FT}^{-1}[G_{\mathrm{EE}}(\nu)]&=\mathrm{FT}^{-1}[G_{\mathrm{rr}}(\nu)]+\sum_n\mathrm{FT}^{-1}[G_{mm}(\nu)]\\&+2\sum_{n\neq m}\mathrm{FT}^{-1}\{|G_{mm}(\nu)|\times\cos[4\pi\nu(\tau_n-\tau_m)]\}\\&+2\sum_n\mathrm{FT}^{-1}\{|G_{m\mathrm{r}}(\nu)|\times\cos[4\pi\nu(\tau_m-\tau_\mathrm{r})]\}\end{aligned} \tag{12.43}$$

根据维纳-辛钦定理，$\Gamma(\tau)=\mathrm{FT}^{-1}[G(\nu)]$即自相关函数$\Gamma(\tau)$与功率谱密度$G(\nu)$成傅里叶变换对。因此式（12.43）中的$\mathrm{FT}^{-1}[G_{\mathrm{rr}}(\nu)]$和$\mathrm{FT}\sum_n\mathrm{FT}^{-1}[G_{mm}(\nu)]$是自相关项，即直流项。$\sum_{n\neq m}\mathrm{FT}^{-1}\{|G_{mm}(\nu)|\times\cos[4\pi\nu(\tau_n-\tau_m)]\}$是不同层之间的互相关项，信号微弱。$\sum_n\mathrm{FT}^{-1}\{|G_{m\mathrm{r}}(\nu)|\times\cos[4\pi\nu(\tau_m-\tau_\mathrm{r})]\}$是样品不同层与参考臂返回光纤的相干信号，通过探测此信号，得到不同层和参考臂互相关信号之间的关系。此信息关于零频位置对称，可以选用希尔伯特变换法去除复共轭项，进而得到生物组织的深度信息。

OCT 是一种成熟的医学成像技术，广泛用于获取视网膜和眼前段的高分辨率图像，可以直接评估多发性硬化中的轴突完整性。研究人员还试图寻找一种利用频域 OCT 拍摄冠状动脉的方法，以检测脆弱的富脂斑块。图 12-10 所示是 OCT 的应用实例，其中图 12-10（a）为活体成像人的视网膜；图 12-10（b）为动脉粥样硬化斑块；图 12-10（c）为基于斑马鱼开展骨质疏松相关基础研究中的斑马鱼颅骨图像。

OCT 也被广泛应用于工业界，如无损检测、材料厚度测量、表面粗糙度测量、表面和截面成像及体积损耗测量。带有反馈的 OCT 系统可以用于控制制造过程。由于获取速度高及微米级的分辨率，OCT 可以在线上或离线运行。基于光纤的 OCT 更加适用于工业环境，它们可以进入并扫描常规手段难以进入的空间内部，也可以在有害的环境中进行操作，如放射性环境、低温/高温环境等场合。

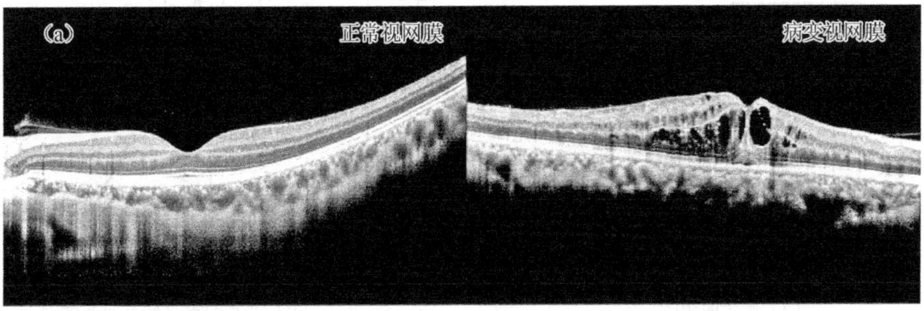

图 12-10　OCT 的应用实例

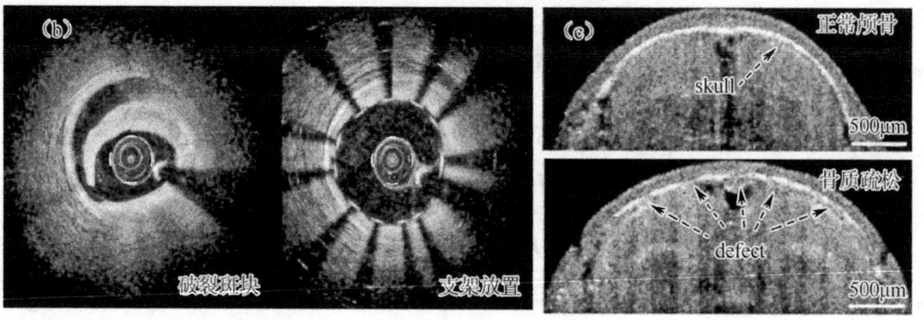

图 12-10 OCT 的应用实例（续）

12.3 荧光成像

荧光成像基于物质的荧光效应。能够发射荧光的物质称为荧光物质。含荧光物质的样品被较短波长的光（激发光）照射后，样品受到高能量激发，进而产生较长波长的荧光（发射光），样品发射的荧光信号强度在一定范围内与荧光物质的含量呈线性关系。荧光效应与显微成像技术结合后可以基于样品中特定荧光物质发射的光谱特性对其进行分布成像，监测细胞内部特定荧光团标记的成分的确切位置及相关的扩散系数、转运特性、与其他生物分子的相互作用等。荧光成像技术近年来发展迅速，以体式荧光成像、正置和倒置显微荧光成像、共聚焦荧光成像、双光子和光片荧光成像为代表的荧光成像目前已被广泛应用于科学研究中，极大地促进了人类在生命科学领域认知水平的提升。

荧光成像案例

12.3.1 荧光效应原理

荧光是自然界中一种常见的发光现象，荧光素可以是天然物质，也可以是人工合成的物质。荧光是光子与荧光素相互作用产生的，这种相互过程可以通过原子能级图描述，如图 12-11 所示，大多数分子在常态下处于基态的最低振动能级，当受到能量（光能、电能、化学能等）激发后，原子核周围的电子从基态跃迁到能量较高的激发态（第一或第二激发态）。激发态的电子处于高能量状态，不稳定，会通过两种途径释放能量回到基态，另一种

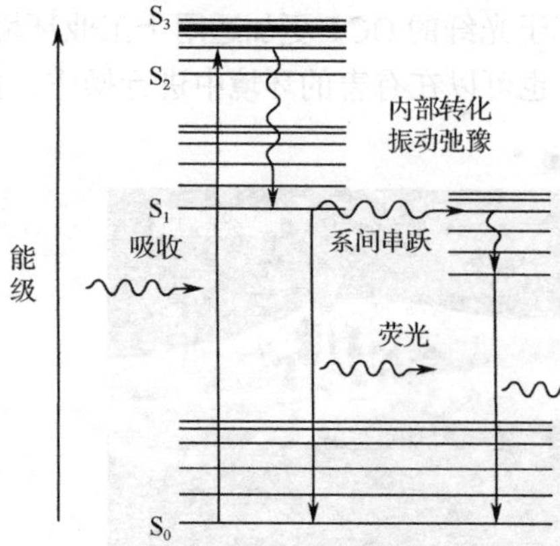

（a）原子能级图

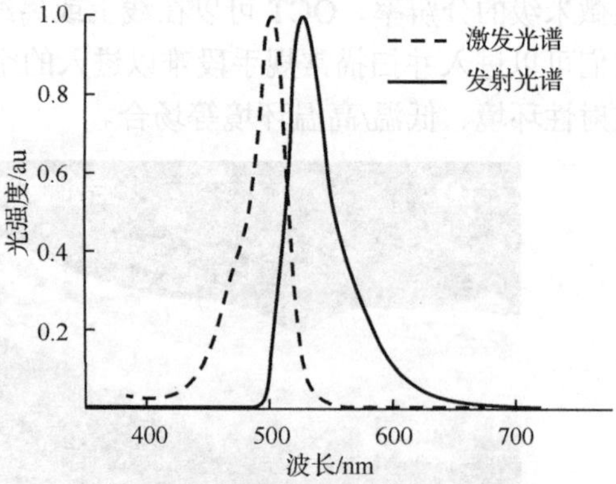

（b）荧光的吸收和发射光谱图

图 12-11 原子能级图及荧光的吸收和发射光谱图

是以光子形式释放能量的辐射跃迁（包括荧光和磷光过程）；另一种是以热能等形式释放能量的非辐射跃迁。荧光光谱具有三个特点：发射光谱与激发能无关；镜像规则——发射光谱通常是吸收光谱的镜像；斯托克斯位移——与荧光发射跃迁相关的能量通常小于吸收能量。

12.3.2　典型的荧光成像系统

荧光显微镜是免疫组织染色和细胞化学标记常用的成像工具。它由光源、滤板系统和光学系统等主要部件组成，利用一定波长的光激发标本发射荧光，通过物镜和目镜系统放大以观察标本的荧光图像。如图 12-12 所示，典型的荧光成像系统包括激发光源、光路传输组件（发射光和激发光滤光片、二向色镜）、收集荧光的物镜和荧光检测器（如 CCD、PMT）等。

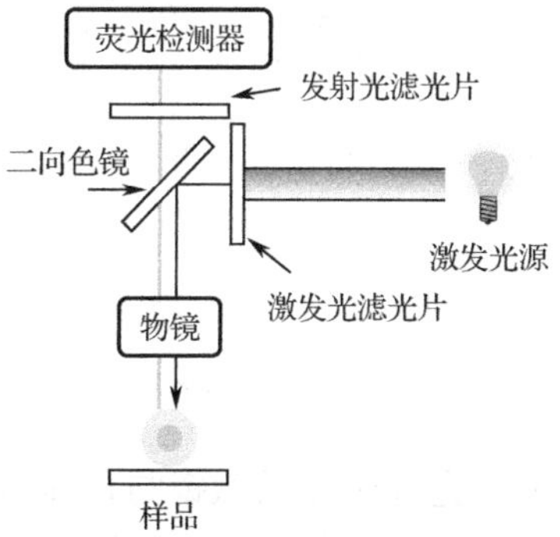

图 12-12　典型的荧光成像系统

12.3.3　传统宽场荧光显微镜

根据不同的应用场景，荧光成像技术有针对性地设计成不同类型的荧光显微镜。如图 12-13 所示的是体式、正置和倒置三种传统荧光显微镜。体式荧光显微镜在光学立体显微镜的基础上发展而来，具有大的成像范围和连续变焦的能力，特别适合观察大的样品及动物实验过程。正置荧光显微镜通常用于玻片的显微成像，适用于病理实验和涂片检测。倒置荧光显微镜是为细胞实验专门研发的，成像光路非常适合观察贴壁培养的细胞。

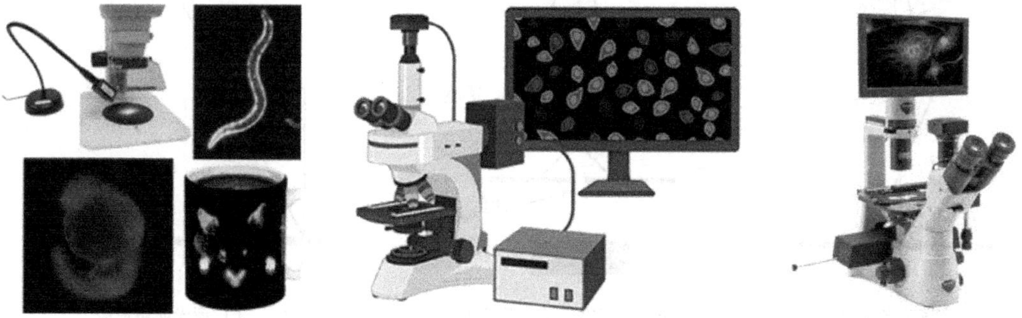

（a）体式荧光显微镜　（b）正置荧光显微镜　（c）倒置荧光显微镜

图 12-13　体式荧光显微镜、正置荧光显微镜和倒置荧光显微镜

上述三种荧光显微镜的共同特点是光路简单、成本低、成像速度快、成像视野大。但是这三种成像技术也都存在分辨率低的问题，不能用于观察细胞器级别的样品。

12.3.4　共聚焦荧光显微镜

共聚焦荧光显微镜是采用了独特的分辨率增强模式的荧光显微镜。如图 12-14 所示，共聚焦荧光显微镜光源发出的光通过照明针孔后形成点光源，激发光经过光路系统聚焦在样品表面，激发样品产生荧光，但只有焦点处样品发射的光才能通过探测针孔被探测到，激发焦点之外的荧光都被滤除。探测针孔能有效防止杂质信号（如灰尘荧光、样品背面的

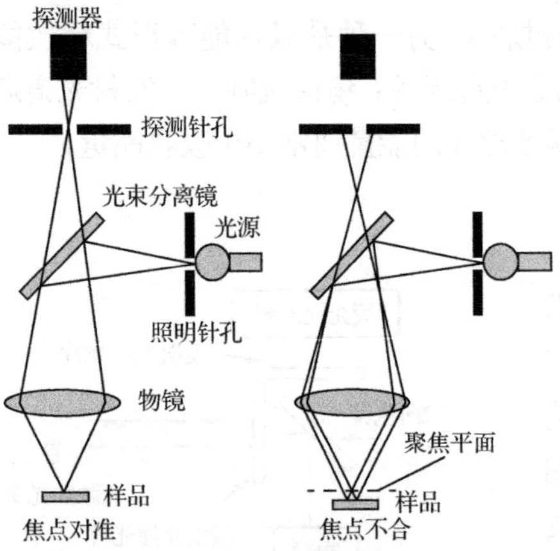

图 12-14　共聚焦荧光成像的光路

污染、玻璃的荧光信号、空气中常见的灰尘颗粒和来自扫描仪光学组件的荧光污染）产生的背景噪音干扰，从而降低背景信号的强度，提高了成像质量。

共聚焦荧光显微镜与传统荧光显微镜相比有许多独特的优点，例如可以控制焦深、照明强度，降低非焦平面光线噪音干扰，从一定厚度标本中获取光学切片；但是也存在成像视野小、成像速度慢等问题，限制了其在活体生命科学研究中的应用。

12.3.5　光片荧光显微镜

光片荧光显微成像是面向斑马鱼、线虫、果蝇等小体积的模式动物活体成像而开发的一种新技术。光片荧光显微镜与传统荧光显微镜的不同之处在于激发光的照明方式。如图 12-15 所示，光片荧光显微镜的照明光是一幅与成像面平行的薄薄的“光片”，只有焦平面的样品被照亮，而其上下的样品不受影响。传统的宽场和共聚焦照明过程中，样品焦点 C 上下的样品都会被照亮，导致样品易被漂白。此外，光片荧光显微镜采用的是平面探测器，这意味着其成像速度可以与宽场成像媲美，即每次激发获得一幅二维图像，相对于共聚焦扫描成像的速率大大提高。

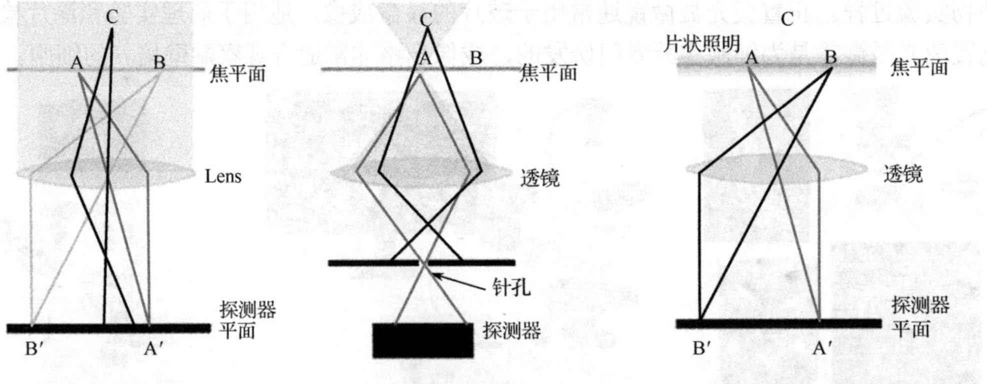

（a）宽场荧光显微成像　　（b）共聚焦荧光显微成像　　（c）光片荧光显微成像

图 12-15　宽场、共聚焦和光片荧光显微成像的光路对比

得益于独特的成像模式，光片荧光显微镜的成像范围大、成像速度快，特别适用于动态生命科学问题的研究，但其成像分辨率还是稍逊于共聚焦荧光显微镜。表 12.1 对本节介绍的荧光成像技术的优缺点进行了对比。

表 12.1　荧光成像技术对比

成像技术	分辨率	成像深度	成像速度	成像范围	三维成像
体式荧光	一般	一般	快	大	否
正置荧光	高	差	快	一般	否
倒置荧光	高	差	快	一般	否

续表

成像技术	分辨率	成像深度	成像速度	成像范围	三维成像
共聚焦荧光	极高	差	慢	小	是
光片荧光	高	好	快	大	是

其他光学成像技术案例

12.4　其他光学显微成像技术简介

12.4.1　受激拉曼散射显微成像

受激拉曼散射（stimulated Raman scattering，SRS）显微技术现已成为研究分子振动成像的强大工具。SRS 本质上是双色光与分子间的一种相互作用。当激发光和拉曼散射光的频率差等于分子振动共振频率时，此时由于 SRS，激发光强度衰减，拉曼散射光强度增强。为了在显微镜下获得 SRS 信号，首先需要产生同步的激发光脉冲序列和拉曼散射光脉冲序列，并且及时对拉曼散射脉冲序列进行强度调制；然后将两者结合，聚焦于同一个样本上；当 SRS 发生时，利用锁相检测技术获取拉曼散射脉冲序列转移到激发脉冲序列上的强度调制，从而可以获取 SRS 信号；最后，再通过扫描平台或激光焦斑进行逐点扫描，即可获得图像。SRS 并不会受到非共振背景噪声的影响，因此基于 SRS 信号强度与分子浓度成正比的假设，很容易从 SRS 图像中获取信息。图 12-16 给出了 SRS 显微原理和结构。在过去的十余年间，SRS 显微技术飞速发展。首先，各种光谱成像方法如雨后春笋般涌现，其中通过观测不同振动频率处 SRS 的成像可分辨分子类别；其次，通过检测内源性的脂质和蛋白，各类无须标记的成像手段面世；再者，拉曼探针成像已经问世，只需将氘、炔、腈等分子标记附着于想要研究的生物分子上，即可监测和跟踪各种代谢活动，如生物分子在细胞中的掺入、生化反应和消化等，同时拉曼探针的多路成像也受到越来越多的关注；最后，成像方式并不局限于显微技术，SRS 显微技术已成功应用于内窥镜和流式细胞仪中，大大扩展了振动成像的应用。

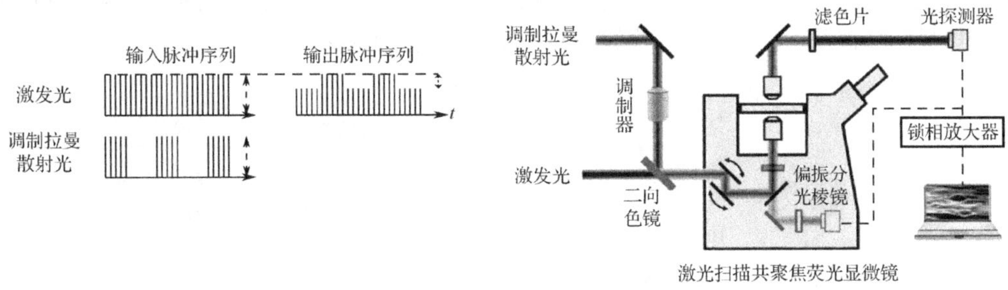

（a）SRS显微原理　　（b）SRS显微结构

图 12-16　受激拉曼散射（SRS）显微原理和结构

12.4.2　偏光显微成像

偏振光成像是一种对比度增强技术，其设计用于观察和拍摄主要因其光学各向异性特征而可见的样品，可提高双折射材料获得的图像质量。光波根据振动的特点可分为自然光和偏振光。自然光的振动特点是在垂直光波传导轴上具有许多振动面，各平面上振动的振幅分布相同；自然光经过反射、折射、双折射（一条入射光线产生两条折射光线的现象）及吸收等作用，可得到只在一个方向上振动的光波，这种光波称为偏光或偏振光。光线通过某一物质时，光的性质和进路不因照射方向而改变，称这种物质在光学上具有“各向同性”，又称单折射体，如普通气体、液体及非结晶性固体；若光线通过某一物质时，光的速度、折射率、吸收性和偏振、振幅等因照射方向而不同，则称这种物质在光学上具有“各向异性”，又称双折射体，如晶体、纤维等。

起偏和检偏

偏光显微成像所需的最重要的部件是偏光装置——起偏镜和检偏镜。装在光源与被检物体之间的称为起偏镜；装在物镜与目镜之间的称为检偏镜；起偏镜和检偏镜之间的角度可以通过旋转附件进行调节。从光源射出的光线通过两个偏振镜时，如果起偏镜与检偏镜的振动方向互相平行，即处于“平行检偏位”下，则视场最为明亮；反之，若两者互相垂直，即处于“正交校偏位”下，则视场完全黑暗。如果两者倾斜，则视场表现出中等程度的亮度。由此可知，起偏镜所形成的直线偏振光，如果其振动方向与检偏镜的振动方向平行，则能完全通过；如果偏斜，则只能通过一部分；如果垂直，则完全不能通过。因此，在采用偏光显微镜检时，原则上要在起偏镜与检偏镜处于正交检偏位的状态下进行。

在正交的情况下，视场是黑暗的，如果被检物体在光学上表现为各向同性，无论怎样旋转载物台，视场仍为黑暗的，这是因为起偏镜所形成的线偏振光的振动方向不发生变化，仍然与检偏镜的振动方向互相垂直。若被检物体具有双折射特性或含有具有双折射特性的物质，则具有双折射特性的地方视场变亮，这是因为从起偏镜射出的直线偏振光进入双折射体后，产生振动方向不同的两种直线偏振光，当这两种光通过检偏镜时，由于另一束光并不与检偏镜偏振方向正交，可透过检偏镜，从而使人眼看到明亮的像。如图 12-17 所示，在正交检偏位下，用各种不同波长的混合光线为光源观察双折射体，在旋转载物台时，视场中不仅出现最亮的对角位置，而且还会显示颜色。显示颜色的原因主要是由干涉色造成的（当然也可能被检物体本身并非无色透明）。干涉色是白光干涉时产生的由紫至红的一系列彩色条纹，其分布特点取决于双折射体的种类及其厚度，是由于干涉光程差与光的波长有关，如果被检物体的某个区域的光程差和另一区域的光程差不同，则透过检偏镜的干涉光的颜色也就不同。

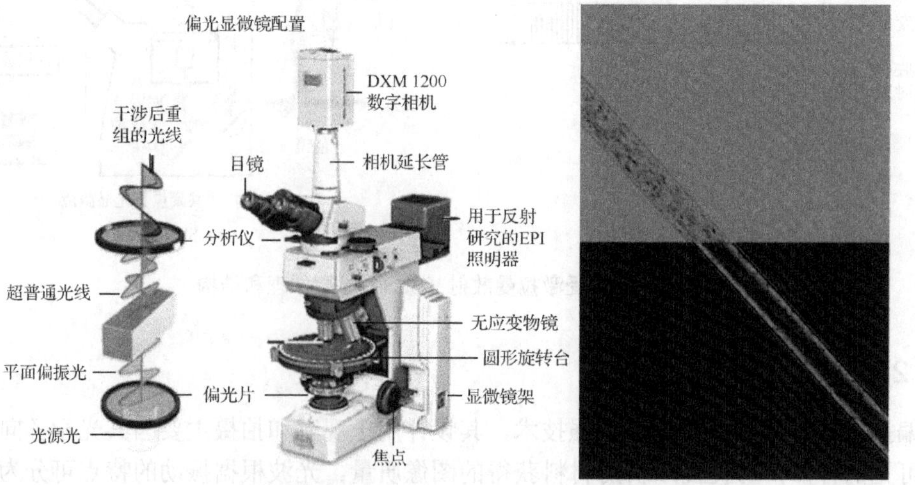

图 12-17　偏振光显微镜的结构和图像结果

12.4.3　暗场显微成像

暗场显微成像利用倾斜照明来增强在正常明场照明条件下成像不佳的标本的对比度。许多小型水生生物的折射率为 1.2～1.4，导致与周围水介质的光学差异可以忽略不计。这些是暗场照明的理想选择。暗场照明需要阻挡穿过和围绕标本的中心光，只允许来自每个方位的斜光线“照射”安装在显微镜载玻片上的标本。如图 12-18 所示，一个简单的阿贝暗场聚光镜的顶部透镜是球形凹面的，允许光线从所有方位角的表面发出，形成一个倒置的空心光锥，顶点位于样品平面的中心。如果没有样品并且聚光镜的数值孔径大于物镜的数值孔径，则斜光线会交叉，所有光线都会因倾斜而无法进入物镜，视野会显得很暗。

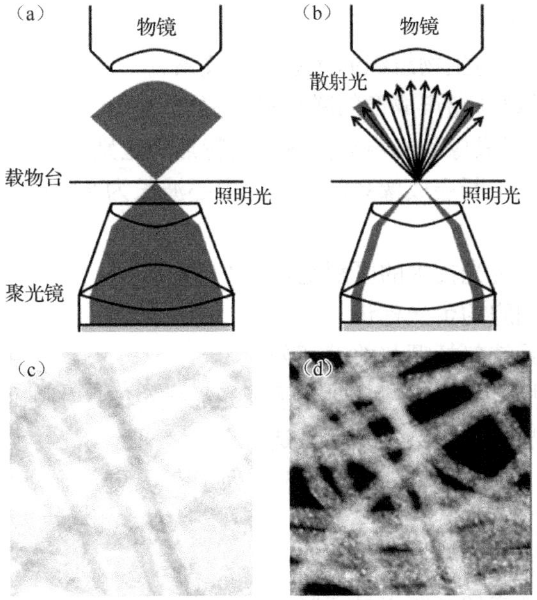

图 12-18　明场（a）和暗场（b）显微镜的结构及对遮光性较差的一种纤维的明场（c）和暗场（d）成像效果

当样品放在载玻片上时，尤其是未染色、不吸光的样品，斜光线穿过样品并被光学不连续性（如细胞膜、细胞核和内部细胞器）衍射、反射和/或折射，允许这些微弱的光线进入物镜，然后可以在黑色背景上看到明亮的样本。在傅里叶光学方面，暗场照明从物镜后焦平面处形成的衍射图案中去除零级（未散射光），这导致仅由样品散射的更高阶衍射强度形成的图像。

习题

12-1　常见的光声成像系统有（　　）。（多选）

A．光声断层成像　　　　B．光声显微成像

C．声学分辨率光声显微成像　　　　D．光学分辨率光声显微成像

12-2　光学相干断层成像是基于什么物理原理？（　　）（单选）

A．光的衍射效应　　B．光的直线传播

C．白光干涉　　D．光量子效应

12-3　光学相干断层成像系统的核心部件是（　　）。（单选）

A．干涉仪　　B．光源　　C．光电探测器　　D．反射镜

12-4　光学相干断层成像系统的横向分辨率的主要决定条件是（　　）。（单选）

A．物镜数值孔径　　B．光源光谱宽度

C．光电探测器灵敏度　　D．光栅分辨率

12-5　根据发射光寿命的长短，可以将物质以光子形式释放能量的辐射跃迁分为（　　）。（多选）

A．激光　　B．光谱　　C．荧光　　D．磷光

12-6　简述光声效应。

12-7　简述光声声压与生物组织的光吸收的关系。

12-8　简述光声成像与超声成像的联系和区别。

12-9　简述光声断层成像和光声显微成像的特点和区别。

12-10　某一光学相干断层成像系统的光源中心波长为 840 nm，光谱宽度为 50 nm，该系统的轴向分辨率是多少？

12-11　生物发光和荧光技术的区别是什么？

12-12　如何进行细胞的荧光标记？

12-13　荧光成像系统包括哪些关键部分？

12-14　共聚焦扫描荧光显微镜和双光子荧光显微镜的区别是什么？

12-15　光片荧光显微镜的特点和优势是什么？

12-16　纯粹的拉曼效应效率相对较低，为了获取更加显著的信号，可以采用哪些方式？

12-17　偏光显微成像的技术目标是什么？

12-18　偏振光显微成像系统中最重要的部件是什么？

12-19　暗场显微成像的技术目标是什么？

12-20　暗场显微成像和明场显微成像的主要区别是什么？

附录 A　相关数学基础

本章将简要介绍医学成像技术原理中所涉及的数学基础——傅里叶变换和坐标旋转变换的相关内容，为读者提供相关的数学基础。

A.1　傅里叶变换和离散时间傅里叶变换

傅里叶变换的定义

傅里叶变换（Fourier transform，FT）在物理学、数论、组合数学、信号处理、声学、光学等领域都有着广泛的应用。傅里叶变换就是建立以时间或空间为自变量的函数与以频率为自变量的函数之间的某种变换关系。在不同的研究领域，傅里叶变换具有多种不同的变体形式，如傅里叶级数、傅里叶变换、离散时间傅里叶变换、离散时间傅里叶级数和离散傅里叶变换等。

在信号处理领域，傅里叶级数用于分析以时间为自变量的连续周期信号。时域上任意连续的周期信号都可以分解为无限多个正弦或余弦信号之和，在频域上表示为离散非周期信号，也就是说，时域周期连续，频域则离散非周期；傅里叶变换则用于分析连续非周期信号，它的频谱函数包含了各种频率的信号，其特点是：时域连续非周期、频域连续非周期；离散时间傅里叶变换，用于分析离散非周期序列，因为信号是非周期的，所以频谱函数必包含各种频率，它的特点是：时域离散非周期、频域连续周期；离散时间傅里叶级数，用于分析离散周期序列，因为它的频谱函数中所有频谱成分只有 N（N 是离散周期序列的周期）个是独立的，所以离散周期序列的傅里叶级数是这 N 个谐波分量的加权和，它的特点是：时域离散周期、频域离散周期、频域只有有限个独立成分；离散傅里叶变换，用于分析有限长离散序列，分析有限长离散序列之前，先以 N（N 要大于有限长序列长度，否则会出现混叠现象）进行周期延拓，对得到的周期离散序列再进行处理，它的特点是：时域离散非周期、时域长度有限、频域离散有限。

简单来说就是：时域离散，对应的频域就是周期的；时域周期，对应的频域就是离散的。因为篇幅限制，下面只介绍本书中涉及的傅里叶变换和离散傅里叶变换。

A.1.1　一维傅里叶变换

对一个连续信号 $g(x)$ 进行傅里叶变换的结果是

$$\mathrm{FT}[g(x)] = G(k) = \int_{-\infty}^{+\infty} g(x)\mathrm{e}^{-2\pi \mathrm{i}kx}\mathrm{d}x \tag{A.1}$$

$g(x)$ 和 $G(k)$ 组成一对傅里叶变换对，上述变换称为正变换。若 $G(k)$ 已知，对其进行逆变换可得

$$\mathrm{FT}^{-1}[G(k)] = g(x) = \int_{-\infty}^{+\infty} G(k)\mathrm{e}^{2\pi \mathrm{i}kx}\mathrm{d}k \tag{A.2}$$

式中 $g(x)$ 是原函数，$G(k)$ 是频谱函数。连续函数的傅里叶变换，其原函数和频谱函数都是连续函数。

A.1.2 一维离散傅里叶变换

离散傅里叶变换是对有限长的离散序列进行傅里叶变换后，对其频域函数在$[0,2\pi]$上进行等间隔采样，使频谱函数也成为离散频谱函数的一种傅里叶变换。函数本身是一个离散序列，离散非周期信号的傅里叶变换结果是连续的周期函数，因为计算机或数字信号处理仪只能处理离散数据，所以要进一步把连续频谱函数进行采样变成离散频谱函数。因为所得的频谱函数是周期性的连续函数，所以只需在一个周期内进行采样即可。

通常离散序列是无限长的，为了存储、分析、处理方便，会对离散序列仅截取有限长的一段进行处理，其余部分视为零而不考虑。时间有限长的信号其频谱是无限宽的，对于频谱很宽的信号，为防止时域采样后产生“频谱混叠”，一般用前置滤波器滤除幅度较小的高频成分，使信号的带宽小于折叠频率。

离散信号$d(n)$的傅里叶变换为

$$\mathrm{DFT}[d(n)]=D(k)=\sum_{n=0}^{N-1}d(n)\mathrm{e}^{-\mathrm{i}\frac{2\pi}{N}kn},\qquad 0\leqslant k\leqslant N-1 \tag{A.3}$$

其逆变换为

$$\mathrm{DFT}^{-1}[D(k)]=d(n)=\frac{1}{N}\sum_{k=0}^{N-1}D(k)\mathrm{e}^{\mathrm{i}\frac{2\pi}{N}kn},\qquad 0\leqslant n\leqslant N-1 \tag{A.4}$$

A.1.3 二维傅里叶变换

对于在$-\infty<x,y<+\infty$区域上绝对可积且对每一变量均满足傅里叶变换条件的连续二元函数$g(x,y)$，其傅里叶变换过程可以先对x变量进行一维傅里叶变换（这时将y看成常数），然后对变换结果再对y变量进行一维傅里叶变换（这时将x看成常数），即可得二元函数的傅里叶变换，称为二元函数的二重傅里叶变换。即

$$\begin{aligned}\mathrm{FT}[g(x,y)]&=\int_{-\infty}^{+\infty}\int_{-\infty}^{+\infty}g(x,y)\mathrm{e}^{-2\pi\mathrm{i}(k_x x+k_y y)}\mathrm{d}x\mathrm{d}y\\&=G(k_x,k_y)\end{aligned} \tag{A.5}$$

同样的，其逆变换为

$$\begin{aligned}\mathrm{FT}^{-1}[G(k_x,k_y)]&=\int_{-\infty}^{+\infty}\int_{-\infty}^{+\infty}G(k_x,k_y)\mathrm{e}^{2\pi\mathrm{i}(k_x x+k_y y)}\mathrm{d}k_x\mathrm{d}k_y\\&=g(x,y)\end{aligned} \tag{A.6}$$

A.1.4 二维离散傅里叶变换

二元函数的离散时间傅里叶变换和一元函数的离散时间傅里叶变换的求解过程类似。

离散信号$d(m,n)$是在时间域或空间域等间隔采样得到的$M\times N$的二维离散信号，m,n是离散时间域或空间域变量，k_x,k_y为离散频域变量。离散信号$d(m,n)$的傅里叶变换为

$$\mathrm{DFT}[d(m,n)]=D(k_x,k_y)=\sum_{m=0}^{M-1}\sum_{n=0}^{N-1}d(m,n)\mathrm{e}^{-\mathrm{i}2\pi\left(\frac{mk_x}{M}+\frac{nk_y}{N}\right)},\qquad 0\leqslant k_x\leqslant M-1,\ 0\leqslant k_y\leqslant N-1$$

其逆变换为

$$\mathrm{DFT}^{-1}[D(k_x,k_y)]=d(m,n)=\frac{1}{MN}\sum_{k_x=0}^{M-1}\sum_{k_y=0}^{N-1}D(k_x,k_y)\mathrm{e}^{\mathrm{i}2\pi\left(\frac{mk_x}{M}+\frac{nk_y}{N}\right)},\qquad 0\leqslant m\leqslant M-1,\ 0\leqslant n\leqslant N-1$$

在图像处理中，扫描得到的数据两维采样的点数一般是相等的，也就是说 $M=N$，上面的两个公式就变为

$$\mathrm{DFT}[d(m,n)]=D(k_x,k_y)=\sum_{m=0}^{N-1}\sum_{n=0}^{N-1}d(m,n)\mathrm{e}^{-\mathrm{i}2\pi\left(\frac{mk_x}{N}+\frac{nk_y}{N}\right)},\quad 0\leqslant k_x,\ k_y\leqslant N-1 \tag{A.7}$$

其逆变换为

$$\mathrm{DFT}^{-1}[D(k_x,k_y)]=d(m,n)=\frac{1}{N^2}\sum_{k_x=0}^{N-1}\sum_{k_y=0}^{N-1}D(k_x,k_y)\mathrm{e}^{\mathrm{i}2\pi\left(\frac{mk_x}{N}+\frac{nk_y}{N}\right)},\quad 0\leqslant m,\ n\leqslant N-1 \tag{A.8}$$

对于三维及以上的多重傅里叶变换只需以同样方式对各变量进行傅里叶变换即可。

在图像的处理中，傅里叶变换将图像从空间域转换到频域，其逆变换则将图像从频域转换到空间域。也就是说，傅里叶变换将图像的灰度分布函数变换为图像的频率分布函数，逆变换则将图像的频率分布函数变换为灰度分布函数。对图像进行二维傅里叶变换得到频谱图，就是图像梯度的分布图，傅里叶频谱图上看到的是明暗不一的亮点。图像上某一点与邻域点的差异越大，图像越尖锐，频谱中亮的点越多；相反，图像越柔和，频谱图中暗的点越多，如图 A-1 所示。

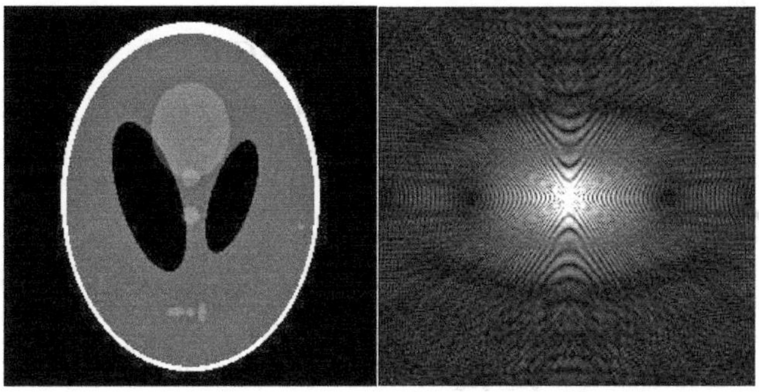

（a）原始图像　　（b）图像的傅里叶频谱

图 A-1　图像进行傅里叶变换

傅里叶变换的性质

A.2 傅里叶变换的性质

傅里叶变换的性质包括线性性质、位移性质、微分性质、积分性质、对称性质和相似性质等。这里只介绍连续函数傅里叶变换的位移性质及傅里叶变换的卷积特性，然后介绍工程中非常重要的单位脉冲函数和序列采样涉及的采样定理。

A.2.1 傅里叶变换的基本性质

（1）位移性质

信号函数 $g(x)$ 沿 x 轴向左或向右位移 x_0 时的傅里叶变换，等于 $g(x)$ 的傅里叶变换乘以 $\mathrm{e}^{2\pi ikx_0}$ 或 $\mathrm{e}^{-2\pi ikx_0}$，该性质称为傅里叶变换的位移性质。

证：由傅里叶变换的定义可知

$$\begin{aligned}\mathrm{FT}[g(x\pm x_0)]&=\int_{-\infty}^{+\infty}g(x\pm x_0)\mathrm{e}^{-2\pi\mathrm{i}kx}\mathrm{d}x\\&\overset{令x\pm x_0=u}{=}\int_{-\infty}^{+\infty}g(u)\mathrm{e}^{-2\pi\mathrm{i}k(u\mp x_0)}\mathrm{d}u\\&=\mathrm{e}^{\pm 2\pi\mathrm{i}kx_0}\int_{-\infty}^{+\infty}g(u)\mathrm{e}^{-2\pi\mathrm{i}ku}\mathrm{d}u\\&=\mathrm{e}^{\pm 2\pi\mathrm{i}kx_0}\mathrm{FT}[g(x)]\end{aligned}$$

即

$$\mathrm{FT}[g(x\pm x_0)]=\mathrm{e}^{\pm 2\pi\mathrm{i}kx_0}G(k) \tag{A.9}$$

该性质称为空域上的位移性质。

同样，傅里叶逆变换具有类似的性质，即

$$\mathrm{FT}^{-1}[G(k\pm k_0)]=\mathrm{e}^{\mp 2\pi\mathrm{i}k_0x}g(x) \tag{A.10}$$

它表明当频谱函数 $G(k)$ 沿 k 轴向左或向右位移 k_0 时，该频谱函数为 $g(x)$ 乘以 $\mathrm{e}^{-2\pi\mathrm{i}k_0x}$ 或 $\mathrm{e}^{2\pi\mathrm{i}k_0x}$ 的傅里叶变换。该性质称为频域上的位移性质。

（2）卷积特性

若有两个函数均满足傅里叶变换的条件，则这两个函数卷积的傅里叶变换等于它们傅里叶变换的乘积，即

$$\mathrm{FT}[g_1(x)*g_2(x)]=G_1(k)\cdot G_2(k) \tag{A.11}$$

$$\mathrm{FT}^{-1}[G_1(k)\cdot G_2(k)]=g_1(x)*g_2(x) \tag{A.12}$$

按傅里叶变换的定义，有

$$\begin{aligned}\mathrm{FT}[g_1(x)*g_2(x)]&=\int_{-\infty}^{+\infty}[g_1(x)*g_2(x)]\mathrm{e}^{-2\pi\mathrm{i}kx}\mathrm{d}x\\&=\int_{-\infty}^{+\infty}\left[\int_{-\infty}^{+\infty}g_1(\tau)g_2(x-\tau)\mathrm{d}\tau\right]\mathrm{e}^{-2\pi\mathrm{i}kx}\mathrm{d}x\\&=\int_{-\infty}^{+\infty}\int_{-\infty}^{+\infty}g_1(\tau)\mathrm{e}^{-2\pi\mathrm{i}k\tau}g_2(x-\tau)\mathrm{e}^{-2\pi\mathrm{i}k(x-\tau)}\mathrm{d}\tau\mathrm{d}x\\&=\int_{-\infty}^{+\infty}g_1(\tau)\mathrm{e}^{-2\pi\mathrm{i}k\tau}\left[\int_{-\infty}^{+\infty}g_2(x-\tau)\mathrm{e}^{-2\pi\mathrm{i}k(x-\tau)}\mathrm{d}x\right]\mathrm{d}\tau\\&=G_1(k)\cdot G_2(k)\end{aligned} \tag{A.13}$$

同理，可得

$$\mathrm{FT}[g_1(x)\cdot g_2(x)]=G_1(k)*G_2(k) \tag{A.14}$$

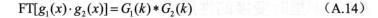

单位冲激函数

A.2.2 单位脉冲函数

单位脉冲函数（unit impulse function）是 1930 年英国物理学家狄拉克（P. M. Dirac）在研究量子力学中首先提出的。该函数在信号分析中占有非常重要的地位。

工程上用到的函数很多都不满足绝对可积的条件，通过引入单位脉冲函数可以扩大傅里叶变换的使用范围，具体来说就是借助单位脉冲函数，使得一些非绝对可积的函数（包括周期函数等）也能进行傅里叶变换。另外，单位脉冲函数在采样定理、周期信号的傅里叶变换、离散信号的傅里叶变换中也都有非常重要的作用。

单位脉冲函数的概念

（1）单位脉冲函数 $\delta(t)$ 是满足下面两个条件的函数：

$$\begin{cases}\delta(t)=0, & 当t \neq 0时 \\ \int_{-\infty}^{+\infty}\delta(t)\mathrm{d}t=1\end{cases} \tag{A.15}$$

（2）基本性质与重要公式

筛选性质：

$$\int_{-\infty}^{+\infty}\delta(t-t_0)f(t)\mathrm{d}t=f(t_0) \tag{A.16}$$

对称性质：

$$\delta(t)=\delta(-t) \tag{A.17}$$

傅里叶变换：

$$\mathrm{FT}[\delta(t)]=\int_{-\infty}^{+\infty}\delta(t)\mathrm{e}^{-2\pi ikt}\mathrm{d}t=1 \tag{A.18}$$

$$\mathrm{FT}^{-1}[1]=\int_{-\infty}^{+\infty}\mathrm{e}^{2\pi ikt}\mathrm{d}k=\delta(t) \tag{A.19}$$

A.2.3　Nyquist 采样定理

Nyquist 采样定理

采样定理是美国电信工程师奈奎斯特（Nyquist）在 1928 年提出的。在数字信号处理领域中，采样定理是连续时间信号（通常称为“模拟信号”）和离散时间信号（通常称为“数字信号”）之间的基本桥梁。该定理阐述了采样频率与信号最高频谱之间的关系，是连续信号离散化的基本依据。它为采样频率建立了一个足够的条件，对于带宽有限的连续时间信号，在满足采样频率的情况下，能够使采样信号代表原连续信号的所有信息。

在进行模拟/数字信号的转换过程中，当采样频率大于信号中最高频率的两倍时，采样信号完整地保留了原连续信号中的信息，这就是 Nyquist 采样定理。采样分为理想采样和实际采样，两种采样过程一样，只是采用的采样函数不同，理想采样用周期单位脉冲函数对信号进行采样，而实际采样用周期矩形脉冲函数对信号进行采样。下面只阐述理想采样。

利用单位脉冲函数 $\delta(t)$ 构成周期冲激函数 $p(t)$，即

$$p_T(t)=\sum_{n=-\infty}^{+\infty}\delta(t-nT_\mathrm{s}) \tag{A.20}$$

它的频谱也为周期性的单位脉冲函数，即

$$P_T(k)=\frac{2\pi}{T_\mathrm{s}}\sum_{n=-\infty}^{+\infty}\delta(k-nk_\mathrm{s}) \tag{A.21}$$

根据单位脉冲函数的性质

$$\delta(t-t_0)f(t)=f(t_0)$$

对信号 $f(t)$ 用采样频率 k_s 进行采样，即 $T_\mathrm{s}=\dfrac{2\pi}{k_\mathrm{s}}$，得到采样信号

$$f_\mathrm{s}(t)=f(t)\cdot P_T(t)=\sum_{n=-\infty}^{+\infty}f(nT_\mathrm{s})\delta(t-nT_\mathrm{s}) \tag{A.22}$$

根据频域卷积定理得

$$\begin{aligned}F_\mathrm{s}(k)&=\mathrm{FT}[f_\mathrm{s}(t)]\\&=\frac{1}{2\pi}[F(k)*\frac{2\pi}{T_\mathrm{s}}\sum_{n=-\infty}^{+\infty}\delta(k-nk_\mathrm{s})]\\&=\frac{1}{T_\mathrm{s}}\sum_{n=-\infty}^{+\infty}F(k-nk_\mathrm{s})\end{aligned} \tag{A.23}$$

从式（A.23）可知，采样信号 $f_s(t)$ 的频谱函数 $F_s(k)$ 在频域发生周期性复制，复制周期为 k_s。如图 A-2 所示，当 $k_s \geqslant 2k_m$（k_m 为信号的最高频率）时，频谱不会发生混叠。反之频谱就会产生混叠，造成信号的失真。

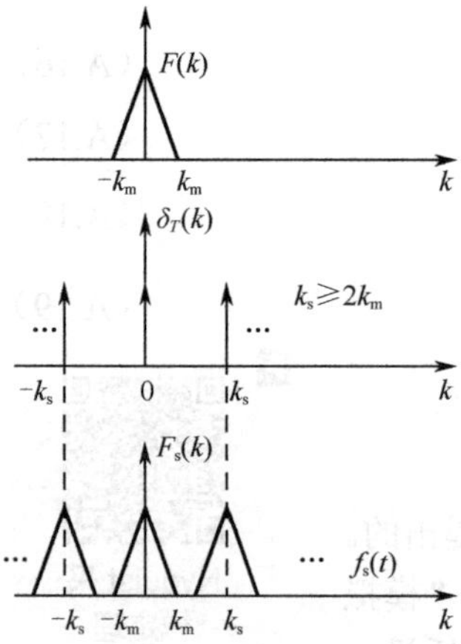

观察图 A-2 中的频谱，为了从频谱函数恢复原信号 $f(t)$，只要让采样信号 f_s 通过一个截止频率 $k_c = k_m$ 的理想低通滤波器就可以完成。但在实际工程中要完全无失真地恢复原信号 $f(t)$ 是不可能的。一是因为有限长的时间信号其频谱是无限宽的，故最高频率 k_m 无法确定。就算人们利用有效频带宽度的概念确定一个 k_m 后进行取样，也只是近似地满足采样定理的第一个条件。二是如果要从采样信号 $f_s(t)$ 中完全恢复原信号 $f(t)$ 必须应用理想低通滤波器，而理想低通滤波器是无法实现的，因此即使采样信号的频谱没有出现混叠现象，实际滤波器也不可能只取出原信号的频谱，故原信号 $f(t)$ 的恢复一定会有一定的失真。

在图像的高对比度界面，由于图像变化太大，而有限的像素无法描述这种大变化的时候，则会产生一种伪影，称为截断伪影，也称 Gibbs 伪影或振铃伪影，一般出现在图像高对比度界面的周围，形成交替的亮带和暗带。截断伪影起源于对数据加窗，也就是采样不足或空间分辨率不够高。而只要用有限的像素数目来描绘图像中的无限元素，那么都是不足的。对于磁共振成像，由于分辨率有限，因此所有图像都会存在 Gibbs 伪影，只是伪影严重程度不同而已，分辨率越低，伪影越严重。

A.3 坐标旋转变换

旋转坐标系

空间直角坐标系是在其原点不动的前提下，绕着某一个轴旋转而构成的新的坐标系，这个过程称为坐标旋转。旧坐标系中的坐标与旋转后新坐标系中的坐标有一定的转换关系，这种转换关系可以用转换矩阵来表示。

如图 A-3 所示，直角坐标系 XYZ 中，P 点的坐标为(x, y, x)，其相应的在 XY 平面，XZ 平面，YZ 平面分别为 $M(x, y, 0)$、$Q(x, 0, z)$和 $N(0, y, z)$。

坐标绕着某个轴旋转时，旋转的顺时针或逆时针的方向规定为，沿坐标轴向原点看过去的方向。因为直角坐标系是对称的，下面我们以绕 Z 轴旋转为例推导其旋转变换矩阵，其他两个轴的推导过程与其一样。

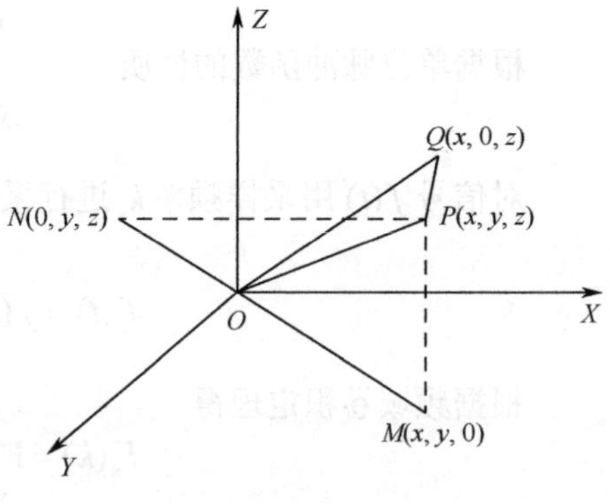

图 A-3 直角坐标系 XYZ

设图 A-3 的坐标绕 Z 轴逆时针旋转 θ 角度，新坐标为 $X'Y'Z'$，如图 A-4 所示。

由于坐标中的 z 分量不变，我们可以简化地在 XY 平面进行分析，如图 A-5 所示。

点 M_X 和点 $M_{X'}$ 分别是 M 点在 X 轴和 X' 轴的投影，即

$$\begin{cases} x = OM_x = OM\cos\angle MOM_x = OM\cos(\varphi-\theta) \\ y = MM_x = OM\sin\angle MOM_x = OM\sin(\varphi-\theta) \end{cases} \tag{A.24}$$

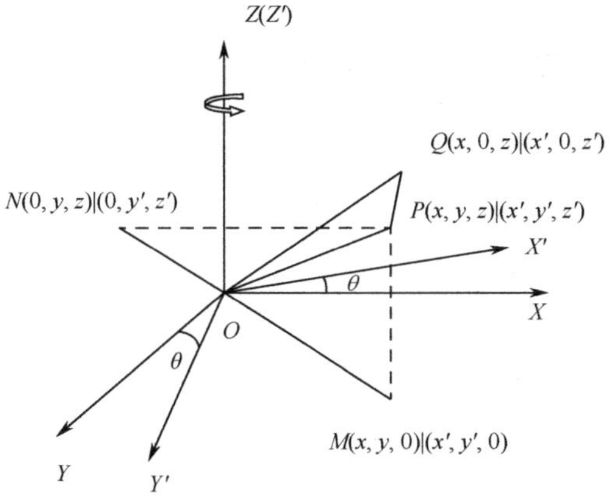

图 A-4 坐标绕 Z 轴逆时针旋转 θ 角度

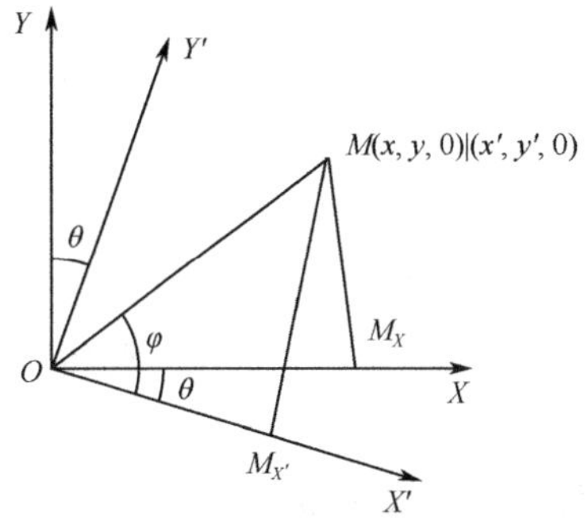

图 A-5 坐标绕 Z 轴逆时针旋转 θ 角度的 XY 平面示意图

$$\begin{cases} x' = OM_{x'} = OM\cos\angle MOM_{x'} = OM\cos\varphi \\ y' = MM_{x'} = OM\sin\angle MOM_{x'} = OM\sin\varphi \end{cases} \tag{A.25}$$

把式（A.24）按照三角函数展开得：

$$\begin{cases} x = OM\cos\varphi\cos\theta + OM\sin\varphi\sin\theta \\ y = OM\sin\varphi\cos\theta - OM\cos\varphi\sin\theta \end{cases} \tag{A.26}$$

把式（A.25）代入式（A.26）得：

$$\begin{cases} x = x'\cos\theta + y'\sin\theta \\ y = -x'\sin\theta + y'\cos\theta \end{cases} \tag{A.27}$$

坐标中的 z 分量不变，即 $z = z'$ 这样整个三维坐标变换就可以写成（用新坐标表示旧坐标）：

$$\begin{cases} x = x'\cos\theta + y'\sin\theta \\ y = -x'\sin\theta + y'\cos\theta \\ z = z' \end{cases} \tag{A.28}$$

把式（A.28）用一个坐标旋转变换矩阵 $R_Z(\theta)$ 表示可以写成：

$$\begin{bmatrix} x \\ y \\ z \end{bmatrix} = R_Z(\theta)\begin{bmatrix} x' \\ y' \\ z' \end{bmatrix} \tag{A.29}$$

其中，

$$R_Z(\theta) = \begin{bmatrix} \cos\theta & \sin\theta & 0 \\ -\sin\theta & \cos\theta & 0 \\ 0 & 0 & 1 \end{bmatrix}$$

坐标系 $X'Y'Z'$ 是坐标系 XYZ 绕 Z 轴逆时针旋转 θ 角度而来，从另一个角度来看，也可以说坐标系 XYZ 是坐标系 $X'Y'Z'$ 绕 Z' 轴逆时针旋转 $-\theta$ 角度而来，所以根据式（A.29）有（上标“−1”表示矩阵的逆）：

$$\begin{bmatrix} x' \\ y' \\ z' \end{bmatrix} = R_Z(-\theta) \begin{bmatrix} x \\ y \\ z \end{bmatrix} \Rightarrow \quad R_Z^{-1}(\theta) = R_Z(-\theta) \tag{A.30}$$

用同样的分析方法，当绕 X 轴逆时针旋转 θ 角度，其 YZ 平面分析如图 A-6 所示。其坐标转换关系为

$$\begin{cases} y = y'\cos\theta + z'\sin\theta \\ z = -y'\sin\theta + z'\cos\theta \\ x = x' \end{cases} \tag{A.31}$$

$$R_X(\theta) = \begin{bmatrix} 1 & 0 & 0 \\ 0 & \cos\theta & \sin\theta \\ 0 & -\sin\theta & \cos\theta \end{bmatrix} \tag{A.32}$$

其中，$R_X^{-1}(\theta) = R_X(-\theta)$。

当绕 Y 轴逆时针旋转 θ 角度得其 XZ 平面分析如图 A-7 所示（注意和前面两个角度方向不一样）。

$$\begin{cases} x = x'\cos\theta - z'\sin\theta \\ z = x'\sin\theta + z'\cos\theta \\ y = y' \end{cases} \tag{A.33}$$

$$R_Y(\theta) = \begin{bmatrix} \cos\theta & 0 & -\sin\theta \\ 0 & 1 & 0 \\ \sin\theta & 0 & \cos\theta \end{bmatrix} \tag{A.34}$$

其中，$R_Y^{-1}(\theta) = R_Y(-\theta)$。

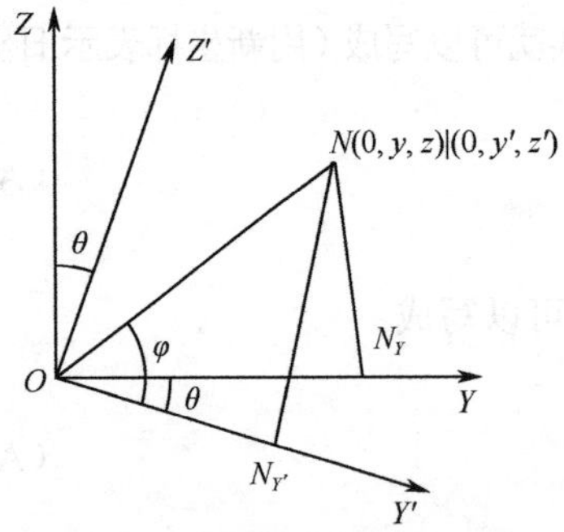

图 A-6 坐标绕 X 轴逆时针旋转 θ 角度的 YZ 平面示意图

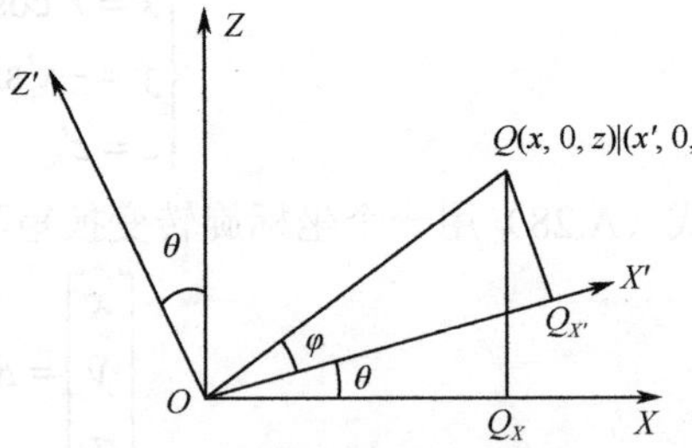

图 A-7 坐标绕 Y 轴逆时针旋转 θ 角度的 XZ 平面示意图

附录B 临床中部分常用磁共振成像技术原理简介

随着磁共振成像技术的发展，临床中可以应用的序列千变万化，了解和掌握临床中常见的技术有助于对磁共振成像理论和知识的进一步理解和运用。本章将对临床中常见的一些技术进行简要介绍。

B.1 磁共振血管成像

磁共振血管成像是对血管和血流信号特征显示的一种技术，可发现血管狭窄、血管闭塞、血管瘤等血管病变。磁共振血管成像作为一种无创伤性的检查，与 CT 及常规放射学相比具有特殊的优势，它没有电离辐射损伤、可用也可不用对比剂即可对血管进行成像，有助于对一些特殊病人进行安全检查。常用的磁共振血管成像包括对比增强法、时间飞越（time of flight，TOF）法和相位对比（phase contrast，PC）法等。

B.1.1 对比增强法

对比增强磁共振血管成像常用于血管的检查，包括动脉血管造影（contrast enhance magnetic resonance angiography，CE-MRA）和静脉血管造影（contrast enhanced magnetic resonance venography，CE-MRV）。对比增强磁共振血管成像是利用对比剂的顺磁特性，通过静脉注射对比剂以大幅缩短血液 T_1 值，从而使血液与邻近组织之间形成明显对比度，进而清晰显示血管结构。因此，血液与其他组织的对比度是由对比剂导致的。

对比增强磁共振血管成像通常使用短 TR 和短 TE 的 T_1 加权梯度回波序列快速采集成像信号，其成像速度快且分辨率高，可以用于检查几乎全身的血管。在实际扫描中，对比增强法采用类似 DSA 的减法以获得更清晰的血管图像。即先扫描一组造影前的图像，接着扫描一组造影后的图像，两组图像相减就消除了背景组织信号，获得清晰的血管图像。对比增强法需要在对比剂刚好到达感兴趣区域（即达峰时间）时触发扫描图像，否则血管显示不清晰或存在对比剂充盈不足而导致的伪影。

对比剂具有一定的毒性，部分患者对比剂过敏，肾功能不全患者使用对比剂可能会造成肾纤维化的风险。最新研究发现，对比剂还能穿过血脑屏障，沉积在人体大脑中，对人体存在潜在危害。

B.1.2 TOF

TOF 基于血液的“流入增强效应”进行血管显影，是一种不需要使用对比剂的磁共振血管成像方法。当使用短 TR、大翻转角的梯度回波序列进行数据采集时，成像平面内的静态组织受到射频脉冲反复激励，在 TR 远小于组织 T_1 时，其纵向磁化强度矢量来不及恢复，使得静态组织所产生的磁共振信号幅度很小。而血液具有流动性，不断流入成像平面的新鲜血液受到的射频脉冲激励次数较少，纵向磁化强度矢量还保持较大数值，可以产生较强的磁共振信号，与低信号的静态组织形成对比，这就是流入增强效应。

TOF 具有扫描速度快、对动脉血管显示较好、不使用对比剂等优点。由于 TOF 的成像效果依赖于血流穿越成像平面的速度，穿越的速度越快，则血液经历射频激发的次数越少，信号越高。反之，则信号越低甚至出现伪影，这就需要在扫描成像时尽量将扫描层面设置与血管走向垂直。

图 B-1 为 CE-MRA 和 TOF 成像结果的比较。CE-MRA 的扫描范围更广，但由于触发时间不易掌握，图像中含有静脉血管的污染。而 TOF 成像受静脉血管的污染较少，但其成像视野相对较小，且血管与背景的对比度比 CE-MRA 低。

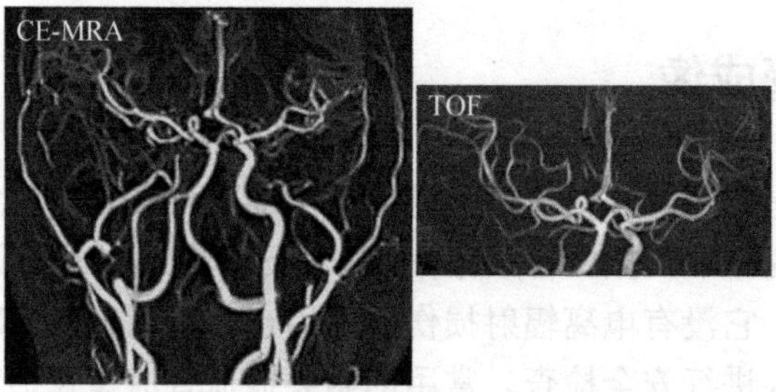

图 B-1　CE-MRA 和 TOF 成像结果比较

B.1.3　PC 法

PC 通过在序列中添加运动敏感梯度，使得流动的血液产生额外相位，利用产生的相位信息实现血管成像。它也是一种不需要使用对比剂的磁共振血管成像方法。

PC 血管成像的序列结构如图 B-2 所示，在读出数据前施加运动敏感梯度（虚线所示），且以交替采集的方式采集两组图像。这两组图像所唯一不同的就是施加的运动敏感梯度极性相反，其目的是增大血流的相位差异。

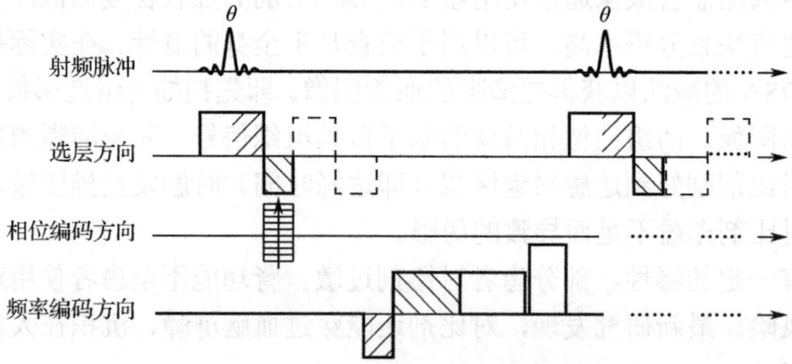

图 B-2　PC 血管成像的序列结构图

根据式（8.25）可知，该梯度对于静止组织不会产生额外的相位，但对血流产生额外的相位，所产生相位的大小与施加的运动敏感梯度磁场大小、持续时间及血流速度有关。假设运动的血流是恒定的，即血流速度 $v=v_0$，则血流产生的额外相位为

$$\Delta\varphi=\gamma\int_0^{2\tau}G_{\mathrm{ms}}(t)(x_0+v_0t)\mathrm{d}t=\gamma G_{\mathrm{ms}}v_0\tau^2 \tag{B.1}$$

对 PC 法采集的两组图像进行相减，则血流的相位差为 $2\Delta\varphi$，并消除了其他因素导致

的相位误差，得到与血流速度直接相关的相位图像。对该相位图像进行灰度显示，就可以得到血管图像。

利用式（B.1）还可以推出血流速度的大小。原因是施加的运动敏感梯度大小和时间是通过磁共振谱仪控制的，是已知量；而且$\Delta\varphi$是可以通过采集的图像计算出来的，也是已知量，有

$$v_0=\frac{\Delta\varphi}{\gamma G_{\mathrm{ms}}\tau^2} \quad (B.2)$$

所以可以利用PC法进行血流速度的定量测量。图B-3为PC法得到的血管图像，显示出颅内的动脉和静脉血管。

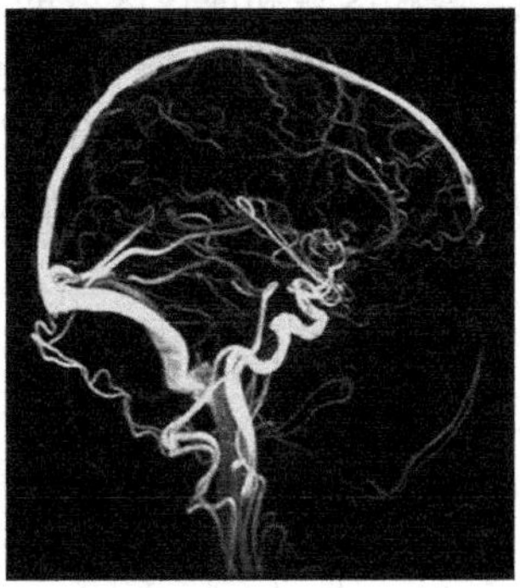

图B-3　PC法得到的血管图像

B.2　磁共振血管壁成像

与磁共振血管成像显示血管中的血流信号以观察血管走形和狭窄不同，磁共振血管壁成像是将血流信号抑制掉，以获得可以观察血管壁的图像。由于磁共振血管壁成像需要将血管中的血流信号抑制掉，血流信号是黑的，因此又被称黑血（black-blood）磁共振成像。磁共振血管壁成像在临床中具有重要用途，可以观察到血管的正向重构及血管壁上的斑块，这对心脑血管疾病的早期诊断具有重要意义。

当前临床中可以使用的磁共振血管壁成像技术有多种，包括基于流入饱和（inflow saturation，IS）、基于双反转恢复（double inversion recovery，DIR）及基于运动敏感梯度等黑血准备脉冲（black-blood preparation）的成像技术。

B.2.1　流入饱和技术

流入饱和是最早用于磁共振血管壁成像的技术之一。该技术的序列结构如图B-4所示，其中流入饱和模块是由一个90°的选层脉冲和扰相梯度组成，流入饱和模块之后紧接着利用快速成像序列进行数据读出，这些序列可以是快速自旋回波序列、梯度回波序列、平面回波成像序列、平衡稳态自由进动序列等任何一种。由于k空间中心区域的数据反映的是图像对比度，通常从k空间中心开始填充读出数据，以获得最佳的黑血效果。

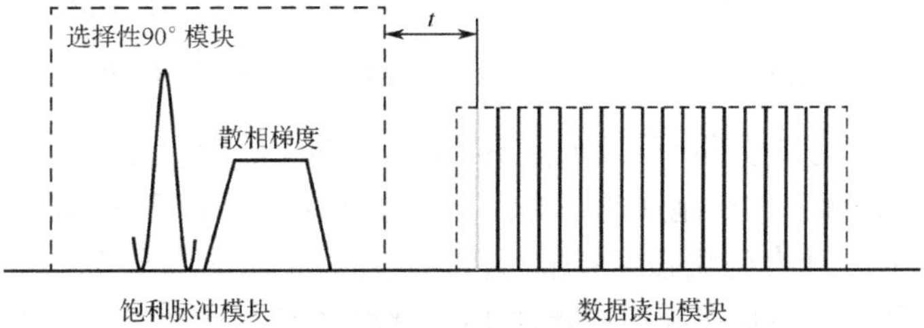

图B-4　流入饱和磁共振血管壁成像序列结构示意图

流入饱和模块通过90°脉冲在成像区域前选出一个区域，并利用扰相（散相）梯度将该区域内的所有信号都饱和掉，使得经过时间t后流入成像平面内的血液只有很低的信号，而成像平面内的血管壁仍保留高信号，从而实现血管壁成像（见图B-5）。因此，基于流入

饱和脉冲的磁共振血管壁成像也依赖血液的“流入”效应，血流信号抑制的效果与血流速度、饱和区域和成像区域的距离 L、饱和模块和数据读出模块的时间差 t 都有关系。当序列扫描参数设置不好或血流速度过慢（$v < L/t$）时，成像区域内的血流没有被饱和区域内的血流完全替代，容易出现血流伪影。反之，当血流速度过快且设置的饱和区域较小，也会使得成像区域内含有未被饱和的血流，同样会出现血流伪影。通常来说，前者比后者更常见。

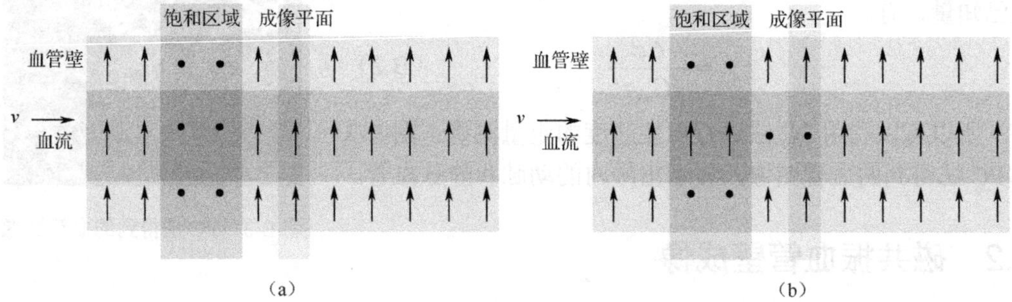

图 B-5　流入饱和脉冲的血管壁成像原理

B.2.2　双反转恢复技术

双反转恢复（double inversion recovery，DIR）技术利用了组织磁化强度矢量的纵向恢复及血液的流入效应进行成像，是临床中最常见的磁共振血管壁成像技术。该技术的基本序列结构如图 B-6 所示，首先施加双反转脉冲模块，在等待一段时间后，再施加数据读出模块，从而获得黑血效果。其中双反转脉冲由一个非选择性的 180°和一个选择性的 180°脉冲组合而成，TI 为反转恢复时间，即双反转脉冲模块与数据读出 k 空间中心相位线的时间间隔。

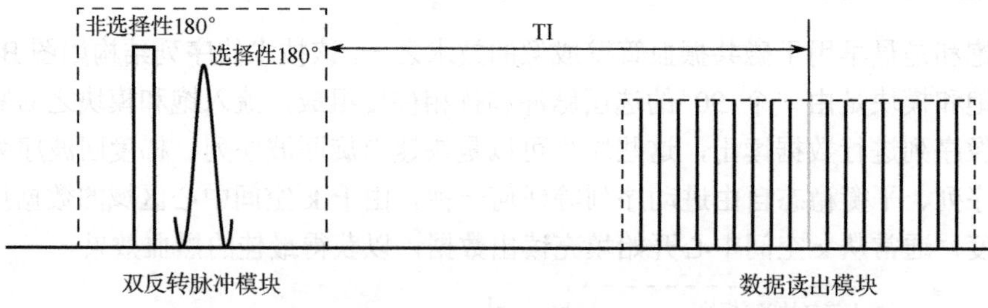

图 B-6　基于双反转脉冲的黑血 MRA 的基本序列结构图

双反转脉冲的血流信号抑制原理如图 B-7 所示，图中的箭头代表组织的磁化强度矢量。其具体过程可分为四步：①在施加非选择性 180°脉冲之前，血管壁和血流的磁化强度矢量如图 B-7（a）所示，所有磁化强度矢量的初始状态与主磁场方向相同（正方向）；②在施加非选择性 180°脉冲之后且在施加选择性 180°脉冲之前，血管壁和血流的磁化强度矢量均被反转至与主磁场方向相反的负方向［见图 B-7（b）］；③施加选择性 180°脉冲后，成像平面内的血管壁和血流磁化强度矢量均被反转回正方向，但在成像平面外区域的磁化强度矢量仍处于反方向［见图 B-7（c）］；④因组织的纵向弛豫，处于反方向的磁化强度矢量逐渐向初始状态恢复，经过合适的 TI 时间，血流的磁化强度矢量恢复过零点［图 B-7（d）中的圆点］，这时这部分的血流信号为零。而又由于血液的流动特性，无信号的血流在 TI 时间内将完全替代掉成像平面内原有的有信号血流，这时采集成像数据，就能得到血管壁图像。

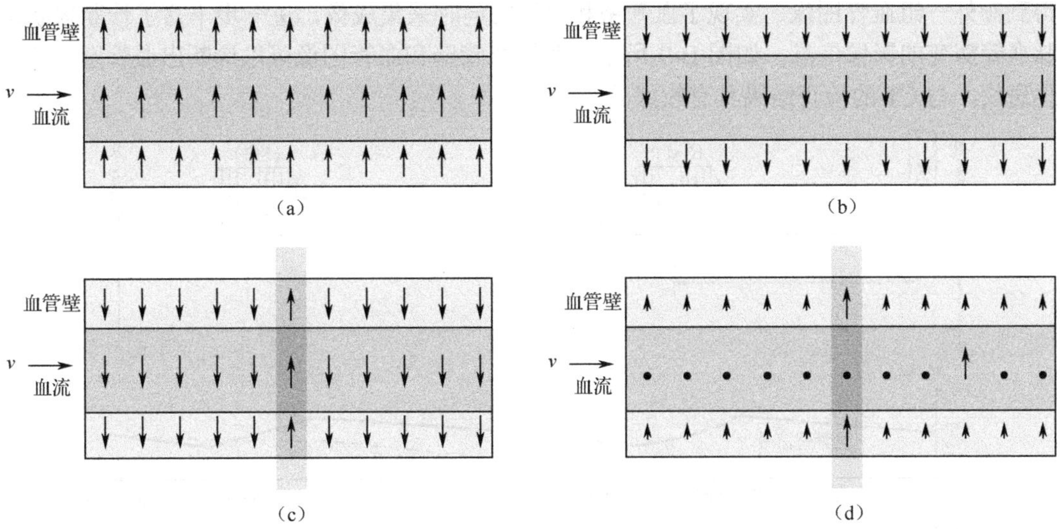

图 B-7　基于双反转脉冲的黑血原理

从双反转脉冲的原理可知，要利用该技术实现血管壁成像需要具备两个条件：①血流磁化强度矢量反转恢复过零时采集成像数据，这样才能获得最佳的黑血效果。而实际序列的数据读出模块均使用较长的回波链，这种长回波链的采集方式导致采集大部分回波数据时，血流的磁化强度矢量并不为零。幸运的是，图像的对比度主要由 k 空间中心的数据决定，因此只需要保证在血流磁化强度矢量为零时，采集的数据是 k 空间中心就能实现较好的黑血效果，这也就是 TI 被定义为双反转脉冲模块与数据读出 k 空间中心相位线之间时间间隔的原因；②与流入饱和技术类似，无信号的血流需完全替代掉成像平面内原有的有信号血流，否则成像结果将受到残留在成像平面内有信号血流的影响而产生血流伪影。因此在使用双反转脉冲进行血管壁成像时，成像平面应设置与血管走向相垂直，使得有信号血流尽快流出成像平面，避免血流伪影的产生。

双反转恢复脉冲技术与流入饱和技术相比，其优势在于 TI 时间较长，血流速度较慢时也能获得较好的血流信号抑制效果。因此该技术不仅被常用于临床，而且常被作为标准技术以评估其他血管壁成像技术的性能。

利用双反转恢复脉冲可以实现冠状动脉血管壁成像，但冠状动脉血管壁成像扫描步骤比较复杂，且该方法的扫描范围有限，因此未能在临床中得到广泛应用。即使如此，基于双反转恢复脉冲的血管壁成像是目前可以用于临床冠状动脉血管壁检查的方法。在冠状动脉血管壁成像中，需要同时考虑两方面因素：一是要避免心脏跳动产生运动伪影，需要在心脏静止期采集图像；二是在采集数据时，反转恢复的血液信号正好过零点，这就对反转恢复时间 TI 及脉冲周期 TR（TR 影响 TI）有一定要求。经研究发现，每两个心动周期采集施加一次反转恢复脉冲，即使不同测试者的心率不同，但均可以在第一个心动周期的静止期采集得到血液恢复过零的信号，因此在临床上测试和应用的冠脉血管壁成像的 TR 为两个心动周期，且在第一个心动周期采集数据，第二个心动周期则不采集数据。2016 年，编者研究发现，在每个 TR 的第二个心动周期静止期也采集数据，也能保证血液信号在每个 TR 的第一个心动周期静止期过零点（见图 B-8），不仅能得到血管壁图像，而且还可以得到额外一组血管图像，实现了血管壁和血管的同时采集成像，进一步丰富了诊断冠状动脉血管病变的影像信息。如图 B-9 所示，利用血管壁和血管图像可以诊断出血管壁上的钙化斑块，与 CT 的检查结果具有较好的一致性。

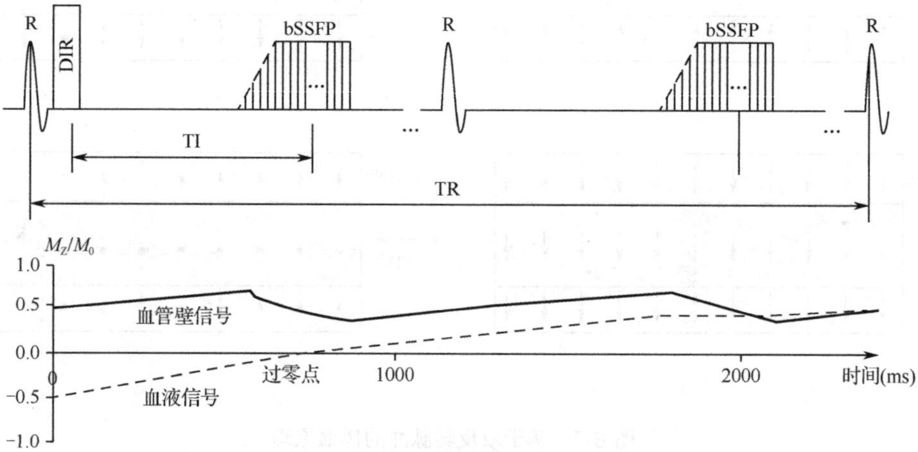

图 B-8　血管壁和血管同时成像技术

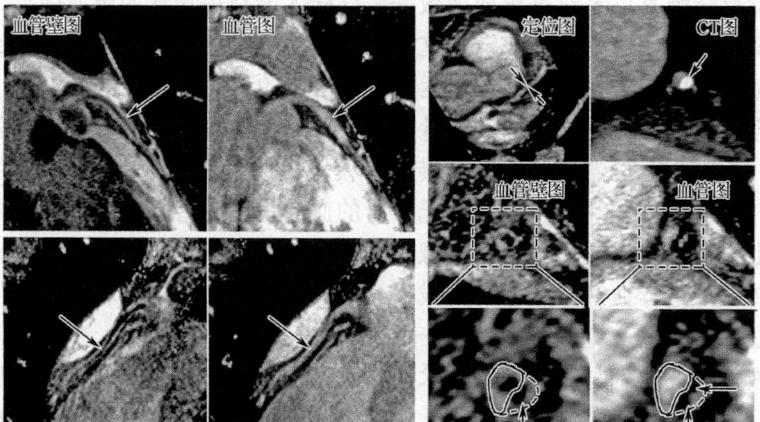

图 B-9　冠状动脉血管壁和血管同时成像技术的检查结果示例

B.2.3　基于运动敏感梯度的磁共振血管壁成像技术

运动敏感梯度可以用于血管成像（即 PC 法），也可以用于血管壁成像。原因是运动敏感梯度可以使运动组织散相，从而降低运动组织的成像信号。与前述的饱和脉冲、双反转恢复技术相比，基于运动敏感梯度的血管壁成像技术只依赖于血液的流动速度，不依赖血流的流入效应，因此可以进行大范围扫描成像，是当前用于三维血管壁成像技术中的主要血流信号抑制方法，已在包括颅内动脉、深静脉、颈动脉及下肢血管等部位的血管壁成像中得到较好的应用。

基于运动敏感梯度机制的血管壁成像序列包括基于 MSDE 预脉冲技术的成像技术、基于 DANTE 预脉冲技术的成像技术及可变反转角三维快速自旋回波成像序列等。其中可变反转角三维快速自旋回波成像序列（3D-vf-FSE）在不同厂家的名称分别为西门子-SPACE、飞利浦-VISTA、通用电气-CUBE、联影-MATRIX 等，目前已应用于高分辨头颈联合血管壁成像（见图 B-10）等。

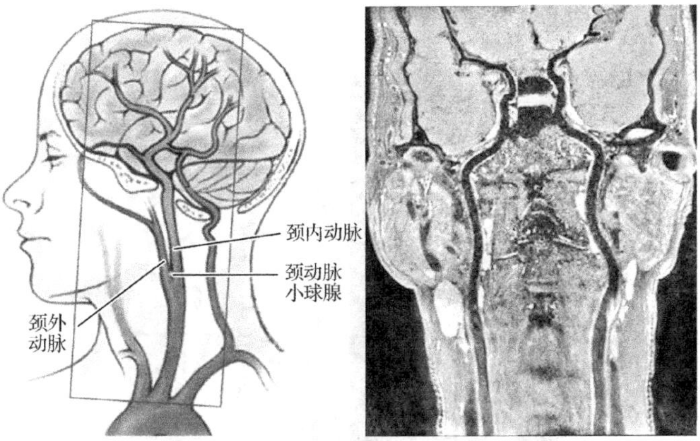

图 B-10　高分辨头颈联合血管壁成像

B.2.4　基于运动敏感梯度的磁共振血栓成像技术

血栓位于血管腔内，处于静止状态，而血管中的血液处于流动状态，如果能将血管腔内的血流信号抑制掉，则血栓将在黑色背景的血管腔中突显出来。利用这一原理，就可以在不需要对比剂的情况下，直接观察到血管腔中的血栓，并且可以测量血栓的信号。但是对于形成血栓的血管，尤其是静脉血管，其管腔中的血流速度比较慢，因此需要在充分利用预脉冲技术和读出序列的血流信号抑制效应，将缓慢的血流尽可能抑制掉。为此，研究人员提出了基于 DANTE 准备脉冲和可变反转角三维快速自旋回波成像序列的磁共振血栓成像技术。该技术的序列原理如图 B-11 所示，在数据读出前使用 DANTE 准备脉冲，该准备脉冲理论上可以对 0.1 mm/s 以上速度的运动组织信号进行抑制，因此非常适合用于流动缓慢的血流信号抑制。同时使用 T_1 加权的 3D-vf-FSE 进行数据采集，不仅进一步抑制血流信号，而且可以获得较好的图像信噪比。

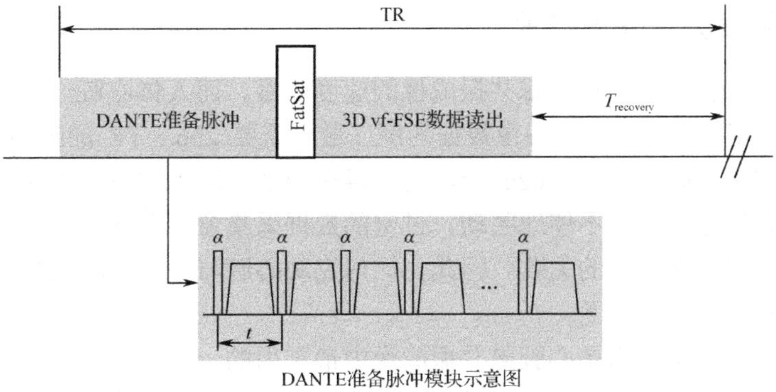

图 B-11　磁共振血栓成像技术的序列结构示意图

基于该技术对下肢深静脉血栓患者进行检查，并与磁共振造影增强相比，其检查结果如图 B-12 所示，不仅检查结果一致性好，而且可以清晰地看到管腔中的血栓信号。由于 T_1 加权的血栓信号强度与血栓中的高铁血红蛋白含量有关，而高铁血红蛋白随着血栓的进展发生变化，因此可以利用该技术检查到的血栓信号强度变化，进一步推断血栓的年龄或发展进程，有望实现血栓的精准诊断和治疗。因此磁共振血栓成像技术在不使用对比剂情况下实现了静脉血栓的准确检查，并提供了丰富的临床信息。

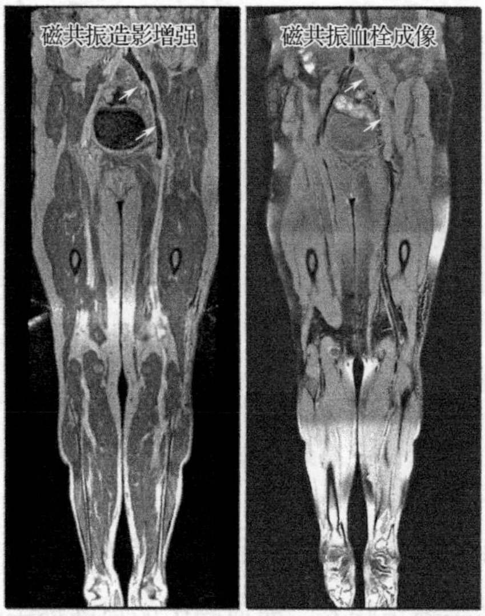

图 B-12　下肢深静脉血栓患者的磁共振造影增强和血栓成像结果比较

B.3　心脏磁共振成像

磁共振成像可以为心脏疾病检查提供丰富的结构和功能信息，准确显示患者心脏结构、心脏瓣膜功能、心肌功能与活力，并能准确评价心肌缺血、梗死累及的范围和程度，现已成为无创性评价心脏结构和功能的金标准。本节将简要介绍心脏磁共振成像的基本方法与原理。

B.3.1　心电触发分段采集技术

心脏磁共振成像的难点在于磁共振成像的速度较慢、而人体心脏一直跳动和存在呼吸运动。以采集一组 256 × 256 的图像数据为例，最少需要 256 × TR 的时间。当 TR = 4 ms 时，一幅图像的采集时间就是 1024 ms，这使得在一个心动周期内很难完成成像数据的采集。而且由于人体心脏一直不停地跳动，过宽的数据采集窗口会导致运动伪影的产生，最终导致心脏磁共振成像检查的失败。因此，如何克制心脏与呼吸运动伪影是心脏磁共振成像技术所必须解决的难点问题。

心电触发分段采集技术是心脏磁共振成像中最常用的一种数据采集方式，该技术成功的前提是人体心脏为有规律且周期性运动，即不同心动周期的 RR 间隙是相等的，而且不同心动周期心脏的运动状态也完全相同，如图 B-13 所示。在该假设前提下，在心动周期不同但 R 波触发延迟（trigger delay，TD）相同的时刻，心脏运动状态是完全相同的。如果将不同心动周期、相同运动状态的采集成像数据，即“时间”换“空间”的方式，就可以得到无伪影的心脏图像，该图像反映的就是该时刻心脏的结构形态和功能信息。

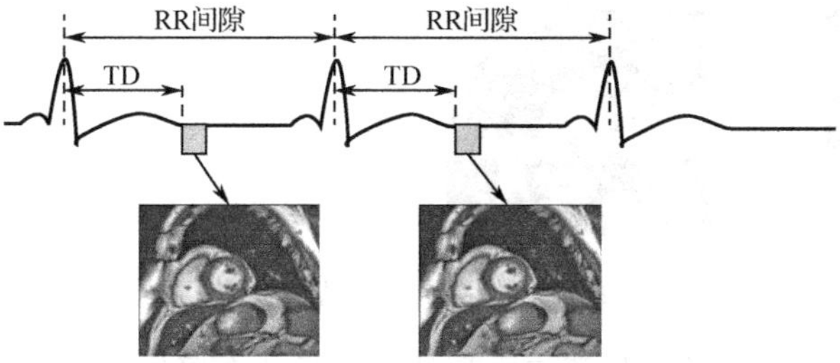

图 B-13　心脏是有规律的周期运动

心电触发分段采集技术正是利用上述原理采集成像数据的，如图 B-14 所示，利用心电信号的 R 波触发延迟一段时间后，采集成像数据。每次触发延迟均采集 M 条相位编码线，在 $M\times\mathrm{TR}$ 的很短时间窗内，认为心脏近似静止。将不同心动周期采集的相位编码线顺序填充 k 空间，就可以得到完整的 k 空间数据，并避免了心脏运动伪影。如果采集 k 空间的相位编码线为 N 条，则需要在 N/M 个心动周期采集数据。以临床中常用的参数为例，采集的相位编码线总数为 160，每次心动周期采集 8 条数据线，因此共需要 20 个心动周期，约 20 s 左右的时间。患者只需要屏气 20 s 左右，就可以避免呼吸和心脏运动伪影。

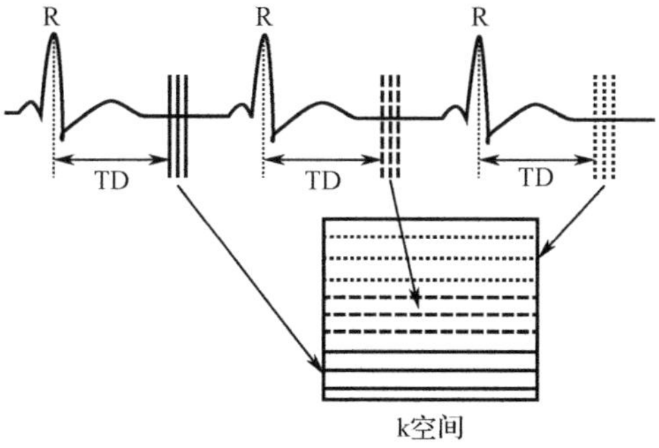

图 B-14　心电触发分段采集技术

B.3.2　心脏电影成像技术

心脏电影成像（cardiac cine）是基于心电触发分段采集技术实现的。如图 B-15 所示，将一个心动周期等间距地分为多个采样区间，每个采样区间的时间长度为几十毫秒，因此在每个区间内的心脏运动变化很小，可以认为对应心脏的一个运动状态（又称运动相位，cardiac phase）。如果我们从 R 波触发时刻就开始采集数据，并将不同采样区间内的数据填充到不同的 k 空间，就可以得到一系列反映心脏不同运动状态的图像。将这些图像组合在一起，就可以像“电影”一样播放，从而观察到心脏的运动情况。

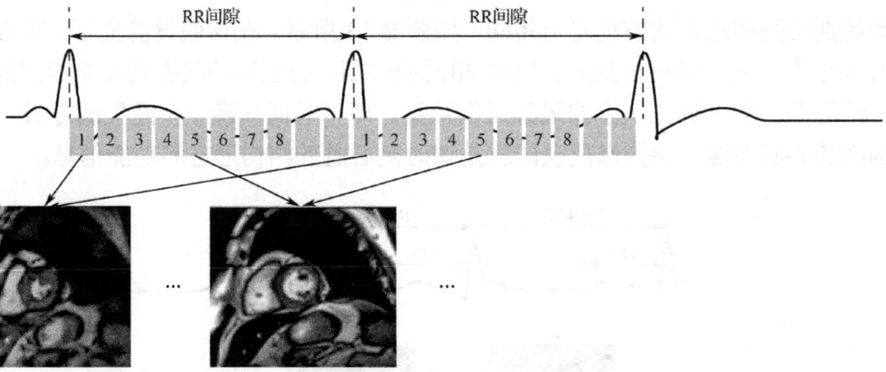

图 B-15　心脏电影成像技术

实际上，心脏 RR 间隙并不是严格一致的，而且每个采样区间的时间窗由分段数 M 和 TR 决定，即 $M \times \mathrm{TR}$，因此 RR 间隙也很难正好是每个运动相位时间窗的整数倍，这就导致采集最后一个心脏运动相位时，心脏运动尚未完全结束或已经进入了下一个心动周期。为了解决这一问题，研究人员提出了心脏电影成像的两种心电触发技术：前瞻性门控和回顾性门控。前者是指在 R 波触发后的预定时间内进行分段采集成像数据，该预定时间需小于 RR 间隙，使得采集最后一个心脏运动相位结束时距离下一周期的 R 波触发还有一点时间间隔，从而防止心脏 RR 间隙的波动导致采样提前进入下一个心动周期。后者则是连续采集，在数据采集结束后再根据 R 波触发时刻对所有数据进行重新排序。

附录 C　超声成像技术的临床应用

C.1　B 型超声技术的临床应用

B 型超声诊断的基本原理是利用超声波在阻抗不同的组织界面生产反射，收集回波信号而形成图像，据此对疾病进行鉴别诊断。声像图反映的是人体组织的形态与结构，可以提供各部位脏器的病变信息。概括地说，目前 B 超影像技术的临床应用主要包括以下几个方面：

（1）探查人体内部目标组织的形态和相互关系。通过 B 超可以对组织或器官的大小，形状及内部结构进行定性和定量检测，把获得的信息及数据与正常值对比而做出诊断。例如组织增生、积水、结石、炎症、肿瘤和心脏房室缺损等都可在声像图上表现为相应的形态学改变。

（2）估计某些病理组织的性质。例如，从声像图中肿瘤边界形态，内部光点分布及周围是否有声晕环绕等，可以了解血管增生、组织坏死、外周浸润程度及出现转移等情况，从而推断肿瘤的良性与恶性；通过声像图中高信号光团及其背后声影可以判断胆、肾结石。又如，典型囊肿一般表现为壁薄且边界整齐光滑，内部为无回声暗区，侧面有回声失落，后方有回声增强。若伴有炎症或脓肿，则边界增厚和模糊不清，内部的液性暗区出现光团或不规则光点等。

（3）介入性 B 超检查与治疗。包括两个方面：一是超声内窥镜技术。例如利用消化道内窥镜，可以发现胃肠后壁的病变；用导管将换能器插入心脏部位，可以显示血管壁的斑块，鉴别血栓等。二是超声成像引导下的穿刺技术，包括活检、引流和对肿瘤的药物注入治疗等。

B 型超声成像技术发展十分迅速，在临床上应用范围相当广阔。除了肺和骨骼组织较难使用超声成像外，人体的其他部位及几乎所有脏器都可以用 B 超作为常规诊断手段。按照目前医院设置的检查项目，我们把 B 超的临床应用分为下列四个方面：

（1）腹部脏器。包括肝、胆、胰、肾、膀胱、前列腺和后腹膜的占位性病变和弥漫性病变。例如，肝（肾）的囊肿、脓肿、血管瘤、硬化或炎症、原发性和转移性癌等。往往是首先采用 B 超检查，其中肝血管瘤检出率为 100%。对于胆结石、急性胆囊炎等，B 超检查也是首选方法，检出率在 95%以上。B 超还可以准确判断胆管阻塞部位，直接观察到肿瘤的大小、位置和扩张程度。又如，胰腺癌是消化系统常见的恶性肿瘤，超声检出率也相当高，是早期诊断的一种简便可靠方法。图 C-1 为肝脾转移癌 B 超图像，可见多个低回声小面积肿块。图 C-2 为膀胱癌 B 超图像，可见膀胱（液性暗区）边缘出现菜花状的中、高回声光团。

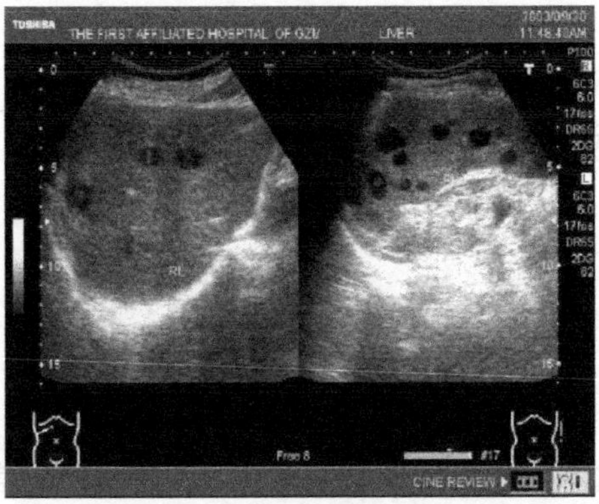

图 C-1　肝脾转移癌 B 超图像

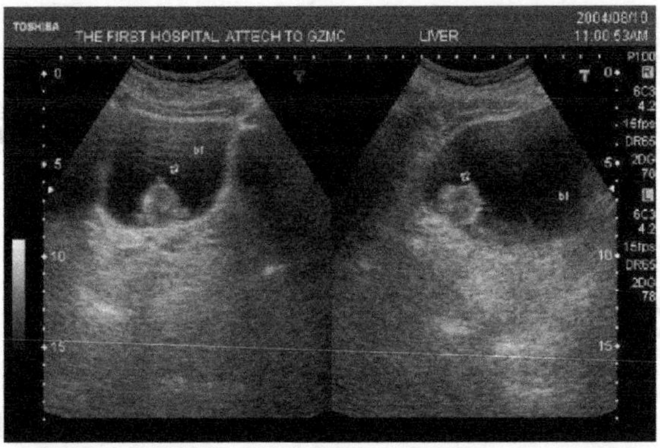

图 C-2　膀胱癌 B 超图像

（2）心脏疾病。目前对心脏疾病的诊断多数是用 B 型超声与多普勒技术相结合进行。一般先以 M 型超声心动图和实时 B 超显示心脏切面的形态、结构与运动规律，再用彩色多普勒显示血流并借助频谱对血流信息做定量分析。超声心动图是各种心脏疾病不可缺少的影像学诊断方法，如图 C-3 所示。通过 B 型模式的动态成像，可了解心脏和主要血管的结构、功能和血流动力学特征，为多种心脏病变诊断提供重要依据。B 超成像技术的适用范围包括二尖瓣和主动脉瓣狭窄、关闭不全、冠心病、心肌梗死、心包积液或炎症，以及房间隔缺损、主动脉夹层病变和心功能异常等，图 C-4 为二尖瓣狭窄 B 超图像。此外，B 超成像技术还用于对外周血管，主要是颈部和四肢血管的疾病诊断，例如，动脉瘤、动脉狭窄、粥样硬化、脉管炎和动、静脉血栓，还有门静脉高压和海绵样变性等。

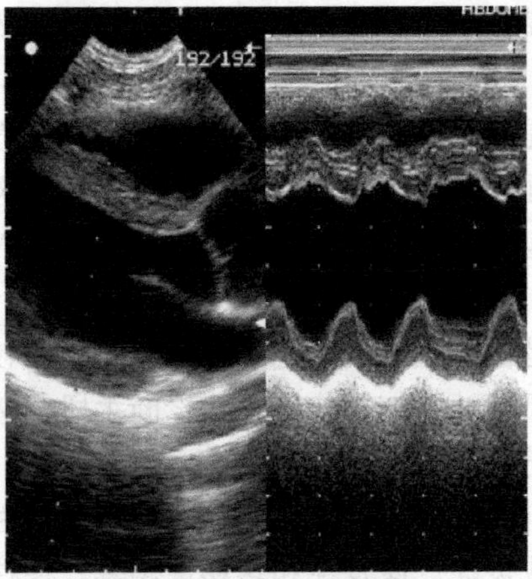

图 C-3　超声心动图

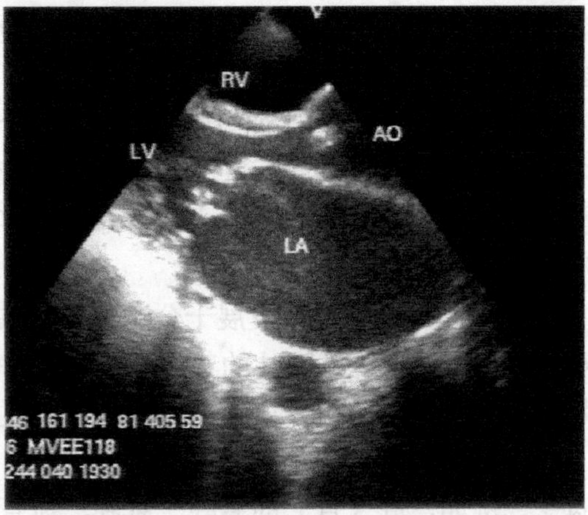

图 C-4　二尖瓣狭窄 B 超图像

（3）浅表器官。B 超检查适用于眼部、乳腺和甲状腺等器官的疾病和皮下肿瘤诊断。眼部疾患包括白内障、视网膜脱离、眼球积血、囊肿和眶内肿瘤等。图 C-5 为视网膜脱离的 B 超图像，可见眼球晶状体对应的无回声暗区内有一高回声光带，其凹面向前，后端连接视盘（又称视乳头），当眼球运动时可见光带轻微飘动。此外，B 超也常用来检查乳腺和甲状腺的囊肿、炎症、腺瘤和癌变，以及男性生殖系统疾病，图 C-6 为乳腺囊肿 B 超图像。

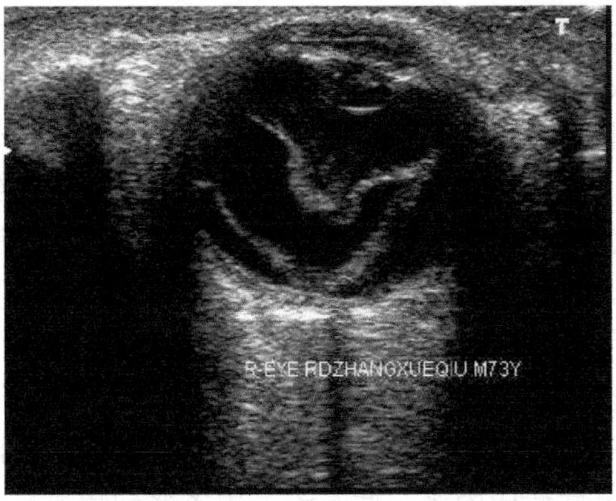

图 C-5　视网膜脱离的 B 超图像

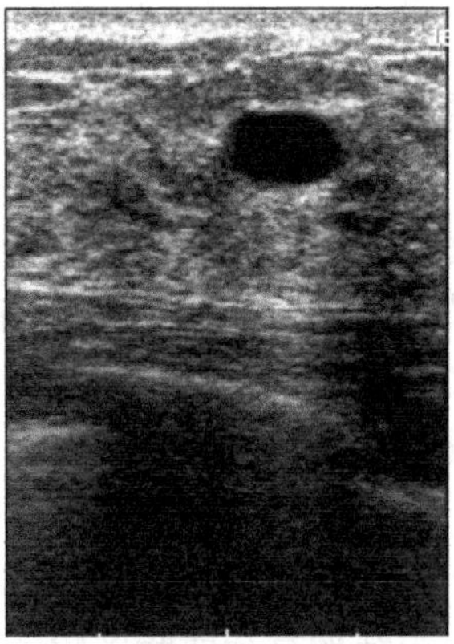

图 C-6　乳腺囊肿 B 超图像

（4）妇产科检查。利用 B 超成像可以观察子宫、卵巢等盆腔器官的形态与结构，通过子宫内部及周围的回声分布和强弱变化，能准确测量子宫的纵径和横径，对子宫肌瘤、内膜增生、炎症、息肉及卵巢囊肿和癌变做出诊断。图 C-7 为经阴道检查的子宫肌瘤 B 超图像。

通过 B 超影像检查可以对从胚胎组织出现到胎儿发育完全的整个妊娠过程进行定期监测，估算胎儿孕期及了解生长发育情况。例如，早期以妊娠囊大小、胎儿顶//长度估计孕龄，中晚期一般通过测量头的双顶径、头围和股骨长度等指标来鉴定。同时，对于异位妊娠、葡萄胎、死胎、胎儿畸形、前置胎盘和脐带缠绕等异常情况做出诊断。图 C-8 为胎儿脊椎 B 超图像。

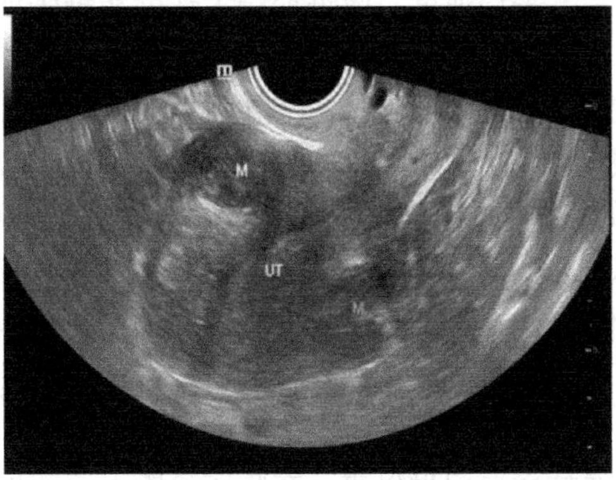

图 C-7　子宫肌瘤 B 超图像

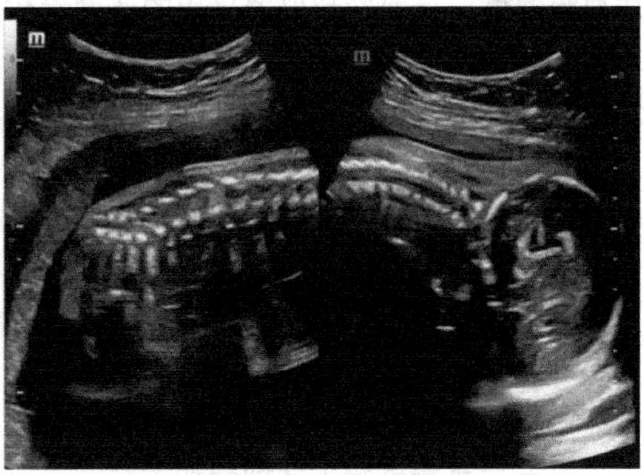

图 C-8　胎儿脊椎 B 超图像

C.2　多普勒超声技术的临床应用

多普勒超声诊断技术的基本原理是利用运动物体反射超声波时产生的频移信号来获得人体内部血流运动的信息，其显示方式包括多普勒彩色血流图与频谱。彩超成像系统的重要功能就是把经过彩色编码的血流信号叠加在原来 B 超黑白图像的感兴趣区上，并且在同一荧屏上显示血流频谱，使用户了解受检器官的形态、功能及与血流动力学有关的生理病理信息。多普勒超声技术的医学应用包括：

（1）探查血流状态，区分层流与湍流。由流体力学可知，层流主要产生于直径基本一致的血管，一般对应于血流在血管内无阻碍通过的情况。层流在彩色多普勒血流图上颜色单一、中心明亮。当血流经过狭窄血管或瓣膜出口时就会出现流速分布不规则和方向紊乱的情况，也就是湍流。在彩色超声血流图上，湍流表现为颜色混杂的信号，正向血流红中带黄，反向血流蓝中带紫。在频谱图上可见湍流的光带明显变宽，与基线之间的窗口消失，例如，瓣膜狭窄或关闭不全就出现这种情况。当血流经过特别狭窄的管腔，还会产生更为紊乱的涡流。此时彩超像屏上可见局部的颜色杂乱分布，即所谓五彩镶嵌的图样。

（2）鉴别液性暗区的性质。在传统 B 超图像上，囊肿、脓腔、积液、胆汁、尿液、羊水和血液等显示为液性暗区，根据其性质的不同大致上可以做出鉴别。但有时因所取断面的组织结构复杂或暗区较多，就会给疾病的定性造成困难，此时若使用多普勒超声技术，通过彩图和频谱补充血流信息，就容易做出鉴别。例如，主动脉内的血流在收缩期向前流动，而在舒张期稍有后退，因而频谱曲线呈双向走势，首先出现一个较高的正向主峰，随后出现一个反向的较低幅次峰。在彩色血流图（CFM）上可见动脉管腔内出现鲜明的红色或蓝色信号，它的留存时间短促且动态改变。静脉在频谱图上对应于低幅而平稳的信号，在 CFM 上可见管腔内有较暗的红色或蓝色。静止液腔内由于液体不流动，成像系统检测不到多普勒频移信号，故在 CFM 上表现为液性暗区。

（3）检测血流参数。如前所述，表征血流状态的物理参数主要有血流速度、压强差和血流量等。这些参数由脉冲或连续多普勒技术检测并通过血流频谱定量显示，或者可由频谱提供的数据直接推算。下面主要介绍血流速度、压强差和血流量三个参数：

① 血流速度，由多普勒频移公式 $f_D = 2(v/c)f_0 \cdot \cos\theta$ 可以将仪器探测到的频移量转换成血流速度。目前彩超仪器采用的速度参数主要是：平均速度、收缩期最大速度和舒张期最小速度，用这些参数可以定量地评价心脏不同时相的血流状态。正常人主动脉瓣口峰值速度约为 1 m/s，门静脉的峰值速度只有 0.2 m/s 左右，而且血流速度正常值随年龄而改变。

② 压强差，简称压差。血液为黏滞流体，根据泊肃叶公式，在引进简化条件后可得心脏瓣口前后压强差为 $p_1 - p_2 = 4v^2$，只要测定血流速度 v 就可以计算出压强差，这是对瓣口狭窄的一种无损伤诊断方法。

③ 血流量。据流量公式 $Q = A \cdot v$，由 B 超图像测量血管的直径和面积 A（单位：cm^2），再与多普勒血流测量仪测定的平均速度 v 相乘，就可以得到心脏每分钟的血流量 Q，称为心输出量（单位：cm^3/min）。

以血流参数检测为基础的超声多普勒血流成像技术自问世以来，在临床诊断上迅速地获得广泛应用，原因主要是它在原来 B 型回波成像的基础上增补了有关血管分布和血流状态的信息。这种成像功能适合于心脑血管疾病、实质器官的血流灌注、小器官的血流供应和胎儿的血流循环情况的检查，尤其是对肿瘤的鉴别具有重大价值。

在心脏疾病诊断方面，彩色多普勒结合超声心动图，可以在切面内根据血流信号的颜色来辨别感兴趣区血流的方向和性质，了解心脏内部是否有不正常的分流和返流，如果配合心电图，还可获得湍流区血流与心动周期的时相关系。例如二尖瓣狭窄，彩色多普勒显示舒张期瓣口血流以红色为主，出现变窄的五彩镶嵌的射流束，频谱多普勒显示舒张期左室侧为湍流宽带频谱，血流速度可大于 1.5 m/s。若是二尖瓣关闭不全，则收缩期左房显示蓝色为主的返流，速度达到 4 m/s 以上。又如房间隔缺损，彩色多普勒可显示左房内红色血流经缺损处进入右房，并迅速流向三尖瓣，血流色彩明亮且有五彩镶嵌现象；脉冲多普勒（频谱）显示此时分流速度较高，形成双峰或三峰波为主的单向血流频谱。图 C-9 为心血管检查的彩色多普勒影像。此外，还可以从频谱曲线上某些特征波峰的升高和降低，对冠心病和心肌病做定性分析。

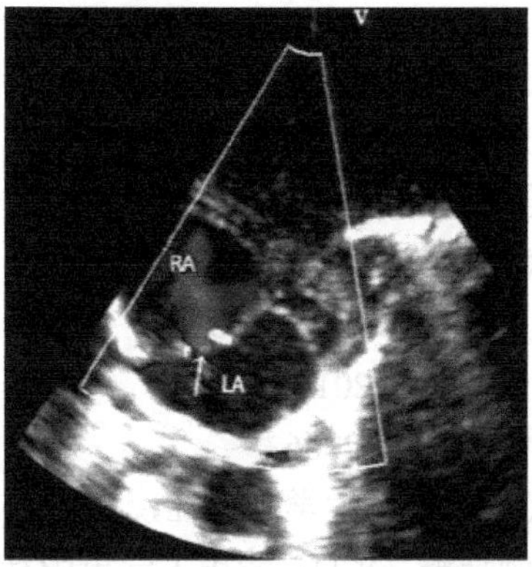

心房间缺彩超影像

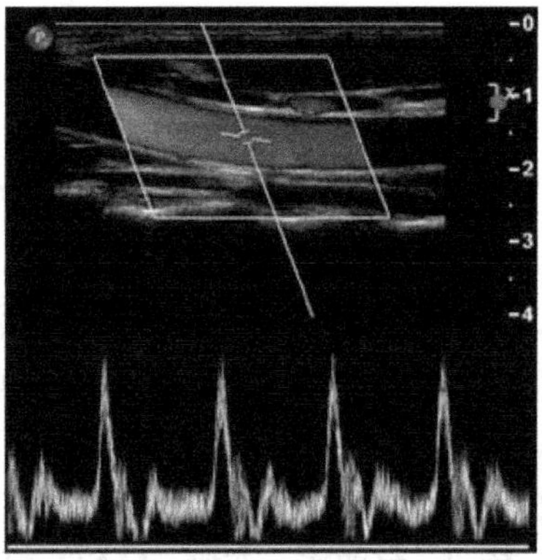

主动脉血流与频谱

图 C-9　心血管检查的彩色多普勒影像

在腹部脏器诊断方面，多普勒超声与 B 型超声相结合，大大提高了肿瘤的检出率。例如，彩色多普勒对 90%以上的原发性（细胞性）肝癌可检出其血管供血异常，少数泛血管型肝癌供血不丰富，则显示为离散性斑点分布，肿瘤周边或内部的彩色血流信号可作为鉴别诊断的重要依据。有文献报道，彩色多普勒、脉冲多普勒和 B 型超声三种方法相结合，对肝癌诊断的准确性达到 95%以上。彩超可以清晰显示肿瘤的数目、大小和空间位置。

彩色多普勒超声在妇科应用的迅速发展，产生了经阴道超声（TVS）和宫腔内超声等重要分支。经阴道超声采用高频（7.5～12 MHz）、小体积探头，无损伤地进入阴道内紧贴宫颈处，近距扫描盆腔，使盆腔器官显示更加清晰。TVS 可以分辨 3～5 mm 的小肌瘤，依据肌瘤恶变时动脉血管明显增多及阻力指数很低等特征，可以较早地诊断出肌瘤的恶变倾向，还可以将子宫黏膜肌瘤与子宫息肉（一般无血流信号）相区别。TVS 能清晰地显示滋养细胞肿瘤对子宫肌层的侵犯程度，被侵犯部位在彩超上呈现极丰富的血流信号，含点状或曲条光斑，阻力指数下降（小于 0.4），还可以借助内膜与肌层之间低回声晕是否断裂来评价肌瘤浸润的深度，对病变性质和疗效做出判断。此外，彩超对各种卵巢肌瘤、葡萄胎、胎儿畸形和脐带缠绕等不正常妊娠具有较高的诊断价值。

参考文献

[1] 褚圣麟．原子核物理学导论．北京：高等教育出版社，1965.

[2] 卢希庭．原子核物理．北京：原子能出版社，2000.

[3] 汪晓莲，李澄，邵明，等．粒子探测技术．合肥：中国科学技术大学出版社，2009.

[4] 熊国欣，李立本．核磁共振成像原理．北京：科学出版社，2007.

[5] 尹建忠．MRI 基础．2 版．天津：天津科技翻译出版公司，2004.

[6] 张元林．积分变换．5 版．北京：高等教育出版社，2012.

[7] 徐科军．信号分析与处理．北京：清华大学出版社，2006.

[8] 高宗升．复变函数与积分变换．北京：北京航空航天大学出版社，2006.

[9] 杨丹，赵海滨，龙则．MATLAB 图像处理实例详解．北京：清华大学出版社，2013.

[10] JAMES E M．Physics for Radiation Protection．Wiley-VCH Verlag & Co. KGaA, 2013.

[11] CLAUS GRUPEN, IRÈNE BUVAT．Handbook of Particle Detection and Imaging．Springer-Verlag Berlin Heidelberg. 2012.

[12] E B PODGORSAK．Radiation Physics for Medical Physicists．Springer-Verlag Berlin Heidelberg. 2010.

[13] GOPAL B S．Basics of PET Imaging-Physics, Chemistry, and Regulations (Third Edition)．Springer International Publishing Switzerland. 2016.

[14] MILES N W, JOHN N A．Emission tomography-The fundamentals of PET and SPECT．Elsevier Academic Press. 2004.

[15] COPELAND DE, BENJAMIN EW. Pinhole Camera for Gamma-Ray Sources. Nucleonics. 1949, 5(2): 44-49.

[16] ANGER HO. Use Of A Gamma-Ray Pinhole Camera for in Vivo Studies. Nature. 1952, 170(4318): 200-201.

[17] ANGER HO．Scintillation Camera．Rev Sci Instrum. 1958, 29(1): 27-33.

[18] ANGER HO．Gamma-Ray and Positron Scintillation Camera．Nucleonics. 1963, 21(10): 56.

[19] ANGER HO, GOTTSCHALK A．Localization of Brain Tumors with the Positron Scintillation Camera. Journal of Nuclear Medicine. 1963, 4(4): 326-330.

[20] KUHL DE, EDWARDS RQ．Image Separation Radioisotope Scanning. Radiology. 1963, 80(4): 653-662.

[21] KUHL DE, EDWARDS RQ．The Mark 3 Scanner: a compact device for multiple-view and section scanning of the brain. Radiology. 1970, 96(3): 563-570.

[22] KUHL DE, EDWARDS RQ, RICCI AR, et al．Mark-4 System for Radionuclide Computed Tomography of Brain. Radiology. 1976, 121(2): 405-413.

[23] KEYES JW, ORLANDEA N, HEETDERKS WJ, et al. Humongotron-Gamma-Camera Transaxial Tomograph. Journal of Nuclear Medicine. 1976, 17(6): 552-552.

[24] SWEET WH. The Uses of Nuclear Disintegration in the Diagnosis and Treatment of Brain Tumor. The New England Journal of Medicine. 1951, 245(23): 875-878.

[25] WRENN FR, GOOD ML, HANDLER P. The Use of Positron-Emitting Radioisotopes for the Localization of Brain Tumors. Science. 1951, 113(2940): 525-527.

[26] BROWNELL GL, SWEET WH. Localization of Brain Tumors with Positron Emitters. Nucleonics. 1953, 11(11): 40-45.

[27] BROWNELL GL, BUNNELL J, BURNHAM CA, et al. Mgh Positron Camera-Preliminary Clinical Results. Journal of Nuclear Medicine. 1972, 13(6): 417.

[28] CHESLER DA, RIEDERER SJ. Ripple Suppression during Reconstruction in Transverse Tomography. Physics in Medicine and Biology. 1975, 20(4): 632-636.

[29] CORMACK AM. Reconstruction of Densities from Their Projections, Withapplications in Radiological Physics. Physics in Medicine and Biology. 1973, 18(2): 195-207.

[30] HOUNDFIELD GN. Computerized Transverse Axial Scanning (Tomography). Description of System (Reprinted from British-Journal-of-Radiology, Vol 46, Pg 1016-1022, 1973). British Journal of Radiology. 1995, 68(815): H166-H172.

[31] ROCKMORE AJ. A Maximum-Likelihood Approach to Emission Image-Reconstruction from Projections - Reply. IEEE Transaction of Nuclear Science. 1982, 29(5): 1385-1385.

[32] SHEPP LA, VARDI Y, RA JB, et al. Maximum-Likelihood Pet with Real Data. IEEE Transaction of Nuclear Science. 1984, 31(2): 910-913.

[33] HUDSON HM, LARKIN RS. Accelerated Image-Reconstruction Using Ordered Subsets of Projection Data. IEEE Transaction of Medical Imaging. 1994, 13(4): 601-609.

[34] ZANZONICO P. Routine Quality Control of Clinical Nuclear Medicine Instrumentation: A Brief Review. Journal of Nuclear Medicine. 2008, 49(7): 1114-1131.

[35] ERWIN WD. IAEA quality control atlas for scintillation camera systems. Journal of Nuclear Medicine. 2004, 45(11): 1803-1803.

[36] EL FAKHRI G, FULTON R, GRAY J, et al. New IAEA Document On Acceptance Testing, Quality Assurance and Quality Control for PET and PET/CT Systems. Medical Physics. 2008, 35(6): 2659.

[37] GOPAL B S. Physics and Radiobiology of Nuclear Medicine (Fourth Edition). Springer Science+Business Media New York. 2013.

[38] SINHA N, RAMAKRISHNAN AG. Quality assessment in magnetic resonance images. Critical Reviews in Biomedical Engineering. 2010;38(2): 127-41.

[39] HARGREAVES BA. Rapid Gradient-Echo Imaging. Journal of Magnetic Resonance Imaging. 2012, 36(6):1300-13.

[40] LAUTERBUR P. Image Formation by Induced Local Interactions: Examples Employing Nuclear Magnetic Resonance. Nature, 1973, 242, 190–191.

[41] STANISZ GJ, ODROBINA EE, PUN J, et al. T1, T2 relaxation and magnetization

transfer in tissue at 3T. Magnetic Resonance Medicine. 2005, 54(3):507-12.

[42] BOJORQUEZ JZ, BRICQ S, ACQUITTER C, et al. What are normal relaxation times of tissues at 3 T? Magn Reson Imaging. 2017, 35:69-80.

[43] LENZ GW, HAACKE EM, WHITE RD. Retrospective cardiac gating: a review of technical aspects and future directions. Magnetic Resonance Imaging. 1989, 7(5):445-55.

[44] HAACKE M, BROWN R, THOMPSON M, et al. Magnetic Resonance Imaging: Physical Principles and Sequence Design. John Wiley & Sons, Inc. 1999.

[45] BERNSTEIN M, KING K, ZHOU X. Handbook of MRI Pulse Sequences. Elsevier Academic Press. 2004.

[46] XIE G, CHEN H, HE X, et al. Black-blood thrombus imaging (BTI): A contrast-free magnetic resonance approach to the diagnosis of non-acute deep vein thrombosis. Journal of Cardiovascular Magnetic Resonance. 2017, 19(1): 4.

[47] XIE G, ZHANG N, XIE Y, et al. DANTE-prepared three-dimensional FLASH: A fast isotropic-resolution MR approach to morphological evaluation of the peripheral arterial wall at 3 tesla. Journal of Magnetic Resonance Imaging, 2016. 43:343-351.

[48] XIE G, BI X, LIU J, et al. Three dimensional coronary dark-blood interleaved with gray-blood (cDIG) Magnetic Resonance Imaging at 3 Tesla. Magnetic Resonance in Medicine. 2016. 75: 997-1007.